LA

CHIRURGIE IGNÉE

EN GÉNÉRAL

ET SES AVANTAGES EN PARTICULIER

DANS LES

MALADIES CHRONIQUES ET REBELLES

DE L'UTÉRUS

PAR

J. ABEILLE

Chevalier de la Légion d'honneur,
Ancien médecin ordinaire de l'hôpital du Val-de-Grâce et du Roule,
Deux fois lauréat de l'Institut de France et de l'Académie de Médecine de Paris,
Lauréat de l'Ecole d'Instruction du Val-de-Grâce, médaille d'or de la Société de Médecine
de Toulouse, ancien président de la Société de Médecine pratique de Paris,
Membre des Sociétés de Médecine de Lyon, Bordeaux,
Toulouse, Marseille, Dijon, etc.

Avec 2 planches et 44 figures intercalées dans le texte

La critique est aisée,
mais l'art est difficile.

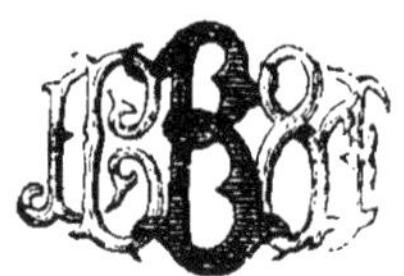

PARIS
LIBRAIRIE J.-B. BAILLIÈRE ET FILS
Rue Hautefeuille, 19, près le boulevard Saint-Germain

1886

2 francs

LA
CHIRURGIE IGNÉE
EN GÉNÉRAL

TRAVAUX DU MÊME AUTEUR

Variations des parties constituantes du sang. (*Gaz. des hôp.*, Paris, 1849.)

Cure des tumeurs hémorrhoïdales. (*Gaz. des hôp.*, 1849.)

Mémoire sur la myélite chronique. (*Gaz. des hôp.*, 1849.)

Coagulation du sang par l'électro-puncture. (*Bull. de l'Ac. de méd.*, 1849, t. XIV, p. 972, et *Gaz. des hôp.*, 1850.)

Mémoire sur les injections iodées. Paris, 1849, in-8, 80 pages. Prix de la Société de médecine de Toulouse.

Effets thérapeutiques de la gomme-gutte. (*Gaz. des hôp.*, 1849 et 1850.)

Du tartre stibié à haute dose. Prix de l'Académie de médecine en 1850.

Rôle des divers états morbides intercurrents dans les endémies de fièvres paludéennes. (*Gaz. des hôp.*, 1850.)

De l'électricité comme moyen de rappeler à la vie, dans la mort apparente par inhalations de chloroforme. (Académie des sciences, 1850.)

Mémoire sur la paraplégie indépendante de la myélite. Prix de l'Académie de médecine en 1851.

Influence exercée par l'engorgement de la rate, suite de fièvres paludéennes dans les hydropisies. (*Gaz. des hôp.*, 1851.)

Effets du copahu et du cubèbe. (*Bull. de l'Acad. de méd.*, 1851, t. XVII, p. 248, et *Gaz. des hôp.*, 1852.)

Traité des hydropisies et des kystes, considérés dans les cavités closes naturelles et accidentelles. Paris, 1852, 1 vol. in-8 de 600 pages. Prix de 2000 francs de l'Institut de France.

Des kystes péri-hépatiques séreux, purulents et hydatiques. (*Gaz. des hôp.*, 1853.)

Mémoire sur la thoracentèse. (*Gaz. des hôp.*, 1853.)

Sepulchretum ou collection de mémoires et observations curieuses, pour servir à l'étude de la pathologie médicale. Paris, 1853, in-8, 179 pages.

Des injections iodées dans le traitement des abcès symptomatiques de lésions osseuses. Paris, 1853, in-8, 41 pages.

Études cliniques sur la paraplégie indépendante de la myélite, traitement. Paris, 1854, in-8, 116 pages. Prix de l'Académie de médecine.

Application de l'électricité pour combattre les constipations opiniâtres. (*Gaz. des hôp.*, 1854.)

Du sulfate de strychnine dans le traitement du choléra. Paris, 1854, in-8, 31 pages. (*Bull. de l'Acad. de méd.*, 1854, t. XIX, p. 1003, et *Moniteur des hôpitaux.*)

Traité des maladies à urines albumineuses et sucrées, ou de l'albuminurie et du diabète sucré dans leurs rapports avec les maladies. Paris, 1863, 1 vol. in-8. Couronné par l'Académie des sciences.

Mémoire sur la péritonite partielle, les abcès iliaques et la tumeur stercorale. (*Gaz. des hôp.*, 1863.)

La non-contagion du choléra. (*Gaz. des hôp.*, 1866.)

Guérison spontanée du pneumo-thorax. (*Gaz. méd. de Paris*, 1867.)

Chirurgie conservatrice. Exposé d'une méthode nouvelle pour obtenir l'organisation immédiate des plaies traumatiques ou chirurgicales. (*Bull. de l'Acad. de méd.*, 1867, t. XXXII, p. 1147, et Paris, 1874, in-8, 226 pages.)

Traitement du croup, par les inhalations de vapeurs humides de sulfure de mercure. Paris, 1867-69, 3 parties in-8, 90 pages. (*Gaz. méd. de Paris, Courrier médical* et *Gazette des hôpitaux.*)

Tumeurs fibreuses intra et extra-utérines. (*Gaz. méd. de Paris*, 1868.)

Antagonisme de l'opium dans l'empoisonnement par la belladone. (*Bull. de l'Acad. de méd.*, 1869 et *France méd.*, 1869.)

Guérison des épanchements purulents les plus graves de la plèvre. In-8 de 45 pages avec figures.

L'électricité appliquée à la thérapeutique chirurgicale. Paris, 1870, grand in-8, 110 pages.

Traitement des maladies chroniques de l'utérus. Guérison radicale des déviations, inflexions et déplacements jusqu'ici réputés incurables par une nouvelle méthode exempte de tout danger, 2e édition. Paris, 1877, 1 vol. in-8 avec figures.

BOURLOTON. — Imprimeries réunies, A, rue Mignon, 2, Paris.

LA

CHIRURGIE IGNÉE

EN GÉNÉRAL

ET SES AVANTAGES EN PARTICULIER

DANS

LES MALADIES CHRONIQUES ET REBELLES DE L'UTÉRUS

PAR

J. ABEILLE

Chevalier de la Légion d'honneur,
Ancien médecin ordinaire de l'hôpital du Val-de-Grâce et du Roule,
Deux fois lauréat de l'Institut de France et de l'Académie de Médecine de Paris,
Lauréat de l'Ecole d'Instruction du Val-de-Grâce, médaille d'or de la Société de Médecine de Toulouse, ancien président de la Société de Médecine pratique de Paris,
Membre des Sociétés de Médecine de Lyon, Bordeaux, Toulouse, Marseille, Dijon, etc.

Avec 2 planches et 44 figures intercalées dans le texte

La critique est aisée,
mais l'art est difficile.

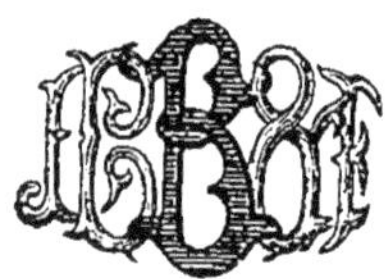

PARIS

LIBRAIRIE J.-B. BAILLIÈRE ET FILS

Rue Hautefeuille, 19, près le boulevard Saint-Germain.

—

1886

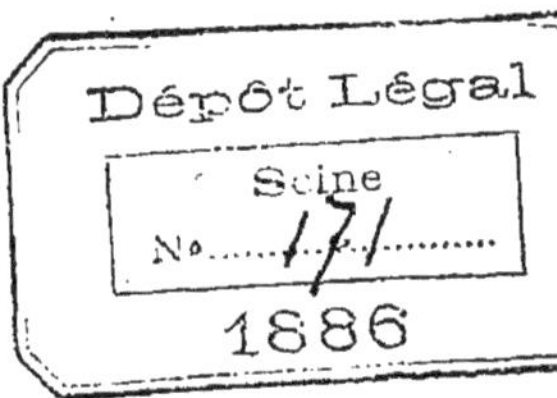

Je dédie ce dernier venu à mon meilleur et plus fidèle ami, le Travail, qui m'a constamment payé de retour.

ABEILLE.

PRÉFACE

Notre carrière médicale date déjà de près de cinquante ans, et pendant ce long laps de temps nous avons abordé successivement les diverses questions afférentes aux sciences médicales qui se sont offertes à notre observation et à nos réflexions.

Mais aucune étude ne nous avait jusqu'à présent captivé comme celle de la chirurgie ignée.

Nous avons exposé dans notre avant-propos l'idée première qui nous a conduit à opérer le redressement des déviations utérines par l'hystérotomie utéro-vaginale ignée; nous avons raconté comment, en approfondissant cette question, nous avons été insensiblement conduit à devenir sur nos vieux jours un spécialiste.

C'est notre expérience que nous avons voulu résumer dans ce livre, croyant qu'il importe que chacun dise avec franchise ce qu'il a fait et ce qu'il a vu.

Notre livre contient sept chapitres.

Dans le chapitre Ier, nous abordons : 1° les méthodes de division ou destruction des tissus, galvanocaustie, fer rouge, thermocautère au platine; 2° le parallèle entre le thermocautère Paquelin et le fer rouge, particulièrement dans la chirurgie utérine, où est établie l'infériorité du thermocautère sur le fer rouge, comme hémostatique, en dehors ou à la suite d'opérations ; 3° le fer rouge, ignicoupure et ignipuncture, pour la destruction des tumeurs érectiles, avec les modifications que nous avons apportées à l'instrumentation ; 4° le fer rouge dans l'ostéite, l'ostéopériostite, le mal de Pott, les arthropathies, la myélite, la péritonite partielle, la périmétrite, la pelvi-métrite, et dans un cas de punaisie d'enfance, rebelle depuis quatorze ans.

Le chapitre II est consacré à la chirurgie utérine ignée : 1° les fibromes ou fibro-myômes interstitiels de l'utérus sont traités avec tous les détails que le sujet comporte ;

2° Après un court et substantiel historique, nous avons formulé un diagnostic précis, avec les moyens d'y arriver, tant il y a d'erreurs possibles, comme en témoignent les exemples que nous citons. Après avoir posé et discuté le pronostic, nous avons fait la part du traitement médical. Chemin faisant, il nous a plu d'exposer les vues et doctrines des Allemands pour les opérations de ces fibromes, et de toucher incidemment à la castration des femmes, sujet remis à nouveau sur le tapis dans une des dernières séances de la Société de chirurgie et traité avec des réserves qui en feront chez nous une opération usuelle, tant la chirurgie française se distingue par une marche sûre dans le progrès.

Dans le chapitre III, *l'hystérectomie ignée par les voies naturelles,* nous exposons et discutons toutes les méthodes et procédés employés pour la destruction et l'ablation, autrement dit l'énucléation des fibromes interstitiels; nous basant sur tous les faits de ce genre publiés jusqu'ici, nous en avons tiré les conséquences pratiques, d'après l'exposé de ces faits mêmes. Puis nous abordons la question de l'hystérectomie ignée, sur laquelle nous donnons tous les développements, en précisant les cas qui sont passibles de cette nouvelle méthode, et nous citons dix-huit observations personnelles, authentiques, indiscutables, dont deux par énucléation et seize par l'hystérectomie ignée, toutes couronnées d'un plein succès, et dont les sujets, soumis à notre observation depuis quatre à douze ans, n'ont jamais eu de récidive et continuent à jouir d'une bonne santé. C'est là, sans contredit, un des plus beaux et des plus brillants résultats de la chirurgie utérine ignée à laquelle nous avons attaché notre nom, résultats relativement bien supérieurs sous le rapport des conséquences immédiates et de la nécessité absolue d'opérer pour sauver la vie, à ceux que depuis quatorze ans nous fournit la méthode pour le redressement des déviations utérines.

Dans le chapitre IV, comme dans le précédent, sont traitées les questions capitales de la *chirurgie utérine ignée*.

Pour le redressement des déviations rebelles à tout traitement, après un aperçu sommaire, mais précis sur la constitution anatomique de l'utérus et des annexes, sur la physiologie et la physiologie pathologique de cet organe, nous abordons les déviations et leur traitement, en commençant par l'abaissement et la procidence, et poursuivant par les flexions, les anté- et rétroversions, toutes plus ou moins compliquées, leur traitement médical et les procédés opératoires par la myotomie utéro-vaginale ignée appliquée à chacune de ces déviations. Nous publions ensuite un nombre considérable d'observations, toutes authentiques, parmi lesquelles se trouvent trois observations de flexions congénitales et incidemment une observation d'occlusion vaginale cicatricielle de onze ans de date, où l'hystérotomie ignée, combinée avec la dilatation, a triomphé après le refus d'opérer de l'un des plus grands chirurgiens modernes, Nélaton.

Nous donnons en même temps, pour les déviations, les conditions de réussite ou non-réussite par la myotomie utéro-vaginale ignée.

Dans le chapitre V nous traitons des *tubercules de l'utérus*. Après description des divers traitements et des applications locales pour la destruction de granulations tuberculeuses, la modification de la muqueuse utérine atteinte de catarrhe, nous démontrons la prééminence du fer rouge pour atteindre ces résultats.

Puis nous traitons de l'amputation ou résection du col utérin en établissant un parallèle entre les diverses méthodes et procédés opératoires, par la galvanocaustie, le thermo-cautère au platine de Paquelin, et le fer rouge avec nos instruments. Des faits saisissants relatés à ce sujet et de leurs conséquences, il reste clairement démontré que le fer rouge, bien supérieur, donne des résultats irréprochables.

Nous arrivons ensuite aux indications précises des causes d'abstention ou d'ajournement pour toutes nos opérations, dût-on reculer d'une façon absolue, ou attendre plusieurs mois jusqu'à ce que les causes ou complications qui commandent l'abstention aient complètement disparu, comme de nombreux exemples, parmi nos observations, en justifient, notamment celle de M. Brand-Haags (obs. LVII).

Enfin, dans un sixième et dernier chapitre, peut-être le plus intéressant de tous, nous abordons cette difficile question, qui, dans les premiers temps, a été pour nous comme un cauchemar qui nous obsédait, de savoir ce qu'il adviendrait après nos opérations de déviations utérines, des fonctions physiologiques de l'utérus, et notamment de celles du gravidisme et de la parturition.

Il n'y avait ici ni hypothèse, ni raisonnement à émettre pour la solution de cette question. C'était aux faits et aux faits seuls à parler. On comprendra quelle patience, quelle persévérance il nous a fallu mettre dans ces recherches, quelles difficultés il nous a fallu vaincre pour arriver à trouver, à réunir un nombre un peu considérable de faits.

Nous sommes arrivé enfin au gré de nos désirs et en récompense de nos labeurs, à réunir vingt-cinq cas bien authentiques de dames opérées et devenues enceintes ultérieurement.

Ces vingt-cinq cas donnent un total de quarante-quatre grossesses. Ils se répartissent ainsi :

1° Sept cas d'infécondité absolue avant l'opération;

2° Dix-huit cas d'infécondité de deux à onze ans chez des femmes ayant eu des enfants avant l'opération. Les premières ont fourni seize grossesses, les secondes vingt-huit, proportions bien inférieures aux premières, dont une des raisons est facile à comprendre. Sur ces quarante-quatre grossesses quarante-deux fois le gravidisme s'est poursuivi naturellement et l'accouchement normal a eu lieu à terme.

Il y a eu deux avortements à trois et quatre mois, par suite de chutes violentes. L'un des cas appartient à la première catégorie, l'autre à la deuxième. Au reste ces deux sujets ont eu ensuite chacune deux enfants.

Ainsi se trouve résolue par les faits cette difficile et si épineuse question.

Nous espérons que ces documents rendront service à tous ceux qui voudront nous suivre dans la voie des applications de la chirurgie ignée. C'est avec la pensée de leur être utile que nous avons publié ce livre. Puissions-nous avoir réussi.

J. Abeille.

Paris, novembre 1885.

TABLE DES MATIÈRES

FIN DE LA TABLE DES MATIÈRES.

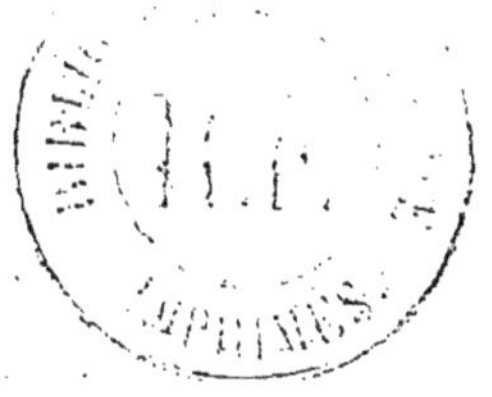

AVANT-PROPOS

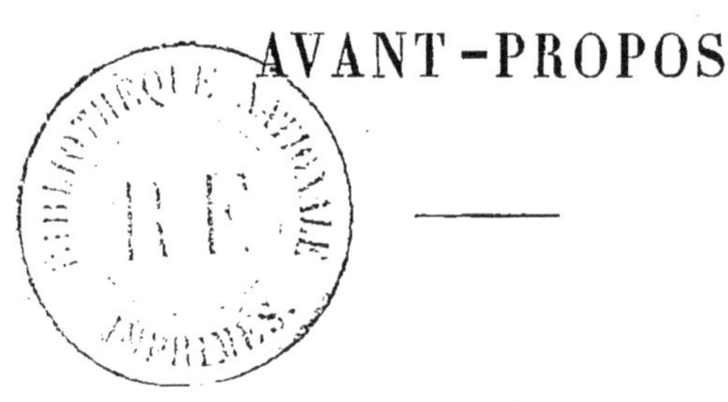

Nous avons un seul but en publiant ce livre, c'est de résumer en faits bien précis notre pratique de quinze années sur la chirurgie ignée en général et sur la chirurgie utérine ignée en particulier.

Notre fortune était déjà faite par suite de vingt ans d'exercice médico-chirurgical dans l'une des plus grandes et des plus lucratives clientèles de Paris, quand, en 1870, nous avons été amené, par l'observation d'une malade dont nous allons relater l'histoire, à nous adonner spécialement au traitement des maladies chroniques de l'utérus et en particulier des déviations rebelles de cet organe.

N'ayant plus à craindre pour notre avenir, ne nous laissant entraîner par aucune idée préconçue, nous avons pu, dès lors, nous vouer à l'observation rigoureuse, à une étude patiente, à des tentatives de plus en plus justifiées. Nos premières communications aux Académies et nos premières publications dans la presse médicale remontent déjà bien haut.

Après avoir répondu à nos espérances et satisfait nos prévisions, des faits nombreux et variés nous ont permis de constituer une méthode qui comble une grande lacune dans la science.

Cette méthode, exposée devant les Académies des sciences et de médecine et dans la presse scientifique, devait servir à guider tous nos confrères qui partagent nos vues et suivent notre pratique.

Devenu spécialiste sur le tard de notre carrière, nous avons pu nous soustraire aux graves inconvénients que rencontrent les spécialistes à leur début. Onze ans de clinique dans les hôpitaux, corroborée par des études toujours de plus en plus sévères, et vingt ans de pratique médico-chirurgicale à Paris devaient nous aguerrir contre toutes les difficultés à vaincre, doué que nous sommes d'une ténacité et d'une volonté à toute épreuve.

En 1875, nous avons publié une première édition sur le *Traitement des maladies chroniques de l'utérus.*

En 1878, nous avons publié une deuxième édition revue et considérablement augmentée.

Notre labeur, depuis 1870, consistant à opérer, à rédiger nous-même toutes les observations au lit même des malades opérées, à tenir des correspondances nombreuses et assidues avec les malades opérées et guéries, pour savoir ce qu'il adviendrait ultérieurement, ce qui nous permettait de publier des faits précis et indiscutables, tout cela constituait pour nous un tel surmenage, que notre vigoureuse santé a été gravement compromise à deux reprises différentes et que nous avons cru chaque fois, 1878 et 1882, être arrivé au bout de notre carrière, être obligé de renoncer à tout jamais à nos travaux de prédilection et à l'exercice de notre art. Le sort en a voulu autrement.

Nous avons nécessairement dû subir des critiques, c'est une loi; nous avons été sujet même à quelques attaques intéressées dont nous avons fait justice.

Mais la science repose sur une loi immuable, la loi du progrès. Ceux qui la cultivent se groupent en indifférents, en retardataires, et en pionniers à la recherche de vérités nouvelles.

Dans les premiers se classent tous ceux qui, à un moment donné, acceptent les faits bien établis, rigoureusement démontrés; cela se fait chez eux sans effort, sans lutte; ils subissent l'effet de la démonstration comme on subit un fait accompli. En médecine, ils constituent certainement la grande majorité.

Les seconds sont retardataires, pour plusieurs motifs. Ce sont de vrais réactionnaires, soit par principe, soit par besoin d'avoir devant leurs yeux la lumière faite comme en plein jour. Ils luttent activement, sciemment contre des tendances nouvelles; mais leur lutte, leur réaction active servent mieux le progrès que l'indifférence des premiers, parce qu'elles aiguillonnent les novateurs et les forcent à produire des faits irrécusables, devant lesquels ils s'inclineront à leur tour à force de preuves qui désarmeront leur incrédulité et les entraîneront vers le courant irrésistible de la lumière faite. Ils sont les modérateurs de l'enthousiasme, les régulateurs de la marée scientifique houleuse; c'est l'appoint forcé de la vérité qui s'établit malgré eux, envers et contre leur lutte et même un peu par effet de cette lutte. Ils servent donc à la science comme la digue qui empêche les débordements, ils constituent une partie nécessaire dans le progrès.

Quant aux pionniers à la recherche des vérités nouvelles, ils sont, dans la jeune génération, nombreux et ardents; ils ont soif de découvertes. Toutes les parties de notre science médicale et chirurgicale et des branches y afférentes sont par eux explorées, creusées, avec un ravissant entrain.

Chacun cherche à apporter à l'édifice nouveau sa pierre de soutènement, quelque petite qu'elle soit. Aussi marche-t-on depuis des années vers un progrès incessant. L'aiguillon est d'autant plus puissant que cette ardeur se révèle dans les quatre coins du monde. Mais novateurs ou initiateurs ne doivent, ou ne devraient être, en face des générations présentes et futures, que des enregistreurs de faits bien observés, pris sur nature comme on dit, dépeints d'après nature, matériellement irrécusables, sans commentaires, sans plaidoirie pour les faire accepter.

C'est le seul moyen de se garer de l'enthousiasme si facile aux auteurs, de se soustraire aux illusions. C'est aussi le moyen le plus clair et le plus sûr de laisser aux générations à venir la liberté d'appréciation et le jugement définitif qui consacre la découverte, ou la biffe des tablettes de la science comme une erreur définitivement démontrée. Par cette façon de procéder, la vérité, souvent si difficile à dégager dans les discussions scientifiques tenues dans l'ombre, par des controverses quelquefois intéressées ou souvent stériles, finit toujours par triompher, quel que soit le temps qu'elle ait dû traverser pour rester définitivement acquise. Il y a quelque chose de plus difficile que d'imposer une idée vraie, c'est de détruire une idée fausse depuis longtemps enracinée.

Les faits priment les théories ; c'est des faits que les théories doivent découler. L'induction peut conduire à la présomption, les faits seuls bien établis servent de base aux théories qui s'en déduisent naturellement, quelles que soient les réserves faites pour leur interprétation.

Relatons de suite et sans désemparer maintenant, le fait qui nous a inspiré nos premières idées et mis sur la voie des travaux successivement entrepris. Ce fait, nous le devons absolument au hasard de la clientèle.

PREMIÈRE IDÉE DE LA TÉNOTOMIE UTÉRO-VAGINALE IGNÉE POUR LE REDRESSEMENT DES DÉVIATIONS UTÉRINES.

En 1869, j'étais appelé chez un marchand de ferrailles, cour Baduel, passage Sainte-Marie, pour donner des soins à sa femme, âgée de trente-trois ans, atteinte depuis un mois de métrorragie, qu'aucun des médecins appelés n'avait pu arrêter. C'était la troisième fois que le même accident se reproduisait dans l'espace de quatre mois. La malade était exsangue, d'une pâleur de cire, ne pouvant plus quitter le lit. J'eus tout le mal du monde pour faire une exploration rigoureuse par la palpation, le toucher et l'examen au spéculum. Le sang coulait encore abondamment, et ces diverses explorations en augmentaient l'exubérance. Je pus cependant parvenir à constater que l'utérus ne remontait pas au-dessus de la symphyse pubienne, qu'il était en antéversion, présentant sur la face antérieure une intumescence profonde, qui occupait la moitié du globe et la partie correspondante du col. Le col, assez largement ouvert, avait la lèvre antérieure épaissie, un peu frangée, bourgeonnante. Je ne pus pousser dans l'intérieur de la cavité le doigt assez loin pour me rendre un compte exact de sa constitution, mais il me fut possible de m'assurer que l'intumescence constatée à la surface externe se continuait jusqu'au point touché. J'avais affaire probablement à une métrite chronique exacerbée plusieurs fois, qui avait déterminé l'intumescence plasmatique constatée et, par suite, la déviation de l'organe. La glace sur le ventre, diverses injections froides avec du perchlorure de fer, le tamponnement en cerf-volant, etc., avaient été employés sans succès. Je promis de revenir au bout de deux heures avec divers cautères.

Effectivement, deux heures après, j'étais auprès de la malade avec un cautère olivaire un peu fort, un cautère à roseau un peu long et un cautère-marteau, dans l'espoir d'enrayer ou d'arrêter l'écoulement sanguin.

Avec le cautère olivaire chauffé au rouge brun, je cautérisai à trois reprises différentes, en l'enfonçant profondément dans le conduit cervical. Avec le cautère à roseau chauffé au même degré, je poussai encore plus loin, à trois reprises aussi, la cautérisation du même conduit. Le sang était arrêté.

Dans ma pensée, en portant le cautère à roseau le long de la surface externe, siège de l'intumescence, je pourrais atteindre les couches musculaires superficielles et moyennes, et attaquer ainsi la tumeur qui, atteinte en partie par l'intérieur du conduit, pourrait bien décroître et peut-être même se résoudre complètement. J'appliquai donc deux fois longitudinalement le cautère à roseau chauffé au rouge sombre, puis j'introduisis un linge huilé dans le vagin et au contact du museau de tanche. Je prescrivis un boyau préparé, contenant quelques morceaux de glace, sur le bas-ventre, à renouveler nuit et jour, un fragment de glace dans la cavité vaginale à renouveler aussi, et une potion calmante.

La métrorragie fut définitivement arrêtée. Des injections d'eau froide avec du chlorure d'oxyde de sodium, furent prescrites trois fois par jour.

Au quarante-cinquième jour seulement, je fis une exploration au spéculum. Le col, à son ouverture externe, était d'aspect lisse, encore un peu rouge, et les brûlures de la face externe, dont les escarres s'étaient depuis longtemps détachées, étaient représentées par une raie rouge en ruban encore légèrement bourgeonnante, bien près d'une guérison définitive. Les mêmes injections furent continuées.

Au soixante-dixième jour, j'examinai de nouveau la malade, et cette fois à fond. Quel ne fut pas mon étonnement, quand, à l'examen digital debout, et dans le décubitus dorsal, je constatai que l'antéversion avait disparu ! A l'examen au spéculum, toute cicatrisation était faite, et le museau de tanche avait un aspect et une conformation normaux.

CHIRURGIE IGNÉE

CHAPITRE PREMIER

DES DIVERSES MÉTHODES DE DIVISION OU DESTRUCTION DES TISSUS, GALVANOCAUSTIE, FER ROUGE, THERMOCAUTÈRE AU PLATINE.

1. — Galvanocaustie thermique.

En dehors des divers caustiques, soit en pâtes, soit liquides, soit à l'état de cristal ou de poudre dont on se sert pour cautérisations, destruction de tissus, qui sont absolument étrangers au sujet que nous traitons spécialement, il reste l'électricité et le feu, que nous devons plus particulièrement étudier, dont nous devons faire ressortir les avantages et les inconvénients, suivant les cas, et dont l'application et les résultats obtenus peuvent facilement servir de base au jugement à intervenir.

En 1845, Heider, de Vienne, employa le premier le cautère électrique, pour détruire la pulpe dentaire. D'autres essais furent tentés par divers chirurgiens : Nélaton, Amussat. Mais c'est réellement Middeldorff, de Breslau, qui systématisa le premier la méthode; ses travaux furent vulgarisés en France par M. Broca (Rapport à la Soc. de chirurgie, 1856; *Traité des Tumeurs*, I, 1856).

Depuis, les observations se sont multipliées, les appareil

se sont modifiés et perfectionnés; les effets du cautère électrique ont été bien étudiés, les indications de son emploi ont été posées et l'état actuel de la question se trouve résumé notamment dans l'article CAUTÉRISATION de MM. Trélat et Monod (*Dictionnaire encyclopédique des sciences médicales*, 1873), et surtout dans le *Traité de la Galvanocaustie thermique*, de M. Eug. Bœckel (Strasbourg, 1873).

L'arsenal galvanocaustique employé actuellement (nous n'avons pas ici à nous occuper des piles) comprend le galvanocautère, le couteau galvanocaustique et l'anse galvanocaustique.

Le premier est formé par un fil de platine enroulé en spirale, de manière à former une sorte d'olive. Middeldorff emploie un galvanocautère dans lequel le fil de platine enroule une petite cupule de porcelaine et l'échauffe : cet appareil ne peut guère servir qu'à appliquer un bouton de feu, et il a l'inconvénient de perdre immédiatement sa chaleur au contact des tissus.

Le couteau galvanocaustique est constitué par un ruban de platine de 1 millimètre de largeur et recourbé, dans le tranchant, en ellipse ou en U allongé. Il forme ainsi une lame mince et étroite que le chirurgien peut manœuvrer à peu près comme un bistouri, et qui, par sa haute température, pénètre facilement dans les tissus.

Quant à l'anse galvanocaustique, elle est constituée par un fil de platine, dans lequel on peut à volonté faire passer ou interrompre le courant, et mû par un serre-nœud : on l'applique à froid à la base de la partie à enlever ; on fait passer le courant, et à mesure que l'on serre la ligature, le fil échauffé coupe les tissus qu'il rencontre.

Le premier effet est la production d'une escarre ; l'épaisseur de celle-ci varie suivant la température du cautère et la rapidité de la section. En employant un courant électrique faible et en opérant la section très lentement, Bœckel est arrivé à produire des eschares ayant jusqu'à 1 centimètre d'épaisseur. Mais, si le fil galvanique est rouge à blanc, son action coupante est beaucoup plus rapide, et par suite de son faible pouvoir rayonnant, lequel est lui-même la conséquence de son faible volume, il ne se produit qu'une escarre très mince; et c'est la circonstance qui se rencontre le plus souvent dans les opérations pratiquées avec la galvanocaustie. Mais, comme le sang est un excellent conducteur de l'électricité, d'une part, que la section par le platine au rouge blanc détermine l'effusion du sang, il s'ensuit :

1° Que l'action de l'électricité dévie par le fait de son contact avec le sang;

2° Que l'escarre sera par suite plus diffuse et ne portera guère sur le point à escarrifier. En tous les cas, si l'on compare l'action escarrifiante du galvanocautère à celle des cautères métalliques, on constate, comme l'ont bien établi les expériences de M. Broca, que la première est beaucoup plus limitée que la seconde et qu'elle est à peu près exclusivement restreinte aux points qui ont été soumis à l'action directe du cautère.

Quant à la nature de ces escarres, elle varie suivant leur siège. Celles qui sont exposées à l'air se dessèchent et se racornissent ; celles qui sont situées dans une cavité muqueuse (bouche, vagin, rectum), se dissocient en quelques jours et tombent en putrilage. Dans les observations de Bœckel, nous trouvons la chute des escarres mentionnée du troisième au dixième jour.

Les escarres sous-cutanées ne donnent lieu qu'à une suppuration très faible, ou même peuvent se résorber sans suppuration.

Les expériences faites sur les animaux (Krassowski, Spiegelberg et Waldeyer, Bœckel, Legros et Onimus) ont démontré que des escarres galvanocaustiques intrapéritonéales peuvent se résorber sans donner lieu à aucun accident de péritonite. Blay, de Manchester, d'ailleurs, se servait d'un petit cautère chauffé au rouge brun pour détruire les adhérences des kystes ovariques dans l'ovariotomie, et cela sans accident. Dans une observation de Bœckel, nous voyons un malade atteint d'épiplocèle irréductible, auquel on pratique la section galvanocaustique de l'épiploon; le moignon se rétracte dans le ventre, attirant la cicatrice, et la guérison a lieu sans péritonite.

Mais l'action importante à étudier dans la galvanocaustie thermique, c'est sa propriété hémostatique.

Les cautères chauffés au rouge blanc détruisent les parois des vaisseaux et n'opposent aucun obstacle à l'écoulement sanguin. Les cautères au rouge sombre, au contraire, divisent les artères plus lentement; leurs trois tuniques se rebroussent dans l'intérieur du vaisseau sur une hauteur plus ou moins considérable; en même temps, le sang, porté à une température de 70 degrés, se coagule, formant un caillot solide et insoluble.

Théoriquement, il en est de même pour le galvanocautère, et M. Broca a noté, dans la section notamment de l'artère fémorale, la diminution de moitié du calibre de ce vaisseau obtenue par le froncement de ses parois.

Un galvanocautère, chauffé au rouge brun, et pénétrant lentement, peut, par sa chaleur rayonnante, arriver à coaguler le sang dans un vaisseau d'un faible calibre, ayant jusqu'à 2 millimètres de diamètre. Mais, au-dessus, ce procédé est insuffisant, et il faut recourir à la compression préalable du vaisseau, conditions difficiles à remplir.

Le thermocautère lui fait, d'ailleurs, actuellement une

concurrence redoutable, les indications thérapeutiques de l'emploi de ces deux instruments étant les mêmes.

Aujourd'hui donc, la galvanocaustie thermique est à peu près réduite à l'emploi de l'anse galvanocaustique ou de la ligature galvanocaustique. Les avantages de cette méthode peuvent être résumés ainsi : Elle agit rapidement, et dans les régions les plus profondes, ne crée pas un foyer de putréfaction dangereux comme le fait la ligature ordinaire, ne cause pas les douleurs des caustiques. Elle se rapproche de l'écrasement linéaire, mais l'emporte sur celui-ci par la rapidité de l'opération et la sécurité pour les chirurgiens de diviser tous les tissus.

Quant aux indications de la galvanocaustie thermique, Bœckel les range sous six chefs :

1. Opérations sur le tissu érectile normal ou pathologique (amputations de la verge, du clitoris, des grandes lèvres, des tumeurs érectiles, sans ménager la peau).

2. Opérations sur des organes vasculaires, situés profondément, où l'hémostase par les procédés opératoires serait difficile (amputations de la langue, du col utérin, extirpation de polypes naso-pharyngiens, utérins, de tumeurs du rectum ou du vagin, du corps thyroïde, de polypes laryngiens).

3. Ablation des tumeurs superficielles, très volumineuses et pédiculées.

4. Opérations sur des sujets cachectiques.

5. Ablation de tumeurs insérées dans des cavités closes.

6. Cautérisations de trajets fistuleux.

C'est la seconde seule de ces indications qui doit nous arrêter ici. Les opérations pratiquées sur la langue, l'utérus, avec des instruments tranchants se compliquent trop souvent d'hémorragies graves ou mortelles; aussi, dans la pratique ordinaire, le bistouri cède-t-il le pas à l'écraseur; mais celui-ci ne peut être appliqué souvent qu'à la suite d'opérations préliminaires.

En chirurgie utérine, le galvanocautère a été appliqué à l'amputation du col et à l'ablation des polypes.

Dans l'amputation du col, le premier temps de l'opération consiste à enserrer le col utérin dans l'anse galvanocaustique; c'est là une manœuvre délicate, souvent difficile et qui nécessite parfois, comme dans l'amputation par l'écraseur, l'abaissement de l'utérus. Divers instruments ont été imaginés pour faciliter ce temps de l'opération, et leur nombre même est une preuve des difficultés qu'il présente. Le volume considérable du col, l'écoulement sanguin dont il peut être le siège, en sont les causes les plus ordinaires. Le fil, une fois appliqué, peut glisser, se déplacer, et nous voyons Bœckel, dans une de ses opérations, obligé de traverser le col avec une aiguille immédiatement au-dessous de l'anse.

Quant aux résultats fournis par cette opération, nous trouvons, à côté de succès nombreux, quelques insuccès; ainsi, la statistique de Spiegelberg (*Arch. f. Gynækologie*, Berlin, 1873) donne pour 39 amputations du col par la galvanocaustie, 1 décès par septicémie (élongation polypiforme du col, chez une femme déjà infectée au moment de l'opération), 1 décès par shock (hypertrophie du col, opérée dans l'abaissement de l'utérus), 1 décès par pelvi-péritonite et hémorragie secondaire (carcinome, abaissement opératoire de l'utérus).

D'après cet auteur, de même que d'après les chirurgiens américains Byrne, Gaillard Thomas, c'est particulièrement aux cas de cancer du col de l'utérus que convient l'amputation circulaire au moyen de l'anse galvanocaustique.

Pour ce qui est de l'ablation des tumeurs intra-utérines, les fibromes pédiculés, les polypes seuls ont été enlevés à l'aide de la galvanocaustie. L'anse est disposée autour du pédicule de la tumeur préalablement abaissée à la vulve, comme le serait la chaîne de l'écraseur linéaire ou le fil métallique d'un serre-nœud.

Nous n'avons pu rencontrer d'application de la galvanocaustie thermique au traitement des fibromes interstitiels et à leur énucléation.

2. — Parallèle entre le thermocautère Paquelin et le cautère au fer rouge, dans la chirurgie utérine particulièrement.

La chirurgie utérine ignée est un progrès accompli, qui ne peut que se généraliser de plus en plus dans la pratique. Ses avantages sont précis et démontrés. Depuis quatorze ans que nous soutenons personnellement cette méthode avec une ardeur et une persévérance à toute épreuve par la démonstration des faits, une heureuse innovation a surgi, qui a souri à tous les chirurgiens. Cette innovation a promptement et largement conquis sa place dans la pratique, parce que, en effet, elle rend les plus grands services dans des cas bien définis ; nous avons nommé le thermocautère Paquelin.

M. le docteur Paquelin a appliqué d'une façon très ingénieuse à la chirurgie la propriété du platine chauffé, de conserver une température élevée au contact d'une vapeur hydrocarburée. Le thermocautère se compose d'un cône creux de platine, de forme et de dimensions variables, recouvrant un fil de platine, qu'on chauffe préalablement en plongeant l'instrument dans la flamme d'une lampe à alcool ; une soufflerie envoie dans ce cône un mélange d'air et de vapeurs d'essence minérale, et, suivant l'intensité avec laquelle cette soufflerie fonctionne, le cautère peut être porté du rouge sombre au rouge blanc.

Le thermocautère constitue un appareil élégant, facile à manier, dispensant de l'emploi d'un réchaud, nécessaire pour le cautère actuel.

Aujourd'hui, après longue expérience faite et démonstration établie des puissants services que rend le thermocautère dans une foule de cas, il faut rabattre peut-être un peu de cet enthousiasme qui l'a accueilli et faire quelques réserves à divers égards. Ce n'est certes pas à nous que reviennent le droit ni l'intention de rétrécir le cadre dans lequel doit se maintenir une pareille innovation; il nous plairait plutôt de l'élargir. Mais après quatorze ans d'études et de pratique dans les affections utérines, et surtout les affections chroniques, il est juste que nous cherchions à établir un parallèle entre le cautère au fer rouge et le cautère au platine, d'autant plus que nous faisons nous-même de fréquentes applications de ce très ingénieux appareil. Ceci peut édifier la science. Il y avait déjà sept ans que nous appliquions nos procédés d'hystérotomie par le fer rouge quand apparut le thermocautère Paquelin. Cet instrument donne de la sécurité dans nombre d'opérations qu'on n'abordait qu'en tremblant, et que quelquefois on n'osait pas pratiquer avec l'instrument tranchant à froid. Il permet de diviser doucement, lentement des tissus dans une étendue et une profondeur illimitées, tant que la vue et le toucher peuvent servir de guide à l'opérateur : par exemple, pour aller atteindre et extirper un rein malade, pour aller à la recherche d'une portion d'intestin à retrancher ou à ouvrir ; pour diviser lentement et sûrement des brides situées profondément, etc. L'opérateur peut à son aide, toujours guidé par la vue et le toucher, retrancher telle ou telle partie, telle ou telle tumeur dont la situation et les connexions de voisinage sont plus ou moins bien connues ; une application heureuse en a été faite par M. Théophile Anger, pour supprimer l'action du bistouri dans l'incision du canal pénien, dans la taille médiane. En un mot, dans une foule d'opérations il rend les plus grands services ; il est surtout peu effrayant pour les malades qui doivent en subir l'application. Mais à côté de ses immenses avantages, il convient de signaler ses inconvénients :

1° Il cause beaucoup plus de douleur que l'application du cautère au fer rouge, le platine fondant et rougissant à une température bien supérieure à celle du fer. Par conséquent, le thermocautère Paquelin possède une chaleur intense qui brûle au quatrième degré les parties qu'il touche, et brûle par rayonnement les parties qu'il ne touche pas. Les brûlures qu'il produit sont allongées et diffuses, les cicatrices qui s'ensuivent sont indélébiles.

2° Il expose facilement aux hémorragies pour peu que l'attention de l'opérateur manque de suivre le degré d'incandescence ; voilà pourquoi nous voyons des chirurgiens très partisans d'abord de ce procédé, l'abandonner dans des cas où ils l'avaient mis en pratique, tels M. Verneuil qui, dans les résections anales, préfère aujourd'hui revenir à la chaîne, au fil de l'écraseur linéaire, M. A. Després, qui préfère l'action du cautère au fer rouge même dans les escarrifications et les pointes de feu sur le tissu cutané, etc. La question du prix de revient est une question trop secondaire pour que nous y attachions de l'importance, et cependant c'est une cause palpable pour laquelle ce très ingénieux et fort important appareil ne peut être entre les mains de tous les médecins, surtout à la campagne.

Dans la chirurgie utérine, son action est très restreinte, elle ne saurait se généraliser à cause des inconvénients que nous venons de signaler.

Fer rouge. — Pour le cautère au fer rouge nous ne voulons en parler presque exclusivement qu'au sujet de son emploi dans la chirurgie utérine, et, par le parallèle établi, démontrer toute sa supériorité pour ne pas dire son action sans rivale jusqu'à présent, sans préjuger l'avenir.

Il faut tout d'abord convenir que l'aspect des fers incandescents est beaucoup plus terrifiant pour les malades; mais cet inconvénient est largement racheté par les souffrances moindres et la rapidité de l'action, qui est instantanée. En effet, par les formes diverses que nous avons données à nos ténotomes-cautères, leur action se fait par l'application instantanée de l'instrument, qui produit d'un coup la section ou l'incision que l'on veut obtenir, sans que l'utérus éprouve une douleur vive, douleur aussitôt calmée par imbibition d'eau froide; d'où douleur infiniment moindre. On peut opérer sans perte d'une goutte de sang, pourvu que l'instrument ne soit jamais chauffé au delà du rouge-cerise, chaleur plus que suffisante pour obtenir le résultat voulu.

Le rayonnement du calorique est bien moindre que celui du platine, ce qui fait qu'on obtient des escarres beaucoup moins diffuses, bien localisées.

Si la douleur causée par la ténotomie ignée péri-utérine est peu ressentie par les malades, celle causée par la ténotomie intra-utérine ignée est plus vive, quoique bien inférieure à celle produite par le platine; d'ailleurs elle est éteinte aussitôt par les applications d'eau froide après chaque action d'instrument, si bien qu'on peut opérer pendant une heure et plus sans endormir les malades et que l'opération est supportée sans plainte. Nous n'avons jamais endormi une malade. Ajoutons que dans la ténotomie intra-utérine, le thermocautère ne pourrait être employé parce que l'œil ne peut suivre son action, tandis que nos instruments exactement mesurés d'avance, quant à la profondeur à atteindre, agissent avec sûreté étant chauffés au rouge-cerise ou sombre, et leur application pouvant être répétée autant qu'il faut pour la destruction des tissus morbides.

Précision dans l'action, douleur moindre, peu ou point d'irradiation du calorique, escarres plus nettes, mieux circonscrites, absence d'hémorragie, nul besoin de recourir à l'anesthésie, quelle que soit la durée de l'opération. Voilà des avantages qui nous paraissent incontestables.

Nous avons depuis treize années pratiqué 365 opérations de déviations rebelles de l'utérus, 14 cas de fibromes interstitiels, un sarcome fasciculé intra-utérin, une douzaine de sections du col, un très grand nombre de cautérisations du conduit cervical, un nombre relativement considérable de cautérisations de la cavité du globe, c'est assez dire que sur ces divers points nous avons une légitime expérience qui justifie notre appréciation.

Nous voyons par exemple que, pour sectionner, retrancher tout ou partie du col utérin avec le thermocautère, on endort les malades pour leur épargner la douleur pendant le temps assez long qu'on met à opérer cette section. Quelle différence avec la section que nous faisons avec nos sécateurs en un ou deux temps, section instantanée et dont les malades ressentent à peine quelques douleurs.

L'action du fer rouge en sections, incisions, divisions, destructions des tissus, laisse après elle une escarre sèche qui s'oppose à la résorption des liquides putrides ou du pus, parce qu'elle oblitère les vaisseaux qu'elle atteint, lymphatiques et sanguins. C'est donc une garantie contre la septicémie et la pyémie.

L'escarre produite par le thermocautère s'oppose également à ces mêmes accidents, mais moins sûrement, à un moindre degré, si nous pouvons ainsi dire, parce que cette escarre est humide.

Mais, en revanche, ces escarres qu'on peut, dans certains cas, obtenir très superficielles, permettent, en raison de leur humidité même, d'obtenir une réunion immédiate en suturant les lèvres de la plaie, ce qui est impossible à la suite de l'escarre sèche produite par le fer rouge.

Pour bien faire comprendre tous les avantages du thermo-cautère Paquelin dans les incisions profondes, les divisions de tissus où l'on doit prendre les plus grandes précautions pour éviter les hémorragies, et son infériorité sur le fer rouge par rapport à l'hémostase, nous devons citer sommairement une observation où trois confrères, M. Monod fils, professeur agrégé, et les docteurs Perrier et Peugnié, qui nous assistaient dans les opérations chez les frères de Saint-Jean-de-Dieu, se sont rendu un compte exact des effets obtenus.

Observation I.

M. Robert Carles, d'une cinquantaine d'années, diabétique depuis douze ans au moins, pendant lesquels nous lui avons donné nos soins, avait eu, il y a sept ans, une phlébite oblitérante de la jambe gauche avec quelques plaques gangreneuses à la surface du membre. Tout se termina à peu près bien, sauf que cette jambe resta œdémateuse avec développement du réseau veineux superficiel devenant de plus en plus prononcé pour s'étendre jusqu'au genou, la phlébite oblitérante ayant atteint la veine poplitée.

Deux ans après, ce malade avait toujours vaqué péniblement à ses affaires, quand il fut subitement atteint d'embolie cérébrale, avec hémiplégie droite, aphasie, diminution de la vision, perte de l'intelligence. C'était à la suite d'écarts du régime diabétique que ces accidents arrivèrent, ou il y avait au moins coïncidence. Il se rétablit lentement et péniblement.

Il y a deux ans, le sucre avait notablement et avec persistance diminué dans les urines. De 35 à 40 grammes par litre, il s'était maintenu entre 12 et 20 grammes. Le malade était parfaitement remis de sa paralysie; son intelligence et la parole étaient revenues à l'état normal, et le maniement des affaires (finances) avait repris son cours. Mais l'urine contenait alors de l'albumine en même temps que du sucre. Cette albuminurie, bien que peu prononcée et offrant une certaine intermittence, n'en persista pas moins malgré les traitements.

En juillet 1884, le sucre était descendu à 10 pour 1000 ; mais l'albuminurie avait pris un peu plus de consistance. Les analyses faites à la pharmacie Mialhe, concordent parfaitement avec les nôtres. Les forces étaient telles et l'état général si bon, que le malade alla passer trois mois à Menton, dans ses propriétés.

En novembre dernier il fut pris de douleurs intolérables au pied gauche. J'étais moi-même malade alors ; craignant de ne pouvoir avoir mes conseils (il réside à Bois-Colombes), il se fit soigner par le médecin de la localité, qui, ignorant la situation morbide du sujet, crut à une attaque de goutte et le soigna en conséquence ; si bien qu'au quinzième jour on me supplia d'aller à Bois-Colombes. Au lieu d'une attaque de goutte, c'était la gangrène de tout le pied, plus superficielle au talon et à la région tarsienne, profonde au métatarse et aux orteils. Bref, trois orteils, le gros et les deux autres, étaient perdus. J'enlevai par amputation le second orteil en laissant un morceau de la première phalange articulée au métatarsien. Une suppuration abondante était le résultat du sphacèle et des fusées purulentes avaient lieu à chaque instant. Tout le pied avait eu l'épiderme et le chorion face superficielle ou corps papillaire sphacélés. Dès ce moment, l'albuminurie devint excessive ; l'albumine, après analyse et repos, occupait par son dépôt la moitié du tube à analyse ; par contre, le sucre était à peine appréciable.

Après une consultation avec mon confrère Monod, consultation où fut débattue l'amputation sus-malléolaire, que nous jugeâmes inopportune, vu la gravité de la situation, nous décidâmes l'envoi du malade à la maison des frères de Saint-Jean-de-Dieu pour pouvoir lui donner des soins quotidiens.

C'est là que, pour donner issue aux fusées purulentes sous-aponévrotiques, je pratiquai, avec l'aide de mes trois confrères, des incisions profondes avec le thermocautère à la région plantaire, tellement profondes et étendues que nous pûmes faire passer au-dessous des aponévroses un gros drain allant de l'une à l'autre incision et un second drain partant de l'incision interne pour aller sortir entre le gros orteil et le deuxième métatarsien; une troisième incision longitudinale et profonde fut exécutée en même temps à la face dorsale où siégeait une fusée purulente. Tout cela se fit avec aisance et facilité, grâce au thermocautère. C'était bien un éclatant service qu'il nous rendait.

Tout le gros orteil était sphacélé jusqu'à l'articulation avec le métatarsien. Peau, muscles et ligaments se détachaient par suite de l'abondante suppuration consécutive à la délimitation des parties gangrenées. Nous temporisâmes pour amputer dans la continuité du métatarsien, parce que le pied se dégorgeait bien sous l'influence du drainage et des ouvertures pratiquées.

Quinze jours après, nous opérions la désarticulation du gros orteil et nous emportions avec la rugine et des cisailles toute la partie cariée du métatarsien. Mais dans ces manœuvres pénibles et difficiles, une hémorragie en nappe abondante se produisit et, séance tenante, avec le thermocautère, au rouge sombre, nous cherchâmes à obtenir l'hémostase; ce fut impossible, parce que le platine se recouvrait de coagula, qu'il fallait le nettoyer constamment, ce qui était impossible, et qu'à un moment même la soufflerie s'étant arrêtée, il fallut un temps pour remettre le fonctionnement de l'appareil. Mais j'avais eu la prévision d'apporter quatre ténotomes qui chauffaient par précaution. L'application successive de ces quatre ténotomes au rouge brun triompha complètement de l'hémorragie qui était assez considérable pour nous inspirer des inquiétudes. L'effet fut d'autant plus sûr et plus prompt, qu'avec ces ténotomes j'atteignais dans la profondeur des sinuosités les vaisseaux qui fournissaient le sang. Jamais comparaison n'aura pu être mieux faite sous le rapport de la puissance d'hémostase et la sécurité de cette hémostase entre le platine et le fer au rouge sombre. Toute l'assistance en fut frappée. Ce malade, après quarante-cinq jours de séjour chez les frères de Saint-Jean-de-Dieu, pendant lesquels j'avais opéré la désarticulation du troisième orteil également sphacélé, est rentré dans son habitation à Bois-Colombes. Aujourd'hui, grâce à des soins persévérants, et, bien que l'albuminurie persiste quoique moins abondante, son pied est en bon état, conservant encore deux drains pour l'écoulement de la minime suppuration qui existe encore, mais que je me propose d'enlever sous peu. Ce malade conservera donc son pied, grâce à ces opérations successives liées à la temporisation et aux pansements antiseptiques. Sous peu, une fois toute suppuration tarie, il partira dans sa résidence, à Menton (1).

Sous le rapport de l'hémostase, nous regardons comme absolument démontré par notre expérience que le pouvoir hémostatique du platine est bien inférieur à celui du fer rouge. Quand le platine rougi est appliqué sur des surfaces cruentées, si c'est dans quelque anfractuosité surtout, il est recouvert promptement par des liquides coagulés, dont on a de la peine à le débarrasser, conservant son calorique au même degré. Le frottement sur des linges pour y parvenir est insuffisant et produit la combustion de ceux-ci. Si on ne souffle plus pour faire baisser la température, le platine peut se refroidir à tel point, que la soufflerie ne peut plus rien et qu'on se trouve arrêté court pendant l'opération d'hémostase que l'on poursuit. Si l'on continue la soufflerie, il peut arriver que sa température s'élève sans qu'on y prenne garde, au point de produire l'hémorragie au lieu de l'hémostase.

Le fer rouge sombre avec les formes multiples et variées que nous avons données à nos ténotomes, est, au contraire, un moyen très sûr d'hémostase ; son action est rapide ; s'il se recouvre de matières coagulées, on peut l'en débarrasser immédiatement parce qu'il se refroidit à la suite de son application

(1) Toute suppuration est tarie. Dans huit jours le malade partira pour Menton. Voici la lettre par laquelle il nous autorise à publier son observation :

« Bois-Colombes, 5 juillet 1885.

» J'autorise M. le docteur Abeille à publier dans son livre l'observation qui m'est relative et dans laquelle l'auteur, relatant tous les faits pour établir la supériorité du fer rouge, comme hémostatique, sur le thermocautère Paquelin, constate que l'amputation de la jambe ayant été jugée impossible, il a eu recours aux amputations partielles et est parvenu à me sauver, avec la vie, mon pied qui était considéré comme perdu après les affreux accidents de gangrène dont il avait été frappé.

» Robert CARLES. »

La dernière analyse faite à a pharmacie Mialhe, sous le rapport du dosage, constate 2,60 d'albumine par litre d'urine et des traces de sucre non dosables.

et qu'on peut faire suivre instantanément l'application d'autres ténotomes chauffés d'avance jusqu'à ce que le but soit obtenu. Ajoutons que, quelles que soient l'étendue, la profondeur, les sinuosités des plaies qui fournissent le sang, on est toujours sûr d'atteindre avec le fer rouge les points d'où il jaillit. En un mot, si le thermocautère est un moyen puissant d'hémostase entre des mains qui savent parfaitement le faire fonctionner, le fer rouge comme nous en comprenons et pratiquons l'application avec nos ténotomes, lui est fort supérieur parce que le maniement en est plus facile, plus sûr pour le commun des mortels, et qu'il s'adapte à toutes les situations.

Nous ajoutons enfin que, quand il s'agit d'hémorragies utérines dépendant de lésions dont le siège est dans le conduit cervical et à plus forte raison dans la cavité du globe utérin, le thermocautère n'est plus applicable parce que la vue ne guide plus l'opérateur ; il pourrait même devenir dangereux en provoquant par un excès de calorique, une perte plus grande de sang.

Le fer rouge, au contraire, est le moyen sûr et quelquefois le moyen unique d'arrêter la perte de sang ; c'est tellement su et connu que nulle démonstration n'est nécessaire. Avec les mesures de distance à parcourir bien prises, nos ténotomes chauffés au rouge brun, jamais au delà du rouge cerise, agissent avec une telle précision, en en répétant les applications, que leur effet est presque mathématique.

Il nous est arrivé bien souvent de maîtriser une hémorragie artérielle provenant d'un tronc artériel profondément situé, la compression étant impossible et tous les hémostatiques restant impuissants. Dans l'ovariotomie ou dans l'ablation de tumeurs fibreuses sous-péritonéales, ne se sert-on pas du fer rouge pour diviser les brides, sectionner des portions de la tumeur. La pratique de M. Péan ne nous montre-elle pas que ce chirurgien se sert avec sûreté et sans craindre l'hémorragie de petites lames de couteau bien minces, chauffées au rouge sombre pour diviser les brides, sectionner les tissus ou les tumeurs dans le cours de ses opérations.

Nous sommes persuadé que dans ce rapide parallèle, nous avons fait ressortir les avantages immenses du thermocautère Paquelin dans une foule d'opérations ; mais nous restons non moins convaincu que dans la chirurgie utérine, au moins dans les cas que nous venons de spécifier, il ne détrônera pas le cautère au fer rouge avec toutes ses variétés de formes. Si contre toutes nos prévisions, et suivant notre vif désir, il pouvait supprimer tous les inconvénients qui le rendent ici inférieur au fer rouge, nous serions doublement satisfait, parce qu'il supprimerait pour les malades cette horible appréhension du fer rouge, qui empêche beaucoup d'entre elles de se soumettre à l'opération lors même qu'elles en ont un impérieux besoin.

3. — Tumeurs érectiles, Nævi.

Un dernier mot. M. Bœckel, ce remarquable et ingénieux chirurgien, se voit contraint d'enlever avec le bistouri des tumeurs érectiles de la face, regrettant que la pile électrique n'ait pas la puissance de continuité pour permettre l'ablation de ces mêmes tumeurs. M. de Saint-Germain (1) substitue la pâte de Vienne et autres procédés analogues, pour détruire les nævi ou anévrismes artérioso-veineux ; M. Péan emploie pour la destruction de certains angiomes des lèvres ou des joues l'acupressure qui intercepte la circulation de communication, puis injecte le perchlorure de fer dans les tumeurs pour en opérer la destruction.

Beaucoup de chirurgiens attaquent les mêmes nævi, les mêmes tumeurs avec le fer rouge, et s'ils réussissent à obtenir

(1) Saint-Germain, *Chirurgie orthopédique, thérapeutique des difformités congénitales ou acquises*. Paris, 1883.

la guérison dans quelques cas, dans les cas de nævi superficiels; ils échouent plus souvent dans le cas de tumeur érectile profonde, occupant l'épaisseur du derme. Que faut-il cependant pour obtenir le succès complet par ce même procédé?

1° Il faut oblitérer toutes les anastomoses, tous les vaisseaux de communication avec la tumeur, qui entretiennent sa vitalité et permettent son accroissement.

2° Après avoir obtenu cette oblitération, il faut détruire la tumeur elle-même. Ainsi comprise, l'opération au fer rouge se résume en deux temps, ignicoupure pour l'oblitération des vaisseaux de communication, et ignipuncture pour la destruction de la tumeur proprement dite.

Le premier temps ou première partie de l'opération aboutit facilement au résultat voulu. Il n'en est pas de même pour la seconde, où le résultat dépend de l'étendue de la tumeur, de sa situation superficielle ou sous-épidermique, ou profonde sous-dermique; dans les superficielles l'ignipuncture multipliée peut arriver à bonnes fins; dans la seconde elle est insuffisante. Nous avons à cet effet, par une instrumentation à part, combiné l'ignipuncture avec l'ignicoupure (fig. 1 et 2). Cet instrument fait en deux sens divers, divise profondément la tumeur sous-dermique par vingt-quatre petites lames acérées et tranchantes sur deux bords, qui ponctionnent également, et, avec le même

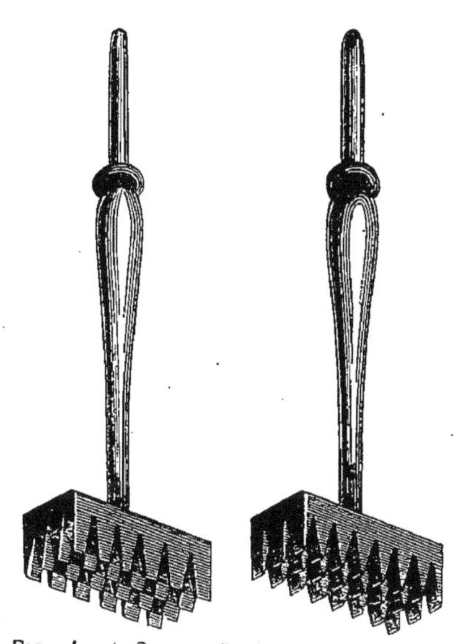

Fig. 1 et 2. — Ignicoupeurs à sens inverses. Il y a deux autres modèles formant moitié et tiers de ceux-ci.

instrument à lames en sens opposé, on divise et ponctionne à angles droits sur les premières. En sorte que la tumeur est divisée en petits angles tangents, et ponctionnée en même temps sur tous ses points, c'est la destruction obligée. On répète l'opération autant de fois que le comporte l'étendue de la tumeur, et on est sûr de réussir. Nous avons opéré ainsi il y a sept ans, une petite fille de quatre mois, atteinte d'une tumeur érectile de la moitié gauche de la lèvre supérieure de la bouche, qui était sujette à des hémorragies inquiétantes, et un jeune garçon de cinq ans atteint d'une tumeur érectile sous-dermique de la joue droite qui, à la naissance de l'enfant, était représentée sous forme de deux grains de groseilles. Cette tumeur fut successivement accrue par l'adjonction de grains multiples, et, à l'époque où nous l'avons opérée, elle avait quatre centimètres d'étendue de haut en bas et cinq centimètres en travers, gagnant ainsi presque toute la joue droite, et représentant si bien une grappe de groseilles, que sa famille est persuadée que la mère a eu envie de groseilles quand elle portait l'enfant dans son sein, et qu'elle a touché la joue pendant cette envie. Rien ne peut enlever à la mère cette idée, suggérée par les vieux dit-on. En tous cas cet enfant restait bien et dûment guéri après six ans de l'opération.

Observation II. — *Tumeur érectile superficielle, de naissance (nævus maternu), occupant toute la partie latérale gauche de la lèvre supérieure de la bouche à partir du raphé médian jusqu'au delà de la commissure. Traitement par l'ignicoupure et l'ignipuncture. — Guérison radicale.*

Berthe Lafond, 42, rue Dupin, âgée de six mois, est venue au monde avec un *nævus maternus* occupant toute la partie latérale gauche de la lèvre supérieure, dépassant un peu la commissure du même côté. Elle a été envoyée en nourrice dans l'Auvergne ; depuis trois mois elle a des hémorragies qu'on arrête difficilement avec le perchlorure de fer; la tumeur a augmenté d'épaisseur et certains points de la peau se sont excoriés, ce qui donne lieu aux hémorragies.

En septembre 1877, le médecin de la localité fait renvoyer l'enfant à Paris pour être opérée.

Elle m'est amenée le 16. La lèvre est couverte d'amadou imbibé de perchlorure de fer, mais le sang s'échappe en dessous.

La partie gauche de la lèvre, à partir du raphé médian, a le double d'épaisseur de la partie droite; le rebord labial participe de ce développement; l'enfant a de la peine à prendre le sein.

Avant d'enlever l'amadou, je fais chauffer quatre fers, trois en couteau (fig. 3, 4, 5), pour pratiquer l'ignicoupure un peu au delà des

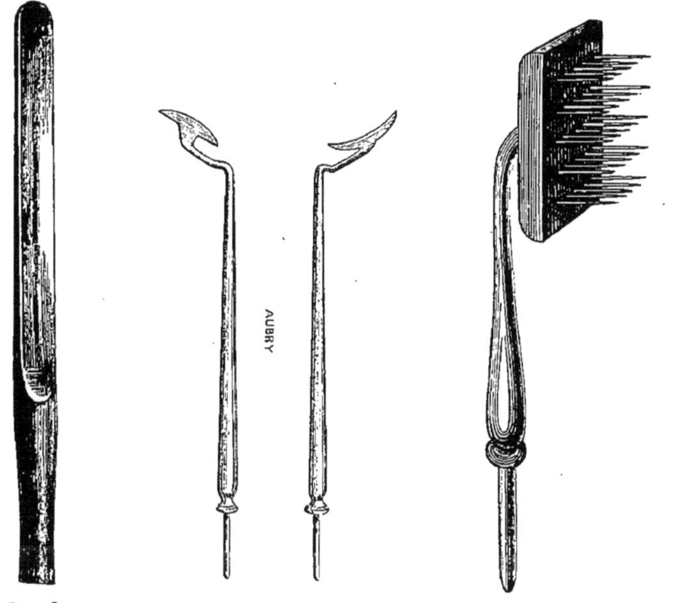

FIG. 3. Ténotome couteau.

FIG. 4 et 5. Ténotome en hache; ténotome en croissant.

FIG. 6. Ignipuncteur à 30 pointes; trois formes différentes.

parties atteintes, et un fer à plaques, carré long, supportant trente pointes, analogues à des pointes d'aiguille, pour pratiquer l'ignipuncture sur le nævus (fig. 6). L'amadou étant détaché avec précaution, le sang s'échappe en abondance; je peux l'arrêter en saisissant la lèvre entre le pouce, l'indicateur et le médius de la main gauche. Avec les fers en couteau ou en hache, au rouge sombre, je circonscris la tumeur par quatre incisions ignées, l'une transversale en haut, l'autre également transversale en bas, en dedans du rebord labial, une verticale sur le raphé et une quatrième verticale aussi en dehors de la commissure gauche, de façon que la tumeur soit bien circonscrite par ces incisions ignées. Alors, avec l'instrument aux trente pointes au rouge-cerise, je pratique quatre fois de suite et profondément l'ignipuncture sur le corps de la tumeur qui est attaquée sur tous les points.

Un linge huilé, des compresses d'eau froide sont ensuite appliqués et maintenus par un bandage.

L'enfant peut prendre le sein ; je la renvoie et dis de me la ramener dans huit jours.

Le 25, la petite Berthe m'est ramenée ; il n'y a plus de perte de sang ; les escarres résultant des incisions ignées ne sont pas complètement détachées, la partie centrale de la tumeur offre encore quelques petits points mamelonnés rouges ; l'incision transverse en dedans de la lèvre ne me paraît pas suffisante pour intercepter la circulation. J'en fais une seconde plus avant dans la face buccale ; j'applique de nouveau deux fois l'instrument aux trente pointes sur le corps de la tumeur, puis, avec un cautère à plaques, je couvre d'escarres toute la surface de la tumeur. L'enfant est pansée comme l'autre fois et renvoyée pour revenir dans un mois.

Le 30 octobre on me ramène la petite malade ; la lèvre est complètement cicatrisée. L'épithélium est reproduit partout, et la lèvre qui était le siège de la tumeur n'est pas plus épaisse que celle du côté opposé ; la coloration est normale, l'enfant repart en Auvergne.

Les parents ont reçu ensuite la lettre suivante du médecin de l'endroit :

« La petite Berthe Lafond porte à la lèvre supérieure une cicatrice résultant des pointes de feu appliquées en vue de la guérir d'un *nævus maternus*. La tumeur vasculaire a presque complètement disparu. Il ne reste que deux points très limités qui disparaîtront très facilement sous l'influence de l'application de deux ou trois pointes de feu. Dr P. HUGON.

» 21 juin 1880. »

Deux mois après, la petite malade rentrait dans sa famille. Les deux points avaient disparu sans qu'on eût eu recours à de nouvelles pointes de feu.

Observation III. — *Angiome profond de la face.*

Rocher, âgé de six ans, 112, rue des Dames, à Batignolles. Venu au monde avec deux points rouges, proéminents comme de tout petits pois sur la joue droite, ces points se touchant sans se confondre. A l'âge de quatre ans, ces petites tumeurs se sont multipliées sur la joue et constituent une tumeur par agglomération comme une grappe de groseilles. Cette tumeur a cinq centimètres de long sur trois à quatre de large, suivant les points où on la considère. Les acini les plus anciens, ceux du centre, se joignent ensemble et se confondent, ceux de la circonférence, quoique se joignant, ne se confondent pas encore ; leur couleur est rouge-cerise, l'épiderme qui les recouvre est ferme; tout autour on aperçoit des arborisations multiples, mais distantes, séparées, qui nous paraissent des capillaires veineux-artériels, dilatés, afférents aux tumeurs ou acini agglomérés.

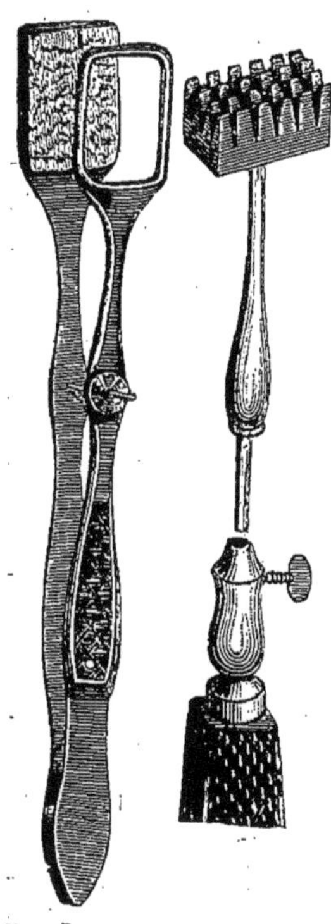

Fig. 7. — Instrument à 2 branches. Fig. 8. — Petit marteau à 24 lames.

Cette tumeur, ainsi décrite, n'est le siège d'aucun battement, ni de bruit de souffle. La compression entre deux doigts, le pouce sur la joue, l'indicateur en dedans de la bouche, la déprime. Elle n'est le siège d'aucune douleur.

Opération par l'ignicoupure et l'ignipuncture, avec l'assistance du docteur Perrier. L'enfant endormi par anesthésie chloroformique, quatre incisions ignées peu profondes circonscrivent la tumeur, et immédiatement après, l'ignipuncteur à trente pointes est appliqué successivement quatre fois de façon que tous les tissus malades soient pénétrés par les pointes ignées à une certaine profondeur.

Compresses huilées et compresses d'eau froide par-dessus.

On entretiendra les imbibitions d'eau froide pendant quatre jours, puis on pansera avec de la vaseline sur un linge et des compresses d'eau froide par-dessus.

Quarante jours après, cicatrisation des parties brûlées; mais il reste environ un quart de la tumeur qui n'est pas détruit et dont les bourgeons proéminents et rouges indiquent la persistance d'une partie de l'angiome. La joue n'avait pas offert assez de résistance pour que les tissus fussent bien traversés par des pointes.

Je fais construire un instrument à deux branches pouvant se rapprocher et être maintenues rapprochées par un pas de vis. Une

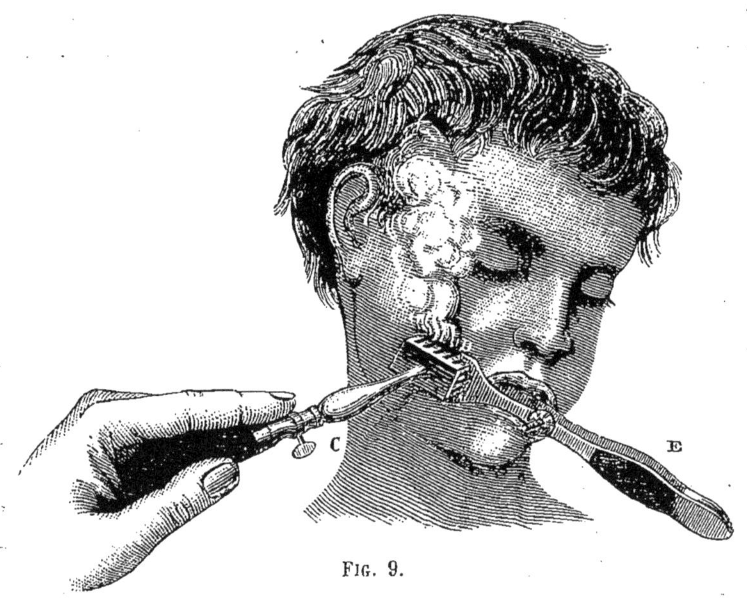

FIG. 9.

branche se termine par une plaque destinée, dans l'intérieur de la bouche, à être appliquée sur la joue, en dedans, et l'autre, externe, se termine par un anneau quadrangulaire qui, en s'appliquant et étant maintenu serré (fig. 7), fixe sur la plaque interne toute la partie externe de la joue à opérer. J'ai fait construire de petits marteaux (fig. 8) supportant vingt-quatre petites lames acérées, tranchantes à la pointe, disposées en trois rangs de huit; sur l'un, les tranchants agissent dans le sens de la longueur; sur l'autre, ils agissent en travers, de sorte que par leur application successive, on a vingt-quatre petites incisions profondes en long et vingt-quatre petites en travers venant joindre les premières à angle droit. De cette façon, aucune partie de la tumeur n'échappe à l'atteinte des incisions ignées destinées à détruire les tissus dans une foule de points et à oblitérer les vaisseaux sanguins (fig. 9).

Je fais cette seconde opération : quarante jours après la cicatrisation complète, la circulation sanguine afférente est détruite et l'angiome disparu. Sur une petite étendue, il y a eu transformation en un petit kyste que l'on peut constater; mais la coloration, le mamelonnement de la tumeur ont disparu. Comme on peut s'en convaincre, il reste une cicatrice de brûlure qui ne défigurera jamais l'enfant comme l'eût fait l'ablation de la tumeur qui aurait laissé une dépression hideuse de ce côté de la face après réunion des lèvres de la plaie.

4. — Ostéites ou ostéo-périostites.

OBSERVATION IV.

En mars 1881, nous voyons avec M. Gosselin au n° 9 de la rue Papillon, un jeune homme de vingt et un ans atteint d'une ostéite au pied gauche, face dorsale. Ce jeune homme, que je soignais depuis cinq ans d'une tuberculose pulmonaire, avait eu une caverne au sommet du poumon gauche, caverne comblée depuis un an environ, et dont M. Gosselin put constater avec moi la continuation de cicatrisation. (Ce jeune malade expectorait encore de temps en temps quelques tubercules passés à l'état crétacé, et avait alors une expectoration teintée de sang.)

Notre jeune malade était en ce moment très bien sous le rapport de sa tuberculose pulmonaire, et les signes fournis par la percussion, l'auscultation et l'examen de la cage thoracique déprimée au sommet antérieur gauche sous la clavicule, concordaient parfaitement avec l'état d'amélioration accusée et constatée depuis assez longtemps.

Mais ce jeune malade ne pouvait plus marcher ou ne pouvait marcher qu'en souffrant depuis un mois et demi. Il avait cru à des douleurs rhumatismales et ne m'avait pas appelé; il y avait environ six mois que je ne l'avais vu. A mon examen, je trouve la jambe gauche extrêmement atrophiée, réduite à peu près à moitié de volume en la comparant à la congénère; le pied gauche, très douloureux au moindre mouvement, est le siège d'une tuméfaction diffuse et profonde, qui correspond aux trois cunéiformes et au semi-lunaire avec extension jusqu'au scaphoïde. La peau n'est pas rouge et sa sensibilité pas trop exagérée. Il y a fluctuation profonde. Il s'agit par conséquent d'une collection sous-périostique. Le malade avait généralement un peu maigri, était sujet à un mouvement fébrile vespéral, mais peu accentué. L'appétit avait diminué. La situation parut si grave pour le pied gauche, que je demandai immédiatement une consultation, et, le lendemain, sur mon indication, M. Gosselin me fut adjoint.

Après examen très sérieux de la poitrine, que nous trouvâmes ensemble en bon état, le membre inférieur, le pied notamment fut exploré avec le plus grand soin. Notre conclusion fut qu'il s'agissait d'un abcès sous-périostique résultant probablement d'une lésion tuberculeuse plus ou moins profonde des os sous-jacents. Une ponction fut pratiquée immédiatement qui donna issue à une certaine quantité de pus mal lié, demi-séreux.

M. Gosselin crut devoir conclure à l'amputation de la jambe, à laquelle je ne souscrivis que sous réserve expresse qu'avant d'arriver à cette opération radicale on emploierait quelques injections iodées, et qu'on ferait ensuite quelques séances d'ignipuncture, ce qui fut adopté. La famille fut donc prévenue de la gravité du cas, et préparée à cette résolution suprême si les moyens proposés n'amenaient pas de résultats satisfaisants.

Après trois injections iodées à deux jours d'intervalle chacune, injections qui ne pénétraient qu'imparfaitement, une première séance d'ignipuncture fut exécutée. Quatre ignipuncteurs du modèle *b* (p. 28), furent appliqués profondément sur toute la surface tuméfiée. Une compresse huilée fut posée ensuite sur la plaie, des compresses d'eau froide renouvelables furent mises par-dessus et un taffetas gommé recouvrait le tout.

Huit jours après, nouvelle séance d'ignipuncture profonde, et, quinze jours après, séance d'ignipuncture et d'ignicoupure avec mes instruments (fig. 1 et 2, p. 26).

Le malade se trouvait de mieux en mieux; la suppuration était tarie et la tuméfaction largement réduite. La déambulation commençait à se faire sans trop de douleur. M. P... voulut alors partir à la campagne.

C'était au commencement de mai. Comme la marche était absolument prohibée, il lui fut permis de monter à cheval. Le malade passa six mois à la campagne. Le pied était définitivement et radicalement guéri quand je le revis, le septième mois, et la jambe avait repris de l'embonpoint.

Aujourd'hui, plus de quatre ans expirés depuis l'application des pointes de feu, la guérison se maintient complète, la jambe a repris un volume égal à celui de la jambe opposée. L'état de la poitrine reste bon, tel que nous l'avions constaté avec M. Gosselin. Malheureusement un autre accident a surgi : un abcès du testicule avec fistule persistante, c'est-à-dire une tuberculose du testicule.

Observation V.

A la suite de ce fait, je puis en relater très sommairement un autre en tout semblable, chez une jeune femme, mère de deux enfants, habitant 72, rue Poncelet, aux Ternes. Cette dame, qui habitait Rochefort auparavant, était depuis longtemps soignée pour un état suspect de la poitrine, quand il lui survint au pied droit et exactement sur la même place que le sujet précédent, une tuméfaction de plus en plus douloureuse.

Le chirurgien de Rochefort, qui la soignait, finit par ponctionner la tumeur et introduire un drain. On fit de fréquentes injections iodées, pendant que la malade continuait son traitement général. Il y avait quatre mois que les choses étaient en cet état, quand je fus appelé auprès d'elle en décembre 1883.

La jambe était atrophiée et la malade gardait le repos absolu, depuis l'apparition du phlegmon sous-aponévrotique ; la suppuration continuait toujours; il y avait émaciation, insomnie, sueurs nocturnes, et l'examen de la poitrine nous faisait constater une induration du sommet du poumon gauche.

Le traitement général fut institué plus rigoureusement qu'auparavant. Quatre séances d'ignipuncture eurent lieu en quarante-cinq jours, ce qui entraîna la cessation de la suppuration et la disparition complète de la tuméfaction. La malade pouvait dès lors marcher dans sa chambre et les nuits étaient devenues bonnes. Il lui fut prescrit de prendre quotidiennement un bain de pied d'un quart d'heure avec la décoction d'écorce de chêne, dans laquelle était dissous 1 gramme de sublimé avec 0gr,10 d'hydrochlorate d'ammoniaque par litre, puis le pied serait recouvert de compresses imbibées de cette décoction. En mars 1884, la guérison était complète; la jambe avait repris de l'embonpoint : l'amyotrophie était enrayée; la malade pouvait sortir et se promener. Depuis lors il n'y a pas eu de récidive et l'état général est bon.

L'ignipuncture est devenue classique; on l'emploie non seulement en chirurgie, mais la médecine elle-même en fait un usage très fréquent, soit chez les tabétiques, chez les malades atteints de sciatique et surtout depuis quelques années, à l'instar de M. Jules Guérin, dans la tuberculose pulmonaire, ce que M. Peter a recommandé avec conviction. Dans les arthropathies, à certains moments et à certaines périodes, son usage s'est généralisé surtout depuis l'heureuse invention du thermocautère Paquelin. Dans les abcès symptomatiques, migrateurs, ou sur place comme dans le mal de Pott, dans les diverses scholioses, l'ignipuncture, employée en vue d'arrêter le travail phlegmasique osseux ou ses conséquences, comme la carie, la nécrose des disques vertébraux ou du corps des vertèbres, est également mise à contribution et souvent avec beaucoup de succès. Quoique nous devions passer sous silence la plupart des faits de notre pratique personnelle dans toutes ces sortes de cas, il nous est impossible de ne pas en citer au moins quelques rares et courtes observations pour montrer la puissance et les effets remarquables de ce moyen de traitement local.

Observation VI. — *Mal de Pott guéri par l'ignipuncture et l'ignicoupure, à travers le traitement général et le décubitus sur le dos sur une couche solide et résistante.*

Une jeune fillette de six ans, dont les parents sont établis tonneliers rue de l'Arcade, nous est présentée en juin 1879. C'est une petite blonde, grassouillette, à figure intelligente et vive. Elle est toujours souriante, et on ne se douterait pas qu'elle est malade, si ses parents n'avaient remarqué un peu de fièvre, toutes les nuits, accompagnée d'insomnie momentanée. On nous l'amène pour une tumeur développée, depuis un mois environ, sur le côté gauche de la colonne vertébrale.

A notre examen, la petite malade étant couchée à plat ventre sur les genoux de sa grand'mère, nous constatons une tumeur molle, franchement fluctuante, située immédiatement à côté des 9e, 10e et 11e apophyses épineuses des vertèbres dorsales. Sa forme est ovoïde, son étendue est de 5 centimètres dans son grand diamètre et de 4 centimètres dans le diamètre transversal. La peau n'est pas sensiblement amincie et n'est le siège d'aucune douleur. Notre diagnostic est vite formulé. C'est une collection purulente et sous-aponévrotique. Notre parti est immédiatement arrêté et mis à exécution séance tenante. Ponction, et injection iodée au tiers ensuite. La ponction donne lieu à l'évacuation d'un pus séreux mal lié ; il en sort un demi-verre à boire ordinaire, la poche est réellement sous-aponévrotique. Une injection de lavage est aussitôt pratiquée. En pressant un peu fortement sur les apophyses épineuses de voisinage, je détermine un peu de douleur profonde, peu vive, puisque l'enfant ne pousse pas une plainte.

Aussitôt est pratiquée l'injection iodée au tiers, dont un quart seulement est laissé à demeure dans la cavité, puis la canule est retirée. Deux morceaux de sparadrap et un morceau de papier Fayart un peu plus grand sont appliqués sur l'ouverture, et le tout est maintenu au moyen d'un bandage de corps. Quinze jours après, nouvelle ponction qui, cette fois, ne laisse sortir qu'une petite quantité de pus, environ le tiers d'un verre à bordeaux. Nouvelles injections de lavage et iodée. Même pansement. Quinze jours plus tard, la fillette est ramenée. La collection purulente ne s'est pas reproduite. Application de l'ignipuncture sur le trajet des apophyses épineuses et sur la place de l'ancienne tumeur. Onctions huileuses et compresses d'eau froide.

Trois semaines après, application de trois ignipunctures et de deux ignicoupures sur les mêmes places. Même pansement.

Après chaque séance d'ignipuncture la petite malade a eu un

accès de fièvre qui s'est dissipé naturellement. La douleur et la fièvre consécutive avaient rebuté et les parents de la malade et l'enfant. Ce n'est qu'un mois après la dernière séance qu'on a fini par nous la ramener et qu'elle s'est, avec pleurs, soumise à une nouvelle séance. Cette fois nous faisons cinq applications d'ignicoupure qui pénètre profondément. Le traitement et le décubitus dorsal sont expressément recommandés.

Un mois après, l'état local est excellent : plus de traces de collection, plus de douleur à la pression sur les apophyses. L'état général ne laisse rien à désirer et l'enfant joue, court et saute toute la journée. Nous restons cinq mois sans revoir cette malade.

Le cinquième mois on nous la ramène. La santé est restée très bonne et la petite malade a continué à jouer toute la journée et à sauter avec ses camarades d'école. Mais il est survenu du nouveau, c'est pourquoi on nous la ramène. Les apophyses épineuses des 10e et 11e vertèbres dorsales forment une saillie aiguë par suite de l'affaissement des disques antérieurs desdites vertèbres. C'est une petite gibbosité sans déviation latérale. Il n'y a plus trace d'abcès. Il n'y a aucune trace de paralysie des membres inférieurs. Une ceinture sera appliquée sur la colonne vertébrale comme maintien.

Trois ans et demi se sont écoulés : la santé générale est parfaite et la petite gibbosité est restée telle, sans s'accentuer davantage. C'est là une guérison bien remarquable du mal de Pott.

Dans le spina ventosa, les effets de l'ignipuncture, les bains locaux avec la décoction d'écorce de chêne additionnée d'un gramme de sublimé par litre et les pansements consécutifs avec la même décoction, nous ont procuré depuis plus de quinze ans des guérisons constantes et fort remarquables. C'est un résultat qui ne peut manquer d'inciter à l'adoption de cette pratique.

Observation VII.

Une petite fille de cinq ans, habitant avec son père, M. G..., boulevard Péreire, et aujourd'hui 7, avenue Gourgaud, d'une bonne santé générale, avait le doigt annulaire de la main droite énormément tuméfié avec couleur violacée de la peau. Cette lésion était survenue lentement comme un phlegmon indolent, et les parents, aidés des conseils du médecin de la localité, avaient soigné cet accident par des cataplasmes émollients et des bains locaux à la décoction de guimauve.

A notre premier examen, l'état d'étranglement des tissus était te que nous déclarions à la famille qu'il serait possible qu'on fût obligé de recourir à la désarticulation du doigt, si les moyens que nous allions mettre en œuvre restaient inefficaces.

Dès le lendemain l'ignipuncture fut pratiquée et suivie d'application d'eau froide. Dix jours après la tuméfaction avait diminué au voisinage de l'articulation de la phalange avec le métacarpien. Mais l'articulation de la deuxième phalange avec la première et celle de la deuxième phalange avec la phalangette restaient énormément tuméfiées et livides. Nouvelle ignipuncture sur ces points et pansement comme après la première fois. Quinze jours après la deuxième ignipuncture, il ne reste qu'une tuméfaction des tissus recouvrant la deuxième phalange avec fluctuation profonde et assez obscure, la phalangette se trouvant presque à l'état normal. Une incision pratiquée immédiatement et profondément à la partie externe de la deuxième phalange donne issue à une petite quantité de pus ichoreux. L'exploration avec un fin stylet fait découvrir une dénudation osseuse. Nous prescrivons les bains locaux matin et soir avec la décoction d'écorce de chêne et le sublimé, et les pansements avec la même décoction. Le volume de la tumeur fut alors promptement réduit, mais une minime suppuration continuait. Ce n'est que cinq mois après, à la suite de la sortie d'une esquille en lamelle résultant de l'exfoliation d'une partie de la phalange, que la cicatrisation se fit et persista. Aujourd'hui, après plus de dix ans, le doigt reste parfaitement guéri sans aucun trouble dans ses fonctions et sans déformation.

Observation VIII.

Une autre petite fille de trois ans, dont le père était instituteur à Courbevoie et l'ami de M. G..., nous était présentée peu de temps après la guérison de la petite G... Elle avait l'indicateur de la main gauche absolument dans le même état que l'annulaire de l'autre, sauf la teinte violacée de la peau. Elle était, inutile à dire, soignée depuis quelque temps par le médecin de la famille.

Elle fut traitée comme la petite G... par l'ignipuncture deux fois répétée; les bains et pansements à la décoction d'écorce de chêne additionnée de sublimé. Il n'y eut ni abcès, ni suppuration. En deux mois la résolution était complète, résultat bien différent de celui de la malade précédente sous le rapport de la durée. C'est qu'il n'y avait pas eu formation de pus et que l'ostéo-périostite avait été enrayée.

Nous ne pouvons nous empêcher de citer, entre tant d'autres, un troisième exemple, parce que le sujet a été affecté successivement à la main gauche et au pied droit d'ostéo-périostite épiphysaire.

Observation IX.

Le jeune Esc..., garçon de sept ans, bien constitué, frais et rose, habitant avec sa mère, 6, rue Monier, fut atteint un beau jour d'un phlegmon siégeant sur l'articulation de l'index gauche avec le métacarpien. Pendant trois semaines environ la main fut recouverte de cataplasmes de farine de lin. La peau s'amincissant beaucoup et étant devenue violacée, la mère nous fit appeler. Il y avait collection purulente profonde. L'abcès fut largement ouvert. Issue d'un pus ichoreux. L'exploration avec un stylet constate une dénudation de la phalange vers l'épiphyse. L'articulation reste encore indemne, au moins en apparence. Pendant trois jours bains locaux et cataplasmes émollients. Les rebords de la plaie se renversent, sont devenus baveux et saignants. Application d'ignipuncture et compresses d'eau froide deux jours, puis bains locaux et pansements avec la décoction d'écorce de chêne additionnée de sublimé. Trois semaines après, diminution considérable de la tuméfaction et meilleur aspect des chairs. Nouvelle application d'ignipuncture. Nouveaux bains locaux et pansements avec la décoction d'écorce de chêne additionnée de sublimé. Un mois après, cicatrisation avec conservation de tous les mouvements articulaires.

La guérison datait de trois mois lorsque, à propos d'un coup de pied reçu en jouant, il survient chez ce jeune malade une tuméfaction autour de l'articulation du gros orteil droit avec le métatarsien, tuméfaction douloureuse entraînant l'impossibilité de la marche. La mère soigna d'elle-même pendant un mois, son enfant. A la fin, l'abcès étant bien formé et faisant saillie sous la peau amincie, il se fait une ouverture spontanée qui donne lieu à une certaine quantité de pus. La mère panse la plaie avec du cérat et de l'onguent de la mère. Trois semaines s'écoulent, au bout desquelles la plaie devenue ulcéreuse, ayant l'étendue et la forme d'une pièce de 50 centimes, présente dans le fond un aspect grisâtre, blafard, les rebords étant rouge foncé et saignants. Alors seulement nous sommes appelé. L'exploration directe avec le stylet boutonné nous fait constater une dénudation de la tête de la phalange; l'articulation métatarso-phalangienne n'est pas ouverte, mais elle est mise à nu sur certains points et la tuméfaction s'étend au delà de l'articulation jusque vers le milieu du premier métatarsien, qui n'est dénudé sur aucun point.

L'ignipuncture est pratiquée trois fois en un mois, suivie chaque fois des bains locaux et pansements avec la décoction d'écorce de chêne additionnée de sublimé. Après la dernière séance d'ignipuncture, la tuméfaction des tissus avait disparu, et la plaie, rétrécie, prenait un meilleur aspect; de vrais bourgeons charnus paraissaient au fond. Cependant la dénudation osseuse pouvait encore être aperçue sur un point limité. Bref, il a fallu ensuite trois mois de traitement par les bains biquotidiens de sublimé dans la décoction d'écorce de chêne et les pansements avec la même décoction pour obtenir une guérison solide, laquelle depuis près de trois ans ne s'est pas démentie, pas plus que celle de l'indicateur.

5. — Arthropathies.

Parmi les très nombreux faits d'arthropathie où nous avons appliqué avec plein succès l'ignipuncture ou pointes de feu, et l'ignicoupure avec nos appareils, nous voulons en citer un seul, mais bien typique et qui démontre péremptoirement l'immense efficacité de l'application des pointes de feu, que, du reste, on emploie généralement et avec le même succès, tant en médecine qu'en chirurgie et dans toutes les contrées.

Observation X.

Mme Lafond, mère de l'enfant au *nævus maternus* de la lèvre, dont nous avons cité l'observation, était, deux ans plus tard, atteinte d'arthrite au genou gauche. Cette arthrite, traitée par d'autres confrères d'après les véritables principes de la science, y compris le repos absolu du membre dans une gouttière, n'avait pu être enrayée. La malade souffrait horriblement nuit et jour; et ne pouvant plus supporter la position du membre dans la gouttière, elle avait, malgré tous les conseils, retiré celle-ci et se tenait couchée dans le décubitus latéral gauche, la jambe fléchie presque à angle droit sur la cuisse. Le salicylate de soude, le sulfate de quinine, l'essence de copahu, les opaciés à l'intérieur et la morphine en injections sous-épidermiques; localement, des embrocations calmantes, des vésicatoires, des fumigations, tout avait été mis à contribution sans succès, et c'est après deux mois de ces traitements variés que nous fûmes appelé. La malade avait alors de la fièvre exacerbée chaque nuit, suivie de sueurs abondantes; elle était pâle, amaigrie, sans appétit. — Il y avait amyotrophie de la jambe et de la cuisse. Le genou était arrondi, au point de ne laisser percevoir ni les tubérosités du tibia ni les condyles fémoraux; la rotule s'éclipsait sous cet état d'empâtement de l'articulation, dans laquelle on ne percevait cependant pas de fluctuation distincte. La plus légère pression déterminait de vives douleurs. En présence d'un pareil état et avant de recourir aux pointes de feu, nous voulûmes relever les forces de l'organisme et essayer de modérer d'abord le travail phlegmasique par quelques applications locales. La poitrine étant en bon état, il fut prescrit de prendre, matin et soir, six gouttes de teinture de mars tartarisée, deux verres à bordeaux de vin de quinquina, des tisanes amères et trois à quatre cuillerées d'huile de foie de morue par jour. Des onctions tout autour de l'articulation avec une pommade de 10 grammes d'extrait de belladone avec 20 grammes d'axonge et un boyau préparé garni de fragments de glace, renouvelable nuit et jour, appliqué sur une flanelle recouvrant l'articulation et le tout recouvert d'un taffetas gommé, sont institués, le membre restant dans l'attitude où nous l'avons trouvé.

Tous les jours nous cherchions à opérer l'extension de la jambe sur la cuisse avec douceur, mais avec persistance. Le dixième jour, nous avions obtenu une amélioration telle que le membre pût être replacé sans difficulté dans la gouttière; la malade avait pu reposer quelques heures la nuit : c'était plus que nous n'avions espéré dès le début, d'autant que la fièvre avait complètement cessé. Dès lors l'ignipuncture fut résolue.

Une première fois nous labourons l'articulation, tant en avant que sur les côtés, par l'application de huit ignipuncteurs. Vingt jours après, répétition d'ignipuncture par application de six ignipuncteurs sur les parties latérales du genou, c'est-à-dire sur les ligaments latéraux et les condyles du tibia et du fémur, et de quatre ignicoupeurs sur la face antérieure de l'articulation en dehors et en dedans de la rotule qui proémine maintenant, le genou reprenant graduellement sa forme.

L'amélioration se prononçant de plus en plus sous le rapport de l'état local et de la santé générale, nous faisons une troisième séance seize jours après celle-ci. L'articulation peut être remuée maintenant sans douleur; la jambe est toujours maintenue dans la gouttière, où elle reste dans l'extension.

Quatre ignicoupeurs et quatre ignipuncteurs sont appliqués. Vingt jours plus tard, repos absolu; après quoi nous enlevons le membre de la gouttière pour voir si l'articulation est le siège d'une ankylose réelle ou d'une pseudo-ankylose. L'articulation a repris à peu près la forme normale; donc les exsudats inter-ligamenteux ou intra-capsulaire se sont résorbés. Quelques petits mouvements de latéralité et quelques plus petits mouvements de flexion permettent d'espérer qu'il n'y a pas d'ankylose vraie, et que plus tard les mouvements de flexion et d'extension pourront être exécutés au moins dans une certaine étendue. Quatrième et dernière opération, cette fois d'ignicoupure seulement, six ignipuncteurs sont appliqués en couronne autour de l'article.

Le dixième jour après cette dernière application, la malade se lève, d'abord une partie de la journée, puis toute la journée, débarrassée de la gouttière, un bandage roulé maintenant toute la longueur du membre; puis déambulation au moyen de béquilles. Vingt-quatre douches écossaises sont prises ensuite, après lesquelles les mouvements de flexion et d'extension sont devenus plus faciles et plus accentués, sinon complets.

Comme Mme Lafond a récupéré ses forces, comme l'amyotrophie du membre pelvien gauche a disparu, elle demande une station aux eaux thermales. Dans son pays, l'Auvergne, il y a plusieurs sources thermales très propices. Elle désire aller à une source près de son village natal, source dite les Eaux chaudes. Elle va y passer un mois. A son retour, elle est en excelllent état. Il y a des mouvements assez étendus de l'articulation ; nous renonçons à employer la flexion forcée. Revue un an après, Mme Lafond reste bien guérie.

6. — Péritonites partielles, périmétrite, pelvi-métrite, etc.

Dans les péritonites partielles, dans les péri ou pelvi-métrites, dans la métrite subaiguë, dans la lymphite péri-utérine, dans l'ovarite, la para-ovarite subaiguës ou latentes, les pointes de feu auxquelles tous les bons praticiens recourent à un certain moment de l'affection, deviennent un moyen d'une efficacité incontestable pour obtenir la résolution ultime. Nous n'en parlerons pas autrement parce que le fait est incontesté, et que notre pratique étant générale sur ces divers points, en nous basant sur les moments d'opportunité, nous n'avons eu qu'à nous féliciter toujours de leur emploi. Souvent nous avons obtenu des cures inespérées et d'autant plus remarquables.

Quels admirables résultats l'application de l'ignipuncture ne nous a-t-elle pas fournis dans certaines gastralgies non dépendantes de cancer de l'estomac ; dans la diaphragmalgie, soit de nature rhumatismale, soit liée à des adhérences gastro-épiploo-hépatiques ou à des engorgements entourant ces viscères, et enfin dans certaines dyspepsies.

Dans tous ces cas, quand le médecin a usé toutes les ressources de la thérapeutique médicale, ressources si variées, si nombreuses, et qu'il n'a pu maîtriser complètement le mal contre lequel il lutte avec persévérance sans arriver à atteindre son but, qu'il recoure hardiment à l'ignipuncture plusieurs fois répétée, sans qu'il ait à redouter le moindre inconvénient, tout en continuant le traitement interne, et il se trouvera parfois surpris d'obtenir des cures qu'il avait regardées comme impossibles.

Les pointes de feu sont mises à contribution par les oculistes pour certaines affections des yeux, notamment l'amaurose, où, conjointement avec l'électricité, elles peuvent amener d'aussi bons résultats qu'on puisse espérer dans une maladie de ce genre. Leur application se fait aux tempes, sur le front, derrière les oreilles, à la nuque, de même que dans certaines inflammations subaiguës ou chroniques et tenaces du milieu de l'œil, où l'on veut empêcher la formation d'exsudats ou obtenir leur résorption.

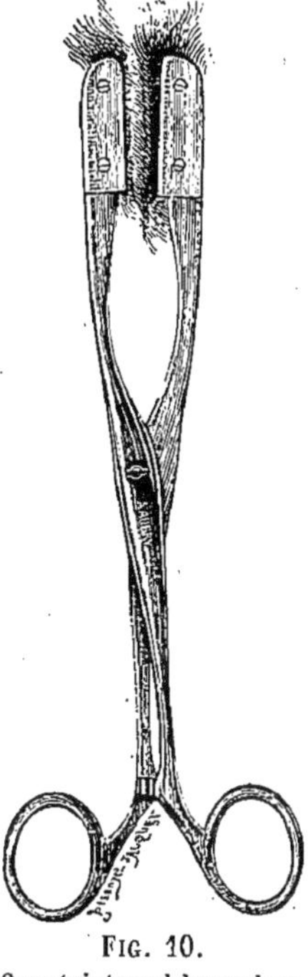

FIG. 10.
Constricteur à branches.

Quelques chirurgiens traitent les tumeurs hémorroïdales par des applications d'ignipuncture pour en obtenir la régression, la flétrissure. D'autres ne craignent pas d'embrasser la tumeur à sa base, dont les parties environnantes sont préservées par des corps isolants, entre les mors dentelés de pinces en cuiller chauffées au rouge-cerise pour détruire cette tumeur en comburant toute la base.

C'est un procédé que nous avons employé nous-même deux fois avec un plein succès, sans que les malades aient eu à souffrir consécutivement, les applications de glace calmant les douleurs ; sans qu'ils aient eu la moindre atteinte de septicémie, la cicatrisation s'opérant à la suite de la chute des escarres, par conséquent sans porte ouverte aux liquides septiques. Dans un autre cas, nous avons opéré d'une autre façon, parce que la tumeur, assez volumineuse, ayant la forme d'une demi-olive, à base large, ne se prêtait pas à ce procédé. Après avoir saisi cette base avec notre constricteur à lames plates (fig. 10), dentelées, reposant sur du bois, — et après l'avoir bien étreinte, nous avons d'un seul coup de ciseaux chauffés au rouge-cerise, presque au blanc, sectionné cette base sans perte d'une goutte de sang et sans que le malade ait éprouvé aucun accident jusqu'à sa guérison.

On se sert aussi de pointes de feu avec le thermocautère pour guérir certaines névralgies siégeant dans les fosses nasales et amenant des suffocations que l'on rapporte à des accès d'asthme, et que quelques malades redoutent ou regardent comme le résultat d'affections pulmonaires. L'*Union médicale* de 1844 en relate cinq exemples, notamment celui d'un médecin, chez qui cette application triompha de tous ces accidents en apparence redoutables. Il suffit de porter le thermocautère sur la base des fosses nasales, en arrière de leur ouverture, et de cautériser superficiellement.

Dans un cas de punaisie apparue dès le bas âge et se perpétuant malgré tous les traitements, dont nous avions nous-même soigné le sujet pendant plus de dix-huit mois, par les inhalations de vapeurs de sulfure de mercure, les attouchements et les injections de solution phéniquée alternativement, qui faisaient disparaître momentanément cette odeur fétide qui reparaissait ensuite, nous avons employé l'application du fer rouge dans les fosses nasales et nous avons réussi à triompher de cette affreuse maladie. Voici sommairement l'observation :

Observation XI. — *Punaisie d'enfance ayant résisté à tous les traitements, radicalement guérie par le fer rouge.*

Le fils aîné d'un grand fabricant de salaisons, M. Cabaret, 45, rue de Flandre, était affecté de punaisie dès l'enfance, ce qui faisait le désespoir de sa famille. Ce jeune garçon, âgé de quinze ans, était en pension depuis deux ans, quand, venant voir ses parents en 1884 pendant l'invasion du choléra, il fut pris lui-même, dès le troisième jour, de diarrhée, de vomissements avec crampes. Sa petite sœur, âgée de sept ans, sa mère et la servante furent atteintes, dix heures après, des mêmes accidents, moins prononcés chez la mère et la servante, plus intenses chez la petite fille (on buvait de l'eau du canal de l'Ourcq dans le ménage).

Tous les accidents étaient conjurés le dixième jour et la convalescence s'établissait franchement. Après guérison, la mère me supplia d'employer quelque autre remède plus énergique que les fumigations, lavages, grandes injections à narines pleines et injections phéniquées employés depuis dix-huit mois, pour chercher à guérir son fils. L'opération sanglante proposée et exécutée, pour détruire les ulcérations et ruginer les cornets, ne me souriait guère. Je proposai la cautérisation au fer rouge, qui fut acceptée. Je fis construire un petit cautère-marteau à tige légèrement recourbée et pouvant aller atteindre les cornets et les anfractuosités de la muqueuse des fosses nasales.

Muni de cet instrument et d'un petit ténotome cylindrique, je procédai ainsi à l'opération : le malade étant couché sur le dos, la tête renversée en arrière, et la mère tenant ma seringue à précision pleine d'eau froide pour faire une injection immédiatement après chaque application de cautère, je dilate d'abord une narine au moyen du spéculum à pas de vis de S. Duplay. La narine reste si bien dilatée, la lumière du jour m'éclaire si bien, que je puis porter l'instrument au rouge brun sur tous les points que je désire toucher. C'est d'abord sur la narine droite que j'opère avec le petit ténotome-marteau légèrement recourbé. Trois applications successives sont faites de façon à escarrifier la muqueuse de revêtement des cornets. Je procède ensuite immédiatement de la même façon sur la narine gauche. Les injections et projections d'eau froide calment assez bien les douleurs.

Alors, avec le petit ténotome cylindrique porté à quatre et cinq reprises dans chaque narine, j'atteins les anfractuosités formées par la muqueuse, aussi bien entre les cornets qu'entre les cornets et la cloison. Cette partie de l'opération est beaucoup plus douloureuse, mais la résignation du malade lui permet de tout supporter. Je n'étais pas sans craindre quelque accident. Dans cette prévision, je fais appliquer de l'eau froide sur le front nuit et jour; je prescris des injections d'eau froide additionnée d'une solution boratée, toutes les dix minutes; une potion calmante, des sinapismes aux membres inférieurs matin et soir, et trois pilules de sulfate de quinine à 0gr,15 en cas de frisson et de fièvre, ce qui arriva effectivement.

Au quatrième jour et avec le même traitement tout s'était calmé. A partir de ce moment, le malade peut se lever, manger et se promener dans sa chambre. Injections phéniquées au 30e matin et soir, compresses d'eau froide en permanence sur la tête, et une purgation pour le lendemain, telle est ensuite la prescription. Quinze jours plus tard, le malade, se trouvant très bien, part en convalescence, chez sa grand'mère, en Normandie. En décembre, je le revoyais après trois mois d'absence, et la famille comme le jeune malade m'assuraient que l'odeur n'avait plus reparu. Je l'ai revu hier 6 juillet. Non seulement la punaisie n'a plus reparu, mais le nez, écrasé à la jonction des ailes du nez avec les os du nez, a pris une autre forme; il est devenu semi-aquilin. La guérison se maintient. Sera-t-elle durable et perpétuelle? Tout porte à le croire (1).

Nous allons aborder maintenant notre sujet capital : la chirurgie utérine ignée.

(1) Paris, le 6 juillet 1885.

J'autorise M. le docteur Abeille à publier dans son livre l'observation relative à mon fils, qui était atteint de punaisie dès son enfance; qui avait résisté jusque-là à tous les traitements, y compris celui prescrit par M. Abeille lui-même, depuis deux ans.

Depuis dix mois, à partir du jour où M. Abeille lui a pratiqué l'opération, il reste bien guéri de cette affreuse infirmité.

A. CABARET.

CHAPITRE II

CHIRURGIE UTÉRINE IGNÉE

La chirurgie utérine ignée constitue, à nos yeux, la meilleure et de beaucoup la plus importante des parties de notre livre.

Toutes les autres questions relatives à la chirurgie ignée sont vulgarisées, et l'on peut dire que l'école d'Hippocrate, dans la partie représentée par cet aphorisme : « Quod ferrum non sanat, ignis sanat », est redevenue classique, après avoir été revue, corrigée et singulièrement augmentée. Admirable retour progressif aux anciens siècles, à l'ancienne science qui avait du si bon que ce si bon est resté impérissable.

Nous allons aborder, au sujet de la chirurgie utérine ignée, la question presque capitale, celle qui a le plus occupé dans ces derniers temps et a fait le plus de progrès par le fait de la pratique des chirurgiens de tous les pays du continent et d'au delà des mers; celle dans laquelle la France n'est intervenue qu'en troisième rang, mais dont l'intervention a été un régulateur qui, peut-être et probablement, est resté et restera un modèle de précision à travers les exagérations qui accompagnent nécessairement toute innovation, toute découverte scientifique.

Nous visons les tumeurs intra ou extra-utérines aussi bien que celles des annexes. Mais, pour ce qui concerne particulièrement notre méthode, c'est aux fibro-myomes interstitiels de l'utérus que nous allons nous attacher, parce que, partant de ce point aussi difficile et aussi délicat, les applications de cette méthode paraîtront facilement justifiées, surtout quand des faits aussi nombreux que considérables servent de base inébranlable pour le jugement à intervenir.

I. — Fibromes ou fibro-myomes interstitiels de l'utérus

Les fibromes ou fibro-myômes interstitiels de l'utérus se présentent sous divers aspects au point de vue de leurs situations, de leur développement et de leurs attaches.

Ils sont intra-utérins quand, prenant naissance à la surface interne de l'une des parois utérines ou dans la trame même de ces parois avec lesquelles ils se confondent (fibro-myômes intra-muraux), leur développement se produit en entier dans la cavité de l'utérus.

Ils sont extra-utérins, sous-péritonéaux, quand leur développement se fait de la paroi utérine en dehors, sous le péritoine, pouvant alors atteindre des dimensions considérables à cause du peu de gêne qu'ils rencontrent à leur progression.

Ils peuvent être à la fois intra et extra-utérins, si, partant du centre de la structure pariétale, leur développement se fait en dedans de la cavité utérine et en dehors de cette cavité.

J'assiste depuis huit ans environ à l'évolution d'un fibrome de ce genre. Au début, je constatai dans la cavité utérine d'une jeune femme de vingt-neuf ans, un fibrome interstitiel dont je pus mesurer assez exactement l'étendue, les rapports et la conformation. Situé sur la paroi antéro-latérale droite, ayant le volume d'un œuf de poule présentant les deux tiers de son ovoïde, ce fibrome donnait lieu à de nombreux accidents, en tête desquels figuraient de vraies métrorragies, quelquefois menaçantes par leur durée. Dans sa circonférence, le globe utérin exploré à travers le vagin, par le rectum et par le bas-ventre en arrière du pubis, ne présentait aucune saillie anormale, excepté en avant à droite où on percevait un peu de bossellement résultant de la tumeur intra-utérine. La malade redoutait toute opération ; elle fut soumise au traitement médical qu'elle a continué en l'assaisonnant de longues intermittences. La tumeur, pendant trois ans, resta stationnaire ou même diminua un peu ; en tout cas les hémorragies cessèrent, et il n'y eut plus que des ménorragies modérées. En revanche, depuis cette époque, j'ai pu constater sur le bas-fond utérin et dépassant graduellement le pubis, pour s'élever jusqu'à deux travers de doigt de l'ombilic, une tumeur sous-péritonéale, tenant bien au bas-fond utérin qu'elle coiffe en avant et à droite, en ne dépassant que très peu la ligne blanche à gauche, et présentant trois saillies en zigzag de gauche à droite. J'ai légitimement pensé que le fibrome interstitiel intra-utérin était devenu en même temps extra-utérin, d'autant que le premier avait subi un temps d'arrêt et même un peu de décroissance. Les choses en sont là aujourd'hui.

Quelquefois le fibrome se développe en parasite sur l'une des parois, entre elle et la muqueuse de revêtement dont il reste exactement coiffé dans son évolution progressive; il constitue ce que l'on appelle le fibrome intra-utérin encapsulé. Ses attaches sont faciles à détruire quand la capsule d'enveloppe a été incisée ou déchirée.

Les fibromes ou fibro-myômes interstitiels peuvent être multiples et isolés, ou bien multiples par leur expansion, mais à base unique sur les parois. On en a rencontré qui formaient chapelet dans le centre des parois utérines. D'autres fois un seul fibrome de la grosseur d'un œuf de pigeon, plus ou moins, existe inclus dans une paroi, et l'utérus peut alors s'hypertrophier dans une partie ou toute son étendue. Les parois utérines peuvent elles-mêmes participer au processus qui préside à la naissance et à l'évolution de ces tumeurs; elles peuvent prendre un développement considérable, si considérable même que la cavité, sans s'oblitérer complètement, n'a plus que la forme d'un conduit plus ou moins large ou peut être complètement oblitérée. De même la tumeur, quoique n'occupant qu'une moitié (antérieure ou postérieure) des parois, peut envahir par son expansion la lèvre correspondante du col dans la totalité de son épaisseur comme par infiltration, et déterminer une grande exubérance de cette lèvre par rapport à l'autre qui reste à l'état normal. Nous avons dû, dans deux cas, avant d'attaquer le fibrome, réséquer les portions exubérantes et les pièces ayant été soumises à M. Malassez pour en faire l'examen histologique: il a conclu, après développements donnés sur leur structure, à la dénomination de fibro-myôme vasculaire.

Nous ne nous attarderons pas davantage à décrire toutes les formes et toutes les complications qui peuvent surgir dans la structure de ces tumeurs, pour arriver de suite à démontrer leur gravité dès qu'elles existent à un petit volume, et à la nécessité de les détruire quand le diagnostic chirurgical a pu être établi avec certitude.

Parmi les accidents les plus graves que suscitent par leur développement progressif les fibro-myômes interstitiels, il faut citer : 1° les pertes de sang qui en sont presque toujours les conséquences et qui, à elles seules, peuvent entraîner la mort; 2° l'endométrite, la métrite parenchymateuse, la péri et pelvi métrite avec leurs conséquences; 3° l'usure, la perforation des parois utérines, ordinairement suivie de péritonite mortelle, ou leur sphacèle suivi ou non de perforation, mais surtout de septicémie; 4° la compression, l'atrésie du conduit intestinal et quelquefois de la vessie en même temps, soit par leur développement considérable dans le petit bassin dont l'utérus ne peut sortir, soit par des brides consécutives à la périmétrite. Nous avons vu des malades succomber à l'occlusion intestinale ainsi produite; 5° en cas de grossesse, ces tumeurs peuvent être cause de dystocie, d'autant moins remédiable qu'elles ont un volume plus considérable et qu'elles sont d'autant plus immobilisées; 6° enfin, si nous ajoutons qu'elles peuvent entraîner les déformations les plus étranges et les déplacements les plus tranchés de l'utérus, anté- et rétroversions, flexions, prolapsus et même procidence avec toutes leurs conséquences, nous aurons à peu près complété le tableau des accidents qui, dès le début et pendant leur développement, assombrissent le pronostic, et cependant, par leur constitution anatomique et l'absence de tendance à la récidive, ce sont des tumeurs bénignes.

Quand un myôme pédiculé est découvert dans la cavité utérine, tout le monde, médecin comme chirurgien, se hâte de l'enlever. Pourquoi ? parce que la chose est généralement facile, que tous les procédés sont à peu près bons pour qui sait s'en servir, et qu'il y a rarement de danger.

Pour les fibromes ou fibro-myômes interstitiels, c'est autre chose. Les dangers que l'opération fait courir ont été jugés si grands; les catastrophes qui ont suivi les tentatives ont été si nombreuses, qu'on en est arrivé à ce précepte : qu'il ne faut opérer qu'en cas de danger imminent et ne pas s'autoriser de danger à venir et, partant, problématique. Ce précepte, si bon pour le chirurgien qui pratique, si judicieux d'après les relevés fournis par les tentatives opératoires, laisse beaucoup à désirer pour les malades. Telle malade qui n'est pas en danger imminent aujourd'hui pourra succomber prochainement ou inopinément par l'une des complications que nous venons d'énumérer, et sans qu'on ait le temps de pouvoir agir fructueusement.

La question doit être envisagée de plus haut. Ou les revers sont dus en grande partie aux procédés préparatoires, à la trop grande temporisation qui a permis aux tumeurs d'acquérir de trop grandes proportions, à l'inexactitude du diagnostic qui a permis de tenter l'opération là où on aurait dû positivement s'abstenir, et alors cette règle posée est, par le fait, trop absolue, et il faut grandement en rabattre.

Ou bien les revers ne tiennent point à ces diverses circonstances et sont dus simplement aux procédés opératoires mis en usage, ce qui nous paraît au moins exagéré, et il faut l'accepter.

C'est ce que nous allons chercher à extriquer pour en faire jaillir quelques nouvelles lumières.

A l'heure actuelle, deux méthodes principales pour opérer sont en présence : l'une qu'on peut appeler ancienne puisqu'elle remonte aux premières tentatives, c'est celle d'énucléation ou de dissection intra-utérine par les voies naturelles, et l'autre, beaucoup plus récente, qui compte, après l'étranger, de nombreux partisans en France, c'est l'ablation par la gastrotomie. Ces deux méthodes comportent des opérations sanglantes. A côté d'elles, et pour des cas bien définis, nous en posons une troisième qui se rattache à la première par la voie à suivre dans le procédé opératoire, et qui en diffère parce qu'elle n'est pas sanglante ; elle est de date toute récente, nous avons nommée l'hystérectomie ignée par les voies naturelles.

Une expérience de quatorze ans, pendant lesquels il nous a

été possible de pratiquer seize fois l'hystérectomie par les voies naturelles, deux fois avec l'instrument tranchant et quatorze fois par la ténotomie intra-utérine ignée, nous permet de formuler un jugement un peu fondé au sujet de cette grave question.

Pour apprécier sur ses résultats la valeur de l'hystérectomie par les voies naturelles, il convient de faire un examen rétrospectif du travail le plus considérable publié dans ces derniers temps sur cette question ; nous voulons parler du travail de M. le docteur Pozzi (1), qui a pu réunir un total de soixante-quatre cas d'opérations de fibromes interstitiels de l'utérus, tant en puisant dans les thèses de Jarjavay et Félix Guyon, sur le même sujet, qu'en compulsant les journaux de médecine français et étrangers.

Dans cette partie du travail intitulée : *Fibromes interstitiels de l'utérus opérés par énucléation*, il est aisé de s'apercevoir que dans quelques-uns des cas il s'agit de tumeurs malignes et non de fibromes, tels sont les 26e, 32e et 36e, appartenant à Atlee, et le 20e à Baker-Brown ; et que, dans d'autres, au lieu d'énucléation, on a eu recours à l'action des caustiques, comme dans le 19e (cas de Simpson), ou à des procédés mixtes en donnant le seigle ergoté à plusieurs reprises pour obtenir l'expulsion de la tumeur qu'on cherchait à énucléer (2).

En somme, sur les soixante-quatre cas, réunis par M. Pozzi, il y a seize décès, suite de l'opération, ou dans un quart des cas. Ces résultats seraient tellement désastreux qu'ils devraient presque faire répudier l'opération s'il n'y avait quelques réserves à faire pour en atténuer un peu la rigueur et par con-

(1) Pozzi, *De la valeur de l'hystérotomie dans le traitement des corps fibreux de l'utérus*. Thèse d'agrégation. Paris, 1875.

(2) Simpson, *Clinique obstétricale et gynécologique*, trad. par G. Chantreuil. Paris, 1874, p. 676.

séquent exonérer le procédé opératoire d'énucléation. Nous venons d'en faire deux un peu plus haut, arrivons aux autres.

Il y a neuf cas sur seize où les tumeurs intra-utérines qu'on a enlevées en partie ou qu'on a tenté d'enlever, avaient un volume tellement considérable, qu'elles remontaient jusqu'à l'ombilic et au-dessus, ou qui avaient le volume de la tête d'un fœtus au moins.

Au contraire, dans les quarante-huit cas qui ont guéri, il s'agissait de tumeurs beaucoup moins volumineuses, et souvent de la grosseur d'un œuf de dinde à un œuf de pigeon.

Donc, le volume considérable des tumeurs est une circonstance aggravante, et qui commande la réserve, nous dirons même l'abstention, pour recourir à la méthode abdominale.

Atlee est l'auteur qui a pratiqué le plus grand nombre d'opérations.

Il a opéré treize malades, dont cinq ont succombé, soit un peu plus d'un tiers.

Après lui vient Marion Sims, qui en a opéré neuf et perdu trois, ou un tiers.

Parmi les chirurgiens français qui, les premiers, ont tenté l'opération, il faut citer d'abord Amussat, qui a obtenu deux succès sur trois cas ; la tumeur pesait quatorze onces dans l'un et douze onces dans l'autre des deux premiers cas, c'est-à-dire moins et beaucoup moins d'une demi-livre, 180 à 200 grammes.

Dans le troisième cas opéré avec A. Bérard, la tumeur, un peu plus volumineuse, ne put être énucléée. Il aurait fallu la séparer, au moyen de la dissection, de la paroi utérine antérieure avec laquelle il y avait union intime ; on se contenta d'en enlever une petite partie, et la mort s'ensuivit.

Puis vient Lisfranc, qui, sur trois cas, a obtenu trois guérisons. La tumeur, dans ces trois cas, avait le volume d'un œuf de poule à un œuf de pigeon.

Ces faits prouvent avec la dernière évidence que moins la tumeur est volumineuse, plus on a de chances de réussite et de guérison.

Autre observation à faire au sujet des soixante-quatre cas réunis dans la thèse de M. Pozzi. L'auteur a, comme ses prédécesseurs Jarjavay et Félix Guyon, dans leurs thèses sur le même sujet, réuni dans un même groupe et sous la même rubrique opératoire (énucléation) des tumeurs qui n'étaient pas toujours des fibromes interstitiels, ainsi que nous l'avons démontré plus haut, et des manœuvres opératoires qui ne constituent pas, quoi que l'on puisse dire, une véritable énucléation pour quelques cas.

Il est urgent, nécessaire, de s'entendre sur cette expression d'énucléation, qui peut entraîner une confusion regrettable dans les manœuvres opératoires et devenir cause de revers quand cette manière de faire ne peut être applicable à tous les cas.

Prétend-on qu'énucléer signifie simplement extraire de la cavité utérine un fibrome interstitiel n'importe par quel procédé opératoire? Alors tous les faits cités dans la thèse de M. Pozzi rentrent de rigueur sous cette dénomination.

Au contraire, si l'expression *énucléation* doit avoir sa signification réelle et désigner un procédé opératoire pour extraire ces tumeurs, on a groupé à tort sur la même ligne des faits qui ne peuvent y figurer.

Enucléer veut dire : extraire l'amende de son noyau. Quand les fibromes sont encapsulés, on peut, après avoir divisé la capsule, extraire le fibrome en le détachant de sa coque s'il ne tient que par des adhérences plus ou moins lâches. Quand les adhérences sont de fortes soudures, à plus forte raison, quand le fibrome fait corps avec la paroi utérine, il n'y a pas d'énucléation possible. Il faut une dissection minutieuse et bien conduite pour enlever le néoplasme.

Les principes contraires ont dû être cause de bien des mécomptes.

Si A. Bérard et Amussat, au lieu de chercher à énucléer (6e cas), et se contentant d'enlever une parcelle de la tumeur, après n'avoir pu y parvenir, avaient, au contraire, disséqué cette tumeur en l'attaquant par la partie tenant au fond de l'utérus pour terminer par celle du col en se garant de perforer la paroi utérine, comme nous l'avons fait dans notre cas en tout semblable, cas relaté par M. Pozzi, sous la rubrique d'énucléation, ils auraient probablement sauvé leur malade, comme nous avons sauvé la nôtre.

Il était absolument nécessaire de faire toutes ces réserves, qui reposent sur une juste appréciation des faits, pour arriver à conclure aussi rationnellement que possible sur les circonstances qui permettent d'entreprendre l'opération, sur le moment le plus propice à choisir pour l'entreprendre, et enfin sur les méthodes et procédés opératoires à mettre en pratique quand on a jugé nécessaire d'y recourir.

1. — Diagnostic des fibro-myômes interstitiels de l'utérus. Moyens pour arriver à l'établir avec précision.

Comment reconnaître un fibro-myôme interstitiel de l'utérus quand il n'a encore qu'un petit ou moyen développement? — La chose est difficile, pas autant cependant qu'on pourrait le croire.

Les phénomènes morbides, subjectifs à ces néoplasmes, mettent ordinairement sur la voie tout médecin compétent;

l'examen direct vient ensuite infirmer ou confirmer le diagnostic établi d'abord un peu hypothétiquement.

1° Parmi les phénomènes morbides subjectifs, il faut noter, en première ligne, les hémorragies utérines, qui peuvent n'être d'abord que des règles prolongées et abondantes ou ménorragies, et les métrorragies proprement dites, qui peuvent apparaître en dehors de l'époque des règles, ou accompagner celles-ci, qui prennent alors un caractère de ténacité et d'abondance extrêmes.

2° En deuxième ligne, il faut tenir compte des douleurs diverses qu'éprouvent les malades dans le bassin ou périphériquement, sous forme de névralgies sacro-lombaires, sacro-iliaques, lombo-abdominales, sus-pubiennes, iléo-fémorales, qui toutes se rattachent directement à la tumeur intra-utérine; de la constipation, de la gêne des fonctions urinaires; des troubles fonctionnels par voie sympathique ou action réflexe, ou enfin par suite de l'aglobulie à laquelle les malades ont été amenées par les hémorragies; telles sont : la dyspepsie, les névralgies céphaliques, thoraciques, les contractions musculaires dans les membres, la disposition aux lipothymies et aux palpitations du cœur. L'existence d'un certain nombre de ces phénomènes et principalement les métrorragies, doivent porter le médecin à s'éclairer par l'examen direct.

La vue n'a que faire dans cet examen, et, par conséquent, le spéculum devient à peu près inutile. C'est au palper et au toucher, puis au cathétérisme utérin qu'il faut avoir recours pour arriver à un diagnostic précis.

1° *Palpation et percussion.* — La malade étant couchée sur le dos, les cuisses fléchies sur le bassin, la palpation abdominale peut faire percevoir en arrière du pubis, si on presse fortement, une certaine augmentation du volume de l'utérus, volume que la percussion décèle à son tour. Si, en même temps qu'une main palpe sur l'abdomen, l'indicateur de l'autre main est introduit dans le vagin, celui-ci perçoit l'augmentation du volume de l'utérus, et, par certaines manœuvres par lui exercées en contournant l'organe dans l'excavation pelvienne, il peut déterminer sur quels points de celui-ci porte l'augmentation; il peut même percevoir à travers les parois utérines la forme et la direction qu'affecte la tumeur.

Ce sont déjà des données précieuses, mais qui sont loin de suffire pour discerner si l'on se trouve en présence d'un polype ou myôme pédiculé, ou d'une tumeur interstitielle; de plus, le doute plane encore sur la nature de la tumeur; on peut se demander si c'est une tumeur maligne ou bénigne, car les hémorragies figurent encore au premier rang des phénomènes morbides subjectifs à la première, et les douleurs signalées plus haut sont surtout leur apanage.

2° Il s'agit alors de poursuivre l'exploration au moyen de l'indicateur introduit dans la cavité utéro-cervicale. Si cette introduction est possible, l'exploration va donner des renseignements nouveaux et presque décisifs.

Pour essayer fructueusement cette introduction, quand l'état du col ne la permet pas immédiatement, il faut choisir les premières vingt-quatre ou trente-six heures de l'explosion des règles ou de l'hémorragie. Dans ces moments, le col est ordinairement suffisamment dilaté pour permettre cette introduction, au moins bien avant dans le conduit cervical. Cette introduction permet déjà de constater si la tumeur s'avance dans le conduit, si la partie engagée est libre tout au pourtour, ou si elle n'est libre que dans une partie et adhérente sur le reste des parois.

Il est rare qu'une fois l'indicateur engagé entre la tumeur

et la paroi libre du col, il ne puisse, en avançant progressivement et suivant les contours de la tumeur, pénétrer et franchir l'ouverture interne du col et s'engager dans la cavité du globe. S'il pénètre, il donne de suite les notions principales et indispensables. Il continue à constater l'adhérence de la tumeur avec les parois, dans une partie de leur étendue, et l'espace libre entre elle et les parois opposées. Il a pu, d'emblée, établir s'il s'agit d'un polype, de quelque volume que soit le pédicule et quel que soit son point d'insertion, ou d'une tumeur interstitielle encapsulée ou non. Pour mieux exercer son examen au contact, le doigt a besoin de la pression abdominale exercée par l'autre main, qui refoule en bas et en arrière l'utérus, ce qui produit, par aplatissement, une certaine dilatation de la cavité utérine qui facilite les manœuvres du doigt.

Si, par impossible, l'indicateur ne pouvait arriver dans la cavité cervicale et franchir l'orifice supérieur, il faudrait remettre à une autre séance, et en dehors de l'écoulement sanguin, pour faire l'incision des commissures et débrider le museau de tanche. Nous repoussons absolument toute tentative de dilatation du col par n'importe quels procédés : éponge préparée, racines ou tiges de laminaria, susceptibles de gonfler au contact de l'humidité, à cause des accidents qu'elle peut susciter et de la mort même qu'elle peut déterminer, comme il y en a de nombreux exemples dans la science, et que, de plus, elle est généralement insuffisante.

Une fois le débridement opéré, l'indicateur peut s'insinuer dans le conduit cervical, explorer la portion de tumeur faisant saillie dans cette cavité, et franchir l'ouverture interne pour aller explorer dans la cavité utérine et fournir des indications précises. Il faut du tact, du ménagement dans cette exploration, qui est la plus grande et l'unique ressource pour établir si la tumeur est interstitielle, pariétale, si elle est encapsulée ou non, et écarter l'idée d'un polype, d'un fibro-myôme pédiculés, ou la confirmer.

3° Le cathétérisme utérin avec une bougie molle, facile à exercer quand on sait bien s'y prendre, ne fait que confirmer les données déjà établies par l'exploration digitale en présentant, à sa sortie, une courbe en sens variable, dont la concavité est l'indice de la saillie de la tumeur sur un côté ou sur l'autre. En outre, ce cathétérisme sert à préciser l'étendue de la cavité utérine et parallèlement le volume et l'étendue du néoplasme qui la garnit.

Quant à diagnostiquer le fibrome interstitiel d'une autre tumeur maligne, la chose devient d'autant plus aisée que, parmi les tumeurs qui donnent lieu à d'abondantes hémorragies, il n'y a guère que le sarcome encéphaloïde, facilement reconnaissable à son tissu qui se laisse lacérer facilement, adhère tout au pourtour et au fond de la cavité, ne peut être touché sans donner lieu à d'abondants écoulements de sang, et s'écrase facilement sous les doigts. Les prétendus fongus ou tumeurs amyloïdes ne sont guère que des sarcomes encéphaloïdes, à moins qu'on ne prenne pour des fongus ces mamelonnures champignonnées, ces végétations, que l'on trouve dans l'endométrite chronique et auxquelles le récurage avec une curette convient si bien pour en débarrasser l'utérus, à la condition de cautériser ensuite les surfaces récurées.

Le sarcome fasciculé intra-utérin ne saurait être confondu avec le fibrome interstitiel. Outre qu'il a une dureté de pierre, il ne donne pas toujours lieu aux hémorragies; il est même accompagné d'aménorrhée quelquefois, par suite des adhérences contractées dans tout le pourtour de la cavité utérine et de l'obstruction des trompes. Le doigt ne peut ici pénétrer dans la cavité; la bougie ne trouve aucun point libre pour passer et se heurte de tous côtés à un corps dur, le col étant effacé et l'ouverture externe étant adhérente à la tumeur, à moins que celle-ci ne soit d'un petit volume et qu'elle n'emplisse pas la cavité utérine.

Une fois le diagnostic chirurgical bien établi, l'opération devient abordable si l'on veut débarrasser les malades pour les soustraire aux accidents graves qu'elles éprouvent.

Un diagnostic erroné peut entraîner les plus terribles conséquences. Trois exemples suffiront à le prouver. — 1° MM. Léon Lefort et Verneuil, deux professeurs des plus distingués, prennent pour un fibrome pédiculé une volumineuse tumeur qu'une malade expulse de la vulve par contraction utérine. On croit à un fibrome avec inversion de l'utérus; le col forme le pédicule, qui est gros comme le poignet. C'était un myôme dont le pédicule était le col lui-même de l'utérus, col allongé, hypertrophié et ne faisant qu'un avec la tumeur par sa lèvre postérieure; il n'y avait pas d'inversion. La femme mourut de l'opération (*Bulletin de la Société de chirurgie*, 3e série, t. I, 1872, p. 441).

2° Bœckel a opéré une jeune fille d'un énorme fibrome qui remplissait tout le vagin, comprimait l'utérus et rendait la miction impossible. Avec le serre-nœud de Maisonneuve, on étrangla la partie vaginale de la tumeur : incision d'abord par le thermocautère, écoulement de sang; puis ablation par étranglement; l'incision et l'étranglement avaient porté sur le tissu utérin.

La malade succomba au tétanos; on put constater que la tumeur sectionnée émergeait de la lèvre postérieure et non de la cavité du col. La ligature avait porté sur du tissu utérin normal.

3° Dans une observation due à M. Gallard (1), il s'agit d'un myôme pédiculé, que l'auteur croyait être un fibrome interstitiel qu'il a été fort longtemps (dix-huit mois) à découvrir tout en le soupçonnant de longue date.

La tumeur descend au col, puis remonte et cela à diverses époques. « Ce n'était donc pas une tumeur interstitielle. Ces apparitions répétées du polype utérin, dit M. Gallard lui-même, me firent songer à profiter de l'une d'elles pour procéder à l'extirpation de la tumeur. »

La tumeur extraite avait quatre centimètres de diamètre et le pédicule trois centimètres mesuré après section.

Mais voici un autre fait bien autrement démonstratif d'erreur possible à commettre, et où nous avons fini, en quarante-huit heures, par asseoir un diagnostic bien précis.

Les circonstances de développement du corps fibreux dans la cavité utérine, sa conformation et surtout son point d'insertion dans le fond de la matrice, dans l'observation qu'on va lire, m'avaient fait renoncer tout de suite au parti de l'attirer de la cavité utérine dans la cavité vaginale. Pour éviter une rupture de la matrice, il fallait d'abord aller sectionner son pédicule au niveau de la paroi d'insertion, ou porter sur lui une ligature pour l'étrangler graduellement et en obtenir la section comme par écrasement linéaire. Je m'étais donc muni de tous les intruments nécessaires pour opérer dans la cavité même de l'utérus. Mes combinaisons étaient d'autant mieux établies et mes précautions d'autant plus nécessaires, que, dans l'espace de six ans, cette malade avait été examinée par des célébrités chirurgicales des deux continents, et que ceux qui avaient pu constater la présence d'un corps fibreux intra-utérin l'avaient tous cru interstitiel, pariétal, et l'avaient déclaré hors

(1) Gallard, *Leçons cliniques sur les maladies des femmes*. 2e édit. Paris, 1884.

de toute opération possible ; que les autres, moins nombreux, avaient déclaré qu'il n'y avait pas de polype. On voit que les circonstances exceptionnelles dans lesquelles se trouvait placée la malade m'imposaient la nécessité de réussir et le devoir de faire éviter tout accident par le choix du procédé opératoire. — Voici cette remarquable observation :

OBSERVATION XII. — *Cas extrêmement remarquable de polype fibreux intra-utérin, ayant son insertion dans le fond de l'utérus, pris pour une tumeur fibreuse interstitielle, pendant six ans, par des célébrités chirurgicales des deux continents. — Opération par un procédé spécial, sans accident. — Guérison et départ de la malade vingt-cinq jours après l'opération.*

Mme Duf..., de New-York trente ans, mère de deux enfants, d'une santé habituellement délicate, se trouvait à Paris, en 1861, hôtel de l'Amirauté, avec son mari et ses enfants. Je lui donnai des soins pendant deux mois pour des douleurs utérines aux époques menstruelles. A chaque époque, irrégulière du reste, les pertes de sang constituaient une hémorragie par l'abondance et la durée. A divers examens directs, je ne constatai rien d'anormal du côté de l'utérus ; après deux mois de soins, Mme Duf... repartit dans une position très améliorée, ayant repris des forces, avec une menstruation plus régulière, presque normale. En janvier 1862, à New-York, suspension des règles au milieu de la santé. En mars, après deux mois de suppression de la menstruation, douleurs utérines comme pour un avortement. Le docteur Saens, médecin de la famille, déclare qu'il y a imminence d'avortement et fait une prescription en conséquence. Sur sa demande, le célèbre Parker est appelé en consultation. Ce dernier conteste le diagnostic, n'admet pas une grossesse et ne voit qu'une métrite. Quelques jours après, quatre ou cinq jours à la suite d'une perte de sang énorme, le docteur Saens extrait de l'utérus un œuf fécondé de deux mois à deux mois et demi. De plus, en explorant le fond de l'utérus, il croit sentir un corps fibreux, formant corps avec le bas-fond de la matrice, et le déclare à la famille. De fait, Mme Duf... fut, à partir de ce moment, ou peut-être avant l'avortement, sous la dépendance d'une métrite violente qui la mit dans une position alarmante et dont elle ne se releva qu'après trois mois.

Le docteur Saens, le médecin habituel, bien sûr d'avoir perçu une masse fibreuse développée dans les parois utérines, vers le bas-fond, et croyant devoir attribuer tous les accidents à la présence de cette tumeur, demanda alors un examen en commun avec le docteur Barker, homme d'obstétrique, autre illustration de New-York; rendez-vous fut pris.

Mais le col étant exactement fermé, toute exploration intra-utérine devint impossible; et il fallut se contenter de l'exploration externe du col et du corps de l'utérus par le vagin.

Il fut décidé alors qu'on provoquerait la dilatation de l'orifice au moyen d'une éponge préparée. Après ce procédé employé deux jours de suite, les deux médecins purent tour à tour arriver à explorer avec le doigt la cavité de l'utérus et constater ensemble la présence du corps fibreux dans la situation indiquée par Saens. La malade ajoute même qu'au moyen du spéculum et d'une lumière avec miroir réflecteur, ils auraient parfaitement vu le corps en question. Pour ma part, je n'en crois rien.

Quoi qu'il en soit, voici quel fut le diagnostic de l'illustre accoucheur Barker et du docteur Saens : « Corps fibreux de l'utérus, interstitiel, faisant corps avec la matrice à son bas-fond; cette tumeur n'est pas susceptible d'être extraite. Une seule opération pourrait débarrasser la malade, ce serait l'ablation du corps de la matrice par l'abdomen au-dessus de la cloison vaginale; quant à présent cette opération est inopportune. » Mais la malade était décidée à ne pas reculer, le cas échéant.

Alors Mme Duf... entra dans un établissement d'hydrothérapie pour y recevoir des soins; elle y séjourna quelques mois et elle en sortit plus forte, en meilleur état de santé générale. Mais, qu'on le remarque bien, la menstruation, pour être régulière sous le rapport de la périodicité, était toujours très abondante, durait de six à sept jours et entretenait la malade dans un état de faiblesse relative.

Il y a à New-York une sorte d'hôpital, une maison de santé, tenue par un homœopathe, Fuhlbach. La malade se décida à entrer dans cette maison, et le docteur homœopathe, après examen, déclara qu'il n'y avait pas de tumeur dans la cavité utérine. Mme Duf... resta trois ou quatre mois dans cet établissement et dit s'être bien trouvée à sa sortie. A partir de ce moment, à part le médecin de la famille, le docteur Saens, personne n'eut plus à soigner cette malade au sujet de cette affection. Métrorragie à chaque époque menstruelle, débilitation par anémie malgré les toniques et les ferrugineux, et toute la série des phénomènes liés à l'état d'anémie globulaire, tels sont les caractères qui ont constitué les phases de la vie de cette malade avec des hauts et des bas. En 1866, au mois de juin, Mme Duf... quitte New-York avec ses deux enfants, dont l'un a neuf ans et l'autre sept, pour se rendre en Allemagne, patrie de son mari, autant pour y aller consulter quelque célébrité, que pour faire faire une partie de l'éducation de ses enfants. En juillet, elle arrive à Paris, où elle consulte deux médecins dont, par discrétion, elle ne donne pas les noms, deux médecins qui déclarent unanimement qu'il n'y a pas de corps fibreux dans l'utérus, mais qu'il y a des reliquats de phlegmasie utérine. Observons que ces deux confrères examinaient la malade dans l'intervalle de ses règles. Comme six ans auparavant j'avais soigné Mme Duf..., je fus aussi appelé à la voir, mais elle ne me parla pas de l'utérus, et quand je voulus la ramener sur ce terrain, je vis qu'elle était fatiguée des tergiversations des médecins consultés jusqu'alors, et qu'elle ne voulait pas avoir l'air de s'occuper de cette affection utérine. Il me parut qu'elle avait une idée fixe, aller recourir aux lumières de l'Allemagne.

Elle partait pour les eaux Saint-Gervais, en Savoie, qu'un des consultants de Paris lui avait conseillées, et je la perdis de vue. Après un séjour d'un mois à Saint-Gervais, elle se rendit enfin en Allemagne avec sa mère et ses enfants. En mai 1867, elle consultait Skanzoni, que des amis et l'opinion publique lui avaient désigné. Skanzoni l'examina avant et pendant la période menstruelle. Après ce double examen, il déclara catégoriquement, comme les chirurgiens de New-York, qu'il y avait un corps fibreux d'un volume assez considérable inclus dans la cavité utérine, mais que ce corps, développé interstitiellement dans la paroi latérale droite et dans tout le bas-fond de l'organe, faisait corps avec lui ; qu'on ne pourrait pas en faire l'ablation, à moins qu'ultérieurement et sur de plus pressantes indications, la malade ne se décidât à faire enlever le corps de l'utérus par la voie abdominale. Le médecin allemand insinua, au reste, comme ses confrères de New-York, que la malade pourrait vivre très longtemps avec cette tumeur, quoique affaiblie par les pertes de sang. Il lui conseilla d'aller prendre les eaux à Krentzac. Mme Duf... s'y rendit au mois de juillet et y séjourna jusqu'au commencement d'octobre. Elle prit soixante-dix bains et fit usage des eaux à l'intérieur. Sa mère était de retour à Paris au mois d'avril, laissant sa fille en Allemagne. Ayant à lui donner quelques soins, je lui confiai que je venais d'opérer une dame dont la position offrait beaucoup d'analogie avec celle de sa fille. Je lui montrai le polype fibreux intra-utérin dont j'avais fait l'ablation. Elle écrivit aussitôt à sa fille pour la faire venir à Paris et tenter un dernier examen.

Mme Duf... arriva à Paris le 17 octobre; les fatigues du voyage, l'usage prolongé des eaux avaient déterminé de fréquentes hémorragies et quelques douleurs sacro-iliaques, qu'elle croyait de nature rhumatismale.

Le jour même de son arrivée, elle me fait appeler à cause de la quantité de sang qu'elle a perdu. — L'hémorragie commence à tarir; j'explore l'utérus avec l'indicateur de la main gauche; le col offre une dilatation suffisante pour permettre l'introduction de l'extrémité du doigt jusqu'à moitié de la première phalange; mais alors le museau de tanche se contracte fortement et forme une bride circulaire. Néanmoins, je constate un corps en saillie de forme et de grosseur de la moitié d'une noisette, paraissant faire corps avec la paroi droite du col dans sa partie supérieure et s'en détacher inférieurement. Mais la paroi elle-même paraît hypertrophiée vers la commissure du museau de tanche, sur toute la moitié droite des lèvres antérieure et postérieure. Cet épaississement semble mieux se dessiner encore quand j'explore en dehors le col très allongé de l'utérus (fig. 11).

Après cet examen, je déclare que je crois reconnaître un corps fibreux, dont je ne puis encore préciser la situation et les rapports. — Je remets au lendemain pour un nouvel examen; la malade est au repos. Le lendemain 18, nouvel examen. L'hémorragie a cessé, le doigt peut encore pénétrer, mais un peu moins avant que la veille; cette fois, je ne perçois absolument rien qu'un peu d'hypertrophie des parties du col plus haut indiquées. Je me demandai, à part moi, si j'avais été, la veille, le sujet d'une illusion; mais cette circonstance me fit présumer qu'il devait y avoir un polype fibreux remontant vers le fond de l'utérus, après les époques ou les hémorragies, et je ne perdis pas espoir, bien que la malade fût découragée et

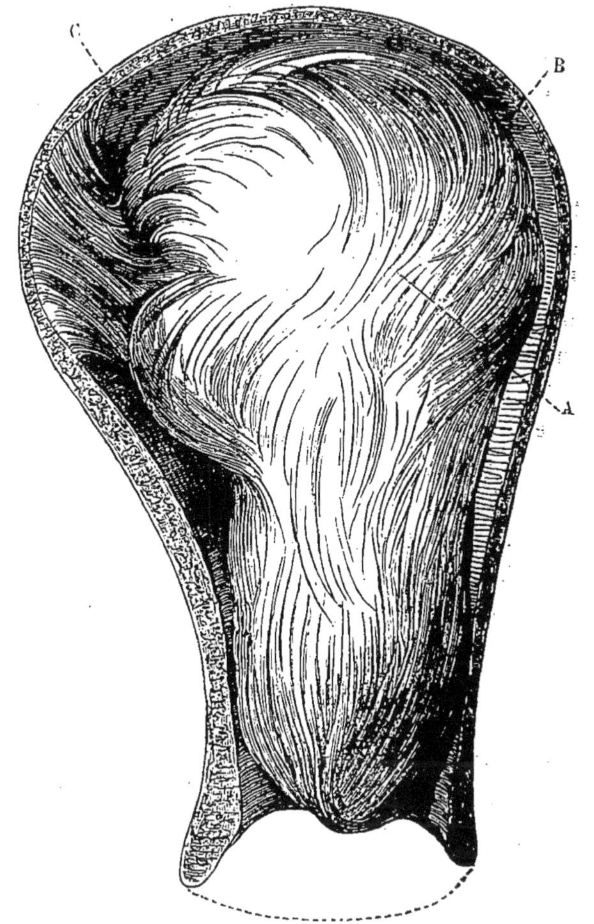

FIG. 11. — A, première section. — B, corps de l'utérus. — C, pédicule.

parlât de reprendre le chemin de l'Allemagne. Mais en même temps l'hypertrophie de la partie droite des lèvres et du col me laissait craindre que ce polype ne fît corps avec ces parties, d'autant que le diagnostic avait été établi dans ce sens par quatre des chirurgiens qui avaient précédemment consulté la malade.

Deux fois encore et à deux jours de distance chaque, j'explorai avec le plus grand soin pour arriver à retrouver le polype supposé, et deux fois je ne sentis absolument rien, quoique l'indicateur pût être introduit dans le tiers antérieur de la phalangette. Ce ne fut qu'à grand'peine que je pus décider la malade à rester jusqu'à son époque menstruelle, qui ne devait pas tarder à paraître, l'hémorragie précédente n'ayant été que consécutive à la fatigue; du reste cette résolution était d'autant plus difficile à prendre, que sa mère était obligée de partir le lendemain pour New-York.

Le 30 octobre, les règles surviennent et, comme d'usage, très abondantes; le 31, je puis commencer la dernière exploration; la dilatation du col est un peu plus prononcée que les fois précédentes, et je peux immédiatement constater la présence d'un corps fibreux, qui s'engage dans l'ouverture inférieure du col. Avec quelques efforts et sans déterminer trop de douleur pour la malade, je peux contourner en tous sens cette tumeur jusqu'à 4 ou 5 centimètres de haut; mais je ne peux aller plus loin, et cependant ce corps se prolonge jusqu'au bas-fond de l'utérus. Cet examen reste insuffisant, puisqu'il ne permet pas de percevoir le point et l'étendue de l'insertion à l'utérus. La portion perçue est oblongue, moulée sur le col très allongé.

Je donne deux grammes de seigle ergoté en huit paquets de demi-heure en demi-heure et remets à cinq heures du soir pour un nouvel examen. Inutile de dire que je m'étais muni de tous les instruments pour opérer l'ablation de la tumeur dans le cas où les circonstances s'y prêteraient.

Le 31, à six heures du soir, il y avait, en même temps que dilatation, souplesse suffisante pour permettre au doigt indicateur gauche d'aller explorer jusqu'au bas-fond de l'utérus et, pendant que la main droite pressait fortement sur le bas-ventre pour l'abaisser, de contourner en tous sens ce volumineux polype qui était oblong, la grosse extrémité garnissant le fond de l'organe, et l'autre allongée, un peu moins grosse, s'étendant jusqu'au museau de tanche. Le pédicule, peu détaché, prenait insertion en haut, à droite, en empiétant de la paroi latérale au bas-fond; il me paraissait large, mais bien distinct dans ses limites. J'étais seul, ce polype ne se prêtait pas par sa conformation et son insertion à un échappement complet à travers le col. Je ne tentai rien et remis au lendemain pour opérer avec des aides. Je pus toutefois rassurer la malade et lui promettre qu'à coup sûr, dans un moment opportun, je la débarrasserais. Je prescrivis 1gr,50 de seigle ergoté en six paquets, un toutes les heures à partir de trois heures du matin. Le 1er novembre, à dix heures du matin, accompagné de M. le docteur Dalpiaz, ancien interne des hôpitaux, j'étais chez la malade ; la dilatation était moins prononcée que la veille ; je pouvais percevoir le polype un peu partout, mais je ne pouvais déjà plus discerner le pédicule. Ce confrère, qui dut examiner aussi la malade, ne put se faire une idée exacte de la tumeur comme je me l'étais faite moi-même.

Remise du nouvel examen à cinq heures de l'après-midi, toujours prêt à opérer si les circonstances le permettent.

Le soir, bien que les règles continuent, la dilatation du col est moindre que le matin, et c'est à peine si nous pouvons parvenir à retrouver le polype et à le suivre dans une partie de son étendue dans la cavité utérine. Mme Duf..., désespérée de ce contre-temps et aussi pressée maintenant d'être débarrassée qu'elle y comptait peu quelques jours auparavant, supplie qu'on active si c'est possible. Le sang a diminué depuis vingt-quatre heures. Enfin, pour essayer l'ablation pendant cette époque menstruelle qui va bientôt finir, je prescris à nouveau deux grammes d'ergot en huit paquets, un de demi-heure en demi-heure, à partir de quatre heures le lendemain matin. Rendez-vous est pris pour dix heures du matin le 2.

Le 2, à la première exploration, je juge que la dilatation est suffisante pour me permettre d'agir. Le corps du polype, dont le gros développement est dans le bas-fond de l'utérus, et dont le pédicule se trouve largement implanté sur le côté droit de l'organe près du fond, ne pourra évidemment être attiré hors de la cavité, et ce serait peine perdue que de chercher à agir dans ce sens. La malade est placée sur le dos, en travers du lit, au grand jour, les jambes fléchies et écartées, les pieds posant sur deux chaises.

Mon confrère Dalpiaz presse sur l'abdomen pour déprimer la matrice dans le vagin pendant que mon indicateur de la main gauche, engagé fort avant dans la cavité utérine, parvient à s'interposer entre le polype et la paroi utérine, à droite, jusqu'au pédicule. Une longue pince à anneaux, à mors en gouttière, et munie d'écrous à la base des branches, est glissée avec la main droite dans l'utérus sur mon doigt indicateur; puis la main droite qui tient l'instrument, écartant les branches avec le pouce et l'indicateur, de manière à contourner le polype et à l'embrasser obliquement d'avant en arrière et de bas en haut, je peux avec l'indicateur gauche suivre les mouvements et juger du moment où le polype est saisi obliquement en travers dans les mors de la pince ouverte. Dès que l'indicateur s'est assuré que les branches écartées embrassent le polype, je serre les mors et fixe par l'écrou qui est à la base des branches. La tumeur se trouve saisie obliquement près la partie médiane et dans toute l'épaisseur. Je confie alors la pince à M. Dalpiaz, qui en relève un peu en haut et à gauche les branches.

Une seconde pince à mors dentelés, en cuiller, est glissée pareillement sur mon indicateur, et va par le même mouvement saisir le polype dans la même direction et plus haut. Quand la tumeur est exactement embrassée dans l'écartement des branches, je serre et maintiens le serrement au moyen de l'écrou fixé vers les anneaux.

Le polype ainsi saisi et étreint, je suis sûr d'entraîner facilement hors de l'utérus sa portion antérieure, en tirant graduellement avec la main droite sur la pince à bords mousses, et très légèrement avec la main gauche sur la pince à mors dentelés. En exerçant des mouvements de va-et-vient, je fais saillir effectivement hors du col la portion saisie du polype; mais le pédicule, large, épais et court, offre une résistance telle qu'il ne m'est pas permis d'entraîner au dehors la totalité de la tumeur Je presse alors graduellement sur les branches de la pince à mors dentelés, et j'opère la section du polype. Toute la partie antérieure, la plus longue, mais la plus étroite, est extraite. Pas d'hémorragie. J'introduis alors à nouveau l'indicateur de la main gauche dans l'utérus, et vais contourner le pédicule en passant par-dessous. Il y a maintenant de l'espace. La pince à mors dentelés, en cuiller, est de nouveau introduite sur l'indicateur qui sert de guide. En écartant les branches, j'engage une cuiller au-dessus du pédicule, en rasant la paroi utérine, et l'autre au-dessous, ce qui m'est devenu facile par l'espace fait par l'indicateur qui sert de conducteur; et quand je sens le pédicule pris entièrement entre les mors, je serre la pince et la fixe au moyen de l'écrou.

Cela fait, je confie la pince à M. Dalpiaz, qui relève un peu le manche en haut et à gauche de la malade, puis j'introduis la pince à mors mousses en gouttière et fenêtrée, en la dirigeant toujours avec l'indicateur de la main gauche. Arrivé sur la portion restante du polype, j'écarte les branches, et les mors entr'ouverts contournant les parois utérines peuvent facilement saisir la portion renflée. Quand je la sens bien saisie, je serre au moyen de l'écrou et retire le doigt indicateur resté jusque-là dans la cavité utérine. Je donne plusieurs crans à la pince à mors dentelés, et cela graduellement, de manière à sectionner le pédicule lentement et par pression; et, quand je crois la section opérée, je tire par mouvements de va-et-vient avec la main droite la pince à mors mousses, et avec la main gauche la pince à mors dentelés. En quelques secondes je peux extraire en totalité et avec son pédicule la portion renflée du polype.

La plus grande difficulté a été de lui faire franchir le col qui commençait à se contracter sur le museau de tanche.

L'extraction faite, j'ai pu m'assurer, et M. le docteur Dalpiaz a pu s'assurer après moi, que l'utérus était complètement vide et que la section du pédicule avait été faite au ras de la paroi utérine sans que celle-ci eût été endommagée. — Il n'y a eu que très peu de perte de sang; l'utérus est revenu immédiatement sur lui-même.

La malade dit qu'elle a éprouvé autant de douleurs que dans un accouchement laborieux comme elle en a eu un.

Les suites ont été très simples, sans accident d'aucune sorte. Mme Duf... s'est levée presque toute la journée; le lendemain elle a pu aller faire une courte visite, rue de la Paix, à une de ses amies qui partait pour New-York, et pouvait porter au mari de la malade la bonne nouvelle de sa délivrance. J'ai suivi Mme D... jusqu'au mardi 27 novembre, époque où elle est repartie pour l'Allemagne sans avoir éprouvé ni fièvre ni douleur, et n'ayant perdu, depuis l'opération, qu'un peu de sanie pendant les deux jours qui l'ont suivie.

J'avais dû, avant d'opérer Mme Duf..., tout prévoir, tout combiner. C'est ainsi que, dans la prévision où je serais obligé de porter sur le pédicule une ligature pour en opérer la section par écrasement linéaire, j'avais introduit dans une canule en argent, légèrement recourbée (la moitié d'une canule pour le cathétérisme de la trompe d'Eustache), un très solide cordon de chanvre fixé à son intérieur par l'aplatissement de la canule. Ce porte-ligature devait être introduit dans l'utérus avec une pince, guidé par le doigt indicateur, préalablement engagé; puis, au moyen de ce doigt, être dirigé sous le pédicule entre lui et la paroi utérine jusqu'au fond de la cavité, la courbe regardant en bas et en arrière, la concavité tournée en haut et en avant. Cela fait, l'indicateur, se déplaçant et passant au-dessus du pédicule, devait aller accrocher l'extrémité courbée de la canule, tandis que la main droite la poussait avec la pince; puis, par un mouvement d'attraction, l'attirer au-dessus du pédicule et la ramener hors de la matrice. Alors le cordonnet, dégagé de la canule, offrait deux extrémités hors du col utérin. Chacune de ces extrémités passée dans un œil des cuillers de la pince, et la pince poussée jusque sur le pédicule, j'aurais noué autour des anneaux les bouts du cordonnet. Cela fait, j'aurais tourné par un mouvement lent et gradué la pince sur elle-même, de façon que l'anse formée autour du pédicule, et dont les bouts étaient engagés dans les yeux des cuillers, étranglât et coupât en sciant et en écrasant lentement le pédicule.

Heureusement que les longues cuillers à mors dentelés de la pince que j'avais introduite ont pu embrasser le pédicule dans sa totalité et au niveau de l'utérus, et qu'alors j'ai pu, à volonté, écraser graduellement et lentement le pédicule dont j'ai obtenu ainsi la section nette et sans hémorragie comme sans lésion des parois utérines.

Quand on considère que ce polype fibreux intra-utérin, bilobé, de 19 centimètres de long, ayant 17 centimètres de circonférence dans son lobe supérieur, et 12 centimètres dans son lobe inférieur, a été pris par de célèbres observateurs de New-York et d'Allemagne pour un corps fibreux interstitiel, faisant corps avec l'utérus, et ne pouvant par conséquent être enlevé; que d'autres chirurgiens, notamment à Paris, après examen fait en dehors des époques menstruelles, en ont nié l'existence; que moi-même, l'ayant perçu dans un premier examen, j'en étais venu, dans trois explorations ultérieures, successives, à douter de mon diagnostic, parce que le polype étant remonté dans la cavité utérine, je ne le retrouvais plus, il faut forcément admettre les deux conclusions suivantes : 1° que le diagnostic précis de ce genre de polype fibreux à insertion dans le fond de l'utérus est extrêmement difficile, parce que cette insertion le fait appliquer exactement sur une portion des parois de la matrice, de façon à faire croire qu'il fait corps avec elle; 2° que c'est pendant la période menstruelle que l'exploration doit être faite pour arriver à des notions exactes et complètes, parce que dans cette période les contractions utérines le poussent dans la cavité du col par son prolongement inférieur, et que le col se dilatant et s'effaçant, le museau de tanche remonte un peu sur cette portion et lui permet de faire saillie.

Si l'on veut bien se rappeler maintenant que l'insertion d'un polype fibreux à ce point des parois utérines, est un obstacle absolu, insurmontable à son expulsion spontanée ou provoquée hors de la cavité utérine; que le polype ne pouvant être amené hors de cette cavité, restant par cela même fort longtemps ignoré ou méconnu dans ses rapports avec l'utérus, finit toujours par entraîner des accidents mortels, soit par rupture des parois utérines à la suite d'usure ou de sphacèle de ces parois et par la métrite ou métro-péritonite consécutive, ou même par cette dernière sans rupture des parois utérines; ou enfin par des hémorragies foudroyantes; on restera pleinement convaincu que, dans le cas présent et avec toutes les circonstances qui l'ont accompagné, la malade a été heureusement et sans accident préservée d'une mort d'autant plus certaine, que les célébrités chirurgicales qu'elle avait consultées et qui avaient commis unanimement une erreur de diagnostic, lui avaient enlevé à peu près tout espoir de pouvoir être débarrassée par une opération chirurgicale.

En consultant toutes les observations citées ou analysées dans les deux mémoires que M. Larcher a publiés dans les *Archives de médecine*, je ne trouve absolument qu'un fait semblable à celui-ci sous le rapport de l'insertion dans le fond de l'utérus, c'est celui qui appartient à Demarquay. La malade succomba à la suite, ou plutôt pendant des tentatives de dilatation du col avec des éponges préparées. A l'autopsie, on trouva une rupture de l'utérus sur ses deux faces et bien antérieure aux tentatives de dilatation; par conséquent par suite d'un travail lent et sourd sur les parois utérines qui, une fois rupturées, donnèrent lieu plus ou moins rapidement à des accidents mortels. Sur dix observations compulsées par moi dans divers recueils périodiques, je n'en vois pas une où le polype soit inséré dans le fond de l'utérus (1).

(1) Les *Archives de médecine* (avril 1868) contiennent une observation où le polype était situé dans le fond de l'utérus.

Ce fait, cité par M. Guéniot, prouve surabondamment ce que je viens de dire plus haut au sujet de la difficulté du diagnostic.

Ce fait, cité par l'auteur pour prouver les bons effets que l'on peut retirer de l'acupuncture pour le diagnostic dans certains cas, démontre que M. Richet, qui avait fait à la malade l'ablation d'un premier polype, s'apercevant que l'utérus présentait encore une petite tumeur dans sa cavité, ne put, pendant un nombre de jours, établir le diagnostic et resta indécis sur l'existence d'un deuxième polype fibreux intra-utérin ou d'une inversion partielle de la matrice. M. Guéniot, qui remplaçait M .Richet dans son service et qui reprenait cette malade sur laquelle M. Richet fixait spécialement son attention, ne put, après tous les moyens d'exploration, être mieux fixé que son maître.

Il eut recours alors à l'acupuncture, qui lui fit diagnostiquer un polype fibreux par les raisons suivantes : que l'aiguille, après avoir traversé une couche molle,

Au reste, il n'est pas rare de voir des polypes fibreux intra-utérins, insérés beaucoup plus bas, sur le col ou à son ouverture supérieure, déterminer des accidents semblables et la mort. Sur les quinze observations analysées par M. Larcher, on en trouve cinq dans ce cas. Une appartient à Nélaton (*Bulletin de la Société anatomique*, 1re série, t. XXII, p. 337, 1847), une à M. Barth, celle au sujet de laquelle M. Larcher a publié son dernier mémoire; une communiquée par Loir à la Société de chirurgie; une communiquée par M. Pinaut à la Société anatomique de Paris, et enfin celle qui est due à M. Viardin (de Troyes).

Si l'on compulsait soigneusement les faits publiés, on verrait que les cas terminés malheureusement sont beaucoup plus fréquents encore. En tout cas, il reste démontré que le polype, dont le point d'insertion est au fond de l'utérus, doit se terminer par la mort si on n'arrive à préciser le diagnostic.

s'implantait difficilement sur une couche dure, résistante, et qui la faisait incurver, et qu'enfin la piqûre ne déterminait aucune douleur chez la malade. Ce chirurgien put alors faire l'ablation de la tumeur. Que l'acupuncture ait pu fournir des notions pour distinguer un corps fibreux d'une inversion utérine partielle, nous l'accordons; mais il restait encore un point à établir avant d'opérer, à savoir si le corps fibreux était pédiculé et quel était son point d'insertion. Je suppose, puisqu'il n'en est nullement fait mention, que MM. Riche et Guéniot, trouvant au col une ouverture d'une pièce de 2 francs qui permettait l'introduction du doigt, ont fait leurs explorations en dehors des époques menstruelles; que si l'examen avait été fait durant les époques, probablement auraient-ils pu, avec une semblable dilatation, explorer exactement le fond de l'utérus et reconnaître le polype et ses rapports. Il est vrai que la malade n'avait jamais eu d'enfants et que l'exploration devenait plus difficile.

Cependant j'imagine, quoique M. Guéniot ne le dise pas, que, pour porter une ligature sur le polype situé au fond de l'utérus, il a bien fallu qu'il introduise le doigt jusqu'au fond; qu'avant de jeter la ligature, il a fallu qu'il s'assure avec précision de la situation positive et du point d'insertion pour ne pas s'exposer à un mécompte, et qu'enfin le toucher seul a pu compléter les notions dont le chirurgien avait besoin avant d'opérer.

Cette observation est donc une preuve irrécusable de la très grande difficulté du diagnostic, et démontre la nécessité impérieuse de faire l'examen des malades pendant la période menstruelle parce que l'utérus se prête alors mieux à ce examen.

2. — Des polypes hypertrophiques de l'utérus ; application de la ténotomie utérine ignée pour leur guérison.

Parmi les nombreuses variétés de polypes, qu'on rencontre dans l'utérus, il en est une à qui l'on a donné le nom de *polypes hypertrophiques*, parce que ceux-ci semblent plus particulièrement constitués par l'hypertrophie d'un tissu normal.

Ce sont surtout les cols hypertrophiés qui offrent ces sortes de tumeurs qui n'ont guère que la forme de polype.

On rencontre en effet souvent des tumeurs hypertrophiques diffuses, sans limites tranchées, sur l'une des faces internes du conduit cervical et des lèvres du museau de tanche. D'autres fois, la même hypertrophie, remontant fort haut dans le col, oblitère l'ouverture cervicale interne en la dépassant, tandis qu'en bas, en se prolongeant dans le museau de tanche, elle vient faire une saillie plus ou moins considérable en dehors du méat, où elle offre un lobe distinct, plus rarement deux ou trois lobes tenant à une racine commune, comme deux ou trois cerises ou deux ou trois amandes jumelles. Cette hypertrophie, terminée au museau de tanche par une sorte de polype unique ou bilobé, augmente notablement l'un des côtés des parois du col.

La consistance de ces polypes est dure, résistante comme le tissu hypertrophique dont ils ne sont qu'une prolongation ; on s'est mépris parfois, en les considérant comme des fibroïdes à cause de cette consistance même.

Ils sont peu vasculaires, et quand ils donnent lieu aux hémorragies, c'est par une irritation perpétuelle exercée par pression sur la surface correspondante de la muqueuse utérine. La source de l'hémorragie est alors au-dessus de l'ouverture cervicale interne. Leur volume peut devenir assez considérable pour qu'ils soient perçus facilement au doigt, surtout quand ils font saillie hors du museau de tanche, et à plus forte raison quand ils existent sur cette partie d'un col prolabé. A l'encontre des polypes muqueux, leur surface est pâle ou rosée quand on les examine au spéculum. Il semble qu'ils sont très peu vasculaires. Ils n'ont pas de pédicule à proprement parler; leur racine est diffuse et confondue avec les tissus hypertrophiés du col auxquels ils font suite, et cette hypertrophie porte sur la muqueuse de revêtement et sur le tissu musculaire. On dirait qu'ils ne résultent que d'une pression continuelle de haut en bas, de dedans en dehors, et qu'à force de subir cette pression, ils s'allongent pour descendre au museau de tanche, s'y engager et finalement le dépasser.

Si ces polypes avaient comme les polypes muqueux un vrai pédicule, leur situation, limitée en général dans le conduit cervical, en permettrait facilement l'ablation. Mais, quand on les contourne avec le doigt, on s'aperçoit bien vite qu'ils ne sont qu'une portion saillante et exagérée d'une hypertrophie de tissu qui occupe un espace plus ou moins étendu et diffus.

Si l'on s'avise de les exciser, on ne peut le faire qu'au point de leur saillie en détachement. On n'a pas grande crainte pour l'hémorragie, mais outre qu'on laisse subsister la base hypertrophique des tissus qui pourra donner lieu à une production semblable, et qui, en tout cas, continue à entretenir une irritation permanente et les hémorragies, on se trouve en présence d'une plaie ouverte, toujours grosse de dangers, sur la muqueuse utérine. Il nous est arrivé plusieurs fois d'exciser jusqu'à la base et profondément de petits polypes de cette espèce, en ayant soin d'escarrifier ensuite, avec le fer rouge, la surface cruentée. Quand la saillie polypiforme est considérable et que les tissus qui lui donnent naissance sont étendus, nous en faisons l'ablation par la ténotomie utérine ignée qui, après la chute de la partie saillante, permet d'aller détruire les tissus hypertrophiés qui obstruent le canal et qui s'étendent parfois au delà de l'ouverture cervicale interne.

OBSERVATION XIII. — *Polype hypertrophique, faisant saillie à travers le museau de tanche, de la grosseur de deux amandes, faisant suite à l'hypertrophie des tissus de toute la partie gauche du conduit cervical, hypertrophie qui obture l'ouverture cervicale interne. — Hémorragies peu considérables, mais continues. — Opération. — Guérison.*

Mme D... a quarante-huit ans : c'est une femme grande, blonde, obèse. Elle a subi la ménopause depuis deux ans : c'est surtout depuis ce moment que l'obésité s'est accentuée. Elle n'a jamais eu d'enfant ; elle n'a jamais eu d'affection utérine. Depuis six mois seulement elle éprouve des douleurs de reins, qui s'exaspèrent à la marche ; parfois elle éprouve aussi des douleurs iléo-fémorales à droite ou à gauche.

Il y a quatre mois, après une absence complète de menstruation pendant seize mois, elle a revu du sang et a pensé que c'était un retour des règles. Mais cet écoulement, de peu d'importance, a duré près d'un mois, pour cesser quelques jours, se reproduire encore, puis cesser et ainsi de suite. Ces pertes l'inquiètent plutôt par leur quasi-continuité que par leur abondance, et ce sont surtout les douleurs de reins qui lui causent le plus d'ennui. Au reste, à part la constipation, qui est son état habituel, toutes les fonctions s'exécutent bien.

L'exploration directe avec l'indicateur permet de constater une tumeur bilobée, faisant saillie hors de l'ouverture externe et se poursuivant dans le conduit cervical de l'utérus. Au côté droit de la face interne de ce conduit, on peut, en forçant, porter l'indicateur entre la tumeur et la paroi ; sur le côté gauche, à quelques millimètres au-dessus de la commissure, la tumeur se confond avec les tissus, qui présentent une épaisseur en saillie telle, que quand on repasse l'indicateur à droite, on sent le conduit complètement obstrué jusqu'au niveau de l'orifice interne. Cette saillie hypertrophique s'étend de la face interne à la moitié des faces antérieure et postérieure, mais la saillie s'applique exactement sur les surfaces. Vu à travers le spéculum, ce polype présente deux lobes, de la grosseur d'une amande chacun, qui se confondent à leur émergence de la paroi cervicale interne.

Pour nous assurer à quel point l'ouverture cervicale interne est obturée, nous cherchons à exercer le cathétérisme avec une toute fine bougie en baleine, à extrémité olivaire, à travers le spéculum.

Il nous faut de grands tâtonnements et exercer des mouvements de rotation et de circonduction pour pouvoir la franchir, tellement l'intumescence hypertrophique est considérable. Le cathétérisme donne six centimètres et quart de diamètre longitudinal.

L'opération, décidée, est pratiquée le 16 juillet 1876.

Manuel opératoire. — La malade placée comme pour une application de forceps, le spéculum est introduit, et le col, directement engagé dans le champ de l'instrument, laisse voir la tumeur bilobée, à teinte rosée, à consistance dure, résistant à la pression des pinces qui la saisissent et à des tractions exercées avec une certaine force.

La tumeur ainsi saisie avec les pinces, nous laissons à un aide le soin de maintenir le spéculum à glace de Fergusson dont nous nous servons habituellement ; — puis prenant les pinces de la main gauche, et tenant ainsi la tumeur attirée, autant que possible, en dehors du méat, avec des hystérotomes acérés à la pointe, tranchants d'un côté, mousses au dos, droit et gauche, chauffés au rouge-cerise, nous disséquons petit à petit, sur le pédicule diffus, de haut en bas, d'arrière en avant, de gauche à droite, et, quand la dissection nous paraît s'élever à un centimètre et demi environ au-dessus du méat, avec des ciseaux légèrement concaves sur plat, vers la pointe, chauffés au rouge-cerise, nous sectionnons le reste de l'attache pédiculaire. — Il ne s'est pas échappé une goutte de sang.

Nous introduisons alors notre plus fin cathéter à curseur, froid, pour voir si nous pourrons franchir plus aisément l'orifice interne, que nous ne l'avions fait avec la bougie en baleine avant cette première partie de l'opération.

Cette exploration terminée, nous fixons le curseur à cinq centimètres, pour que l'ouverture interne du col soit largement dépassée par l'escarrification. Deux autres cathéters de plus fort calibre sont fixés au même numéro.

Ici commence la partie vraiment difficile de l'opération. Le premier cathéter à curseur, chauffé au rouge-cerise (fig. 1-2), est porté rapidement dans le conduit cervical et franchit son ouverture interne. La gouttière escarrotique est ainsi ouverte; les deux autres cathéters sont de même portés rapidement dans cette gouttière qu'ils agrandissent. Un hystérotome effilé, triangulaire, acéré à la pointe, est ensuite engagé, son angle saillant portant sur la partie hypertrophiée du col, et va traverser l'ouverture interne (fig. 5).

Un hystérotome en truelle (fig. 7), à arête postérieure, est introduit à son tour; l'arête portant également sur la partie hypertrophiée. Ces diverses manœuvres ont permis de détruire une bonne partie des tissus hypertrophiés et de frayer une voie suffisante à l'hystérotome semi-olivaire qui doit achever cette destruction.

Après l'introduction deux fois répétée de l'hystèrotome semi-olivaire (fig. 9), l'action destructive par escarre est jugée suffisante, et l'opération est terminée. Avec une bougie molle, de gros calibre, nous pouvons facilement franchir l'ouverture interne du col et pénétrer dans la cavité du globe. Le but est donc atteint, l'atrésie par hypertrophie latérale gauche est vaincue, et tout permet d'espérer qu'après la chute des escarres et la cicatrisation des plaies, la guérison sera définitive. Un linge imbibé d'huile est porté sur le col, de la glace dans un boyau préparé est appliquée sur le bas-ventre pendant quarante-huit heures. Des injections de lavage à l'eau de son, avec addition de chlorure d'oxyde de sodium, devront être faites deux fois par jour pendant quinze jours, puis pendant quarante jours on fera des injections avec de l'eau additionnée, par verre de liquide, de quinze gouttes de la mixture suivante :

Alcoolature de myrrhe...........	10	grammes.
Alcoolature de quinquina.........	10	—
Alcoolature de lavande..........	10	—

M. S. A.

Les choses se passent bien après l'opération ; il n'y a aucun accident traumatique. La malade peut se lever le quatrième jour et la guérison se poursuit graduellement ; elle est complète le cinquante-neuvième jour.

Le 15 janvier 1877, nous pouvions revoir cette malade et constater que le conduit cervical reste libre à ses deux ouvertures, et que l'hypertrophie de la partie gauche du col ne se reproduit pas.

3. — Traitement médical des fibro-myômes interstitiels de l'utérus.

Les traitements mis en usage pour obtenir la régression des tumeurs fibreuses interstitielles consistent en applications locales intus et extra, dont les principales sont les bains de siège froids et prolongés avec eau renouvelable et irrigations utérines froides; les douches froides circulaires autour du bassin; les frictions sur le bas-ventre avec des pommades résolutives et applications de glace par-dessus; les badigeonnages avec la teinture d'iode.

On porte sur la muqueuse utérine, par divers procédés, des styptiques très actifs, tels que le perchlorure et le persulfate de fer, les acides chromique et nitrique qui sont les styptiques par excellence, à divers degrés de dilution, et même la teinture d'iode dont l'action est bien moins prononcée dans ce sens.

Tous ces moyens externes ont leur degré plus ou moins grand d'utilité et d'action.

Comme médicaments internes, il faut citer le bichlorure de mercure, le bromure et l'iodure de potassium, et enfin le chlorure de calcium à la dose de deux à trois grammes, dont les Anglais font le plus grand éloge; et puis, c'est à peu près tout, car l'usage de l'ergotine à l'intérieur est plus spécialement dirigé contre les métrorragies plutôt que dans l'intention d'obtenir une réduction de la tumeur.

Cependant, depuis quelques années on emploie les injections sous-cutanées d'ergotine, dont l'action plus directe atteint beaucoup mieux le résultat qu'on se propose, de maîtriser les pertes de sang. On pratique ces injections sur le bas-ventre et mieux encore sur les grandes lèvres.

Mais ces injections souvent répétées paraissent avoir une action réelle sur la tumeur fibreuse elle-même, puisqu'on a constaté sa diminution sinon sa disparition complète dans quelques cas, et la régression si avancée dans d'autres cas plus exceptionnels, qu'on a prononcé le mot de guérison. C'est ainsi que Hildbrand, qui prétend avoir recouru le premier à cette méthode, dit avoir obtenu sur cinq cas, deux fois une guérison, et dans les trois autres cas une diminution du volume de la tumeur. Il est vrai qu'il y a des désidérata au sujet de ces cinq cas :

1° C'est que les malades n'ont pu être revues dix-huit mois à deux ans après pour savoir si la guérison se maintenait;

2° C'est que la démonstration de la constitution de la tumeur n'est prouvée que par l'énonciation. Qu'importe, quant au mode d'action de l'ergotine ainsi injectée, si les faits sont là et surtout s'il s'est bien agi de fibromes interstitiels développés sur la paroi interne de l'utérus! On doit donc les recommander d'une façon toute spéciale, tant les apparences sont en leur faveur.

Mais ces faits que nous venons de citer sont-ils bien concluants quant à la régression de fibromes ou fibro-myômes? A d'autres qui auront le temps de compulser des mémoires épars à apporter des cas nouveaux à l'appui.

Quant à nous, nous allons citer une observation, aussi authentique qu'irrécusable, de guérison apparente par nous obtenue en partie par ce procédé, dans un cas où le diagnostic a pu être établi avec une apparence de certitude, et où il y avait eu cependant erreur, puisque la malade a succombé deux ans après à un sarcome encéphaloïde intra-utérin, dont on a pu détacher avec les doigts une grande partie. Voici le fait :

Observation XIV.

M. le docteur Aumigeon m'appelait à Châlons-sur-Marne, en octobre 1879, pour opérer, comme il me l'avait vu faire à Paris, un fibrome interstitiel de l'utérus qui, par des hémorragies presque continues et quelquefois redoutables par leur abondance, avait réduit *in extremis* la malade. Il me priait d'apporter tous mes instruments pour opérer immédiatement.

Il s'agit de la femme d'un riche fermier des environs de Châlons-sur-Marne âgée de trente-deux à trentre-quatre ans, n'ayant jamais eu d'enfant depuis dix ans de mariage. Cette femme est exsangue, sans forces, pâle, ne pouvant supporter ni marche, ni déplacement, ni secousse de voiture. Elle a commencé à avoir des métrorragies il y a trois ans. D'abord espacées, ces pertes de sang sont devenues de moins en moins espacées ; et depuis trois à quatre mois elles n'ont laissé que quelques jours de répit à la malade, malgré les soins donnés par plusieurs confrères de la localité. Cette pauvre malade, qui digère fort mal, en est réduite à s'alimenter avec du bouillon froid, quelques potages légers, de la viande hachée et mêlée à du potage. Elle se soutient un peu par l'usage de vins généreux. Toujours essoufflée, elle éprouve de fortes palpitations au moindre mouvement.

Elle avait renoncé à tout traitement, quand le docteur Aumigeon lui proposa de la faire opérer, ce qu'elle accepta de suite.

Au toucher, dans la position debout, je constate que l'utérus est volumineux, à forme ovoïde, à col complètement effacé, les lèvres du museau de tanche amincies, et collées sur une tumeur dont l'indicateur peut cependant constater le contour de l'extrémité inférieure, qui est parfaitement libre en avant et un peu en arrière à droite, tandis qu'à gauche, en avant et en arrière, elle fait partie intégrante de la paroi utérine.

Cette exploration augmente la perte de sang, ce qui nous oblige à faire des injections d'eau froide fortement acidulée.

Après repos, la malade étant sur son lit, la palpation addominale, très facile chez cette femme amaigrie, permet de constater que l'utérus ne s'élève pas à plus d'un travers de doigt au-dessus du pubis. L'exploration vaginale avec le doigt, dans cette position, permet d'établir la mobilité du corps de l'utérus contenant un néoplasme. Nous ne poussons pas plus loin cette exploration.

Nous introduisons, avec les plus grandes précautions, le spéculum. Après avoir bien étanché le sang, nous voyons l'extrémité inférieure de l'utérus formant un ovoïde sans col qui est complètement effacé, l'ouverture du museau de tanche, circulaire comme une pièce de 50 centimes, laissant entre-bâiller un tissu charnu, l'extrémité du néoplasme. Une sonde molle introduite à droite par l'ouverture peut pénétrer jusqu'à 5 à 6 centimètres en haut, un peu en avant et en arrière, et est arrêtée, en avant à gauche et en arrière à gauche, par le fait même de la tumeur faisant corps avec les parois utérines en ces endroits.

Cette dame étant beaucoup trop faible et trop exsangue pour pouvoir supporter la moindre tentative opératoire, il est convenu qu'on fera le possible pour maîtriser les pertes de sang, réparer les forces; et qu'en cas de réussite dans cette tentative, dans trois ou quatre mois on procédera à l'ablation de la tumeur. Inutile de recourir au tamponnement soit classique, soit avec des ballons en caoutchouc, puisqu'il a toujours donné de mauvais résultats entre les mains des autres confrères et de M. Aumigeon lui-même.

Donc, voici le traitement décidément arrêté : repos absolu, injection sous-hypodermique d'ergotine tous les deux jours au-dessus du pubis ou sur les grandes lèvres. Bains de siège froids tous les jours, de plus en plus prolongés, suivant les forces de la malade, en renouvelant continuellement l'eau froide par un courant, et injections utérines, avec l'eau du bain, durant le bain. Autant que possible, nuit et jour, glace sur le bas-ventre au moyen d'un boyau préparé appliqué par-dessus une flanelle simple ou double; tous les huit jours un badigeonnage sur le ventre avec la teinture d'iode; vin de Séguin. Régime réparateur sous un petit volume; le thé au bœuf des Américains devant fournir, pour un temps, la base de l'alimentation, vin généreux.

Dix-huit mois s'étaient écoulés sans que j'eusse eu des nouvelles de cette malade, que je pouvais bien légitimement croire emportée par suite des métrorragies, quand mon confrère Aumigeon me l'amena en juin 1881. Je ne la reconnus pas, tant la transformation était grande.

Le prétendu fibrome, la tumeur intra-utérine, avait à peu près disparu. Dans un examen méticuleux, je pus constater que l'utérus avait repris sa forme avec col bien conformé. La lèvre antérieure, sur la moitié gauche, laissait percevoir une légère induration faisant un peu saillie dans la cavité. L'extrémité de l'indicateur pouvait franchir le méat et s'assurer de l'absence d'une tumeur proprement dite. L'utérus, avec sa forme ordinaire, était revenu à peu près au volume normal, et le cathétérisme put être exécuté jusque dans la cavité du globe, sans être arrêté par une tumeur en saillie. Seulement la sonde retirée formait une légère courbe à droite, à concavité gauche; signe certain qu'il y avait à la partie correspondante une certaine épaisseur des tissus, une intumescence.

En tous cas cette dame était en un état satisfaisant de santé, d'embonpoint, avec menstruation régulière. C'était bien l'apparence d'une guérison radicale.

Le 5 avril 1883 le docteur Aumigeon est venu me voir. Au milieu de la conversation, je lui demandai des nouvelles de la malade. Il me répondit qu'elle était morte depuis quelque temps; qu'une tumeur avait reparu, sortant en partie par l'orifice utérin dilaté; qu'il avait pu extraire avec les doigts une grande partie de cette tumeur, mollasse, fragile comme la pulpe cérébrale, et que la malade avait succombé quelques jours après avec des signes d'infection générale, avec teinte cachectique jaune-paille.

Quelle pouvait bien être cette dernière tumeur sinon un sarcome encéphaloïde intra-utérin, comme j'en ai observé trois cas, tous trois terminés par infection générale après opérations multiples.

Les fibromes interstitiels peuvent acquérir un rapide et très volumineux développement; exemples :

Observation XV. — *Léio-fibrome de l'utérus.*

Marche rapide, — dérangement de la santé seize mois auparavant, est-il dit; mais il n'est nullement prouvé que la tumeur n'existât pas à un degré plus ou moins considérable. Quoi qu'il en soit, en seize mois la malade succombe, et succombe aux hémorragies, quoique le conduit cervical fût oblitéré et presque tout oblitérée aussi la cavité utérine. Tumeur dure, s'élevant au-dessus de l'ombilic dans la région épigastrique ; située à gauche, cette tumeur bosselée et lobulée offre une portion plus spécialement épigastrique située à gauche, également lobulée, et une tumeur médiane et inférieure, sensiblement lisse et arrondie, s'avançant dans les fosses iliaques des deux côtés. Ces tumeurs sont absolument mates à la percussion, sans fluctuation, sans adhérences aux parois abdominales, qui glissent sur elles. Au toucher vaginal l'utérus est peu mobile; le col est abaissé et présente une saillie transversale à son orifice, ne pouvant pas admettre l'extrémité du doigt. La lèvre antérieure plus avancée que la postérieure, toutes les deux lisses, tel est le résultat du premier examen. Pendant son séjour à l'hôpital la malade a des pertes abondantes, des vomissements incessants, sans signes de péritonite, et succombe dans un état d'épuisement complet.

A l'autopsie on trouve la tumeur constituée par l'utérus hypertrophié et couvert de masses mamelonnées. La cavité utérine a disparu; à peine voit-on sur un point une trace linéaire où les tissus ne sont pas confondus. L'orifice de la matrice est bouché ; il est absolument impossible d'introduire un stylet dans cette apparence d'orifice constaté pendant la vie. La cavité cervicale a disparu.

L'examen histologique a permis de constater sur les tumeurs les éléments de l'utérus normal, des fibres musculaires lisses et presque aussi développées sur certains points que dans l'utérus gravide. (*Société de biologie*, observation de M. Laboulbène.)

Cette indication du développement rapide des myômes utérins pour lesquels on a pratiqué l'hystérectomie par la voie gastrique se trouve prouvée : 1° par l'observation de Kœberlé, qui en est un exemple remarquable : une jeune fille de dix-neuf ans, ayant joui jusque-là d'une bonne santé, bien réglée depuis un an, est prise de dysménorrhée; puis le ventre devient gros; au bout de cinq ans il était monstrueux; membres pelviens infiltrés, face cyanosée, dyspnée prononcée. La tumeur enlevée ne pesait pas moins de 33 kilogrammes. « Elle était constituée par un corps fibreux interstitiel de la matrice développé sur le fond de l'organe. »

Le myôme enlevé par M. Ollier (observation, *pièces justificatives*), s'était également développé chez une femme jeune (vingt-neuf ans), et en quatre ans avait acquis le volume de deux têtes d'adulte. Enfin, dans les deux observations du professeur Richet, la rapidité de la marche de la tumeur doit être notée. Sur la malade opérée à l'Hôtel-Dieu, le corps fibreux n'avait manifesté sa présence qu'à l'âge de trente-sept ans, et au bout de deux ans il était assez gros pour « soulever le foie ». Chez la malade opérée à Ivry, âgée de vingt-six ans, le myôme avait atteint très rapidement le volume d'un utérus au huitième mois de la grossesse.

II. — Pronostic des fibromes interstitiels

Pour les fibromes ou fibro-myômes intra-utérins pédiculés, la matrice peut, à force de contractions et après les avoir étranglés à leur base, les expulser et s'en débarrasser. Il y en a des exemples authentiques nombreux.

Cette terminaison heureuse n'est guère probable pour le fibrome resté interstitiel, et si, à force de contractions, elle les étranglait partiellement et les expulsait partiellement aussi hors de sa cavité, ce serait aux dépens de la septicémie consécutive au sphacèle de la tumeur, comme en témoignent les deux observations suivantes, ou en provoquant son inversion. On a observé qu'à la suite de la ménopause, certaines tumeurs fibreuses de l'utérus, notamment les sous-péritonéales, en poussée dans la cavité abdominale, peuvent subir une régression atrophique et disparaître. Il en existe encore des exemples authentiques dans la science. Cette régression, possible aussi pour le fibro-myôme interstitiel, n'a été, au moins d'après les données acquises et d'après notre propre observation, que très exceptionnellement constatée.

Ces néoplasmes peuvent subir une transformation calcaire ou osseuse. Cette transformation peut n'avoir lieu qu'à la circonférence, ce qui donne à la tumeur une coque calcaire ou osseuse, ou par infiltration qui pénètre la tumeur.

Pareilles transformations s'opèrent plutôt sur les fibromes sous-péritonéaux et sur ceux encapsulés, faiblement adhérents aux parois utérines, vivant en parasites, que sur les fibro-myômes qui font une vraie continuité avec le tissu de ces parois dans lesquelles ils se confondent, s'enclavent, et qui sont dépourvus de capsule. Ceux-ci ne sont donc généralement pas susceptibles, comme les fibromes sous-péritonéaux, ou les tumeurs fibro-cystiques, et comme les fibromes intra-utérins encapsulés, d'une guérison spontanée par régression atrophique, résorption des parties liquides, ou par transformation calcaire ou osseuse.

Si, comme les fibro-myômes pédiculés ou encapsulés, le fibrome interstitiel peut être frappé d'inflammation ou de gangrène, c'est tout au détriment des malades, parce que la septicémie, la pyémie en sont les conséquences.

Une des chances les plus favorables qui puisse être admise pour les malades atteintes de pareils fibromes, c'est leur régression au cours ou à la suite de la ménopause. Mais s'il existe dans la science plusieurs exemples de cette nature, authentiques et bien précis, c'est à titre d'exception.

Observation XVI. — *Sphacèle des fibro-myômes utérins.*

La nommée F..., âgée de quarante et un ans, célibataire et sans enfants, entre dans mon service le 4 octobre 1883 pour une affection utérine, dont le début remonte à trois ans. Cette femme, qui avait toujours été bien réglée et avait toujours joui d'une bonne santé, présente depuis le mois de septembre 1879 les symptômes d'un corps fibreux de la matrice, à savoir, troubles de la menstruation, écoulement leucorrhéique, développement progressif d'une tumeur abdominale, qui occupe le siège et reproduit la forme de cet organe. Jusque dans ces derniers temps ces divers accidents n'ont revêtu aucun caractère alarmant; mais depuis huit jours, cette malade éprouve des douleurs de ventre extrêmement vives, qui l'ont forcée de s'aliter; elle présente de la fièvre, des frissons, une inappétence complète, des vomissements incessants, et c'est dans cet état qu'elle est transportée à l'hôpital Saint-Léon de Nancy.

En l'examinant, je constate à première vue l'existence d'une tumeur abdominale volumineuse de consistance fibreuse, remontant jusqu'à l'ombilic et occupant la région hypogastrique ainsi que la fosse iliaque droite. Ce qui me frappe surtout, c'est un aplatissement de la fosse iliaque gauche et une espèce d'encoche sur le bord correspondant de la tumeur; on dirait que celle-ci s'est affaissée partiellement pour s'engager dans le petit bassin, et, de fait, la malade me raconte que depuis quelques jours son ventre a diminué de volume et la tumeur se montre à la vulve.

Portant de suite mon attention de ce côté, je remarque qu'en effet cette femme est en train d'accoucher d'une énorme tumeur fibreuse, qui, à cette heure, remplit tout le vagin et présente les dimensions d'un fœtus à terme. L'enclavement dans le bassin est si complet, qu'il est impossible de pénétrer, avec le doigt, vers les parties profondes, à plus forte raison d'atteindre le col et de déterminer le point d'implantation du néoplasme. Celui-ci est grisâtre à sa surface et paraît sphacélé; une portion grosse comme une noix s'en est détachée spontanément et ne tient au reste de la tumeur que par quelques filaments ramollis. La vulve laisse écouler un liquide brunâtre, d'une odeur nauséabonde.

Quant à l'état général, il est des plus sérieux ; la température est à

40 degrés ; le facies profondément altéré, le ventre douloureux au toucher ; nul doute que cette femme ne soit sous le coup d'une septicémie ou d'une péritonite imminente par suite du sphacèle de sa tumeur et de la rétention des sécrétions utérines.

En conséquence, je me décide à intervenir séance tenante dans le but d'enlever, sinon la totalité, du moins la plus grande partie du corps fibreux, et de me créer une voie suffisante pour faire des injections détersives dans la matrice. Après chloroformisation préalable et ablation de la partie procidente de la tumeur, j'aborde la portion intravaginale de celle-ci et me sers, pour la morceler, de l'écraseur linéaire, de façon à éviter toute possibilité d'hémorragie ; mais voyant qu'aucun écoulement de sang ne s'opère sur les surfaces de section et que les parties enlevées sont totalement sphacélées, j'emploie purement et simplement des ciseaux de trousse, ce qui me permet d'accélérer la manœuvre. J'enlève ainsi cinq à six tranches, grosses chacune comme un œuf de poule environ, et je finis par arriver jusqu'au niveau du cul-de-sac postérieur, d'où s'écoule une quantité considérable de pus et de liquide sanieux ; la tumeur se trouve de cette façon abaissée au niveau du col utérin. A ce moment je constate qu'elle ne présente, à proprement parler, pas de pédicule et qu'elle se continue sans ligne de démarcation avec la lèvre postérieure du col et la paroi correspondante du corps de l'utérus. Il est impossible de lui imprimer aucun mouvement, et ni la torsion ni l'arrachement ne peuvent être mis en question. La lèvre antérieure est intacte, presque effacée, et le doigt pénètre jusque dans la cavité utérine. Le sphacèle est limité à la portion vaginale de la tumeur, ainsi que le démontre l'écoulement de sang qui se fait, dès que j'essaye de pousser plus loin le morcellement.

Comme, d'autre part, l'opération dure déjà depuis deux heures, pendant lesquelles la chloroformisation a été maintenue complète, je crois prudent de m'arrêter après avoir introduit une sonde en caoutchouc rouge jusque dans la matrice et fait une large irrigation avec une solution de chloral au 1/100. La malade est rapportée dans son lit et réchauffée. Comme traitement, je prescris des injections utérines et vaginales faites avec le même liquide et répétées toutes les deux heures. Le soir, température : 39°,5. Injection hypodermique de morphine.

6 *octobre.* — Le lendemain, état relativement satisfaisant ; les injections sont continuées.

Les jours suivants, l'écoulement vaginal est toujours abondant, mais devient progressivement moins fétide. La température, néanmoins, reste élevée le soir (39 degrés), tandis qu'elle s'abaisse considérablement le matin (37 degrés). Ces grandes oscillations ne laissent pas que de m'inquiéter et j'ordonne du sulfate de quinine à fortes doses, ainsi que du champagne frappé. Comme de plus les vomissements et les douleurs abdominales persistent, j'y joins la potion de Rivière et des onctions sur le ventre avec l'onguent belladoné.

Grâce à ces divers moyens, j'arrive à maintenir la malade, pendant les quinze jours suivants, dans un état satisfaisant ; la température seule me donne encore quelques inquiétudes ; elle oscille tous les soirs entre 39 et 40 degrés.

Le 22 octobre, je m'aperçois qu'une portion nouvelle de la tumeur a franchi le col et qu'elle s'est sphacélée comme la première fois ; en conséquence, je procède, mais sans anesthésie préalable, à une opération complémentaire destinée à observer derechef les parties qui se sont engagées dans le vagin. J'enlève ainsi un fragment de néoplasme gros comme le poing, et je m'arrête dès que j'arrive dans les tissus vivants. La cavité utérine est de nouveau facilement accessible, et les injections sont reprises avec la même solution antiseptique. A partir de ce moment, l'écoulement vaginal devient moins abondant et la santé générale s'améliore à vue d'œil, bien que la température reste encore notablement élevée le soir. Le ventre est très diminué de volume, et le globe utérin n'est plus senti qu'à peu de distance du pubis.

7 *novembre.* — Les règles, qui depuis deux mois ne s'étaient pas montrées, apparaissent sans douleur et avec leur abondance normale ; elles me forcent à suspendre provisoirement les injections détersives intra-utérines.

9 *novembre.* — Ces injections ayant été reprises trop tôt, le flux menstruel, qui avait complètement cessé, reparaît avec une grande intensité, s'accompagnant de douleurs abdominales vives, de fièvre (40 degrés) et d'une inappétence complète. Une injection de morphine arrête ces accidents et dès le lendemain la température est redescendue à 37°,5.

Les lavages utérins ne sont repris d'une façon régulière que le 14 novembre, afin d'éviter tout nouvel écoulement sanguin; l'état général, à ce moment, est des plus satisfaisants et la malade commence à se lever; il se fait encore un léger écoulement vaginal, mais il est à peu près inodore et tout danger paraît écarté.

Vers le milieu du mois de décembre, la santé de cette femme est devenue si bonne que je lui accorde son exeat, qu'elle me réclame instamment. Au moment de son départ, je constate que la lèvre postérieure du col est encore assez grosse et épaisse de trois travers de doigt environ; elle est mamelonnée et indurée, tandis que la lèvre antérieure est souple et revenue sur elle-même; l'orifice du col, quoique déformé, s'est reconstitué.

Le ventre est plat et presque normal; on ne sent plus la matrice qu'immédiatement au-dessus du pubis. Bref, il persiste encore des signes d'hypertrophie utérine; mais comme cette femme approche de la ménopause, tout me fait espérer une guérison définitive et radicale.

J'ai reçu récemment de ses nouvelles; la guérison ne s'est pas démentie (1).

M. le docteur Schwartz, chirurgien des hôpitaux de Paris, a bien voulu communiquer à M. Th. Weiss une observation analogue à la précédente, qu'il croit devoir reproduire ci-après : « Moins heureux que moi, dit-il, il a eu affaire à une femme qui était déjà en pleine septicémie quand elle est entrée dans son service, et qui a succombé malgré le traitement identique qui a été employé. »

Observation XVII.

Mme L... A..., âgée de quarante-huit ans, entre le 27 août 1883 à la Maison municipale de santé pour se faire débarrasser d'une tumeur gangrenée qui lui pend depuis vingt-trois jours hors du vagin entre les cuisses.

Le ventre avait grossi depuis quelques années; la femme perdait

(1) Observation publiée par M. Th. Weiss, professeur agrégé de la Faculté de médecine de Nancy, dans le numéro du 27 mars 1884 de la *Gazette des Hôpitaux*.

beaucoup au moment de ses règles et entre les époques cataméniales. La tumeur se présentait sous forme d'une masse gris noirâtre, multilobée, de la grosseur du poing, répandant une horrible odeur; elle se prolongeait dans le vagin par une masse qui remplissait et distendait ce canal, et elle donnait lieu à l'écoulement d'un ichor fétide. La palpation du ventre nous fait sentir l'utérus très volumineux, bombé, remontant jusqu'à l'ombilic. L'expulsion de la tumeur avait été provoquée par de véritables douleurs, semblables à celles d'un accouchement; elles ont débuté il y a trois ou quatre jours et durent encore.

L'état général est profondément atteint; la femme est anémiée au plus haut degré et présente une cachexie très avancée, marquée par une teinte jaunâtre et un amaigrissement rapide. A son entrée, nous ne constatons qu'un peu de fièvre (38 degrés le soir), quoique le pouls soit rapide et petit.

Le diagnostic s'impose : il s'agit d'une masse fibreuse expulsée par l'utérus et sphacélée en grande partie. Il est confirmé par le toucher rectal, car le doigt a beaucoup de peine à pénétrer dans le vagin; à plus forte raison est-il impossible de sentir le col de l'utérus.

27 *août.* — Pour me faire du jour, j'enlève immédiatement, après de grands lavages désinfectants à la solution boriquée au 1/50, à l'aide des ciseaux et de la chaîne de l'écraseur, tout ce que je puis atteindre; je pénètre dans le vagin; malgré cela, il est impossible de sentir le col utérin.

28 *août.* — Le lendemain on retrouve une nouvelle masse, aussi volumineuse que la première, entre les cuisses de la malade; on l'enlève aussi loin que l'on peut, avec la chaîne de l'écraseur, sans pouvoir encore atteindre le col ou l'insertion du pédicule.

Le vagin est désinfecté, depuis l'entrée de la malade, par des injections boriquées au 1/50, alternant avec des injections d'une solution au 1/1000 de permanganate de potasse.

On donne du sulfate de quinine à l'intérieur, à la dose de 1 gramme par jour.

1er *septembre.* — J'entreprends d'enlever toute la masse qui reste encore. La tumeur abdominale, bien moins volumineuse qu'au début, étant fortement déprimée par un aide, j'engage la chaîne de l'écraseur le plus haut possible ; j'arrive jusqu'au niveau du col et j'enlève encore une bonne portion de tumeur, grosse comme une tête de fœtus. Cela ne s'est pas passé sans un certain tiraillement de l'utérus.

Les jours suivants, phénomènes de cystite devenue rapidement purulente, élévation de la température (39 à 40 degrés le soir), frissons, dépression.

3 *septembre.* — J'enlève, le 3 septembre, une dernière portion de polype qui proémine dans le vagin ; lavage de la cavité utérine et du vagin comme ci-dessus.

Malgré tout, l'état septicémique ne fait qu'empirer et la malade meurt le 9 septembre.

Autopsie. — L'autopsie, pratiquée deux jours après, nous a montré une périmétrite suppurée et une cystite purulente. L'utérus, triplé de volume, est entouré de pus concret ; quand on l'ouvre, on trouve un polype implanté au fond de l'organe par un pédicule large comme une pièce de deux francs. La cavité utérine, très profonde, est en partie remplie par ce reste de fibrome dont l'extrémité inférieure est sphacélée. Les divers fragments de la tumeur enlevée pèsent ensemble environ 4^{kg},500.

Dans ces deux cas il s'agit d'un fibro-myôme interstitiel et d'un fibro-myôme pédiculé. Le résultat pour la gangrène a été le même, soit par constriction amenant l'oblitération des vaisseaux, soit par effet de l'inflammation. Le résultat opératoire, plus heureux dans le premier cas, où la guérison complète a eu lieu, a été néfaste pour le fibro-myôme pédiculé, — mais les détails fournis par l'autopsie en rendent suffisamment compte.

Il faut être logique avant tout ; si le fibrome interstitiel, intramural ou sous-muqueux, faisant continuité avec les parois utérines, n'offre qu'une seule perspective, celle de croître continuellement et d'entraîner fatalement, dans un temps plus ou moins éloigné, la mort des malades, n'importe de quelle manière, il découle rigoureusement qu'il faut chercher à le détruire dès son apparition, dès que son existence est bien et dûment constatée.

Je ne me dissimule point qu'une pareille logique heurte les principes admis par la plupart, sinon par tous les chirurgiens, principes qui se résument en ces conclusions : « qu'il faut, pour tenter d'enlever de semblables tumeurs, que la vie des malades soit directement et immédiatement menacée, et qu'on ne doit pas s'autoriser, pour agir, de dangers plus ou moins éloignés et, au demeurant, problématiques. »

Ces préceptes, qui semblent dictés par une saine et judicieuse appréciation des résultats pratiques obtenus jusqu'ici, nous paraissent imputables aux méthodes et procédés opératoires employés. Cette solution radicale est à l'avantage des chirurgiens, dont elle légitime l'abstention dans un grand nombre de cas, plutôt qu'à celui des malades qu'elle abandonne un peu aux aventures de l'évolution de pareilles tumeurs, qui peuvent, parfois, arriver à compromettre rapidement l'existence, sans que l'art ait eu la puissance, ou le temps d'intervenir fructueusement.

III. — Résumé des opinions en Allemagne sur l'opération des fibromes interstitiels

Il est intéressant de connaître les appréciations des chirurgiens allemands sur les opérations à pratiquer pour débarrasser les malades des tumeurs fibreuses. C'est au travail le plus récent publié par Lomer que nous nous arrêtons :

« Lomer, inspiré par son maître Schrœder, cherche à poser en sérieuse adversaire de l'énucléation par les voies naturelles, l'ablation des fibromes par la paroi abdominale (1). Il a, sui-

(1) *Zeitschrift f. Geburtskunde*, Band IX, n° 277.

vant nous, grand tort de poser les deux méthodes en adversaires, car ces deux méthodes sont destinées a être employées suivant les cas, à se suppléer et non à se combattre. Au reste, il le reconnaît lui-même, en déterminant les circonstances qui conviennent à l'adoption de l'une et de l'autre méthode. « Toutes les fois, dit-il, que le col utérin n'offre aucun obstacle au passage de la tumeur, la voie vaginale est préférable, dans toute autre circonstance la voie abdominale semble devoir être meilleure. »

« La dilatation forcée du col utérin pour ouvrir accès dans la cavité de l'organe et pour arriver à extirper une tumeur contenue dans son intérieur est une mauvaise et dangereuse opération, amenant assez fréquemment la mort.. »

Nous souscrivons pleinement à ce précepte, mais nous faisons nos réserves pour l'incision du col sur ses commissures qui donne la possibilité et même de l'aisance pour aller disséquer la tumeur. Elle n'a ni les inconvénients ni les dangers de la dilatation forcée qui, même avant les tentatives d'extirpation, peut donner lieu à des accidents formidables.

Lomer cite un cas où on tenta l'énucléation du fibrome à travers le col utérin ayant subi une dilatation forcée ; la tumeur ne put être enlevée ; il se produisit une déchirure du col utérin allant jusqu'à un ligament large et ensuite une endo-métrite putride qui amena une péritonite généralisée et la mort de la femme. Cet exemple est loin d'être le seul. La déchirure résulte : 1° de l'inefficacité de la dilatation forcée ; 2° des violences de traction opérée pour entraîner le fibrome.

L'incision du col, la possibilité d'introduire ensuite les doigts dans la cavité utérine pour manœuvrer librement dans la direction du fibrome et les tractions douces et continues pour l'amener au dehors quand il est détaché n'exposent pas à pareil mécompte.

Faisant la part des deux méthodes, d'après l'analyse des faits, Lomer dit que l'ablation des myômes par la voie vaginale est nettement indiquée dans deux catégories :

1° Quand il s'agit de myômes interstitiels ou pédiculés développés aux dépens de l'une des lèvres du col, et faisant par conséquent saillie dans la voie vaginale (c'est l'a, b, c, de la chirurgie utérine).

2° Quand le myôme occupe la cavité utérine, qu'il est sous-muqueux, pédiculé, et que par le fait de sa présence même, les orifices internes sont spontanément dilatés et présentent un chemin tout ouvert, soit pour aller saisir la tumeur, soit pour l'amener au dehors (ceci est tellement élémentaire, que ça toujours été fait, et puis il s'agit ici de myôme pédiculé et non d'interstitiel).

« Dans les cas de myômes sous-séreux attenant à une partie plus ou moins élevée de l'utérus, ou d'un myôme interstitiel, c'est à la voie abdominale qu'il faut s'adresser, et imiter l'opération que Martin pratiqua le premier en 1879, pour une tumeur sous-séreuse.

» Quant aux fibromes sous-muqueux saillants dans la cavité utérine avec un orifice utérin rigide, la pratique n'a pas encore prononcé ; mais, vu la difficulté et les dangers de la méthode vaginale dans ces cas, il est probable que la voie abdominale devra être préférée pour leur ablation. » Cette appréciation de l'auteur montre clairement qu'il faudrait, par la voie abdominale, ou enlever toute la portion de l'utérus siège et voisine du myôme, ou qu'il faudrait inciser la paroi utérine pour faire l'ablation de la tumeur. Ou les tentatives ont été bien malheureuses par la voie vaginale chez les Allemands dans ces cas, ou bien l'esprit d'aventure dépasse tout ce qu'ont tenté les Américains à propos des fibromes prétendus non opérables.

Par exception, pour certain cas de fibromes sous-muqueux développés au voisinage des culs-de-sac vaginaux, on peut les enlever par le vagin d'après le procédé des Czeneren.

L'énucléation par la voie vaginale dans les cas indiqués pré-précédemment et qui comprennent les myômes pédiculés, donnent entre les mains de l'auteur, après réunion de la plupart des statistiques publiées depuis 1873, 16 pour cent de mortalité. Ces résultats seraient très heureux s'il ne s'agissait que de fibromes interstitiels; mais comme les myômes pédiculés, dont l'ablation est très exceptionnellement suivie de mort y figurent pour la plus grande part, ces résultats ne peuvent compter sérieusement comme appréciation.

D'après Lomer, les fibromes récidivants se comportent un peu comme les sarcomes et ne sont pas rares.

A notre humble avis, les vrais fibromes récidivants sont rares, au contraire, et nous pensons que le sarcome peut se montrer et se montre réellement dans les récidives parce que le premier fibrome était déjà dégénéré partiellement en sarcome; nous en avons deux exemples frappants : 1° dans l'observation de miss Gré... et dans celle de la fermière de Châlons-sur-Marne.

Aux fibromes récidivants, l'auteur oppose les fibromes disparaissant après leur ablation incomplète ou partielle. Ces cas sont fréquents suivant notre observation.

A travers ce travail fait pour établir des bases pour l'adoption de l'opération par la voie vaginale ou par la voie abdominale, Lomer a laissé complètement de côté ces tumeurs fibreuses plus ou moins diffuses et sous-muqueuses dont les formes varient presque à l'infini, qui occupent généralement la cavité utérine, tantôt par leur embranchement aboutissant à une intumescence mère qui coiffe l'une des parois utérines, comme dans notre figure 9, et tantôt ne forment qu'une plaque plus ou moins saillante dans la cavité de l'utérus dont elles occupent l'une des parois en se poursivant sur la partie correspondante du col jusqu'à la lèvre, etc. Ces intumescences fibreuses, qui sont très fréquentes, ont une tendance à s'accroître et compromettent déjà l'existence des malades par les pertes de sang et par d'autres accidents inhérents à leur développement progressif.

Ici il n'y a ni hystérectomie par la voie vaginale, ni celle par la voie abdominale a employer. Nous allons démontrer par les faits que c'est l'hystérectomie ignée par la voie vaginale qui en triomphe sûrement et sans exposer les malades aux dangers des deux autres méthodes.

IV. — Castration des femmes.

Les hémorragies sont quelquefois tellement graves, tellement indomptables, à la suite des fibro-myômes interstitiels, qu'on s'est décidé, dans les cas où la tumeur ne peut être enlevée par aucun procédé opératoire, à l'ovariotomie normale, à la castration des femmes, soit à travers les culs-de-sac vaginaux, soit par la voie abdominale.

Dans la séance de l'Académie de médecine (19 mai 1885), M. Simon Duplay a relaté l'histoire de deux malades à qui il a pratiqué la castration par incision abdominale.

Il s'agit d'abord d'une jeune fille de vingt-six ans, réglée à seize ans, abondamment. Elle n'avait jamais eu ni grossesse ni fausse couche, quand en 1877 elle eut une ménorragie grave, et depuis cette époque les pertes étaient si excessives qu'elle ne pouvait rester levée plus de trois jours dans le mois.

Fin de 1880, M. Simon Duplay pratiqua l'ablation des deux

ovaires par la voie abdominale. Cette opération avait mis fin aux hémorragies, mais onze mois après la malade succomba à l'albuminurie, avec dégénérescence amyloide de divers organes.

La seconde malade opérée par M. Duplay présentait des symptômes analogues, mais la tumeur (fibrome), qui chez la précédente avait la grosseur d'une mandarine, était beaucoup plus petite chez celle-ci, et son état général était bien meilleur. — Il y a vingt-sept mois que l'opération a été pratiquée, et la guérison est, dit l'auteur, aujourd'hui parfaite. (Le temps écoulé n'est pas suffisant pour affirmer une guérison parfaite.)

Voici du reste les réflexions dont M. Duplay fait suivre ou précéder sa communication sur la castration des femmes.

Proposée en 1823 par James Blundell dans les cas de dysménorrhée grave ou d'hémorragies mensuelles, venant d'un utérus en inversion, lorsque l'extirpation de cet organe est indiquée ; cette proposition resta sans écho.

En 1872, la castration fut pratiquée presque en même temps par Hégar et Battey, mais ce dernier publia son observation en 1872 dans l'*Atlanta médical and surgical journal*. Ces deux chirurgiens eurent bientôt des imitateurs en Angleterre, en Amérique et en Allemagne. L'engouement fut tel dans ces pays que, même en dehors des hémorragies utérines, suite de fibromes interstitiels, des névralgies de l'ovaire avec accidents nerveux plus ou moins graves, on ne craignit pas d'exécuter cette opération dans des cas d'aliénation mentale, d'hystéro-épilepsie et, monstruosité, comme moyen curatif de la masturbation. C'était là des abus scandaleux réprouvés par le bon sens et la morale, qui éloignèrent les chirurgiens français de la pratique de la castration chez la femme.

A l'encontre des chirurgiens qui opèrent isolément sur

chaque côté par une incision au-dessus de l'arcade crurale, soit pour enlever un seul ou les deux ovaires, M. Duplay conseille l'incision sur la partie médiane, la ligne blanche.

Limitée aux indications premières, c'est-à-dire mise à pratique pour dompter les métrorragies incoercibles, cette opération mérite la faveur des chirurgiens français.

Dans une thèse récente publiée sous les auspices de M. Duplay, M. Tissier a pu réunir 171 cas de castrations pratiquées dans ces conditions. Il y a eu 14,6 pour cent de mortalité ; sur les 145 guérisons, 7 fois seulement les hémorragies revinrent, 3 fois elles revinrent, mais atténuées ; 21 fois quelques pertes sans importance persistèrent, puis la ménopause s'établit ; 91 fois la ménopause devint définitive. On a enfin noté la rétraction de la tumeur dans la moitié des cas environ. De ces faits, et des deux cas lui appartenant, M. Duplay conclut ainsi :

1° L'ablation des deux ovaires est appelée à rendre les plus grands services dans les cas de métrorragies incoercibles, symptomatiques de la présence de corps fibreux de l'utérus.

2° Quoiqu'elle ne présente pas une très grande gravité puisqu'elle ne donne pas plus de 14,6 pour 100 de mortalité, on ne doit y recourir qu'après avoir épuisé toutes les ressources de la thérapeutique.

3° Elle est surtout indiquée dans les cas de fibro-myômes moyens et petits, dans lesquels l'hystérectomie serait parfois impossible et toujours extrêmement grave, sinon fatalement mortelle.

4° Dans ces conditions, la castration est suivie presque constamment de la cessation complète et définitive des hémorrhagies, et très fréquemment de la diminution de volume de la tumeur.

5° La castration est contre-indiquée dans les très gros fibro-myômes et dans les cysto-fibromes pour lesquels l'hystérectomie est seule convenable.

6° La castration doit toujours être double, et il est utile d'enlever en même temps que l'ovaire le pavillon de la trompe de Fallope.

Dans la séance du 8 juillet courant (1885), à la Société de Chirurgie, M. Terrillon a rapporté deux opérations d'ablation des ovaires par lui pratiquées, et ce par la voie abdominale, incision sur la ligne blanche.

Dans la première, il s'agit d'une femme de quarante ans, atteinte d'un fibro-myôme accompagné des plus terribles souffrances. La castration réussit.

Dans la deuxième, il s'agit d'une malade de trente-deux ans, sujette depuis plusieurs années à des pertes épouvantables, qui avaient amené une anémie profonde. La malade, réduite depuis deux ans et demi à une impotence absolue, éprouvait de violentes douleurs avec constipation opiniâtre, s'accompagnant parfois même d'étranglement.

La castration fut pratiquée sans accident remarquable. Le quatrième jour, les phénomènes d'étranglement s'accentuèrent, et en même temps se montra une parotidite double et une phlébite des veines du bassin. Cette malade mourut trente-sept jours après l'opération.

A l'autopsie, l'intestin rectum était aplati comme un ruban, l'S iliaque au-dessus était énormément distendue par l'accucumulation d'un kilogramme et demi de matières fécales durcies et fétides. Mais ce n'était là qu'une cause secondaire de la mort. M. Terrillon avait pensé à faire un anus contre nature en présence des phénomènes d'étranglement, mais il n'a pas osé à cause du mauvais état de la malade. M. Verneuil a félicité

M. Terrillon de la franchise avec laquelle il a exposé les faits.

M. Terrier a cité dans la même séance un cas de castration qu'il a pratiquée sur une femme qui avait été opérée d'un kyste de l'ovaire, pour mettre fin à des douleurs intolérables qui revenaient à chaque époque menstruelle. La malade guérit et se porte bien.

M. Trélat, se rangeant à l'opinion de M. Charcot, a soutenu à cette occasion qu'il ne croyait pas que les phénomènes hystériques puissent être guéris par une opération chirurgicale.

En tout cas, voilà trois nouveaux faits qui peuvent être ajoutés à la série de ceux que l'on connaît déjà.

Puisque dans les cas de fibro-myômes moyens et petits l'hystérectomie est parfois impossible, et toujours extrêmement grave, sinon fatalement mortelle, nous concluons rigoureusement qu'après avoir épuisé toutes les ressources de la thérapeutique, et avant d'en venir à la castration, il semblera sensé à tous les esprits non prévenus, de faire, d'après nos principes et notre méthode, l'hystérectomie ignée par les voies naturelles, puisque exécutée par nous dans quatorze cas elle a réussi chaque fois, sans compromettre en quoi que ce soit l'existence des malades, et que même dans un cas de sarcome fasciculé garnissant tout l'intérieur de l'utérus, nous avons pu détruire complètement la tumeur et obtenir le retour de l'organe à l'état normal (Obs. xx).

Après avoir donné, autant qu'il nous a été possible, et les notions scientifiques judicieusement établies au sujet des fibromes interstitiels, et les méthodes ou procédés opératoires; après avoir mis sous les yeux la pratique justifiable et justifiée dans une certaine catégorie de cas, bien définis par M. Simon

Duplay, de la castration des femmes; enfin, après avoir précisé aussi nettement que possible les cas où toutes les méthodes pour l'oblation des fibromes interstitiels sont impuissantes ou extrêmement dangereuses, et avoir énoncé avec pièces justificatives qui vont suivre, que l'hystérectomie ignée seule en triomphe sans dangers, nous allons passer à la description de notre procédé opératoire.

Planche 1. — INSTRUMENTATION DE L'AUTEUR POUR

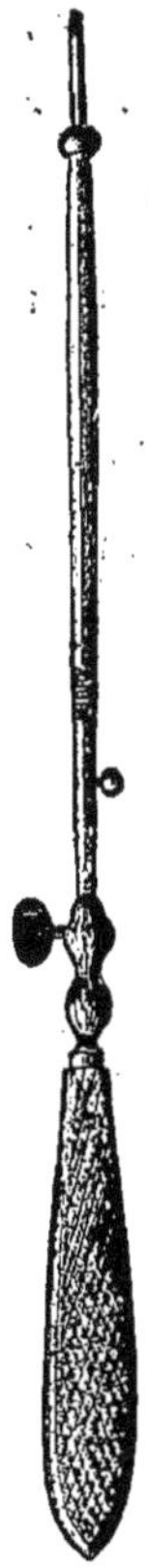

Fig. 1. 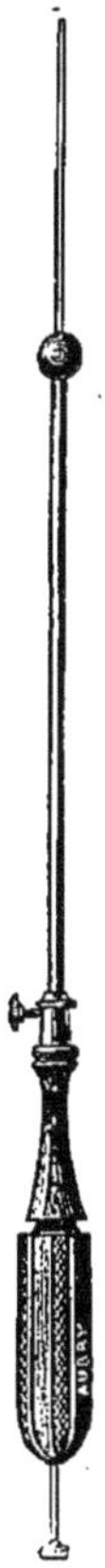 Fig. 2. 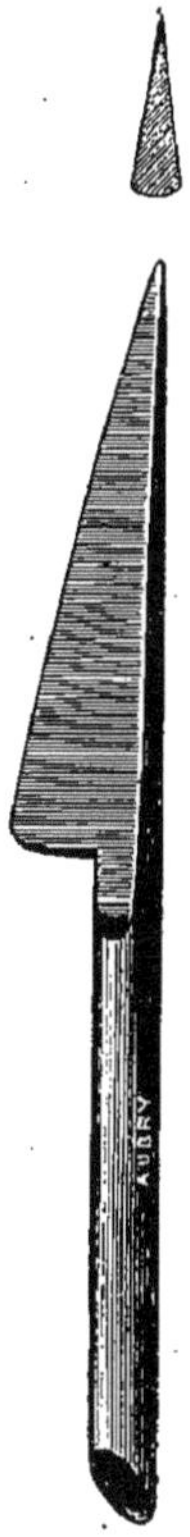 Fig. 3. 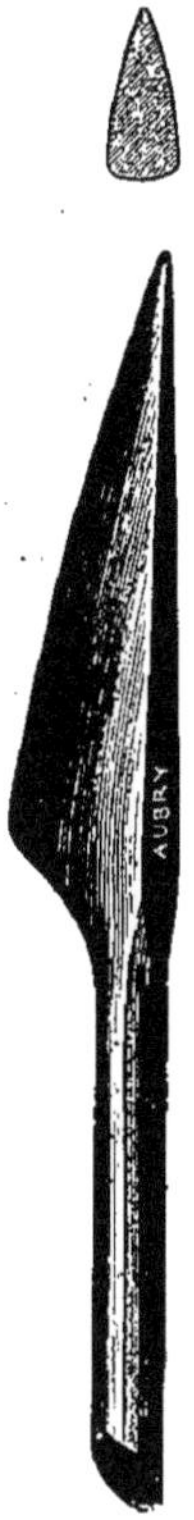 Fig. 4. 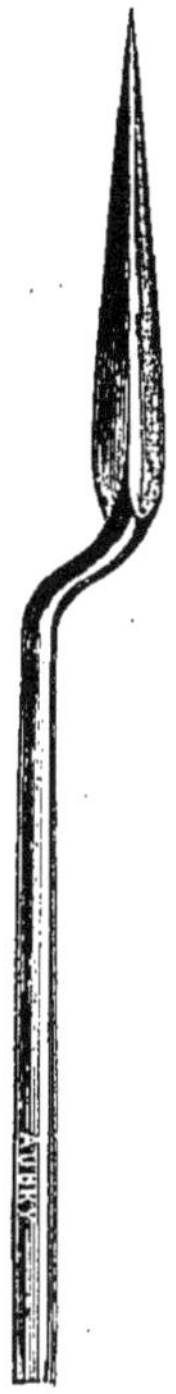 Fig. 5.

EXPLICATION DES FIGURES

Fig. 1 et 2. — Cathéters à curseur.

Fig. 3. — Hystérotome cultellaire à lame de bistouri droit, dos arrondi.

Fig. 4. — Autre hystérotome cultellaire, côtés de la lame pleins et épaissis jusqu'au dos arrondi.

Fig. 5. — Hystérotome triangulaire à trois tranchants.

Fig. 6. — Hystérotome lancéolaire avec arête sur la face postérieure. — Ces quatre hystérotomes de 6 centimètres 1/2 à 7 centimètres de longueur de lame.

Fig. 7. — Hystérotome truelle, les deux côtés jusqu'à la pointe biseautés en triangle.

Fig. 8. — Hystérotome droit, mousse à la pointe.

Fig. 9. — Hystérotome semi-olivaire, tige droite.

Fig. 10. — Hystérotome semi-olivaire à tige coudée.

Fig. 11. — Hystérotome spatule.

Fig. 12. — Sécateur.

Fig. 13. — Autres sécateurs de plus petite dimension et d'autres formes.

Fig. 14. — Cautère roseau.

Fig. 15. — Manche des hystérotomes.

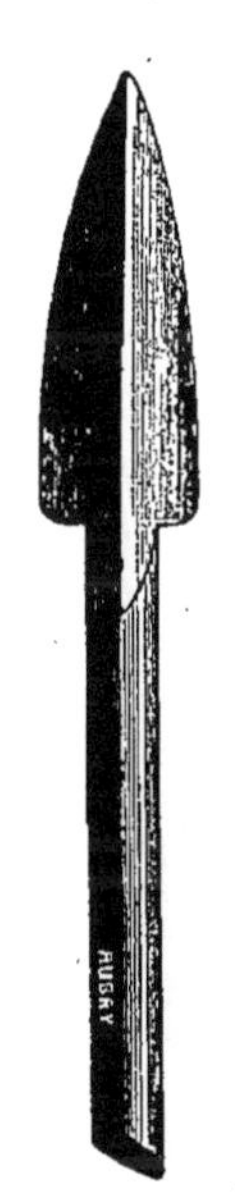

Fig. 11

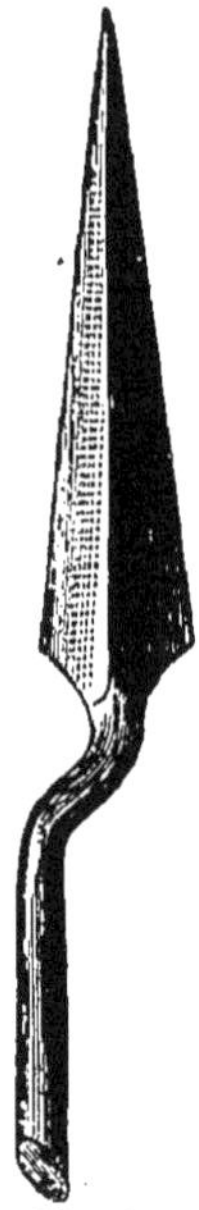

Fig. 6.

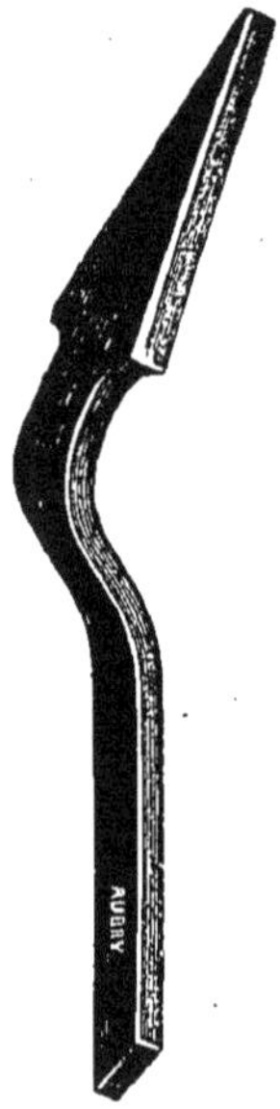

Fig. 7.

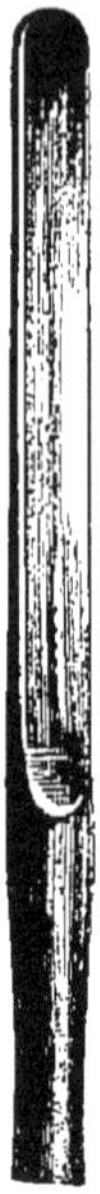

Fig. 8.

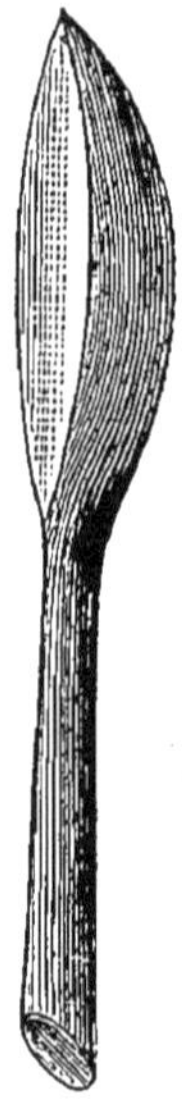

Fig. 9.

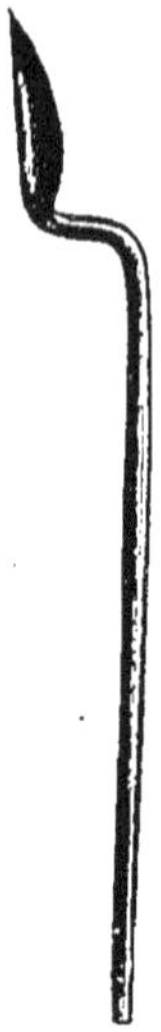

Fig. 10.

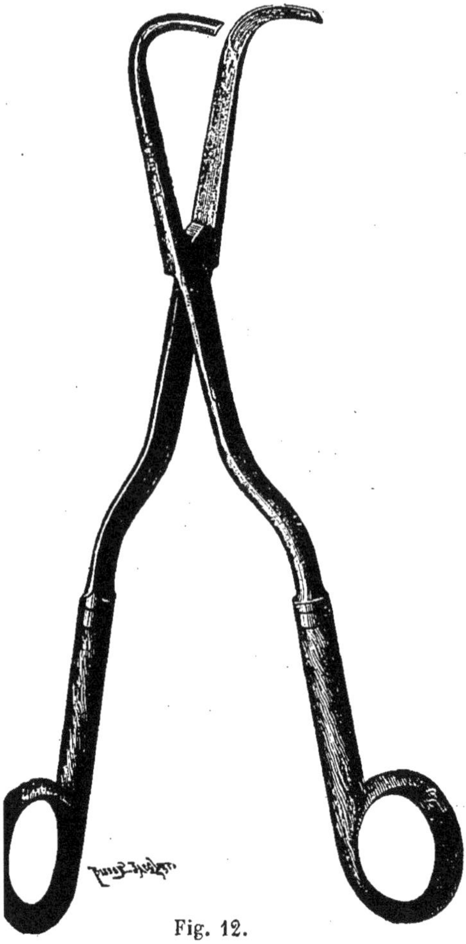

Fig. 14.

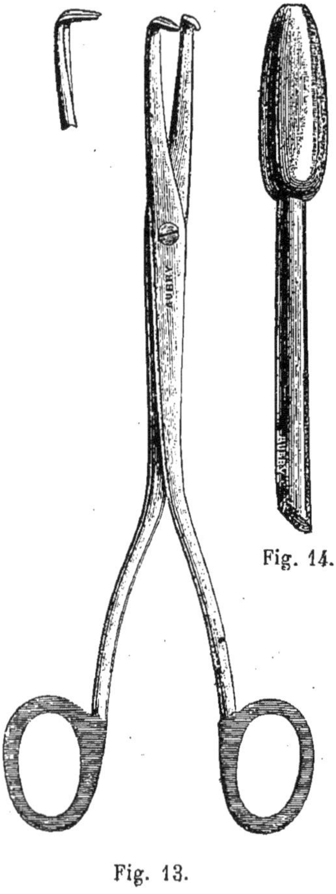

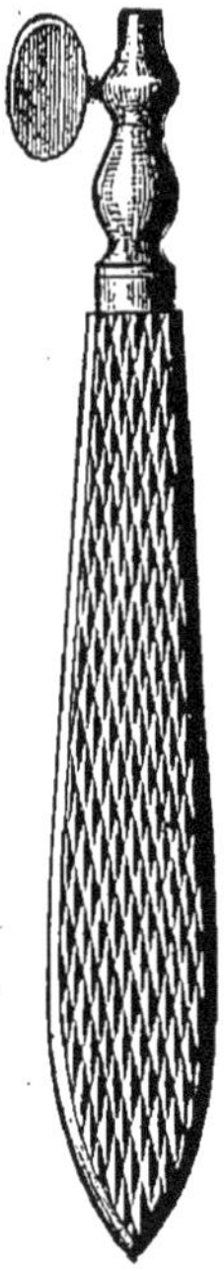

Fig. 15.

Fig. 12.

Fig. 13.

CHAPITRE III

L'HYSTÉRECTOMIE IGNÉE PAR LES VOIES NATURELLES

Procédé opératoire.

Si nous nous sommes aussi longuement étendu dans nos descriptions de variétés des fibromes interstitiels de l'utérus, dans nos appréciations sur leurs dangers pour les malades, leur diagnostic et leur pronostic, sur le traitement médical, sur les méthodes et procédés opératoires adoptés pour leur ablation, si, en un mot, nous avons logiquement établi qu'en raison des dangers énormes que courent les malades, que ces dangers soient imminents ou éloignés, mais qui peuvent devenir imminents d'un instant à l'autre, sans que le chirurgien puisse arriver à temps pour opérer, c'est tout simplement pour prouver par des faits précis, authentiques, irrécusables, que dans une certaine classe de ces néoplasmes, qui ne seraient susceptibles d'être attaqués, d'après les deux grandes méthodes, avec leurs divers procédés, nous en avons créé une qui triomphe positivement, sans exposer les malades, dans les manœuvres opératoires, à des accidents sérieux, et en les préservant des accidents post-opératoires auxquels les exposeraient ses devancières. C'est de l'hystérectomie ignée par les voies naturelles que nous voulons parler. C'est une innovation que pourront critiquer à leur aise ceux qui n'ont pas vu opérer ou qui ne se rendent pas un compte suffisant de nos manœuvres et procédés, mais qui certainement sera adoptée et prônée ultérieurement par la future génération, qui ne se laissera influencer ni par des idées fausses ni par des préventions byzantines.

Voici comment nous procédons pour opérer : Le fibrome a été parfaitement reconnu, et tous ses rapports sont constatés. Un cathérer métallique à curseur et à pas de vis (fig. 1 et 2) a déjà été introduit avec prudence dans la cavité cervico-utérine, pour mesurer aussi exactement que possible le diamètre longitudinal de cette cavité. Après cette mensuration, la tige du cathéter a été fixée sur la canule-coulisse, à la longueur voulue, c'est-à-dire en laissant un centimètre et demi de distance entre l'extrémité de cette tige et le bas-fond utérin.

Cet espace est destiné à limiter l'action de l'escarre sur le fond du fibrome quand les instruments l'attaqueront ; par conséquent, à empêcher que l'escarrification n'aille atteindre les parois utérines.

Trois à quatre cathéters semblables, et de plus en plus fort calibre, sont fixés au même point. Tous ces instruments ne doivent être chauffés qu'au rouge cerise.

La malade disposée convenablement, le spéculum introduit, l'utérus engagé par son col dans le champ de l'instrument et l'orifice externe se présentant directement, le premier cathéter est poussé rapidement le long du conduit cervical, qu'il franchit jusqu'au fond de l'utérus, en appuyant fortement sur la saillie formée par le fibrome. C'est un premier trajet escarrificateur opéré : la voie est ouverte. Un second, un troisième et même un quatrième cathéter sont successivement introduits de la même manière, et avec plus de facilité. Ils sont destinés à agrandir la route, en l'entourant d'escarres protectrices. Cette route porte surtout sur la partie saillante et centrale du fibrome, puisqu'on appuie fortement de ce côté pour réaliser ce but.

Alors un hystérotome, forme de bistouri droit, acéré à la pointe, à lame très effilée de la base à la pointe, ayant plus de largeur vers la base, tranchant d'un côté, à dos mousse, pouvant atteindre la longueur de la partie pénétrante du cathéter (fig. 3), est porté dans la cavité utérine, le tranchant tourné du côté de la tumeur et juste à la partie centrale, suivant la gouttière produite par les autres instruments, et en appuyant toujours fortement le tranchant de ce côté. Il est destiné à sectionner la tumeur longitudinalement, sur la partie moyenne. Dans quatre ou six autres applications semblables du même instrument, cette fois dirigé deux ou trois fois sur la gauche et deux ou trois fois sur la droite de la section longitudinale, on va atteindre profondément le fibrome sur toute sa superficie intra-utérine en le divisant obliquement, et tenant compte que chaque section produit par irradiation une escarre qui, de chaque côté, s'étend à quelques millimètres de la partie centrale, en éventail.

Un autre hystérotome de même forme, à faces arrondies (fig. 4) sur les côtés, est dirigé de la même façon pour mieux creuser les gouttières. Ces dernières sections opérées, on porte rapidement l'hystérotome semi-olivaire, en présentant sa face arrondie du côté du fibrome, et la partie plate du côté opposé (fig. 9).

Cet hystérotome est introduit deux fois coup sur coup; puis, avec les hystérotomes triangulaires (fig. 5), lancéolaire, à double tranchant (fig. 6), d'autres en truelle, à trois arêtes sur une face, l'autre étant plate (fig. 7), on continue l'escarrification toujours plus profondément du côté de la tumeur.

Enfin, on termine l'opération par l'introduction du plus gros cathéter à curseur, qui, appuyant fortement sur la partie centrale du fibrome, est destiné à achever l'escarrification du sommet, du côté du bas-fond utérin.

Voilà le procédé, qui peut être modifié suivant les cas. Chaque application d'instruments est suivie d'imbibitions d'eau froide, et pendant quelques jours eusuite on maintient de la glace sur le bas-ventre nuit et jour; des injections antiseptiques sont faites trois fois par jour pendant un mois.

Maintenant, quand avec un fibrome interstitiel dont on veut tenter la destruction par l'hystérectomie ignée, il y a déformation de l'organe utérin, une flexion, par exemple, qui empêcherait ou gênerait d'une façon absolue l'introduction des hystérotomes, il convient, comme nous l'avons fait dans plusieurs cas (Obs. XXII-XXIV-XXV-XXVI-XXVII-XXIX), d'opérer d'abord la flexion. Cette première opération terminée, le col peut être plus facilement redressé et amené au champ de l'instrument; la coudure du canal s'efface et permet plus aisément l'introduction des hystérotomes. En outre, l'une des parties du col peut présenter une hypertrophie plus ou moins accusée, et contre cette hypertrophie ou contre une prolongation du tissu de néo-formation s'étendant dans les couches musculaires d'une partie du col, il convient de suite d'employer la ténotomie ignée pour diviser et détruire ces tissus engorgés. Ceci est d'une sage pratique, autant pour la facilité de l'exécution de l'hystérectomie que pour obtenir le redressement de l'organe utérin après destruction du fibrome interstitiel. Quand aucune de ces complications n'accompagne le fibrome, et qu'une flexion pure et simple est la conséquence de la présence du néoplasme interstitiel, après la destruction de celui-ci la flexion disparaît.

Mais on aurait beau opérer une flexion, si elle est due à la présence d'un fibrome, qu'on ne réussirait que très imparfaitement à réduire cette flexion, si on ne détruisait pas le néoplasme, ce qui nous est arrivé deux fois. Quand l'une des lèvres du museau de tanche, siège de prolongation du néoplasme entre les couches musculaires, dépasse de beaucoup la lèvre correspondante et empêche l'hystérectomie intra-utérine, il aut commencer par faire la résection ignée de la portion exubérante, comme nous l'avons fait dans nos observations XXVIII et XXX, et procéder ensuite à l'hystérectomie intra-utérine.

Nous avons pratiqué l'hystérectomie par les voies naturelles 15 fois; dans deux cas, l'opération d'énucléation ou de dissection a été faite avec les instruments tranchants à froid; dans les 13 autres cas, plus un cas de sarcome fasciculé, c'est par notre nouvelle méthode, l'hystérectomie ignée que nous avons procédé.

OBSERVATION XVIII. — *Fibrome utérin interstitiel encastré dans tout le segment antéro-postérieur gauche de l'utérus: ablation. — Guérison.*

Mme S..., originaire d'Angleterre, âgée de trente-six à quarante ans, fortement constituée, à proportions remarquables, avait eu de son mariage un premier enfant, il y a quatorze ans.

Quelles furent les circonstances de couches? Je l'ignore. Je sais par son récit qu'il y eut, à la suite de la parturition, une immense hémorragie qui laissa la malade dans une anémie profonde.

Une deuxième couche, trois ans après, s'effectua sans accident; enfin une troisième couche, trois ans après la seconde, ne fut suivie non plus d'aucun accident. Dans ces deux dernières couches, Mme S... fut soumise aux inhalations de chloroforme, qui la préservèrent de ressentir les douleurs de l'enfantement, ce qui lui a laissé, depuis, une vraie passion pour cet anesthésique.

Depuis la dernière couche, qui date de neuf ans, Mme S... n'éprouva, à son dire, aucun désordre du côté de l'utérus. La menstruation était régulière et s'effectuait normalement. Cependant autant que ses souvenirs peuvent la servir exactement, elle croit qu'il y a quatre ans l'époque menstruelle commença à se prolonger un peu plus que d'habitude, et qu'elle perdit ensuite, à chaque époque, un peu plus de sang qu'antérieurement.

Quoi qu'il en soit, cette circonstance ne la frappa que médiocrement et sa santé resta florissante.

Il y a quinze mois, elle quittait Paris, où j'avais donné des soins à ses enfants pendant quatre ans, pour aller s'installer près de sa mère, à Londres. Les bruits de guerre étaient alors passés à l'état de réalité ; c'était le motif qui la faisait partir de Paris.

Dès la première apparition des règles, Mme S..., éprouva à Londres des phénomènes insolites. Au deuxième jour de l'éruption menstruelle, elle fut prise de coliques utérines à forme intermittente, comme dans le travail de parturition. Les douleurs débutant par les reins envahissaient ensuite le bas-ventre; un métrorragie s'ensuivit, et le médecin qui l'avait accouchée trois fois à Londres, immédiatement appelé, déclara qu'il s'agissait probablement d'un avortement. Les douleurs durèrent quarante-huit heures, la menstruation, très abondante, se prolongea huit à dix jours, puis tout rentra dans l'ordre sans que l'utérus eût rien expulsé.

Les mêmes phénomènes se produisirent aux autres époques sans que Mme S..., s'en inquiétât. Rentrée à Paris en octobre 1871, elle fut atteinte presque immédiatement d'une broncho-pneumonie aiguë.

Je lui donnais des soins, depuis huit jours, pour cette affection, quand la menstruation survint. Mme S..., déjà profondément abattue par sa maladie, éprouva une dépression accentuée à l'apparition de ses menstrues. Elle me confia alors que depuis un an, à chaque époque et vingt-quatre heures après l'apparition du sang, elle éprouvait des tranchées utérines pendant vingt-quatre à trente-six heures, puis qu'elle perdait beaucoup de sang pendant huit jours; que la perte cessait et qu'elle restait à peine quinze jours sans voir reparaître ses règles.

Après avoir ouï sa narration, je pris le mari à part et je lui déclarai que, d'après ce qui venait de m'être raconté et suivant mon appréciation, Mme S..., devait être atteinte d'un fibrome intra-utérin, que l'utérus, à chaque époque menstruelle, cherchait à expulser par des contractions répétées pendant vingt-quatre à quarante-huit heures.

L'évolution de la broncho-pneumonie fut longue et difficile. La pneumonie arriva promptement à résolution. Il n'en fut pas de même de la bronchite qui était diffuse, presque capillaire.

Le mari avait préparé doucement sa femme pour une exploration utérine. Il était obligé de partir en voyage le 24 novembre pour affaires urgentes. Il laissait sa femme dans un état satisfaisant. Le 25, la menstruation s'établit. Le 26, les tranchées utérines commencèrent; le lendemain matin 27, je crus le moment opportun pour explorer l'utérus. Il y avait encore de violentes tranchées. L'exploration avec le doigt me fit constater une antéversion de l'organe. Le col était appliqué sur le sacrum; il était volumineux, dur, sans dilatation de l'orifice. Le globe utérin était appliqué sur l'arcade pubienne. Il me parut plus volumineux qu'à l'état normal. En redressant le col, je n'avais pu introduire même l'extrémité de l'index dans l'orifice. J'en conclus que je m'étais trompé dans mon premier diagnostic. Je déclarai mon erreur à Mme S..., et lui annonçai qu'il n'y avait probablement qu'antéversion, ce qui la mit, et pour cause, au comble de la joie.

A neuf heures du soir je la revis, elle était levée, allait assez bien, n'éprouvait presque plus de douleur et ne perdait pas trop de sang.

Le lendemain matin, à neuf heures, je fus appelé. Les tranchées utérines avaient reparu à trois heures; elles avaient complétement cessé à sept heures, et, depuis ce moment, Mme S..., avait perdu une énorme quantité de sang, environ un litre et demi, qui se trouvait dans le vase de nuit.

Je fis alors une nouvelle exploration. Cette fois l'utérus était redressé, remontant fort haut dans le bassin. L'orifice était dilaté de façon à permettre aisément l'introduction de l'extrémité de l'indicateur; cependant il y avait encore une certaine rigidité du museau de tanche qu'il était impossible de vaincre jusqu'à une certaine limite. Je pus aisément constater un fibrome dont le sommet antérieur était à 2 centimètres de l'orifice. J'eus de grandes difficultés à introduire l'indicateur plus loin. Cependant je pus pousser entre la paroi droite de l'utérus et le fibrome qui garnissait complètement l'organe, et je constatai que la tumeur était libre dans toute cette moitié de la cavité utérine jusqu'au bas-fond. A partir de la moitié gauche du bas-fond, elle me sembla faire corps avec les parois tant en arrière que sur le côté gauche jusqu'à 1 centimètre 1/2 ou 2 centimètres de l'orifice externe, et, sur la face antérieure, elle se continuait, au moins dans le tiers externe gauche d'avant en arrière, avec ces mêmes parois. Il me fut donc permis de constater que j'étais en présence d'un fibrome volumineux, interstitiel, ayant repoussé devant lui la muqueuse utérine, ayant son origine dans les tissus sous-muqueux de l'organe et enchâssé dans une vaste partie de ces mêmes tissus avec lesquels il faisait corps. Le cas était difficile, d'autant plus difficile que la malade surchargée de graisse dans les parties sexuelles, ayant un bassin large, la matrice fuyait sous la main exploratrice, bien qu'on exerçât pendant l'exploration une forte pression sur le bas-ventre dont les parois étaient amplement développées.

Ayant le légitime désir de débarrasser Mme S..., après l'hémorragie qu'elle venait de subir, je la prévins que je tenterais de l'opérer dans l'après-midi. A cet effet, je lui administrai 2 grammes d'ergot qui devaient être pris en quatre doses à une demi-heure de distance l'une de l'autre. Ce fut un tort de ma part, comme on va bientôt le voir.

A deux heures de l'après-midi, je me disposai à l'opération. — La malade placée convenablement, je cherchai à pénétrer dans l'orifice utérin avec l'indicateur de la main gauche qui devait servir de guide aux instruments ; pendant ce temps un aide pressait fortement sur le bas-ventre pour pousser l'utérus en avant : à ma grande surprise, le col s'était contracté et les lèvres étaient rigides au point d'empêcher l'introduction du doigt.

Néanmoins, je parvins avec le doigt à obtenir une certaine dilatation ; mais la matrice fuyait en haut et en arrière, et c'est à peine si le doigt pouvait atteindre l'organe. A quatre reprises j'engageai, sous la direction de l'indicateur introduit dans le col, des pinces-érignes, des pinces à mors dentelés d'une grande puissance, pour saisir l'extrémité du fibrome voisin de l'orifice; chaque fois je pus saisir cette extrémité, mais à une traction un peu forte pour l'attirer en avant, chaque fois l'instrument cédait, entraînant avec lui des parcelles de la tumeur. Les manœuvres étant douloureuses, et comprenant que je ne pourrais aboutir sans prendre des dispositions ultérieures, puisqu'il fallait : 1° bien saisir le fibrome et le tenir fixé et attiré un peu en dehors ; 2° procéder ensuite à une dissection en règle dans la cavité utérine pour opérer l'énucléation de la tumeur, je fis reposer dans son lit la malade à qui je déclarai que nous attendrions sa prochaine époque pour la débarrasser.

M. S... rentrant de voyage jugea qu'il fallait opérer, mais il mit à l'opération une condition *sine qua non*, celle d'endormir sa femme par le chloroforme, alléguant que c'était une promesse qu'il lui avait faite sur son honneur. Je refusai.

Après deux jours de réflexion, M. S... me désigna pour résoudre la question mon éminent confrère Ricord. J'avais d'autant plus à me féliciter de ce choix, que ce grand praticien fait presque autorité en la matière. Sa décision fut conforme à la mienne, et il fut résolu qu'il m'assisterait dans l'opération, n'importe à quel moment elle devrait être pratiquée.

Le 20 décembre, les règles apparaissaient modérément.

Le 21, dans la nuit, commençaient les tranchées utérines.

Le 22 au matin, ces tranchées continuaient et le sang coulait en abondance. A deux heures de l'après-midi, j'étais auprès de la malade. Les tranchées avaient cessé, l'exploration permit de constater une dilatation du col suffisante pour l'introduction de l'indicateur.

Le moment d'opérer était venu ; au reçu du télégramme, mon célèbre ami arrivait.

Les difficultés prévues de cette opération étaient de deux sortes : 1° les unes inhérentes à la constitution et à la conformation de la malade ; 2° les autres résultant de la position du fibrome dans l'utérus et de sa connexion avec cet organe dans une grande partie de son étendue : bassin large et profond, cloison vaginale remontant très haut et l'utérus fuyant sous la main ; parties sexuelles rétrécissant et portant fort haut l'ouverture vaginale ; ventre développé, à parois grasses et proéminentes, opposant un obstacle à la pression sur le globe utérin ; telles étaient les causes des difficultés offertes par la malade. J'ai dit déjà celles inhérentes au fibrome lui-même. Je m'étais muni, à l'effet d'abaisser la matrice, d'un sac contenant 10 livres de plomb de chasse qui, appliqué en travers sur l'hypogastre, devait faire cheminer l'utérus en avant. D'autre part, j'avais une collection d'instruments propres à me satisfaire dans toutes les circonstances prévues.

A deux heures et demie je procédai à l'opération.

De deux coups de ciseaux j'incisai le col sur ses angles, espérant

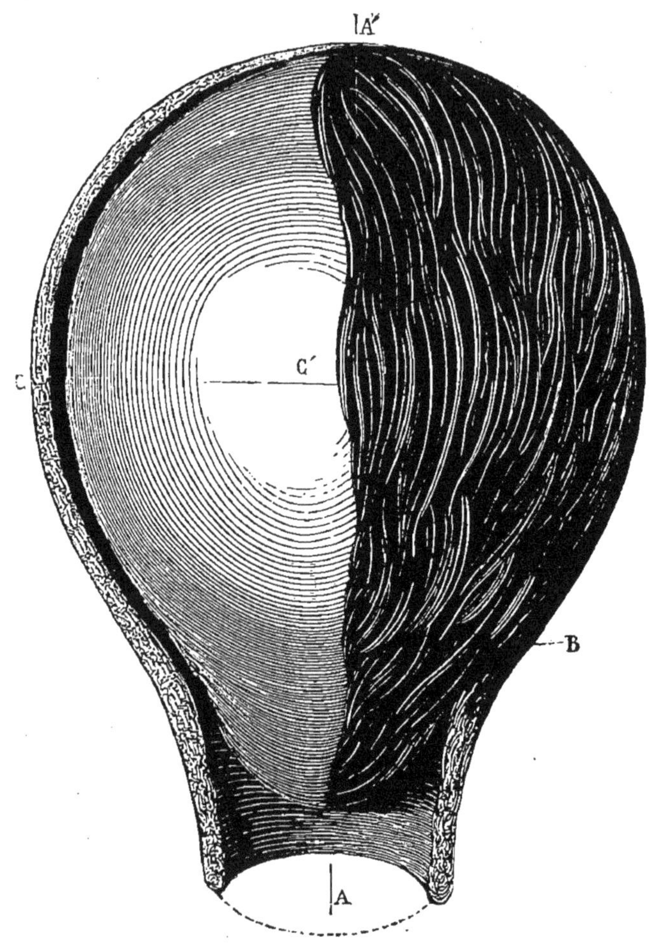

FIG. 12. — AA', ligne indiquant le segment du fibrome encastré dans l'utérus (partie noire) et celui libre dans la cavité (partie transparente). — B, ligne indiquant le point où le fibrome se détache de la paroi utérine, vers l'ouverture supérieure du col. — C, ligne transverse qui partage la cavité utérine en segments supérieur et inférieur. — De A' à C', toute la partie noire et celle où a porté la première dissection, en commençant par A' sur les faces antéro-postérieure et latérale gauche, pour faire basculer le fibrome.

obtenir une dilatation suffisante pour manœuvrer un peu à l'aise. Il n'en fut rien : l'une des incisions, celle de droite, fit céder l'ouverture sur ce côté, mais celle de gauche, aboutissant jusqu'au fibrome, ne parvint qu'à faire appliquer sur celui-ci la lèvre incisée, et je me trouvai aussi gêné qu'avant. Cependant j'engageai l'indicateur gauche dans le col, côté droit, et je parvins presque vers le milieu de la cavité utérine ; c'était tout ce que je pouvais obtenir, malgré la très grande longueur de mon doigt. Sur ce doigt je glissai des pinces-érignes qui, une fois engagées et ouvertes dans la cavité utérine, purent saisir, en griffant, une portion superficielle du fibrome ; mais à chaque traction, pour me faire de l'espace dans la cavité, elles cédaient en entraînant des parcelles de tumeur ; j'essayai à diverses reprises de saisir le sommet du fibrome voisin du col, mais l'écartement des mors ne permettait jamais de saisir une forte portion, et à la moindre traction, les pinces-érignes désemparaient en déchirant le tissu. Je recommençai alors les mêmes manœuvres avec des pinces à mors dentelés de diverses formes, en cuillers et à œillères, sur divers points du fibrome, et toujours ces applications furent suivies de résultats négatifs, en sorte que la dissection intra-utérine ne pouvait être faite. Les causes de ces insuccès tenaient à l'impossibilité d'atteindre le fond de l'utérus avec l'indicateur introduit ; d'atteindre même la moitié supérieure de sa cavité ; à l'impossibilité de manœuvrer avec ce doigt directeur dans cette cavité garnie exactement par le fibrome ; à la fixation absolue de la tumeur dans presque toute la moitié de la cavité utérine, ce qui empêchait de la mobiliser sur n'importe quel point. Après une demi-heure de manœuvres inutiles dans cette première phase de l'opération où j'avais dépensé momentanément mes forces par des positions inclinées et des contorsions douloureuses, je cédai la place à mon éminent confrère.

Il manœuvra à son aise pendant une demi-heure, changeant tour à tour les pinces-érignes pour des pinces à griffes, et quand il croyait tenir le fibrome et qu'il pensait commencer la dissection, une traction un peu forte faisait lâcher les pinces et tout était à recommencer. Plus épuisé que moi, suant et à bout de forces à son tour, il dut se retirer devant une impossibilité prouvée. Il me céda la place.

Après vingt minutes de tentatives tout aussi infructueuses que les premières, je cédai de nouveau la place à mon éminent confrère, mettant tout à fait de côté tout amour-propre en présence des souffrances de Mme S... et d'une vie à sauver.

Ce fut encore pendant une longue demi-heure qu'il lutta avec une ardeur héroïque, changeant d'instruments, de position, tandis que je me prêtais avec toute la complaisance d'un élève à ses moindres signes, à tous ses gestes : efforts inutiles! Au bout d'une demi-heure, lui, pourtant si habile, renonçait, pour la deuxième fois, l'œil morne, le visage abattu et ruisselant de sueur. J'avais bien réfléchi pendant ce temps; j'avais bien calculé qu'il fallait aller saisir fortement le fibrome à sa base, dans le fond de l'utérus, à son point d'émergence, et que si une fois je le tenais par ce point, en disséquant en arrière sur les parois utérines et poursuivant la dissection d'arrière en avant, de bas en haut, j'arriverais à le renverser en avant et je mènerais à bonne fin l'opération.

Au reste, il aurait fallu abandonner la malade après deux heures de tentatives inutiles, idée poignante qui dut traverser l'esprit de mon éminent confrère aussi bien que le mien. Le docteur Calvo, amené par son oncle, nous servait d'aide avec une profonde intelligence.

Me campant alors sur mes deux genoux, parce que la position debout m'incurvait trop et m'enlevait mes forces, j'engageai l'indicateur et le médius de la main gauche dans l'ouverture du col; je le débridai une seconde fois par deux grands coups de ciseaux sur ses angles précédemment débridés, et profitant de cette détente artificielle, je poussai l'indicateur gauche dans la partie droite de la cavité utérine jusqu'au bas-fond, après avoir enfoncé toute la paume de la main dans la cavité viginale.

Je fus alors maître du terrain; je sentais distinctement l'arrière-base du fibrome et le point où je devais le saisir : de longues pinces à cuillers, à mors dentelés, furent glissées le long de l'indicateur. Quand je sentis les mors arrivés au bas-fond, j'en écartai doucement les branches, puis par un léger mouvement de rotation de droite à gauche, en même temps que j'élevais fortement les branches sur l'arcade pubienne, sans m'inquiéter de léser l'urèthre, je pus, après avoir fortement écarté les mors, saisir une large portion du fibrome. Après avoir serré et fixé les mors de l'instrument au moyen de l'écrou, je le remis à mon confrère qui, à son tour, s'était de nouveau résigné au rôle d'aide, et je le priai de tirer à gauche de la malade et en haut : le fibrome ne céda pas sous ces tractions soutenues. J'introduisis alors, guidé par l'indicateur gauche resté dans la cavité utérine, un long couteau mousse à la pointe, courbe sur le plat et tranchant à droite.

En deux minutes j'eus détaché, par une rapide dissection de droite à gauche, de haut en bas et en arrière, le segment postérieur du fibrome incarné dans la moitié gauche du fond de l'utérus et sur la partie antérieure gauche de l'organe ; à mesure que la séparation était obtenue, j'avançais la dissection sur la face antérieure gauche. Il me restait alors à disséquer la tumeur dans tout le segment gauche latéral et postérieur jusqu'au col. Je fis exercer de fortes tractions par mon éminent confrère, avec les pinces qui fixaient le fibrome. Dans ces efforts de traction, le lobe postérieur, détaché du bas-fond et de la face antérieure correspondante, put basculer un peu en avant. Je retirai alors le couteau mousse, il ne marchait plus assez vite ; la malade poussait des cris affreux, demandait du chloroforme pour mourir, avec des plaintes si effrayantes, que mon confrère dut lui répondre sévèrement que notre rôle n'était pas de la tuer, et refusa net d'accéder à ses désirs. Je glissai le long de l'indicateur, toujours resté dans l'utérus, de très grands et très longs ciseaux à lames mousses à la pointe, courbes sur le plat, vers l'extrémité mousse, et d'une très grande puissance d'action. Cette introduction fut on ne peut plus difficile ; il fallut les faire glisser par la face convexe sur le doigt et la pointe d'abord dirigée un peu en bas, puis horizontalement à mesure qu'elle avançait, puis un peu obliquement en haut, à mesure qu'elle pénétrait dans l'utérus. Quand la pointe eut atteint le fond de l'organe, il me fallut décrire une demi-rotation : la face convexe des lames appliquées sur la face postérieure droite des parois dut être graduellement ramenée par ce mouvement et toujours en rasant les parois sur la face antérieure, passant entre elle et le fibrome, qui se trouvait alors appuyé sur la face concave de l'instrument. A ce moment, mon confrère tirant à lui et un peu de mon côté, j'élevai le manche des ciseaux autant que je pus sur l'arcade pubienne, de façon que leur extrémité mousse allât se placer entre le lobe du fibrome détaché en arrière et le bas-fond utérin. J'écartai alors les lames de l'instrument et je pus, en rasant constamment les parois utérines, sectionner successivement en arrière et sur la face interne gauche tout ce qui était adhérent, en interposant mon doigt entre les ciseaux et les parois utérines, comme je l'avais fait pour le couteau. Pendant ce temps, mon confrère exerçait des tractions en dedans, en dehors, en bas, suivant que je le lui demandais, et, dans ces tractions, le fibrome, toujours attiré vers le col par une bascule continue qui faisait devenir antérieure sa face postérieure, et droite sa face gauche, put être énucléé totalement en quelques minutes. Nous eûmes la satisfaction de le voir enfin, emportant avec lui, sur ses faces qui avaient adhéré, quelques parcelles de la musculeuse utérine, preuve évidente que l'utérus avait été profondément entamé sur quelques points.

La malade, lavée et rappropriée, fut transportée dans son lit, après deux heures et demie d'horribles souffrances, causées principalement par les manœuvres infructueuses avant l'opération proprement dite.

La nuit fut très agitée ; la malade eut du délire, du cauchemar : c'était un reliquat des inhalations chloroformiques. Elle éprouva plusieurs défaillances, effet probable des mêmes inhalations ; car, avec la volonté fermement arrêtée dans notre consultation de ne faire que semblant d'administrer du chloroforme, il en avait été dépensé une quantité notable, quoiqu'il eût été administré avec précaution et à distance. Telles avaient été, dans les deux premières heures de tentatives, les prières, les injonctions de la malade, qu'on s'était laissé fatalement entraîner.

23, au matin. La malade accuse des envies très fréquentes d'uriner, des douleurs vives à la miction, avec envie d'uriner encore après chaque miction. Le col vésical a été évidemment froissé dans le cours de l'opération. Elle accuse également une douleur vive dans le côté gauche du bas-fond vaginal. C'est évidemment la partie gauche de l'utérus qui est en souffrance, puisque avec le doigt on perçoit une dilacération sur la partie correspondante du col, et que la douleur irradie sur l'hypocondre du *même côté*. Absence de fièvre.

Je prescris des fomentations chaudes sur le bas-ventre, des injections utéro-vaginales avec la décoction de racines de guimauve et tête de pavot, un cataplasme de farine de lin sur le méat urinaire, 5 centigrammes d'extrait thébaïque en pilule pour le soir, de la tisane de petite turquette. Potages et vin de Bordeaux.

24. Il y a eu un frisson la veille au soir. La peau est chaude et sèche ; le pouls, vibrant et dur, bat 120. Il y a céphalalgie vive : c'est évidemment un commencement de fièvre traumatique, la fièvre inflammatoire. La langue est saburrale, l'appétit nul.

Prescription : Tartre stibié 0,20, eau distillé 120, en potion à prendre par cuillerées, de demi-heure en demi-heure, jusqu'à vomissement ou trois garde-robes ; 3 pilules de sulfate de quinine, à 0,10 chaque, à prendre à cinq heures du soir, et 3 autres semblables à prendre le lendemain matin. Le reste *ut supra.*

25. Il y a eu un nouveau frisson la veille, mais beaucoup moins accentué que le précédent ; un peu de sommeil la nuit. Le pouls est à 100 ; il est souple, dépressible, et la peau offre de la moiteur. Les accidents du côté de la vessie sont améliorés. Les douleurs vagino-utérines gauches persistent. — Onctions sur le bas-ventre avec l'onguent napolitain belladoné ; fomentations chaudes ; 3 pilules de sulfate de quinine pour le soir, 3 autres pour le lendemain. Le reste *ut supra.*

26. Sommeil prolongé, calme. Pouls à 80. Il s'échappe par le vagin du pus sanieux. La malade croit qu'elle avait un abcès dans le vagin et qu'il s'est ouvert : c'est la surface utérine qui suppure. Désir d'aliments. Potage, poulet rôti, vin de Bordeaux. Continuer les pilules de sulfate de quinine le soir et le lendemain matin. Injections utérines faites avec ménagement et à jet bavant avec la décoction de racines de guimauve et de tête de pavot, dans laquelle on mettra par litre 15 de chlorure d'oxyde de sodium.

27. Les douleurs utéro-vaginales ont cessé, la miction se fait sans douleur, la malade a passé une excellente nuit, l'appétit est franchement revenu et la fièvre n'a pas reparu. Encore 6 pilules de sulfate de quinine en vingt-quatre heures ; alimentation à volonté.

29. Toujours un peu de suppuration utéro-vaginale ; tout le reste va bien. L'utérus exploré avec le doigt, je trouve le col qui commence à se contracter et l'ouverture qui se rétrécit à gauche. Il y a une légère perte de substance résultant de la dissection de la tumeur, ce qui empêche l'occlusion de l'ouverture.

A partir de ce moment, tout marche régulièrement et la malade commence à se lever le 8 janvier, quoiqu'elle ne puisse rester assise à cause de la douleur que suscite cette position sur la partie gauche du bassin correspondant à la lésion du col utérin.

Le 12 elle peut s'asseoir librement, sans douleur et se promener dans son appartement. Le 20, les forces sont revenues, mais la malade, quoique rassurée par moi, redoute la première apparition des règles; elle craint le retour des douleurs, l'hémorragie. Cependant l'exploration de l'utérus m'a permis de constater, la veille, la cicatrisation de la commissure gauche et la fermeture du col, la rétraction achevée du corps de l'utérus et son petit volume, ne dépassant pas le niveau de la symphyse pubienne.

Le 26, la menstruation est achevée. Il n'y a eu aucune tranchée utérine; le sang a coulé en proportions telles que la malade déclare que depuis quatre ans elle n'en avait jamais si peu perdu. Elle est sortie en voiture pour quelques préparatifs d'une fête de l'arbre de Noël remise au 28 janvier, à laquelle une centaine de personnes sont invitées.

Depuis, Mme S..., qui a présidé à sa soirée, n'a cessé de sortir et de se bien porter. Une crainte qu'elle n'osait avouer la subjuguait encore, c'est la crainte d'une récidive. Outre l'exemple de son amie Mme Du..., que j'ai opérée, à son su, il y a six ans, qui n'a pas eu de récidive jusqu'à présent, ce qui doit la rassurer, j'ai cru pouvoir la convaincre d'après l'examen de la tumeur, en lui déclarant qu'elle est de la famille de celles qui sont le moins sujettes à récidive.

A l'examen histologique nous trouvons des fibres étroites, allongées et, entre ces fibres toutes identiques, des granulations, des éléments cellulaires ou fusiformes, de la graisse sous diverses formes. C'est bien le pseudoplasme homœomorphe désigné sous le nom de fibrome.

L'opération dont je viens de présenter le tableau est une de celles qui offrent les plus grandes difficultés à vaincre sous le rapport de l'exécution, et en admettant qu'au préalable on ait pu se rendre un compte exact des rapports de la tumeur avec la cavité utérine. Si, comme dans le cas présent, ces notions exactes sont impossibles, parce que le doigt explorateur ne peut, en aucune façon, arriver au bas-fond de l'utérus, les difficultés n'en sont que plus grandes encore, et l'esprit doit rester indécis en face de l'imprévu.

Quelle que soit l'opération que l'on pratique, les dangers inhérents au manuel opératoire, aux parties qu'il faut ménager ou protéger peuvent être ordinairement conjurés quand l'œil sert de guide à la main qui opère. Ici le doigt explorateur et conducteur devait remplacer l'œil; mais ce doigt ne pouvait malheureusement se porter partout, et par suite ne pouvait tout montrer : de là un écueil presque insurmontable.

Et cependant cette opération est du nombre de celles qui sont commandées sans réplique, qui nécessitent l'urgence envers et contre tout; car la vie des malades est trop prochainement et trop certainement menacée par des hémorragies immenses qui se succèdent rapidement, que rien ne peut arrêter définitivement, que l'ablation de la tumeur qui leur donne naissance et les entretient.

Dans un mémoire publié en 1868 dans la *Gazette médicale de Paris*, ayant pour titre : *Des corps fibreux utérins, et en particulier des corps fibreux intra-utérins*, je m'étais attaché à démontrer la différence des symtômes fournis par les corps fibreux intra-utérins, suivant qu'ils tiennent à l'utérus par un pédicule plus ou moins large, et suivant que, non pédiculisés, ils sont adhérents, encastrés dans une plus ou moins grande étendue de la couche sous-muqueuse, ou autrement dit, interstitiels.

Quand la pédiculisation a lieu au niveau ou peu au-dessus de l'ouverture supérieure du col, quel que soit le volume de la tumeur, il arrive souvent un moment où l'utérus, se contractant énergiquement aux époques menstruelles, finit par la faire basculer et lui fait franchir l'orifice après avoir provoqué des hémorragies plus ou moins considérables. Une fois la tumeur projetée dans le vagin, soudée qu'elle reste à l'utérus par le pédicule, l'écoulement du sang devient continu. C'est là, pour un médecin habitué à l'étude de ces tumeurs, un signe qui indique le moment d'opérer sans retard. Ces cas sont les plus simples, et l'opération qui consiste à sectionner le pédicule est des plus aisées. Il peut arriver aussi que le pédicule, étranglé par les contractions énergiques et continues du col, se mortifie ainsi que le polype, et que celui-ci se détache spontanément. Quand la pédiculisation a lieu sur une sphère plus élevée de la cavité utérine, jusqu'à sa partie moyenne, l'utérus étant divisé en deux par une ligne transversale, la tumeur pourra encore basculer pendant les contractions utérines, et cela d'autant plus aisément que le pédicule sera moins large et la tumeur mieux détachée. Il faudra alors plus de temps, plus de contractions utérines pour que ce résultat arrive spontanément. il y a même des cas où, à force de contractions, le col étant bien effacé, le segment inférieur de l'utérus, en laissant passer la tumeur, se replie sur elle en guise de manchettes retroussées. Quand cela arrive, les malades ont ordinairement été épuisées par les hémorragies répétées.

Plus la pédiculisation du corps fibreux s'élève au-dessus de la moitié inférieure de la cavité, plus elle remonte vers le bas-fond, plus il devient difficile et finalement impossible à l'utérus de l'expulser de sa cavité, malgré les contractions énergiques et répétées : et cela se conçoit, car il n'y a guère de déplacement possible de la part de la tumeur, à moins que la matrice ne se renverse complètement, à la manière d'un bonnet retourné, par une inversion qu'on comprend, comme il en existe quelques exemples bien précis. Quand la pédiculisation a lieu au fond de l'utérus, quels que soient le volume et la largeur du pédicule, l'expulsion spontanée du fibrome devient absolument impossible.

Il peut arriver que les douleurs deviennent continues pendant un laps de temps très long avec ou sans perte de sang : c'est qu'alors l'utérus empli par la tumeur, distendu, avec effacement complet du col, cherche à s'en débarrasser par des contractions continues. J'ai observé un cas pareil. Une demoiselle dont j'ai relaté l'histoire de la première opération (1), débarrassée une première fois dans la même séance de deux polypes fibreux pédiculés, fut prise six mois plus tard de douleurs vives et à rares intermittences, sans perte de sang. Après quinze jours de ces douleurs et plusieurs examens qui m'avaient permis de constater une tumeur ovoïde appartenant à l'utérus, sans que je pusse distinguer le col et son ouverture, je tombai dans l'erreur en supposant que l'ouverture du col était oblitérée et que j'avais affaire cette fois à un utérus dégénéré. Enfin je pus reconnaître en arrière l'ouverture du col, l'utérus étant en antéversion. Cette ouverture était très petite, et les lèvres amincies du col étaient exactement appliquées sur la tumeur qui avait la forme ovoïde. Je pus opérer la malade après avoir largement incisé le col. Cette fois j'avais affaire à un plasmome colloïde, qui se reproduisit avec une grande rapidité en acquérant des proportions considérables à diverses reprises, et qui nécessita sept opérations en dix-huit mois. Ce plasmome tenait au bas-fond de l'utérus (partie centrale) par un large et épais pédicule et avait acquis des adhérences sur de larges points des parois utérines.

Voilà pour les fibromes pédiculisés.

Pour ceux dits interstitiels, c'est-à-dire développés sous la muqueuse, sur la musculeuse ou le tissu inodulaire, et qui grandissent en poussant devant eux, dans la cavité utérine, la muqueuse qui les revêt, c'est une autre affaire. Quel que soit le point où ils commencencent, quelle que soit l'étendue de leur

(1) *Gazette médicale de Paris*, 15 avril 1871, page 158.

développement, faisant corps avec l'utérus, greffés sur une plus ou moins large partie de l'organe, leur rôle est de s'accroître, de se développer en donnant sans cesse lieu à des accidents, sans avoir chance de pouvoir être expulsés spontanément. On a cité un exemple d'énucléation spontanée de fibrome interstitiel qui eut lieu à la suite de la parturition. Mais ce fait exceptionnel confirmerait la règle, s'il était parfaitement démontré, ce dont je doute (1).

En sorte que, si un polype fibreux à pédiculisation distincte, qui peut toujours être enlevé, qui parfois est expulsé spontanément de la cavité utérine dans le vagin par un travail analogue à celui de la parturition, peut, en dehors même de sa constitution histologique, exposer, par des hémorragies répétées, les personnes qui en sont atteintes, fatalement le fibrome interstitiel compromet-il à plus forte raison.

C'est sans contredit de tous les fibromes utérins, celui qui, dans le même laps de temps, entraîne plus facilement la perte des malades, par les hémorragies sans nombre auxquelles il donne lieu. Les fibromes sous-péritonéaux qui peuvent acquérir, dans la cavité abdominale, de fabuleuses proportions, n'exposent pas, à beaucoup près, la vie des malades comme ces derniers, par la raison bien simple qu'ils n'occasionnent pas d'hémorragie utérine dans l'immense majorité des cas, et que, quand ils suscitent des accidents de péritonite, c'est qu'ils sont monstrueux de grosseur, ou qu'une cause étrangère est venue apporter son appoint pour l'explosion de la phlegmasie péritonéale. Je connais un nombre respectable de dames atteintes depuis fort longtemps de ces tumeurs, et qui n'en éprouvent que peu d'inconvénients.

Le fibrome interstitiel sous-muqueux est donc de tous le

(1) Ce fait, dû à M. Julien, a été cité par M. Depaul dans la discussion à la Société de chirurgie en 1868.

plus grave, le plus compromettant et à bref délai, par les métrorragies qu'il suscite, par l'impossibilité de la part de l'utérus de l'expulser spontanément, par les difficultés du diagnostic quand il n'a pas encore acquis un volume considérable, et par les difficultés sans nombre qu'il présente dans les tentatives d'opération d'énucléation (1). Que si un fibrome interstitiel commence par le bas-fond de l'utérus pour étendre ses racines de proche en proche jusque vers le col, occupant ainsi, par son incarnation, un segment longitudinal de l'utérus, il peut s'écouler un temps fort long avant qu'une main expérimentée puisse le reconnaître; et quand il aura été reconnu, il pourra arriver qu'il soit impossible de préciser par le toucher les limites exactes de sa connexion avec les parois utérines. Tel est, en effet, le cas que je viens de relater. Voilà une dame d'une magnifique constitution, qui, depuis environ quatre ans, perd à chaque époque plus de sang qu'autrefois, mais qui résiste à ces pertes, les répare même dans l'intervalle. Puis, il y a quinze mois, elle éprouve, pour la première fois, des douleurs comme pour accoucher, suivies d'une hémorragie, et le médecin anglais appelé auprès d'elle, célèbre praticien en obstétrique, qui l'examine, ne trouve pas de corps fibreux et croit à une fausse couche. Pense-t-on que ce praticien était incapable de diagnostiquer la présence d'un corps fibreux, surtout pendant l'hémorrhagie? Mais non. C'est que le corps fibreux n'était encore que dans la cavité utérine et ne se présentait pas même à l'ouverture supérieure du col.

(1) M. Guéniot, dans le cours de la même discussion à la Société de chirurgie (1868), a appelé l'attention sur un procédé d'acupuncture pour diagnostiquer un polype d'une inversion utérine partielle; mais ce procédé, qui est basé sur la sensation de résistance sans douleur que donne le fibrome que l'aiguille pénètre, ne sert absolument à rien pour distinguer un fibrome pédiculisé d'un fibrome interstitiel et à plus forte raison pour délimiter ses attaches.

On a vu des méprises plus grandes encore, et de la part d'hommes très experts, dans des cas de fibromes pédiculés, parce que l'exploration utérine avait été faite en dehors du moment des règles. Aussi est-il de la dernière importance de rappeler qu'en tous cas, quand des symptômes font soupçonner la présence d'un fibro-myome intra-utérin, c'est pendant l'évolution menstruelle que l'exploration doit être faite de rigueur, parce que c'est pendant cette évolution que la matrice, cherchant à l'expulser, le pousse vers le col, et que c'est à ce moment que le col présente sa plus grande dilatation. Plus la tumeur est susceptible de mobilisation en raison de sa pédiculisation, et plus elle avance vers le col pendant ce travail.

Les polypes dits migrateurs ne doivent cette facilité de s'avancer vers le museau de tanche, de s'engager même en partie ou en totalité dans l'orifice en certains moments, pour remonter ensuite dans la cavité utérine quand le col se resserre, se rétracte, qu'à la plus ou moins grande longueur de leur pédicule et quand ils sont libres d'adhérence sur tous les autres points. Le pédicule étant long ou inséré sur la partie cervicale de l'utérus, ils peuvent franchir l'orifice ; quand il est moins long, ils s'engagent seulement pour remonter ensuite. Il est des polypes de petite dimension, et surtout les polypes muqueux, qui, à chaque période menstruelle, sont expulsés dans la cavité vaginale pour remonter dans la cavité utérine après la cessation de l'écoulement du sang.

Si les recherches que j'ai faites sont complètes, y compris toutes les données fournies pendant la discussion soulevée à la Société de chirurgie en 1868, où tant d'hommes compétents y apportèrent le résultat de leur pratique, voici l'un des rares faits de corps fibreux interstitiel d'un volume un peu considérable et encastré presque dans la moitié des parois utérines qui ait pu être enlevé par une opération chirurgicale.

Il est certainement plus facile pour le chirurgien, sinon moins dangereux pour la malade, d'aller, en opérant la gastrotomie, enlever un fibrome sous-péritonéal, ou même un fibrome interstitiel sus-vaginal, en faisant la section de l'utérus au-dessus de la cloison, que de porter la dissection dans la cavité utérine elle-même pour enlever la tumeur.

On a vu à combien de déceptions nous avons été exposés, mon éminent confrère et moi, durant le cours de cette opération, qui présentait des difficultés presque insurmontables, résultant, pour quelques-unes, de la conformation et de la disposition de la malade. Si, de prime abord, l'indicateur avait pu se frayer un passage jusqu'au bas-fond de l'utérus et aller reconnaître les points où le fibrome faisait continuité avec l'organe, de prime abord aussi l'opération aurait été pratiquée comme j'ai pu le faire après deux heures de vaines tentatives de la part de mon confrère et de la mienne.

C'est à un effort suprême et dans un moment de désespoir que j'ai dû de pouvoir la terminer en introduisant toute la main dans le vagin et en poussant mon indicateur dans la cavité utérine. Bien qu'un sac de plomb de dix livres fût appliqué et maintenu solidement sur le bas-ventre, l'utérus fuyait toujours sous la main et remontait en haut du bassin. Tel était le principal obstacle.

Aurait-on pu commencer la dissection de la tumeur par la portion voisine du col? Cela aurait été contraire à toutes les règles du bon sens, parce qu'on s'exposait, en opérant d'avant en arrière, à léser le cul-de-sac vaginal, à emporter une portion du col, et, en cas d'insuccès, à laisser dans la cavité utérine la plus grande partie de la tumeur. Je laisse en dehors l'écoulement du sang qui aurait pu avoir lieu et qui serait devenu un obstacle à la poursuite de l'opération et un danger sérieux en cas de non complète réussite.

Il n'y avait qu'un seul parti sage à prendre, celui que, sans nous le communiquer, nous avons pris spontanément, mon éminent confrère et moi, d'attaquer la tumeur par le bas-fond, de détacher d'arrière en avant son sommet pour le renverser en avant et le disséquer ensuite à mesure que le renversement s'accentuait; mais telles étaient les difficultés pour arriver à ce but, que deux heures de tentatives étaient restées d'abord sans résultat.

OBSERVATION XIX. — *Fibro-myôme encapsulé, occupant la moitié supérieure de la face antérieure du col et une très grande partie de la même face du globe, avec antéflexion consécutive. — Énucléation. — Guérison radicale et durable.*

Mme Sauvage, propriétaire des bains de l'Élysée, rue Washington, 25, âgée de vingt-huit ans, n'ayant qu'une enfant, aujourd'hui âgée de sept ans, à la suite d'un accouchement normal, perdait depuis plus de six ans, du sang durant quinze jours, trois semaines. Elle ne reconnaissait plus les dates des règles et avait à peine sept à huit jours de répit de temps en temps. Perte d'appétit, vomissements fréquents, impuissance à toute fatigue, teint pâle, couleur de cire blanche, palpitations fréquentes, essoufflement à la moindre ascension ou même à la marche, bourdonnements fréquents d'oreilles, tendance aux lipothymies, douleurs fréquentes à l'hypogastre, obligation de garder souvent le repos au lit pendant nombre de jours, tels étaient les phénomènes morbides les plus saillants. La poitrine était du reste intacte, les poumons n'offrant à l'examen (percussion et auscultation) aucun trouble indiquant une lésion, et le bruit de souffle doux, perçu au cœur et sur les gros vaisseaux veineux des membres étant le bruit de souffle anémique.

L'utérus était en antéflexion prononcée, un fibrome interstitiel, occupant la moitié supérieure de la face antérieure interne du col et une bonne partie de la même face du globe, avait déterminé cette antéflexion.

La lèvre postérieure s'étant rétractée, se trouvait à 2 ou 3 centimètres en arrière de l'antérieure, et permettait à l'indicateur de reconnaître de suite la tumeur, dont le sommet faisait saillie entre

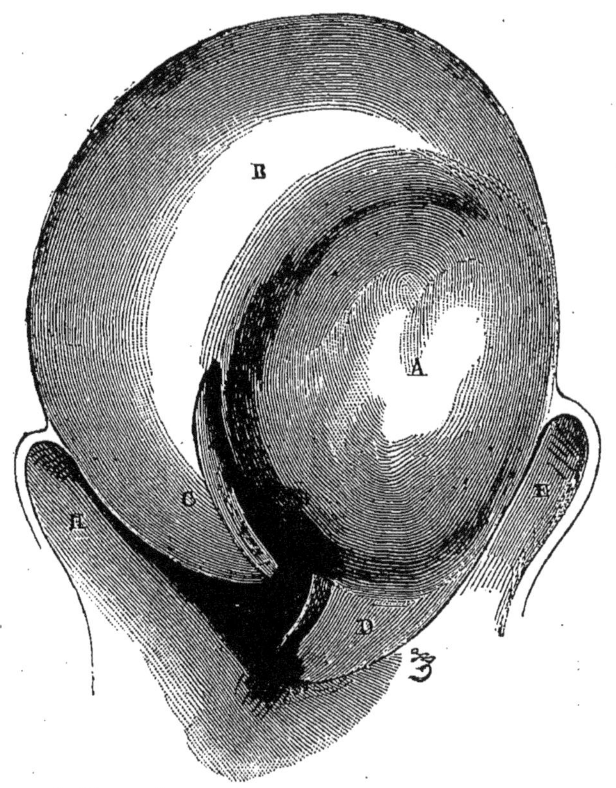

FIG. 13. — A, fibro-myôme. — B, cavité utérine. — C, lèvre postérieure de l'utérus. — D, lèvre antérieure. — E.H, culs de Sauvaginaux. — Z, bas-fond vaginal.

elle et la lèvre antérieure, de la contourner en tous sens et de reconnaître que sa base se confondait avec les parois des parties désignées. C'était un fibrome sous-muqueux avec sa capsule d'enveloppe formée par la muqueuse utérine, qui, à force de frottement avait déterminé par contraction de la lèvre postérieure son retrait, et dont la base, partant de la moitié supérieure du col, aboutissait presque jusqu'au bas-fond de l'utérus en occupant toute sa partie antérieure. Je pus déchirer la capsule à sa base, tantôt avec l'ongle de l'indicateur, tantôt avec un ténotome mousse, guidé sur cet indicateur; puis détacher graduellement la tumeur par dissection avec ce même ténotome mousse et des ciseaux courbes, pendant qu'un aide exerçait de légères tractions au moyen d'une pince de Museux, enfoncée préalablement dans le sommet du néoplasme. Il y eut peu d'écoulement de sang, et je pus, plus tard, cautériser avec des fers, au rouge sombre, la surface utérine dont j'avais détaché la tumeur.

L'utérus reprit promptement sa direction normale et la malade récupéra vite ses forces et sa vigueur.

Je l'ai revue souvent; elle continue à bien se porter, elle a sa menstruation bien régulière, sans exagération, de quatre à cinq jours de durée, et elle mène une vie très active (1).

Nous allons maintenant relater nos quatorze cas d'hystérectomie ignée par les voies naturelles, en commençant par les plus récentes et remontant aux plus anciennes, n'ayant voulu publier ces observations avant quatre ans écoulés au moins, pour pouvoir constater la persistance de la cure; les six dernières observations ont déjà été publiées dans un mémoire, en 1878.

OBSERVATION XX. — *Fibro-myôme vasculaire interstitiel de la paroi postérieure de l'utérus, du volume d'un gros œuf de dinde. — Opération par l'hystérectomie ignée.*

Mme Coinchot est une belle et grande femme âgée de cinquante et un ans, à la tête d'un restaurant, 91, rue Miromesnil, n'ayant eu qu'un enfant, âgé aujourd'hui de vingt-cinq ans. Depuis une ving-

(1) « J'autorise M. le docteur Abeille à publier dans les journaux de médecine l'observation de l'opération qu'il m'a pratiquée le 10 juillet 1881, pour l'ablation d'un fibrome interstitiel de l'utérus qui, depuis 7 ans, donnait lieu à des hémorragies presque constantes, souvent redoutables, et dont je me trouve aujourd'hu complètement débarrassée et bien guérie.

» F. SAUVAGE. »

Bains des Champs Élysée, 2?, rue Washington, Paris.

taine d'années j'ai eu l'occasion de la soigner plusieurs fois pour des attaques violentes de colique néphrétique, à la suite desquelles elle rendait des calculs plus ou moins nombreux, de formes diverses, à facettes, lisses ou arrondis, quelquefois olivaires.

Le nombre des calculs qu'elle a ainsi rendus est tellement considérable qu'elle en a fait une forte collection. Une fois, entre autres, à la suite d'une attaque des plus violentes, avec urines sanglantes, de quarante-huit heures de durée, elle rendit un calcul de la forme d'une olive allongée et couvert d'aspérités. C'est donc une calculeuse de vieille date, dont la position s'est considérablement améliorée sous ce rapport, à la suite de traitements appropriés, de l'usage des eaux de Contrexeville en boisson chez elle, et de deux stations balnéaires à Contrexeville même.

Depuis quatre ans Mme Coinchot avait un dérangement dans sa menstruation; elle perdait du sang en assez grande abondance pendant sept à huit jours, elle restait ensuite dix à quinze jours sans voir, puis le sang reparaissait un nombre de jours et ainsi de suite.

Dès le mois de novembre 1880, elle eut une métrorragie excessive de cinq à six jours de durée; après dix à douze jours d'arrêt, survint une nouvelle métrorragie de quelques jours. La malade croyant à un effet de retour d'âge, ne consulta jamais pour ces accidents, qui se renouvelaient assez fréquemment. Elle devenait anémique.

Il nous était cependant arrivé plusieurs fois, en la soignant pour la colique néphrétique et la voyant s'anémier progressivement, d'explorer l'abdomen pour chercher à déterminer par la percussion et la palpation, s'il n'y avait pas quelque tumeur s'élevant au-dessus du pubis, si l'utérus n'était pas le siège, dans son pourtour du fond, de quelque saillie anormale. Nous n'avions rien trouvé, et comme elle ne le demandait pas, nous n'avions jamais fait d'exploration par le vagin.

La malade arriva ainsi, de pertes en pertes plus ou moins éloignées, à s'affaiblir profondément et à devenir anémiée au plus haut point. Vers la fin de juillet 1881 les métrorragies prirent une nouvelle intensité et devinrent tellement menaçantes que la famille contraignit Mme Coinchot à réclamer nos soins.

C'est le 3 août que nous voyons la malade à ce sujet et que nous procédons à un examen direct. Par le toucher vaginal nous constatons une intumescence considérable de la face postérieure de l'utérus, à peu près du volume d'un œuf de dinde. Cette intumescence est uniformément lisse, non bossuée.

Tandis que l'indicateur explore par le vagin, la main droite constate, en s'appliquant avec une certaine force sur le bas-ventre, que l'utérus ne remonte pas au-dessus du pubis, reste en arrière et un peu au-dessous du rebord supérieur, que les mouvements de pression exercés brusquement par elle correspondent en contre-coup sur l'indicateur qui explore, c'est du ballottement. La partie antérieure de l'organe, explorée par l'indicateur, ne paraît pas, à beaucoup près, aussi saillante que la postérieure. Le col, qui paraît avoir sensiblement la même longueur qu'à l'état normal, présente un méat assez ouvert et assez large pour que l'indicateur puisse s'y engager, d'autant que la lèvre antérieure est molasse.

La lèvre postérieure présente à sa face interne une saillie en amande qui arrive jusqu'au méat. L'indicateur poussant sur la face de cette tumeur qui se continue en arrière, chemine jusqu'à l'ouverture interne qu'il peut franchir.

Il constate alors que cette tumeur progresse jusqu'au fond de la cavité en augmentant de volume, mais sans adhérence aucune avec la paroi antérieure de l'utérus qui reste libre. Cette tumeur, qui nous paraît un fibro-myôme vasculaire, s'étale sur la face postérieure en empiétant un peu sur le fond de l'organe et faisant saillie en avant dans la cavité.

Comme ces manœuvres déterminent une augmentation de la perte de sang déjà existante, nous introduisons le spéculum de Fergusson avec douceur pour faire des injections froides. Puis nous prescrivons l'ergotine à l'intérieur, la glace sur le ventre et une injection matin et soir au perchlorure de fer au 10e, pour arrêter, autant que possible, la perte de sang et procéder à l'opération au moment opportun. Le bon vin, l'eau de vie en groog, le thé au bœuf ou *beef-tea* américain, le bouillon froid et une alimentation appropriée sont prescrits pour relever les forces.

Le 13 août suivant, les pertes de sang étant arrêtées, nous pratiquons l'opération en vue de détruire ce fibrome. Avant d'opérer, nous pratiquons le cathétérisme avec une bougie molle qui donne 10 centimètres 1/2 de diamètre vertical. L'empreinte de la bougie retirée offre une concavité postérieure oblongue, qui figure bien la saillie perçue par le doigt explorateur; à travers le spéculum on distingue très bien la tuméfaction de la lèvre postérieure, en saillie dans le méat, en guise d'amande.

Quatre cathéters à curseur, de grosseur progressive, labourent la partie médiane de la tumeur en appuyant fortement sur elle, puis le cautère semi-olivaire est appliqué deux fois, la face convexe dirigée en arrière et poussée jusqu'à l'ouverture interne, pour détruire la partie du néoplasme afférente au col.

Puis, avec les autres hystérotomes : triangulaire (fig. 5), cultellaires (fig. 3 et 4), lancéolaire (fig. 6), nous détruisons, dans une étendue de 7 centimètres, la presque totalité de la tumeur, en formant, suivant notre procédé, des incisions en éventail, partant de la ligne médiane et se dirigeant à droite et à gauche.

L'hystérotome spatule (fig. 11), introduit deux fois, est destiné à comburer les parties saillantes encore au milieu des incisions profondes, et enfin le plus gros cathéter à curseur, fixé à 8 centimètres, appuyant fortement sur la face postérieure déjà profondément escarrifiée, est introduit deux fois pour accentuer l'escarrification jusqu'au bas-fond en s'arrêtant à 2 centimètres 1/2 de cette paroi.

L'opération a duré une heure, les hystérotomes toujours chauffés au rouge cerise.

Glace sur le ventre nuit et jour et injections comme d'usage. Les deux premiers jours qui suivent l'opération, le thermomètre monte à 38°,9 et 38°,7 le soir, pour descendre à 38°,2 et 38 degrés le matin; puis à 37°,7 et se maintenir à ce niveau ensuite. Le pouls a varié de 96 à 80 pour rester à 80 et 76. Pas d'accident.

Un suintement sanguin a lieu du 13 au 19 et cesse tout à fait jusqu'au 30, où il recommence et se poursuit faiblement jusqu'au 12 septembre suivant. Du 12 au 15, métrorragie considérable. M. le docteur Perrier, qui voit la malade pendant mon séjour à la campagne dans les Ardennes, me prévient immédiatement. Je lui prescris, par dépêche télégraphique, de faire une injection sous-épidermique d'ergotine et même plusieurs jours de suite. On a craint cette injection vu l'extrême faiblesse, mais la glace sur le bas-ventre et les injections froides arrêtent l'écoulement sanguin le 16, et le 18, à mon arrivée, l'hémorragie a définitivement cessé.

A partir de fin septembre jusqu'en 1882, il y a eu encore quatre métrorragies, mais beaucoup moins intenses et de quatre à cinq jours de durée au plus. La malade a pu récupérer ses forces et ne point être affaiblie de nouveau par ces pertes modérées. Elle est restée des mois entiers sans écoulement sanguin. Il y a quinze jours, il y a eu encore un peu d'apparition de sang, ou plutôt de sérosité sanglante pendant quatre jours. Depuis tout est bien rentré dans l'ordre.

Voici le résultat de l'examen ultime pratiqué le 22 mars 1883. D'abord les forces sont revenues complètement, la pâleur a disparu, il y a maintenant un teint frais et plus de traces de bouffissure de la face. Grand appétit et très bonnes digestions. Il y a deux jours, colique néphrétique. La malade a rendu, avant-hier, cinq calculs de la grosseur d'un grain de chènevis et encore deux ce matin.

Examen de l'utérus. — Le globe utérin est dans sa situation normale, en arrière de la symphise pubienne. Le doigt explorateur ne perçoit plus, dans la partie postérieure de l'organe, de tuméfaction ni de saillie quelconque. Cette partie est même un peu aplatie relativement à la partie antérieure. Dans sa totalité, l'utérus paraît normal sous le rapport du volume, son diamètre longitudinal est de 8 centimètres, réduit par conséquent de 2 centimètres 1/2.

Au milieu de la lèvre postérieure, sur sa face interne, il y a une dépression légère, résultant des escarrifications profondes sur ce point et sur toute la surface postérieure interne de l'organe. A côté de cette dépression le tissu est sensiblement induré à droite et à gauche. La lèvre antérieure est à l'état normal.

Le 16 novembre 1882, après des douleurs rénales vives, des deux côtés, accompagnées de vomissement sans fièvre, Mme Coinchot rendit cinq petits calculs, de la grosseur d'une tête d'épingle un peu forte à un petit pois. Elle crut qu'elle allait être débarrassée de ses coliques néphrétiques. Il n'en fut rien, elles prirent au contraire un caractère d'acuité tel, que le soir même, à six heures, je fus appelé : on avait conservé les urines rendues et les calculs. Les urines étaient claires avec dépôt de sable blanc au fond et d'un léger nuage surmontant. Les calculs étaient lisses et rosés. Depuis une heure Mme Coinchot avait cherché à uriner encore, espérant pouvoir rendre de nouveaux calculs; elle n'avait pu rendre une seule goutte d'urine. Je prescrivis un traitement pour calmer les douleurs et un bain pour la soirée.

Le lendemain matin, à ma visite, pas d'émission d'urine; la percussion me démontre que la vessie est à l'état de vacuité.

Immédiatement, cathétérisme vésical, facile, sans obstacle dans le canal, mais qui n'amène pas une goutte d'urine. Injection de trois seringues d'eau tiède qui remplissent la vessie : le liquide est évacué tel qu'il a pénétré.

Les vomissements, la violence des douleurs augmentent et un sentiment d'oppression manifeste se met de la partie. Les fomentations chaudes, les embrocations opiacées et belladonnées, les narcotiques et la glace à l'intérieur, un bain autant que la malade pourra le supporter; tels sont les moyens dès lors mis en œuvre et qui, avec deux cathétérismes suivis d'injection tous les jours, vont défrayer le traitement jusqu'à ce qu'une indication plus pressante surgisse.

Du 17 au 22 au matin, les phénomènes morbides persistent plutôt en s'exaspérant qu'en diminuant. Rien n'est supporté par l'estomac, qui rejette tout; c'est à peine si les gouttes prescrites de morphine peuvent être tolérées dans un peu d'eau glacée. Les flancs et les hypocondres sont tendus et le siège d'une matité allant jusqu'au bas de la fosse iliaque des deux côtés. Le ventre est ballonné. La malade se sent étouffée par une pression de bas en haut; de l'insomnie, une lassitude extrême, de l'effarement, de la jactilation, de la céphalalgie, tels sont, avec les autres phénomènes, les accidents qui prédominent jusqu'au 21 au matin.

Jusque-là il n'y avait pas eu de fièvre; mais de légers frissons se manifestent. Les douleurs deviennent intolérables à gauche, de l'hypocondre à la fosse iliaque, et ces douleurs indiquent à la malade la descente d'un calcul. A partir de ce moment on peut craindre la déchirure de l'uretère.

La nuit du 21 au 22 il y a eu une telle prostration, avec des moments de délire, que la famille craint une issue fatale. Cathétérisme et injection vésicale au moyen d'une longue sonde en caoutchouc, dès le matin, puis répété à deux heures de l'après-midi. Pas une goutte d'urine dans la vessie. A cinq heures on vient me prévenir que la malade a évacué d'un seul coup, avec une petite intermittence, environ 3 litres d'urine, un vase et demi, et qu'elle a rendu deux gros calculs. Le tout a été conservé et j'ai pu tout constater. La quantité d'urine est plutôt plus considérable. Des deux calculs, l'un est cylindrique et du volume ou plutôt du diamètre d'une grosse plume d'oie à écrire, très dur et blanchâtre, l'autre en forme de croissant et rosé à la surface.

Puis, de huit heures du soir au lendemain matin, émission d'abord de 2 litres et 1/2 d'urine en un coup, et de 3 litres environ en plusieurs fois. Cette fois un nouveau calcul, un peu ovoïde et aussi volumineux que les autres, est encore trouvé dans l'urine. C'est celui probablement qui bouchait le second uretère, et le lendemain tout était rétabli dans l'ordre.

Pendant six jours pleins il y a eu absence absolue et complète de déversement de l'urine dans la vessie, quoique la sécrétion rénale ne fut ni abolie, ni suspendue. Ce sont les uretères bouchés vers leur orifice vésical qui, en se dilatant à mesure que l'urine leur arrivait et au risque d'être déchirés par cette dilatation énorme, ont pu suppléer le récipient vésical, mais non sans quelques accidents urémiques. Puis, les uretères débouchés par suite de l'issue des calculs obturateurs, une véritable inondation urinaire, l'émission de 8 litres d'urine en quelques heures a rendu le calme à cette pauvre malade; mais cinq jours après surgissait inopinément et sans autre cause appréciable que les accidents que nous venons de rapporter, une *phlegmatia alba dolens* de tout le membre pelvien gauche, justement du côté où les douleurs rénales avaient été le plus intenses.

La durée de cette *phlegmatia*, qui s'est terminée par résolution complète, le 29 décembre suivant, a laissé Mme Coinchot dans un état d'affaiblissement tel qu'il lui a fallu deux grands mois pour récupérer ses forces (1).

(1) « J'autorise M. le docteur Abeille à publier dans les journaux de médecine l'observation relative à l'opération qu'il a pratiquée à ma femme pour un fibrome interstitiel de l'utérus, qui donnait lieu depuis longtemps à des hémorragies considérables et fréquentes, qui avaient réduit ma femme à une profonde faiblesse, avec impossibilité absolue de travail, et à l'anémie au dernier degré.

» COINCHOT, 9, rue Miromesnil. »

Paris, le 3 avril 1883.

Après les observations de fibromes ou fibro-myômes vasculaires interstitiels de l'utérus opérés et guéris par l'hystérectomie ignée par les voies naturelles, et qu'il eût été absolument impossible d'attaquer par l'hystérectomie, soit par les voies naturelles, soit par la voie abdominale, nous voulons relater l'observation d'un cas d'hystérectomie ignée portant sur un autre genre de tumeur que les fibromes interstitiels.

Il s'agit d'une tumeur garnissant toute la cavité utérine, tumeur que nous avons cru être, d'après tous les symptômes fournis par la vue et le toucher, un sarcome fasciculé de Cornil et Ranvier, ou tumeur fibro-plastique de Leber et Robin.

L'examen microscopique n'a pu confirmer le diagnostic, puisque nous ne pouvions détacher une parcelle de la tumeur; mais le diagnostic nous a paru ne laisser aucun doute, bien qu'il y ait eu dans ce cas aménorrhée complète de huit mois, lorsque les métrorragies sont très fréquentes ordinairement à la suite de ces tumeurs, sinon aussi fréquentes que dans le sarcome encéphaloïde de Cornil et Ranvier.

OBSERVATION XXI. — *Opération d'un sarcome fasciculé de l'utérus. Guérison persistant depuis quatre ans.*

Mme Kienziergs, 91, route d'Asnières (Levallois), est propriétaire du lavoir situé à cet endroit Elle a trente ans; elle a toujours été d'une constitution délicate, sans jamais avoir subi de maladie grave.

Mariée à vingt ans, elle a eu deux enfants et une fausse couche à trois mois (dernière grossesse).

Rien de saillant à noter depuis cette fausse couche, si ce n'est une faiblesse prononcée et persistante, l'empêchant de se livrer, comme d'habitude, au fatigant labeur de sa condition. Elle n'a jamais eu de métrorragie, ni même de ménorragie; seulement la menstruation est fort irrégulière quant aux dates.

Depuis six mois sa menstruation est complètement suspendue, sans qu'elle ait lieu de soupçonner une grossesse. Depuis le moment de la suspension, et progressivement, sont survenues des douleurs dans le bas-ventre, les reins et les cuisses. L'appétit a diminué, les fonctions digestives s'exécutent mal; il y a de l'amaigrissement, et la constipation, ordinaire chez cette malade, est devenue si opiniâtre qu'elle reste jusqu'à huit et neuf jours sans aller à la garde-robe. Le repos au lit la soulage, c'est pourquoi elle le garde le plus possible.

Fin août 1881, Mme Kienziergs vient nous consulter. L'examen digital révèle que l'utérus est d'une dureté fort résistante, le globe pouvant amplement être exploré à travers les culs-de-sac, d'autant mieux que, le col étant complètement effacé, l'organe se présente sous une forme sphérique; et, pendant que le doigt explore le vagin, la main opposée, appliquée sur le bas-ventre, perçoit cette configuration de l'organe qui s'élève au-dessus du pubis. Sa dureté est remarquable. Le ballottement imprimé dans tous sens exclut toute idée d'adhérences pelviennes. Le museau de tanche présente une ouverture transversale assez grande pour que l'extrémité du doigt explorateur puisse s'engager et constater immédiatement qu'il y a une tumeur dure, autour de laquelle les lèvres, effacées et aplaties, adhèrent de toutes parts. Le cathétérisme ne permet pas à une bougie molle de passer entre les lèvres et la tumeur.

A l'examen au spéculum, on voit de suite une tumeur d'un blanc grisâtre, sur laquelle les lèvres sont appliquées. Un cathéter métallique, présenté à l'orifice, donne la sensation d'un corps dur et résistant. Ce cathéter ne peut se faire jour entre la tumeur et les lèvres, tant celles-ci adhèrent à la tumeur.

Toutes ces manœuvres exploratrices n'ont occasionné aucune douleur saillante. Après mûres réflexions, il nous paraît que la tumeur qui garnit la cavité utérine ne peut guère être qu'un sarcome fasciculé. Un régime réparateur est prescrit à la malade : le quinquina, la teinture de Mars tartarisée, sont conseillés. On verra plus tard s'il y a possibilité et nécessité d'opérer.

Le 1er octobre suivant, l'opération est sollicitée par la malade et toute sa famille. Les forces se sont un peu relevées; les douleurs sont un peu moins vives, la malade ayant été soumise au repos presque tout le temps. Les règles n'ont toujours pas reparu.

Opération le lendemain, 2 octobre.

C'est par l'hystérectomie ignée par les voies naturelles qu'elle est exécutée. Quatre cathéters métalliques à curseur, de volume graduellement plus fort (fig. 1 et 2), sont portés au rouge cerise dans la partie centrale de la tumeur, d'abord à trois centimètres, puis à quatre et jusqu'à cinq centimètres. C'est une trouée, d'avant en arrière, qui forme un conduit escarrifié par lequel les divers hystérotomes pourront passer. Avec les hystérotomes forme couteau, je divise les tissus, labourant la tumeur sur la droite et la gauche à diverses reprises, puis en avant et en arrière.

Cette tumeur, qui garnit l'utérus, ayant la forme et le volume d'un œuf de dinde, il s'agit de l'attaquer en tous sens, puisqu'elle adhère partout, aux parois utérines.

Ayant commencé la destruction par le centre, il faut atteindre la périphérie par voie centrifuge, en ayant soin de ne pas aller trop loin, pour ne pas léser les parois proprement dites. Tous les hystérotomes lancéolaires, en spatule, etc., sont successivement employés pour la destruction du néoplasme, et quand la cavité est assez grande au milieu de ces tissus sarcomateux, alternativement avec un petit cautère en roseau, puis un petit cautère olivaire, poussés jusqu'au fond, je cherche à poursuivre aussi loin que possible la destruction. Enfin, avec le cautère semi-olivaire droit (fig. 9) et celui courbe sur tige (fig. 10), je cherche, par leur introduction successive, variée en tous sens, à comburer toutes les parties profondes.

Il ne s'est pas écoulé une goutte de sang. L'opération a duré une heure et quart, et l'action des hystérotomes au rouge cerise, ainsi que des cautères de diverses formes, n'a jamais porté que sur les tissus de néoformation. Aussi la malade n'a-t-elle accusé presque aucune douleur.

La glace sur le ventre a été appliquée pendant huit jours ; puis les injections ont été faites comme dans les opérations utérines ignées, pendant deux mois.

Le 30 décembre, l'exploration digitale permet de constater une diminution considérable de l'utérus et la réformation du col, qui a une saillie de deux centimètres au moins dans la partie sous-vaginale. A l'examen au spéculum, on voit sa conformation; le méat externe offre une étendue d'un centimètre au moins. Le cathétérisme est exécuté avec une sonde molle qui peut arriver à cinq centimètres et demi, où elle est arrêtée par la présence d'un tissu infranchissable. Les règles n'ont toujours pas reparu, mais la malade se porte mieux, n'éprouve presque plus de douleur et peut marcher librement.

Le 15 ou 16 mars, il surgit des douleurs violentes dans les reins et le bas-ventre, qui obligent la malade à garder le lit. Les règles commencent à apparaître à la suite de ces douleurs. Le sang coule en assez grande abondance pendant quatre jours, sans que les douleurs diminuent. Ces douleurs persistent même avec une telle acuité que le mari, *proprio motu*, emploie les douches froides dirigées sur le bas-ventre et les reins, et obtient ainsi un grand calme. Comme l'écoulement du sang diminue à mesure que les douleurs diminuent, il recommence le jour suivant, et, le troisième jour, tout est rentré dans l'ordre ; douleurs complètement disparues, écoulement sanguin arrêté.

Le 15 avril, M. et Mme Kienziergs amènent leur enfant pour me consulter à son sujet et me font ce récit. La femme se porte très bien. Comme je veux explorer l'utérus, elle me fait observer que les règles commencent sans douleur aucune. Nous remettons à un mois plus tard cet examen définitif.

La position de l'enfant s'étant aggravée successivement, la mère n'a pu, à cause de cela, se soumettre à l'examen projeté. Bref, étant partie avec son fils à la campagne, dans l'espoir d'obtenir une amélioration, ce n'est qu'après la mort de celui-ci que j'ai pu la revoir, le 10 juillet. Voici son état actuel :

Santé générale bonne, forces revenues complètement, avec embonpoint; beaucoup d'appétit et digestions excellentes, malgré le malheur intervenu. Il y a absence complète de douleurs; la marche est facile, elle peut se prolonger pendant des heures ; sous tous les rapports, rien ne laisse à désirer. État de l'utérus et de ses fonctions : Les règles sont revenues à peu près régulièrement depuis leur réapparition après l'opération. Elles n'ont été précédées ni accompagnées de douleurs quelconques ; leur durée a varié de cinq à quatre jours, sans exagération dans la quantité de sang perdu. Le globe utérin a diminué de plus de la moitié de son volume. Le col, qui avant l'opération était tout à fait effacé, a repris sa forme ordinaire et mesure au moins trois centimètres pour la partie sous-vaginale. L'ouverture externe est réduite à la forme et au volume d'un petit pois, un peu rentré en cul-de-poule avec plissements de la circonférence au centre, lesquels plissements, ou plutôt légers sillons, sont le résultat de l'action de la ténotomie intra-utérine ignée. Néanmoins, le cathétérisme, avec une bougie conique molle du nº 16 de la filière, est facilement exercé, et l'extrémité pénétrante franchit facilement l'orifice interne; nous avons pu suivre jusqu'à présent cette malade.

Voilà quatre ans que l'opération a été pratiquée.

Il n'y a absolument aucune apparence de récidive. Mme Kienziergs continue à jouir d'une santé parfaite. Elle habite maintenant avec son mari, rue Marcadet, au coin du boulevard Barbès, où ils tiennent un magasin de couleurs.

C'est là l'un des plus beaux résultats de l'hystérectomie ignée par les voies naturelles; car nul autre procédé n'aurait pu débarrasser la malade, à l'exception de l'ablation totale de l'utérus, qui l'eût exposée à des dangers immenses, et que personne peut-être n'eût osé tenter en pareil cas (1).

OBSERVATION XXII. — *Fibro-myôme interstitiel de l'utérus avec rétroversion et abaissement du globe et antéflexion du col, ce qui donne à l'organe la forme d'un colimaçon.*

Mme Vau..., 36, rue du Bac, trente-cinq ans, brune, d'une vigoureuse constitution primitive, a eu deux enfants, une fille qui a onze ans et un garçon né il y a sept ans et qui est mort.

C'est à la date de cette dernière couche que remontent les acci-

(1) « J'autorise M. le docteur Abeille à publier dans les journaux de médecine l'observation de l'opération qu'il a pratiquée à ma femme pour une tumeur intra-utérine, qui avait entraîné depuis six mois la suppression complète de menstruation, ensuite des douleurs de plus en plus vives, et avait déterminé une détérioration profonde de la santé, par suite du défaut de nutrition et des insomnies, et dont elle se trouve actuellement bien guérie.

» KIENZIERGS. »

Paris, 7 août 1883.

dents, peu saillants d'abord, et dont la malade ne tint aucun compte, par suite de sa robuste constitution.

Levée le huitième jour, elle travailla de suite dans l'intérieur de son ménage.

Peu de temps après, sensation de pesanteur incommode au siège, règles abondantes, de sept à huit jours de durée, précédées de douleurs de reins et du bas-ventre. Deux ans plus tard, dyspepsie, névralgies thoraciques unilatérales, hémicranie fréquente, plus souvent à droite, constipation, ovaralgie tantôt à droite, tantôt à gauche, et névralgie sacro-lombaire constante.

Après avoir été soumise successivement, pendant quatre ans, aux soins de plusieurs médecins, sans obtenir d'amélioration notable, elle me fut adressée le 11 août 1880. Mme Vau... se trouvait alors dans une position déplorable de souffrance et d'affaiblissement, qui lui permettait à peine de surveiller ses affaires.

Après examen digital, debout et dans le décubitus dorsal, après examen au spéculum, ayant écrit les antécédents séance tenante, sous la dictée de la malade, je pus établir, avec certitude, le diagnostic consigné à l'en-tête de l'observation.

Le cathétérisme, exercé avec une bougie molle, donne un diamètre vertical de 9 centimètres ; la bougie, retirée, présente une courbe à concavité postérieure, en demi-cercle, qui ne mesure pas moins de cinq centimètres, ce qui indique :

1° Que le globe est le siège d'une tumeur garnissant sa partie postérieure, et que cette tumeur est en saillie arrondie en arrière de la partie antérieure ;

2° Que cette tumeur, qui mesure cinq centimètres, est incluse dans la cavité du globe sans atteindre l'ouverture interne du col qui est très facilement franchie, d'abord avec une bougie assez fine, puis avec une bougie du calibre n° 11.

D'après toutes ces données, il nous fut facile de conclure que le néoplasme qui garnit la partie postérieure de l'utérus jusqu'au fond, a dû détermier l'abaissement graduel de l'utérus en rétroversion pour le globe ; que la partie postérieure du col, conservant sa contractilité, tandis que la partie antérieure l'a perdue par suite de l'engorgement dont elle est le siège, a attiré graduellement le col en l'incurvant et le faisant appliquer sur le globe. L'utérus abaissé en rétroversion, le col étant en antéflexion, l'organe a la forme d'un colimaçon.

L'opération est pratiquée au domicile de la malade, avec l'assistance du docteur Thorens, le 14 août.

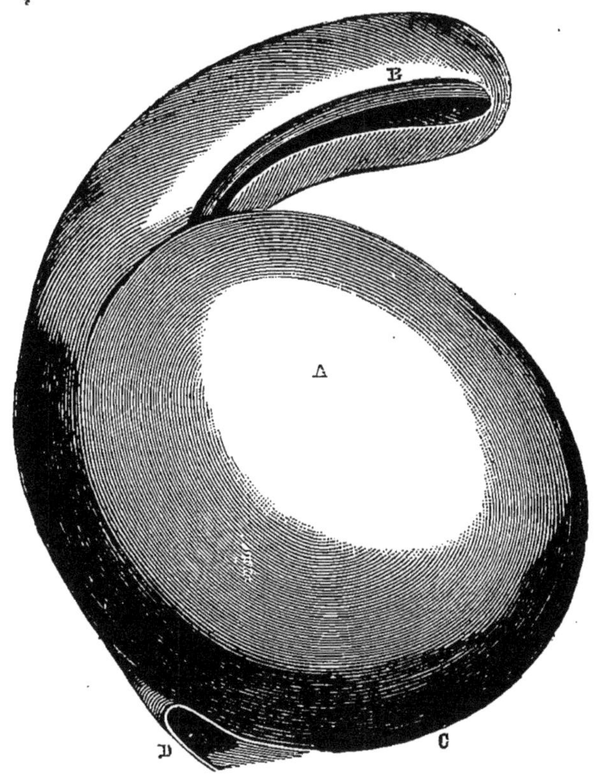

FIG 14. — A, partie libre du fibro-myôme dans la cavité utérine. — B, lèvre antérieure, siège d'engorgement hypertrophique, le col en antéflexion. — C, bas-fond utérin en rétroversion. — D, cul-de-sac de Douglas.

Cette opération comporte deux temps : 1° l'opération de l'antéflexion ou redressement du col ; 2° la destruction du néoplasme qui a entraîné l'abaissement du globe.

Je procède à l'opération de l'antéflexion, puis à la seconde, de beaucoup plus importante. En effet, de la destruction du néoplasme dépend d'une façon absolue le redressement du globe abaissé, car l'abaissement en rétroversion ne dépend pas autant ici du relâchement des ligaments que de la pesanteur du globe, augmentée graduellement par le développement du néoplasme, pesanteur qui a vaincu la résistance des ligaments suspenseurs par traction continue. Voici donc comment j'opère, maintenant que le col peut prendre la direction normale, une fois le globe relevé par le spéculum.

1° Trois cathéters à curseur, fixés à 8 centimètres et de calibre graduellement plus fort, sont introduits successivement, au rouge cerise, en appuyant sur la partie postérieure du globe ; la boule du cathéter pénétrant d'un demi-centimètre dans l'ouverture externe du col, l'extrémité de chaque cathéter pénètre donc jusqu'à 8 centimètres et demi.

Le plus gros des cathéters, qui a un centimètre de diamètre, est introduit deux fois coup sur coup, pour former une gouttière escarrifiée suffisamment large.

2° Avec le l'hysterotome cultellaire, 7 centimètres et demi de lame, arrondi au dos, tranchant sur lame, acéré à la pointe, je pratique, le tranchant tourné obliquement en arrière à gauche, trois incisions profondes, partant de la gouttière escarrifiée et en éventail, qui vont atteindre profondément la partie correspondante du néoplasme ; puis, dirigeant le tranchant obliquement en avant et en arrière, trois incisions pareilles sont faites sur la partie droite de la tumeur. Total, six incisions.

3° Avec l'hysterotome de même forme, à dos plus arrondi et plus épais, à faces saillantes mais demi-rondes du dos au tranchant, acéré à la pointe, de 8 centimètres de long, je laboure profondément, à gauche et à droite, les espaces compris entre les incisions précédemment exécutées. Total, quatre sillons profonds (1).

4° Avec l'hysterotome lancéolaire, tranchant sur les bords, acéré à la pointe, de 8 centimètres de long, je pratique deux doubles incisions, à droite et à gauche, en faisant obliquer de façon à aller diviser les incisions et sillons précédemment faits.

5° Avec l'hystérotome forme lame de poignard, à trois rebords tranchants, acéré à la pointe, je parcours deux fois la gouttière escarrifiée, une fois le tranchant postérieur à gauche, une autre fois à droite, appuyant fortement en arrière, ce qui fait six nouvelles

(1) Après chaque incision, l'instrument est rechauffé au rouge-cerise et réintroduit, après que des imbibitions froides à travers le spéculum ont fait cesser la douleur.

incisions; trois de chaque côté, portant en arrière et latéralement.

Le néoplasme me paraît alors suffisamment entamé par toutes ces incisions ignées au rouge-cerise, pour pouvoir arriver à la destruction complète par suppuration consécutive.

6° Avec le cathéter à curseur d'un centimètre de diamètre, conique à la pointe, je parcours, une dernière fois, la gouttière escarrifiée, et je le porte jusqu'au fond en appuyant fortement en arrière.

Pansements comme d'usage et glace sur le ventre.

L'opération faite à 11 heures du matin, M. le docteur Thorens voit la malade à 8 heures du soir, note 38 degrés axillaires et 88 pulsations.

Le lendemain au soir et jours suivants, le thermomètre a oscillé entre 37 et 38, pour retomber à 36,5 le quatrième jour.

Le pouls n'a jamais battu plus de 90 et était à 68 le quatrième jour. Depuis, aucun accident relatif aux suites de l'opération.

Le dix-septième jour de l'opération la malade était prise de coliques hépatiques, troisième attaque depuis un an. Les soins immédiats triomphèrent promptement de cette crise.

Pendant quarante-cinq jours ensuite, pansements et cathétérisme utérin avec une bougie molle du calibre n° 24, pour empêcher le retrécissement, résultat inévitable de toutes ces manœuvres, si on ne fait pas la dilatation.

Au soixante-dixième jour la guérison était faite, le globe utérin remonté à sa place, avec réduction de volume de plus de moitié, et la flexion réduite. Le col se trouvait dans la direction du diamètre vertical du bassin.

Depuis, Mme Vau..., que nous revoyons souvent, reste parfaitement et radicalement guérie; elle n'a plus éprouvé aucun des accidents auxquels elle était sujette avant l'opération (1).

(1) « J'autorise M. le docteur Abeille à publier dans les journaux de médecine l'observation de l'opération qu'il a pratiquée à ma femme, le 14 du mois d'août 1881, pour une antéflexion ancienne de sept ans, avec complication de fibrome interstitiel, dont elle se trouve aujourd'hui complètement guérie.

» VAU..... »

Paris, le 30 novembre 1881.

P.-S. — Je tiens à ce que toute publication qui pourrait être faite paraisse sous la forme anonyme, en ce qui concerne ma femme.

OBSERVATION XXIII. — *Fibroïde interstitiel de la lèvre et de la face antérieure du col et du corps de l'utérus; métrorragie abondante ayant nécessité le tamponnement vaginal et résistant à tout. Opération en plusieurs séances, par la ténotomie intra-utérine ignée. Guérison* (1).

Mme Margeot, bouchère, rue Miroménil, n° 7, est une femme de forte stature, chargée d'embonpoint, de tempérament lymphatique.

Dans son enfance, elle a eu une attaque de convulsions et, depuis, est sujette à des palpitations cardiaques; on constate, en effet, un souffle assez intense, doux, au premier temps, et dont le maximum siège à la pointe. Les règles ont apparu vers l'âge de quatorze ans, et, peu à après l'instauration, apparut une métrorragie fort abondante.

Une seconde métrorragie se montra l'année suivante et une autre en 1870. Mme Margeot s'est mariée en 1875; depuis son mariage, elle a été atteinte deux fois de métrorragies assez abondantes pour nécessiter le tamponnement vaginal.

Outre ces grandes pertes, les règles ont souvent eu, à un moindre degré, le caractère métrorragique; toujours très abondantes, elles duraient une huitaine de jours. En conséquence, les pertes sanguines ont amené chez Mme Margeot un certain état d'anémie par hypoglobulie, et, bien que la santé générale n'ait pas reçu d'atteinte apparente très sensible, la menace d'une hémorragie à chaque époque menstruelle ne laisse pas que de préoccuper fortement la malade. Un traitement interne, à base de seigle ergoté, est resté sans résultat.

Depuis trois ans que Mme Margeot est mariée, aucun signe de grossesse ne s'est manifesté. Au mois de juin 1878, les règles apparaissent et se continuent pendant quatre semaines; l'hémorragie prend un caractère assez grave pour nécessiter le tamponnement. L'ergotine à l'intérieur, les injections de perchlorure de fer restant sans résultat, la perte sanguine s'accentuant de plus en plus, M. le

(1) Observation recueillie par le docteur Thorens, ancien interne des hôpitaux.

docteur Abeille est appelé. Après avoir enlevé le tampon en place depuis plusieurs jours, nettoyé la cavité vaginale des caillots fétides qui la remplissent, il reconnaît une tumeur qu'il considère comme un fibrome interstitiel du col et du corps de l'utérus dans la partie antérieure. M. Abeille, qui était extrêmement affaibli par suite d'une

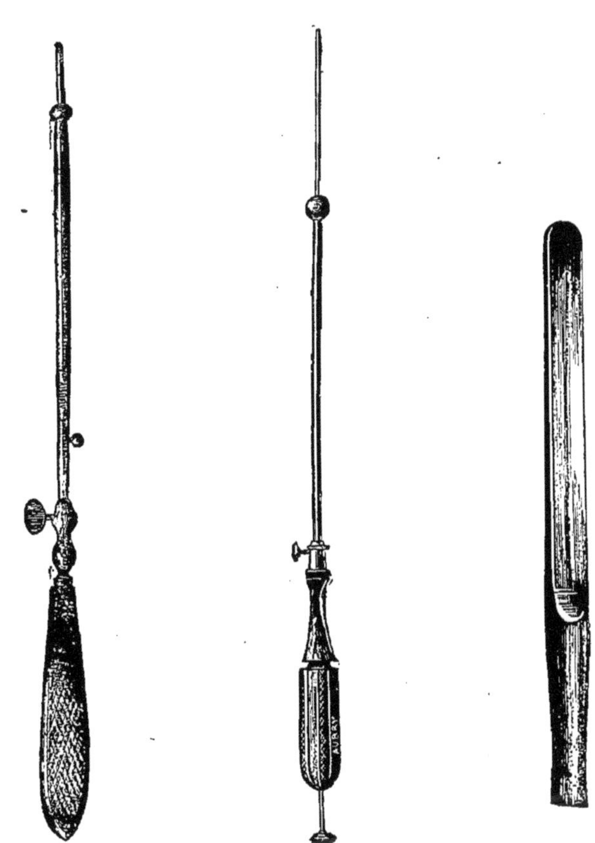

Fig. 15. — Cathéter à curseur.

Fig. 16. — Cathéter à curseur.

Fig. 17. — Hystérotome droit, mousse à la pointe.

maladie fort grave qu'il venait de subir et dont la convalescence n'était pas encore finie, refusa d'abord d'opérer, malgré les instances de toute la famille de la malade. Il finit cependant par céder, tant le danger lui paraissait grand, par suite des pertes énormes de sang qui continuaient, malgré tous les moyens employés, y compris les injections hypodermiques d'ergotine répétées.

L'opération est pratiquée, au domicile de la malade, le 29 juillet 1878, à 9 heures du matin, avec mon assistance.

L'examen renouvelé de la malade montre que la lèvre antérieure est augmentée considérablement de volume. Elle présente une saillie recourbée en bas et en arrière, recouvrant la partie moyenne et gauche du museau de tanche, à la façon d'un bec de perroquet; sa surface est rouge vif, granuleuse, un peu framboisée. Cette tuméfaction centrale, dure, se continue insensiblement avec le reste du

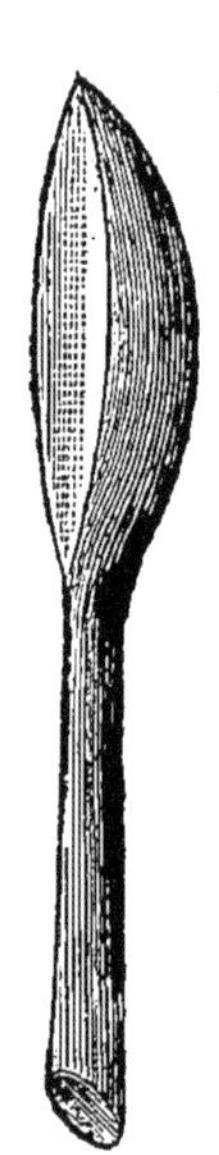

FIG. 18. — Hystérotome semi-olivaire, tige droite.

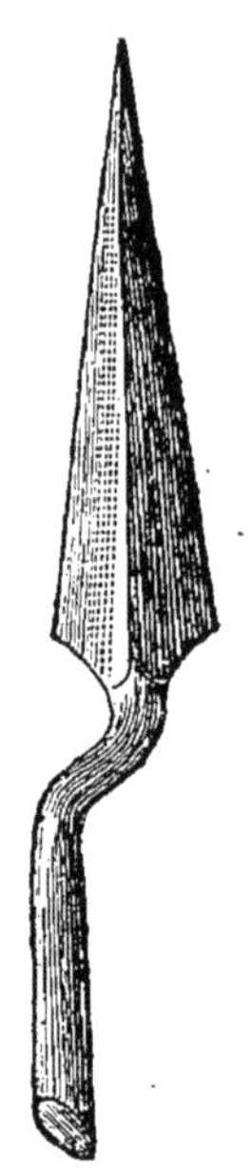

FIG. 19. — Hystérotome lancéolaire, avec arête sur la face postérieure.

tissu utérin, se prononçant plus à gauche. L'ouverture du conduit cervical est déformée; à droite de la saillie, elle est arrondie; à gauche, elle a une direction transversale; la saillie du bec en couvre toute la partie moyenne. L'utérus offre de l'antéflexion, un écoulement sanguin se fait par le conduit cervical.

La malade est disposée comme pour l'examen au spéculum, dans le décubitus dorsal. Un spéculum de Fergusson est introduit, déplissant la voûte vaginale, embrassant bien le col, le relevant de manière à découvrir l'ouverture du museau de tanche. Alors un cathéter à curseur est introduit froid, au-dessous de la saillie, dans le conduit cervical. La perméabilité de la partie centrale de l'ouverture constatée, le cathéter est introduit chauffé au rouge sombre (fig. 15). La voie étant tapissée par une première escarre protectrice, M. Abeille introduit successivement plusieurs cathéters plus volumineux à la même température (fig. 16). Un cautère olivaire, puis un cautère en roseau sont enfoncés jusqu'à une profondeur de 4 centimètres. Avec le couteau au rouge-cerise (fig. 17) il débride ensuite la commissure gauche; dans ce trajet, ainsi agrandi, sont portés, à plusieurs reprises, les hystérotomes triangulaire sur lame (fig. 19), semi-olivaire (fig. 18), de façon à labourer et escarrifier profondément le tissu fibreux. La malade, qui n'a pas été anesthésiée, n'accuse, pendant tout le temps de l'opération, qu'une douleur modérée, et celle-ci est calmée immédiatement par l'introduction dans le vagin d'un linge mouillé froid, appliqué sur le col. L'opération est enfin terminée par la cautérisation de la surface granuleuse avec le cautère à marteau. Un linge huilé est introduit dans le vagin et sera retiré au bout de six heures. L'opération a duré environ une heure. La malade est reportée dans son lit; un boyau préparé, rempli de glace, est mis sur le ventre, on lui recommande l'immobilité.

Huit heures du soir. — La malade a ressenti quelques douleurs dans le ventre et les reins, jusque vers minuit. Elles se sont calmées et ont permis le sommeil. — Pouls 80, température axillaire 38 degrés.

Dans la soirée, il y eut un peu d'agitation, calmée par une potion opiacée.

Le 30 au matin, pouls 80, température 37°,4; soir, pouls 84, température 37°,8. — Le 31 au matin, pouls 80, température 37°3. — Soir, pouls 84; température 38°8. — La température reste stationnaire les jours suivants. L'hémorragie ne se reproduit plus. Il reste un écoulement roussâtre peu abondant. Trois fois par jour, la malade fait des injections d'eau de son, additionnée d'oxychlorure de sodium.

L'état général est bon; il y a quelques coliques très légères, de la sensibilité du ventre plutôt que de la douleur. L'appétit se maintient. Il y a une tendance à la constipation, qui est combattue par l'administration répétée de petites doses d'huile de ricin. La malade garde le lit.

Le 14, M. Abeille examine la malade au spéculum ; les plaies formées par l'hystérotomie utérine ignée sont bourgeonnantes, en voie de cicatrisation; mais la saillie de la lèvre antérieure, quoique dimi-

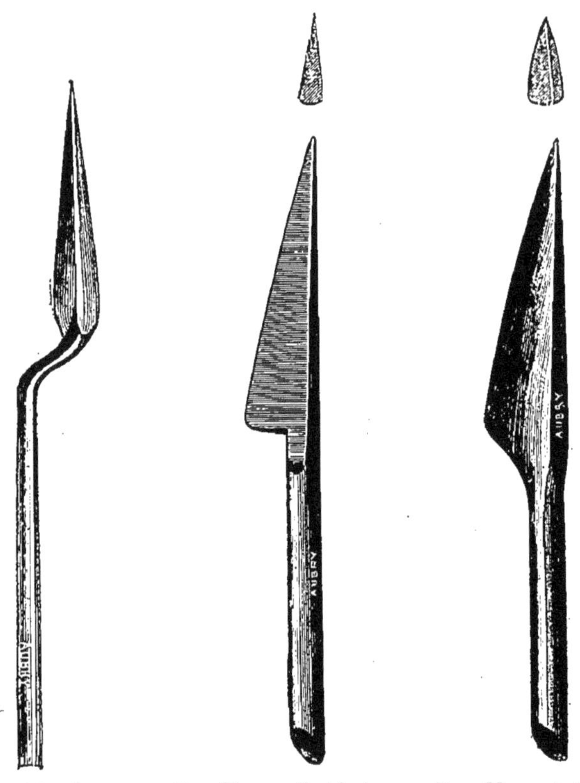

FIG. 20. — Hystérotome triangulaire à trois tranchants.

FIG. 21. — Hystérotome cultellaire à lame de bistouri droit, dos arrondi.

FIG. 22. — Autre hystérotome cultellaire, côtés de la lame pleins et épaissis jusqu'au dos arrondi.

nuée, existe encore, et cette lèvre reste volumineuse, ainsi que toute la face antérieure du globe et du col. Le conduit cervical est perméable, que l'on pratique le cathétérisme à droite ou à gauche de la saillie ; l'introduction de la sonde amène quelques gouttes de sang. Avec des ciseaux courbes sur le plat, à long manche et chauffés au rouge brun, M. Abeille excise la saillie de la lèvre antérieure et découvre ainsi toute l'ouverture du museau de tanche. Il pratique ensuite le cathétérisme, qui donne 7 centimètres pour la cavité cervico-utérine. Un hystérotome triangulaire (fig. 20), au rouge sombre, est introduit, puis toute la voûte est escarrifiée par le gros cathéter à curseur réglé à 6 centimètres, et chauffé au rouge sombre aussi. Il est fait également, avec l'hytérotome cultellaire (fig. 21), trois incisions divergentes de même étendue, une en avant, une sur chaque côté; le plus gros hystérotome triangulaire à dos mousse (fig. 22) est introduit trois fois entre ces incisions pour détruire les tissus intermédiaires. Enfin, l'opération est terminée, comme la première fois, par l'application du marteau sur la surface du museau de tanche.

Cette deuxième opération a été plus douloureuse que la première; les incisions profondes suscitent des coliques, mais elles cèdent très vite à l'application du linge mouillé froid, dont M. Abeille a toujours soin de faire suivre chaque incision au fer rouge.

La malade est reportée daus son lit; de la glace est appliquée sur le ventre, une potion calmante est donnée. Soir : la journée a été bonne; pouls 84; température 37°,8.

Le 15, nuit calme, la malade a dormi, température 37°4; pouls 80. La réaction fébrile reste nulle, comme après la première opération; injections d'eau de son et d'oxychlorure de sodium. Huile de ricin ou eau de Sedlitz, pour entretenir la liberté du ventre. Il n'y a aucune hémorragie.

Le 22 août, les règles apparaissent, elles n'ont été précédées que d'un léger malaise, le jour de leur apparition. Elles sont abondantes pendant trois jours, mais sans avoir nul caractère hémorragique. Jamais, au dire de la malade, elles n'ont été moins abondantes, alors qu'elle était dans une période de bonne santé relative. Elles s'arrêtent au bout de huit jours, et, encore, les deux derniers jours, ne sont-elles représentées que par quelques gouttes sanguinolentes.

Le 31 août, la malade est examinée au spéculum. Le col est parfaitement régulier; la surface cautérisée est en pleine voie de réparation; les escarres se sont détachées. Pansement avec un mélange de teinture de myrrhe et de quinquina et d'alcoolature de lavande. Injections matin et soir avec un verre d'eau de son dans lequel on mettra 30 gouttes de la même mixture.

La malade se lève.

Le 7 septembre, nouveau pansement, la réparation se continue. Pour maintenir la liberté du canal cervical, M. Abeille en pratique le cathétérisme avec des bougies, tous les trois jours; il amène quelques gouttes de sang. La malade est autorisée à descendre de son appartement.

Le 10 septembre, nouveau cathétérisme; pas de suintement sanguin. La malade vient se faire panser chez M. Abeille, qui pratique, à plusieurs reprises, le cathétérisme du canal cervical.

Le 18 septembre, Mme Margeot est examinée en présence de M. le docteur Marion Sims; les plaies produites par la cautérisation sont complètement cicatrisées; le col a son apparence, ses dimensions, sa consistance normales; le canal est parfaitement libre et perméable. M. Marion Sims reconnaît la guérison complète.

En mars 1879, suppression des règles de deux mois de durée, sans aucun trouble, ce qui laissait espérer une grossesse.

En avril, éruption menstruelle. Ménorragie de quinze jours de durée.

En mai, nouvelle ménorragie de durée un peu plus longue, puis suintement sanguin continu jusqu'au 15 juin.

L'exploration au doigt indique un applatissement relatif de la face antérieure du col et du globe, la moitié postérieure correspondante étant plus saillante et dure. Le cathétérisme donne un diamètre longitudinal de six centimètres seulement. La bougie molle laissée deux minutes en place, offre, à quatre centimètres à partir de l'extrémité pénétrante, une courbe en arc de cercle, à concavité postérieure, qui indique une intumescence de la partie postérieure de l'organe dans cette étendue, et le cathétérisme suscite l'écoulement de quelques gouttes de sang.

Troisième opération, le 20 juin, avec l'assistance du docteur Périer.

M. Abeille opère comme précédemment; c'est-à-dire avec des cathéters à curseurs fixés à 4 centimètres 1/2 et de trois grosseurs différentes, chauffés au rouge-cerise; il parcourt le conduit cervico-utérin pour obtenir des escarres protectrices.

Puis après avoir incisé chaque commissure des lèvres dans toute l'épaisseur des tissus, avec des ciseaux *ad hoc*, pour se faire un passage plus libre, il pratique cette fois sur la paroi postérieure utérine les mêmes incisions en éventail et la destruction des tissus entre les incisions au moyen des mêmes hystérotomes que dans la précédente opération.

L'opération dure une heure et quart, sans que la malade ait proféré aucue plainte et ressenti des douleurs bien vives, douleurs calmées du reste aussitôt par des imbibitions froides après chaque incision.

La malade, transportée dans son lit, est soumise aux applications de glace pendant huit jours et aux mêmes injections, jusqu'à la chute des escarres; une potion calmante pour la nuit. Le soir, le thermomètre marque 38°,1 dans le rectum, et le pouls est à 78-80.

Le 21, au matin, thermomètre, 37°7, pouls 70. La nuit a été bonne, avec sommeil. Le soir, à neuf heures, thermomètre, 37°7, pouls 78.

Les journées suivantes, pouls et température à l'état normal, aucun accident d'aucune sorte n'est à noter jusqu'au dix-septième jour de l'opération, où la malade est explorée au spéculum; c'est l'époque présumée du commencement de l'élimination des escarres.

La menstruation a lieu à époque à peu près fixe (deux jours de retard) et dure six jours, sur lesquels les trois premiers d'un écoulement de sang assez abondant, mais sans caractère ménorragique, et les trois derniers avec un écoulement de plus en plus faible.

Au trentième jour de l'opération commencent les pansements comme d'usage, suivis d'un cathétérisme avec des bougies coniques des n°s 12, 13 et 15.

Les pansements sont faits tous les deux jours, pendant deux mois, excepté pendant la menstruation, et des injections médicamenteuses matin et soir.

De cette époque jusqu'en mai 1880, Mme Margeot voit régulièrement, seulement d'une période menstruelle à l'autre, il y a toujours quelques gouttes de sang, qui ne l'empêchent pas de se livrer à ses pénibles occupations. Elle est soumise aux bains de siège froids quotidiens, pendant deux mois, et ce léger suintement sanguin cesse absolument en juin. Tout est rentré dans l'ordre depuis ce moment, l'utérus a le volume de celui d'une jeune fille, et Mme Margeot est définitivement guérie.

Depuis cette dernière date, nous n'avons pas passé deux mois sans la visiter et nous assurer de la persistance de la cure radicale.

Depuis deux mois surtout, que nous l'avons soignée pour un rhumatisme aigu, nous avons pu confirmer de plus en plus la réalité de cette cure sans retour d'accidents(1).

La flexion de l'utérus, produite par le développement d'un néoplasme dans l'interstice de l'une de ses parois, ne peut être guérie si l'on n'enlève ou détruit, par un procédé quelconque, le néoplasme. Pareille flexion peut même exister à un degré sans qu'on en soupçonne la cause et sans qu'on cherche à la reconnaître; car, en dehors de l'évolution menstruelle, le museau de tanche reste assez exactement fermé pour que le doigt ne puisse pénétrer et aller reconnaître la tumeur. Cela nous est arrivé dans l'observation I, Ire série. Au premier examen, nous n'avions trouvé qu'une antéflexion. Pendant l'évolution menstruelle, au premier jour, il y avait une dilatation suffisante pour permettre à l'extrémité de l'indicateur d'aller reconnaître le néoplasme faisant continuité avec toute la paroi antérieure de l'utérus, ce qui nous a permis d'établir le diagnostic chirurgical. Le néoplasme enlevé et la malade guérie, l'antéflexion avait disparu.

(1) « Je remercie le docteur Abeille des bons soins qu'il a bien voulu donner à ma femme, et je lui certifie que les opérations qu'il a tentées pour la guérir ont complètement réussi, à notre grande satisfaction.

» Aussi lui devons-nous toute la reconnaissance du bonheur qu'il nous a rendu en sauvant ma femme d'un danger inconnu et qui s'aggravait tous les jours.

» En conséquence, j'autorise le docteur Abeille à publier l'observation dans les journaux de médecine.

« MARGEOT. »

Paris, 28 décembre 1882.

OBSERVATION XXIV. — *Antéflexion ancienne et extrême; déchirure de la commissure droite fixée, par rétraction, au cul-de-sac postérieur à droite. Cette soudure a sans doute contribué à augmenter l'antéflexion. Tumeur myo-fibrome sur toute la face antérieure du col et du globe.*

Mme de T... a de vingt-neuf à trente ans. Elle a toujours été malade dès son jeune âge. Jeune fille, elle était très faible, pâle, anémique, avec tout le cortège des accidents subjectifs à la chlorose; elle avait une grande susceptibilité irritative de la muqueuse laryngo-bronchique. Elle a eu des bronchites fréquentes, et une fois, à son dire, elle a été atteinte de pneumonie du sommet gauche. Première apparition des règles à seize ans; suppression ensuite pendant deux mois, après quoi retour périodique et régulier.

Six mois avant le mariage, qui a eu lieu de seize à dix-sept ans, douleurs utérines pendant la période congestive, de deux jours de durée. C'est à la suite de lavage des pieds à l'eau froide au début de cette période qu'elles ont surgi une fois, et une autre fois, à la même époque, par refroidissement des pieds en marchant dans la neige. Mais Mme de T... aurait toujours éprouvé, à sa souvenance, une douleur dans la fosse iliaque gauche, sourde, ennuyeuse, empêchant la marche ou se produisant par la marche. Son médecin aurait parlé alors d'une maladie de l'ovaire gauche.

Devenue enceinte immédiatement après son mariage, elle a été sujette à des accidents nerveux multiples, tels que malaises de toutes sortes, défaillances, dysphagie, et elle a eu aussi tout le temps des douleurs sourdes dans les reins et le bas-ventre.

Accouchement au huitième mois. Travail très pénible, de 25 heures de durée, avec vomissements continus et fréquents évanouissements.

Suites de couches caractérisées par une énorme faiblesse. Levée le dixième jour. Il y avait alors une pesanteur incommode au siège, et une douleur qui se réveillait d'autant plus vive que Mme de T... marchait ou se promenait en voiture.

Après deux mois de cet état, deuxième grossesse durant laquelle, avec les douleurs et une forte leucorrhée, ont reparu des phénomènes nerveux accentués et fréquents, qui ont perdu de leur fréquence et de leur intensité au sixième mois.

Voyage à Moscou pour consulter un accoucheur renommé.

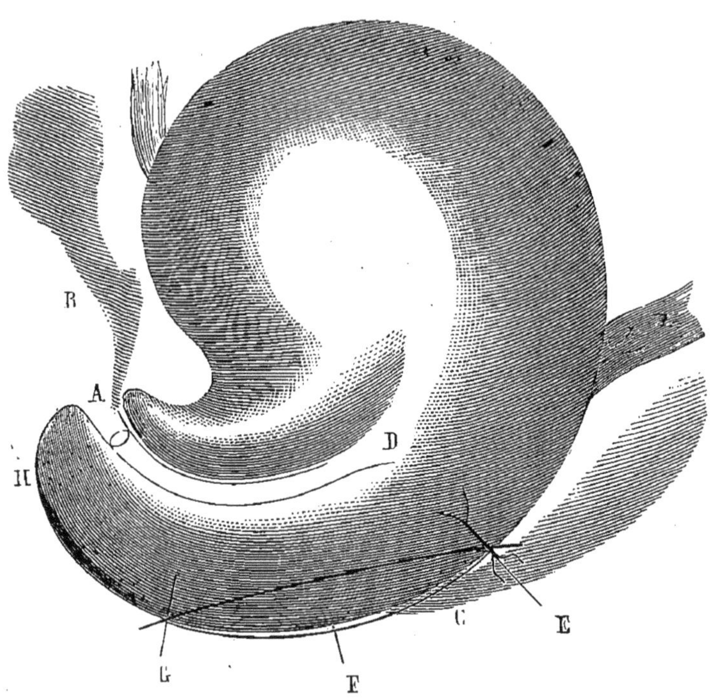

FIG. 23. — A, ouverture du museau de tanche. — B, cul-de-sac postérieur droit, auquel adhère la lèvre postérieure en A. — C, cul-de-sac postérieur gauche. — D, intumescence myo-fibreuse, toute la partie blanche. — H, lèvre antérieure. — E, les deux incisions transverse et supérieure avec les deux incisions obliques en dehors et en arrière, en dehors, et en avant sur l'extrémité externe de chaque. — F, G, les deux incisions transverses inférieures de F à C. Incisions à demi-ellipse se joignant sur les incisions transverses supérieures et sur l'inférieure en G; dans la partie centrale de l'ellipse en F, l'incision perpendiculaire aux incisions transverses et abrasions en H, excision en V à base vers la lèvre antérieure, à sommet vers la dernière incision transverse, en G; toute cette partie constitue l'opération de la flexion. De A à D, trajet du conduit qui sert à opérer la destruction de l'intumescence myo-fibreuse.

Accouchement trois semaines avant terme, mais accouchement facile. Levée encore le dixième jour.

Cette fois, les accidents de matrice ne permettent plus ni marche ni voyage en voiture. Six mois de traitement et de repos à peu près absolu.

Alors, départ pour l'Allemagne, pour consulter Scanzoni. Celui-ci reconnaît une flexion utérine, suivie de retrait incomplet de l'utérus après l'accouchement; mais, ne pouvant soigner la malade à cause du déplorable état général, il l'envoie à Nice pour la traiter à son retour.

A Nice, trois mois de repos absolu sans bon résultat pour l'utérus. Départ pour Bâle, en Suisse, pour être traitée par le docteur Micher, fort réputé. Celui-ci constate une antéflexion, demande trois mois pour guérir Mme de T... Le traitement a consisté en un repos absolu, des boulettes d'ouate avec des poudres, portées sur l'utérus, et des injections. Résultat nul. Ce que voyant, notre confrère envoie la malade sur les montagnes de la Suisse, où Mme de T... tombe si gravement malade qu'on fait revenir de Russie le mari.

Après rétablissement, troisième grossesse, non soupçonnée par un médecin de Berne, mais entrevue à Leipsick par Frédé, qui prescrit une grande prudence.

Au troisième mois, Mme de T... se rend à Moscou, auprès de l'accoucheur renommé et attend jusqu'à l'accouchement, qui a encore lieu à huit mois. Levée le dixième jour, départ ensuite pour sa résidence.

Depuis cette dernière couche, Mme de T... n'a jamais cessé de souffrir. Trois mois après, elle va réclamer les soins d'un célèbre chirurgien à Saint-Pétersbourg. Repos, injections utérines, redresseur de Simpson. Puis, pessaire à couronne, qu'on est obligé de retirer au bout d'un mois tant les effets en sont mauvais. Tout ce traitement sans résultat.

Mme de T... va parcourir l'Europe pour demander une guérison que rien jusque-là n'a pu réaliser.

C'est d'abord à Dresde qu'elle s'adresse, à Maesnel; trois mois de traitement, nul résultat. Séjour de sept mois à Florence, dans le double but de garantir sa santé générale et de traiter l'affection utérine. Au bout de ce temps, voyage à Vienne pour se confier à Charles Brown, qui cautérise trois fois par semaine sans amélioration. Ensuite, séjour à Paris, où elle consulte. Peu satisfaite, la malade va à Munich dans l'établissement d'une guérisseuse, où les grandes dames affluent, et elle y séjourne deux mois. Séjour ensuite à Vevey, en Suisse, où une vive recrudescence des accidents utérins la force à un repos de deux mois. Le médecin qui la soigne constate une forte déviation utérine, contre laquelle il se déclare impuissant, et dit à la malade que peut-être un jour elle trouvera quelqu'un pour la guérir.

En 1876, deuxième voyage à Paris. Adressée à Amussat par un confrère, Amussat reconnaît la déviation utérine avec un grand engorgement de l'organe et rétrécissement du conduit cervical. Il demande deux mois pour la guérir si la malade vient tous les jours chez lui. Au huitième jour, une application d'électrolyse, qui devait produire un très bon effet, est suivie de douleurs violentes et d'une hémorragie considérable reproduite plusieurs fois. — Mauvais résultats; cessation du traitement.

En mai 1877, départ pour Francs-Baden, en Bohême, où les eaux sont réputées pour les maladies de l'utérus. — Séjour de six semaines, suivi d'aggravation. Mme de S... retourne à son château, situé dans le gouvernement de Courtés, entre Moscou et Kieff.

En octobre 1877, elle revient à Paris dans un état déplorable. Son médecin l'adresse à Péan.

Ce confrère, après examen complet, écrit au médecin que Mme de T... est atteinte d'une antéflexion très prononcée, qu'il devra employer souvent et longtemps le cathétérisme pour redresser l'utérus. A Saint-Pétersbourg, ce même moyen a été longtemps employé en pure perte chez elle; la malade refuse.

Après des lettres pressantes et coup sur coup de son mari, qui lui conseille d'aller consulter le docteur Depaul comme dernière ressource, elle se rend chez ce professeur. Le traitement du professeur n'ayant rien amélioré et la malade étant désespérée, son médecin ordinaire, le docteur Law, lui conseille de venir me voir, lui assurant que je l'opérerais et que la guérison s'ensuivrait probablement. Je n'avais pas l'honneur de connaître personnellement le docteur Law, je ne l'avais jamais vu.

Le 27 décembre 1877, elle se présente à moi avec la recommandation du médecin.

Mme de T... est très amaigrie, pâle, sujette à de fréquentes diarrhées, à la dyspepsie, à l'entéralgie. Je note l'ovaralgie gauche, une névralgie sacro-lombaire, des névralgies fronto-pariétales plus fréquentes à droite, suivies souvent de vomituritions. Aux approches des règles et durant leur évolution, toutes ces névralgies se réveillent ou augmentent d'intensité, surtout l'ovaralgie, la névralgie sacro-lombaire et la fronto-pariétale.

Voici le résultat de l'examen par exploration digitale et par exploration au spéculum :

Il y a antéflexion extrême et ancienne, avec déchirure de la commissure droite du col, qui est fixée à la partie postérieure droite du cul-du-sac. La soudure ancienne a contribué, par voie de rétraction, à augmenter la flexion en la rendant un peu oblique à gauche. L'utérus est augmenté de volume ; ce que l'exploration digitale a pu très bien déterminer. Le cathétérisme donne 11 centimètres 1/2 de diamètre longitudinal. Il y a intumescence considérable de la moitié antérieure du col et du globe utérin, intumescence que l'indicateur peut constater en pénétrant dans le conduit cervical, dans l'étendue de 4 à 5 centimètres. Le cathétérisme, exécuté avec une bougie en cire, imprime à celle-ci une courbe à convexité postérieure et à concavité antérieure sur son extrémité pénétrante ; ce qui indique que la tumeur est à l'intérieur du col et du globe (partie antérieure). Cette tumeur nous paraît de nature myo-fibreuse.

Le 29, opération au domicile de la malade, 1, avenue d'Eylau, avec l'assistance du docteur Law, le médecin ordinaire de la malade.

La malade, placée dans le décubitus dorsal, disposée comme pour l'application du forceps, et le spéculum étant introduit, l'antéflexion est constatée *de visu* par mon confrère, comme il l'a constatée par le toucher dans la position debout. Par des mouvements de refoulement avec le spéculum, l'antéflexion est réduite, le museau de tanche se présente directement avec sa large déchirure sur la commissure droite. L'opération est pratiquée en deux temps.

Premier temps. — Avec l'hystérotome (fig. 1, (pl. II), chauffé au rouge cerise, une première incision transverse, d'un centimètre et demi de long sur 1 centimètre de profondeur, est pratiquée à 2 centimètres en arrière de la jonction du col et du globe, sur la partie antérieure, un peu à gauche, et une seconde incision en tout pareille est faite sur la partie médiane, un demi-centimètre en avant de celle-ci. Avec l'hystérotome double lame (fig. 2), deux incisions transverses sont exécutées à un centimètre et demi en avant de la jonction des deux précédentes, tout à fait sur la surface antérieure du col; ces deux incisions séparées l'une de l'autre d'un centimètre et demi.

Avec les hystérotomes en col de cygne (fig. 3), sur l'angle externe de chacune des incisions transverses supérieures, sont pratiquées deux incisions obliques, en arrière et en dehors, et en avant et en dehors. Les deux incisions transverses supérieures, avec ces quatre dernières sur leur angle externe, plus profondes sur la paroi utérine, plus superficielles sur les parois des culs-de-sac, constitueront la clef de voûte qui, par suite de rétraction cicatricielle, maintiendra désormais l'utérus fixé en situation normale.

Avec les hystérotomes à peu près semblables (fig. 4), mais moins incurvés en col de cygne et à tranchant en quart de lune, à droite et à gauche, deux incisions sont faites perpendiculairement aux deux incisions transverses inférieures, sur la face antérieure du col; elles forment ellipse. Une incision verticale profonde avec l'hystérotome à tranchant légèrement convexe (fig. 5), est dirigée sur la partie ceutrale de l'ellipse, divisant perpendiculairement ces incisions transverses.

Avec l'hystérotome truelle (fig. 6), une abrasion est faite sur cette même incision verticale, de sorte que les deux incisions transverses sont destinées à détruire l'excurvation du col, en le ramenant à la ligne droite par voie de rétraction cicatricielle ; tandis que l'abrasion, les deux incisions en ellipse et l'incision verticale sont destinées à la destruction de l'intumescence des tissus sur la surface externe.

Avec l'hystérotome sécateur (fig. 7), une section exécutée sur la lèvre antérieure forme une perte de substance en V, dont la base est à la lèvre et le sommet va presque toucher la réunion antérieure des deux incisions en ellipse.

La première partie de l'opération, la plus facile, est terminée. Les instruments ont toujours été chauffés au rouge cerise.

Deuxième temps, pour la destruction de la tumeur. — Dans cette seconde partie, les mesures prises donnent l'étendue de la tuméfaction interne, environ 8 centimètres, et la bougie en cire, qui conserve l'empreinte, donne une longue courbe ayant un peu plus de 7 centimètres, à convexité postérieure et concavité antérieure très prononcée, en arc de cercle ; en sorte que la tumeur qui occupe partie du col et du globe, en se continuant, fait saillie d'avant en arrière dans la cavité utérine.

Trois cathéters, tiges cylindriques à curseur (fig. 1 et 2, pl. I), et de volume graduellement plus fort, sont introduits à froid et fixés à 7 centimètres 1/2 pour la partie pénétrante.

Chacun de ces trois cathéters, chauffé au rouge cerise, est ensuite successivement introduit dans la cavité utérine, à 7 centimètres 1/2 d'étendue, pour former une gouttière escarrifiée sur le parcours et atteignant plus profondément la surface de l'intumescence. Un cathéter semblable, mais beaucoup plus gros, comme une forte bougie, est fixé au même point et est ensuite introduit pour élargir fortement cette gouttière. Alors l'hystérotome, forme couteau, à pointe acérée (fig. 3), est porté, au même degré de chaleur, le tranchant tourné en avant, obliquant à gauche, dans une étendue de 7 centimètres 1/2 ; réchauffé, il est porté de nouveau dans la gouttière, le tranchant en avant et obliquant cette fois à droite. Puis, successivement, il est réintroduit au rouge cerise, deux fois à droite et deux fois à gauche, le tranchant en avant et obliquement dirigé, de façon à faire trois incisions en éventail, ayant le point de départ sur la gouttière médiane, pour s'en écarter latéralement jusqu'au fond utérin. Six incisions, trois obliques à droite et trois obliques à gauche, ont donc entamé la tumeur.

Avec l'hystérotome à lame triangulaire, de 7 centimètres de long (fig. 7), tranchant sur chaque bord et chauffé au rouge sombre, je parcours rapidement la gouttière médiane du conduit escarrifié primitivement, pour le diviser aussi fortement que possible en avant et sur les côtés ; puis, retiré et réchauffé, il est introduit une seconde fois pour accentuer ces incisions.

J'arrive ensuite à la plus sérieuse et la plus destructive des applications. Il s'agit d'agir avec l'hystérotome à forme de baïonnette (fig. 4), de 7 centimètres 1/2 de long, dont le dos épais est arrondi, à faces pleines, tranchant sur le bord antérieur, à forme conique de la base, qui a un peu plus d'un centimètre d'épaisseur jusqu'à la pointe, qui devient acérée et effilée. L'action de cet hystérotome est de creuser au sein de la tumeur des sillons destructeurs qui, autant que faire se peut, seront creusés dans les espaces laissés par les six incisions en éventail partant de la ligne médiane.

L'instrument, étant chauffé au rouge sombre, est porté jusqu'au fond de l'utérus, le talon arrivant en plein sur la tumeur cervicale, en suivant l'espace compris entre la première et la seconde incision obliques gauches; puis retiré et réchauffé, il est porté de la même façon entre la première incision de droite. Une troisième fois il est porté entre la seconde et la troisime incision obliques gauches, et enfin une quatrième fois entre la seconde et la troisième incision obliques droites.

L'hystérotome couteau, de 7 centimètres de lame, arrondie sur le dos, lame d'un centimètre et demi de large, se terminant en pointe à dos d'âne (fig. 8), chauffé au rouge cerise, est porté rapidement au fond de l'utérus, une fois le tranchant tourné obliquement à droite, et une autre fois obliquement à gauche, pour diviser surtout la partie postérieure de la tumeur vers le fond utérin.

Un hystérotome semi-olivaire (fig. 9), ayant 2 centimètres 1/2 de largeur à la base et à la partie moyenne est 5 centimètres de long, chauffé au rouge cerise, est rapidement porté dans le conduit utérin, la face convexe dirigée en avant et appuyant fortement dans ce sens, jusque dans la cavité utérine, pour achever l'escarrification et la destruction des tissus dans ce sens.

Enfin, un cautère-marteau est appliqué au rouge sombre sur la surface du museau de tanche, et l'opération est terminée.

Pendant une heure et demie qu'a duré cette pénible opération, la malade n'a pas poussé un cri, tant l'action du calorique était rapidement éteinte par les imbibitions froides exécutées après chaque manœuvre. Un linge huilé est laissé à demeure dans la cavité vaginale. La malade est transportée dans son lit ; un boyau plein de glace est placé sur le bas-ventre, par-dessus un linge double, ou triple au besoin. Une potion calmante est administrée par cuillerées et par heure.

M. le docteur Law, médecin ordinaire de la malade, et moi devons la voir le soir à huit heures et le matin à dix heures tous les jours.

Le 27, à huit heures du soir, pas de douleur. Thermomètre 38°2'. Pouls à 96.

Le 28, à dix heures du matin, pouls à 80. Thermomètre 37° 7'. Insomnie une partie de la nuit. Pas de douleur. Crainte de quelque accident, ce qui rend la malade nerveuse.

Le 28, à huit heures du soir, pouls, 90-92. Thermomètre, 38°.

Le 29, à dix heures du matin, sommeil, la nuit; névralgie fronto-pariétale. Pouls, 82-84. Thermomètre, 37°,5'.

Le 29, à huit heures du soir, état excellent. Thermomètre, 37°,8'. Pouls, 80-82.

A partir de ce moment, aucun accident, ni fièvre ni douleur. Les suites de l'opération sont bénignes et régulières, sauf la persistance de quelques accidents d'entérite récidivée.

Le 30 avril 1878, Mme de T... était guérie. Pris de frisson dans la dernière visite que je lui faisais, par suite d'intoxication contractée auprès d'une autre malade, que nous venions de voir avec le professeur Gosselin, je fus atteint d'un énorme parotidite droite, avec fièvre violente de plus d'un mois de durée et tous les accidents bien caractérisés d'une septicémie, au cours de laquelle mon ami Noël Gueneau de Mussy voulut bien me donner quelques conseils, septicémie qui fut suivie d'albuminurie et dont la convalescence ne fut pas de moins de six mois.

Pendant ma maladie, en mai, Mme de T... retournait en Russie. Son observation, écrite jour par jour et sous ses yeux, resta dans mes archives, et je désespérais de pouvoir la publier, n'ayant plus eu de renseignements, quand, en octobre 1881, Mme de T... revenant de Milan, où elle avait été passer l'hiver pour son fils, atteint de rhumatisme généralisé, me fit l'honneur d'une visite, pour me faire constater, par examen direct, sa guérison parfaite et durable, et me prodiguer ses sentiments de gratitude.

OBSERVATION XXV. — *Antéflexion ancienne, fibrome interstitiel de la partie antérieure de l'utérus et de la lèvre antérieure.*

Mme Jullien, 88, rue Cardinet, à Batignolles, a vingt-huit ans. Elle est brune, de petite taille, mais bien constituée. Elle s'est mariée à vingt ans. Dix-huit mois après le mariage, accouchement à terme et normalement d'un garçon. La couche a été rapide ; le travail n'a duré que sept heures. Levée le dixième jour. Depuis, pesanteur et endolorissement dans l'hypogastre. Retour de couches en temps opportun ; même endolorissement et pesanteur ensuite. On ne s'arrête pas devant ces petits accidents qui, de mois en mois, vont en augmentant et sont sans interruption.

Puis surgissent d'autres douleurs, plus accentuées un jour ou deux avant les époques, qui restent régulières sous le rapport des dates, mais dont l'écoulement sanguin est plus long et beaucoup plus abondant. Ces douleurs sont plus accusées à la région sacrée et s'étendent dans les fosses iliaques, avec pesanteur plus forte à l'hypogastre. Il y a soulagement au deuxième jour de l'évolution menstruelle.

Mme Jullien est modiste en robes. Elle n'a jamais cessé de travailler, quoique souffrante. Les choses ont été ainsi pendant cinq ans. La malade a fini par s'affaiblir considérablement, par ne plus pouvoir marcher.

Il y a eu plusieurs médecins consultés ; il y a eu de nombreuses cautérisations au nitrate d'argent ; des pessaires appliqués, etc. Le repos au lit a été recommandé et gardé, surtout dans les derniers temps. Rien n'a pu améliorer cette situation. Mme Jullien a dû cesser sa profession momentanément. Dans cette dernière année, les règles sont devenues plus abondantes et d'une durée de sept à huit jours au moins ; des troubles fonctionnels sont survenus, tels que dyspepsie, névralgie intercostale, névralgie frontopariétale, unilatérale le plus souvent, et surgissant surtout aux approches des règles. Le caractère s'est assombri, la malade est devenue irritable ; dans les trois derniers mois, avec l'hystéralgie ont apparu une cystalgie ennuyeuse et de l'ovaralgie à gauche.

Enfin, en présence de la persistance du mal envers et contre tout traitement, obligée de garder un repos presque absolu, ne pouvant plus supporter les rapports conjugaux, tant ils sont devenus douloureux, Mme Jullien, d'après les conseils d'une dame par nous guérie, vient réclamer l'opération que nous avons pratiquée à cette dame.

La malade étant debout, l'examen digital constate que le globe utérin, propulsé en avant, s'appuie sur la symphise pubienne ; que le col, tourné en arrière sur le rectum, est incurvé en arc de cercle, offre en avant une convexité saillante sur la face antérieure et une dépression semi-lunaire sur sa face postérieure; l'angulation est plus prononcée à la jonction du col avec le globe.

Dans le décubitus dorsal, le même examen constate que le globe, porté à gauche, au lieu d'être sur la symphise, est tourné à gauche vers l'ischion, tandis que le col, au lieu d'être directement en arrière, est en arrière à droite, tout en conservant sa flexion.

La position nouvelle de la malade a donc déterminé un certain déplacement de l'utérus, et ce déplacement, facile au point de permettre de ramener l'utérus en antéflexion directe, témoigne qu'il n'y a aucune bride qui maintienne l'organe dans sa position vicieuse.

L'examen au spéculum dans le décubitus dorsal permet de voir la convexité du col dans le champ de l'instrument, le museau de tanche restant masqué en arrière.

Il faut des mouvements de demi-rotation à droite et à gauche, d'élévation et d'abaissement simultanés de l'instrument, qui refoule fortement l'utérus en arrière, pour que le museau de tanche s'engage dans le champ de l'instrument. On ne constate, sur le museau de tanche, d'autre altération qu'une hypertrophie de la lèvre antérieure épaissie, formant relief sous l'ouverture. On voit que le néoplasme de toute la partie antérieure de l'organe se poursuit sur cette lèvre.

L'opération est pratiquée le 23 mai 1879, avec l'assistance du docteur Thorens.

Après avoir replacé l'utérus en avant, derrière la symphise, refoulé fortement en haut et en arrière le globe, de façon à bien étaler le cul-de-sac antérieur sur sa jonction avec le col et repoussé le ligament utéro-vaginal; en un mot, après avoir, par les mêmes manœuvres, ramené dans le champ du spéculum le museau de tanche, j'opère l'antéflexion par mon procédé ordinaire; puis je procède à la destruction du néoplasme par l'hystérectomie ignée interne.

Après l'opération de l'antéflexion, le museau de tanche se présente plus directement en face.

Au moyen d'une bougie molle, je parcours la cavité utérine, dont le diamètre longitudinal mesure 8 centimètres, et la bougie étant retirée conserve une courbe à concavité antérieure, témoignage de sa dépression par la tumeur antérieure de l'organe. Quatre cathéters cylindriques à curseur, de grosseurs différentes (fig. 1 et 2) sont fixés à 6 centimètres 1/2. Le plus petit est porté au rouge cerise dans le conduit et la cavité du globe en appuyant fortement en avant.

Successivement les trois autres sont introduits, à la même température et dans la même direction. J'obtiens une gouttière escarrifiée qui peut admettre une bougie de gros calibre et une ouverture très grande, par suite de la cautérisation profonde produite par les boules d'arrêt des hystérotomes.

L'hstérotome triangulaire, acéré à la pointe, ayant trois arêtes tranchantes de 6 centimètres 1/2 de long sur 1 centimètre de large au talon (fig. 5), est introduit au rouge cerise, l'arête médiane dirigée en avant et appuyant fortement en ce sens, ce qui produit trois incisions longitudinales ; puis il est successivement introduit l'arête médiane tournée à droite et l'instrument obliquant en dehors, et de même à gauche, toujours au rouge cerise. De cette façon les tissus hypertrophiés ont été labourés par neuf incisions en éventail.

Un hystérotome cultellaire à dos mousse, acéré à la pointe tranchant sur lame, de 7 centimètres de long sur 1 centimètre 1/2 au talon (fig. 3), est porté au rouge cerise une fois le tranchant tourné en avant et appuyant fortement dans ce sens, puis une seconde et une troisième fois à droite et à gauche en éventail.

Un autre hystérotome à peu près semblable, de même dimension, mais à la lame pleine et semi-arrondie sur les côtés, à tranchant sur un seul bord (fig. 4), est porté trois fois de suite, au rouge cerise, dans l'intervalle des incisions produites par le précédent hystérotome.

Toute la partie antérieure de l'utérus, col compris, a été sillonnée, labourée, sur les tissus hypertrophiés.

Un hystérotome lancéolaire à base de 2 centimètres sur 6 de long (fig. 6) est engagé directement, les ailes en dehors à droite et à gauche et jusqu'au talon pour diviser les commissures ; puis le plus gros des cathéters à curseur, pour escarrifier une dernière fois la partie médiane du conduit et de la cavité, est porté à 6 centimètres 1/2, en appuyant fortement en avant.

L'opération est terminée. Linge huilé sur le col, glace sur le ventre comme d'usage, et le lendemain commencement des injections désinfectantes. M. le docteur Thorens, qui a pris les températures et noté l'état du pouls durant trois jours a trouvé 38°,5 le premier jour,

37°,4 le deuxième et 37° le troisième. Le pouls a été à 90 au plus haut, à 80, puis à 72-76. Il n'y a pas eu de douleurs saillantes.

Les règles apparaissent le septième jour, sans douleurs, durant huit jours, dont 3 jours fortes.

Au contraire, les 2e, 3e et 4e menstruations ont été accompagnées de douleurs utérines, mais elles ont été de moins longue durée et ont perdu graduellement de leur abondance. Les pansements ont été faits comme d'usage.

Au quatrième mois de l'opération, alors que les plaies péri-utérines étaient depuis longtemps cicatrisées, la malade éprouvait encore, dans la fosse illiaque gauche, une douleur assez prononcée durant l'évolution menstruelle.

Au sixième mois cette douleur avait absolument disparu et la malade restait complètement guérie. Revue avant-hier encore (décembre 1883), nous constations, après quatre ans, la persistance de la guérison ; l'utérus est redressé (1).

Nous ferons observer que, pour presque toutes les malades chez qui nous avons été contraint de détruire les néoplasmes par l'hystérectomie ignée ou les engorgements hypertrophiques, pour rendre possible le redressement de l'utérus, cette sensibilité durant l'évolution menstruelle s'est prolongée à peu près le même temps, ce qui leur faisait présumer qu'elles n'étaient pas guéries. C'est que la cicatrisation des plaies intérieures et probablement l'inflammation consécutive qui entraîne la rétraction ou la résolution par suppuration des parties du néoplasme non atteintes par les fers rouges durent un temps énormément plus long que la cicatrisation des incisions périphériques, accélérées sans doute par les pansements quotidiens ou biquotidiens.

Mais nous avons eu la satisfaction d'apprendre par les malades

(1) « J'autorise M. le docteur Abeille à publier dans les journaux de médecine l'observation relative à l'opération qu'il a pratiquée à ma femme, le 23 mars 1879, pour une antéversion, avec antéflexion compliquée de fibrome interstitiel, dont elle reste complètement guérie.

» Recevez, monsieur le docteur, avec tous mes remerciements, mes salutations empressées.

» JULLIEN ».

23 décembre 1880.

elles-mêmes, quand les douleurs ne les ont plus tourmentées, leur guérison complète.

OBSERVATION XXVI. — *Abaissement de l'utérus avec rétroflexion, fibrome interstitiel occupant la partie postérieure interne du globe avec prolongement sur une partie de la face correspondante du col.*

Mlle Du...., 42, Chaussée d'Antin, a eu trois grossesses, dont deux terminées par avortement à trois et quatre mois (les dernières). Elle a eu de nombreuses métrorragies et des accidents de métrite interne.

A l'examen digital on trouve l'utérus volumineux, abaissé, le col a 3 centimètres de la vulve. Le corps est porté en arrière et presse sur le rectum; le col est dirigé en bas et en avant et forme avec le corps un angle de flexion bien marqué.

A l'examen au spéculum les mêmes constatations sont faites. Le museau de tanche présente à l'œil une ouverture transversale, grande et béante. Les lèvres sont molasses, non épaisses. Le spéculum retiré, l'indicateur pénètre facilement dans le conduit cervical, et peut parvenir même au-dessus de l'orifice interne. Ce doigt constate sur la partie postérieure interne du globe la présence d'une tumeur dure, résistante, qui paraît se prolonger jusqu'au bas-fond de l'organe, se poursuit en avant sur la partie correspondante du col, et qui se traduit par un tissu plus dur, plus profond, bossué, la lèvre restant molasse. Quant à la lèvre antérieure, molasse aussi, elle présente, à droite, un tubercule saillant. Le cathétérisme, exécuté avec une bougie molle porte-empreinte, donne 10 centimètres 1/2 de diamètre longitudinal et l'empreinte que conserve la bougie donne une courbe considérable, à convexité antérieure, presque en demi-cercle.

Avec l'assistance du docteur Thorens, qui recueille tous les détails de l'observation, l'opération est pratiquée en octobre 1879.

Opération d'abord de la rétroflexion.

Position horizontale de la malade, cuisses légèrement fléchies sur le bassin. L'utérus relevé de son abaissement au moyen de refoulement par le spéculum et le col engagé dans le champ de l'instrument, incision transverse supérieure au-dessus de la jonction du col et du globe (face postérieure), puis, sur chaque angle de cette incision, deux incisions obliques en avant et en dehors, et en arrière et en dehors; puis, sur la face postérieure du col, deux incisions transverses semblables à la supérieure, la première à 3 centimètres de celle-ci, l'autre à 2 centimètres de la seconde. Deux incisions elliptiques partant de la partie moyenne de la transverse supérieure et se réunissant un peu en avant de la troisième transverse, partie moyenne aussi, de façon à embrasser dans l'ovoïde les deux transverses inférieures. Toutes ces incisions pratiquées, je fais l'abrasion, au moyen de l'hystérotome truelle (fig. 7), des tissus compris dans l'ellipse à une profondeur d'un demi-centimètre. Telle est l'opération destinée à relever et redresser l'utérus quand la tumeur intra-utérine aura été détruite.

Opération de la tumeur interstitielle. — 1° Quatre cathéters à curseur, de volume progressivement plus fort, et fixés à 8 centimètres, boule non comprise (fig. 1 et 2, pl. I), sont successivement introduits au rouge cerise, pour escarrifier le canal et la partie médiane de la tumeur sur laquelle chaque instrument appuie fortement.

2° L'hystérotome lame tranchante, acéré à la pointe, à dos arrondi (fig. 3), est porté ensuite, le tranchant sur la tumeur qu'il laboure profondément, d'avant en arrière pour la diviser. L'hystérotome triangulaire à trois tranchants, 7 centimètres de lame (fig. 5), est porté trois fois successivement, en changeant les dispositions, à droite et à gauche du conduit escarifié pour diviser la tumeur en éventail.

Alors l'hystérotome forme baïonnette, dos arrondi, lame demi-pleine sur les côtés, tranchant sur le bord antérieur (fig. 4), est poussé, dans l'étendue de 8 centimètres, trois fois en arrière à gauche et trois fois en arrière à droite dans les intervalles des incisions produites précédemment par les autres hystérotomes.

Ensuite l'hystérotome en couteau, porté sur la lèvre antérieure au point où se trouve le tubercule signalé, détruit celui-ci. Le plus volumineux des cathéters à curseur est poussé dans le conduit, à 8 centimètres de profondeur, pour terminer plus profondément la destruction des tissus sur la partie médiane de la tumeur et laisser une gouttière escarrifiée très grande. Enfin l'opération se termine par une application du cautère-marteau sur le museau de tanche.

Soins consécutifs et injections comme d'usage une fois la malade replacée dans son lit.

A la première incision transverse supérieure, pour le redressement de la flexion, le sang a coulé assez abondamment, parce que l'hystérotome avait été appliqué presqu'au rouge blanc par suite d'un excès de lumière masquant la couleur. Avec quelques applications d'hystérotomes au rouge brun le sang a été arrêté.

Les suites de l'opération ont été signalées par quelques accidents: 1° Douleurs persistantes au bas-ventre, deux jours, malgré l'application de la glace, et fièvre traumatique de même durée; le thermomètre montant à 38°,7 et 39°, pour descendre ensuite à 37°,8 et 38°; le pouls à 110, descendant ensuite à 76-80. 2° Les trois époques menstruelles consécutives à l'opération ont été signalées par des douleurs de reins et de bas-ventre et une hémorragie tellement forte, à la première évolution menstruelle, qu'il a fallu recourir aux injections sous-épidermiques d'ergotine. Puis, avec le repos absolu, tous ces accidents ont disparu.

La malade a conservé jusqu'au sixième mois des douleurs sourdes des reins, ce qui lui faisait croire qu'elle n'était pas bien guérie, mais, depuis ce moment, les douleurs ayant absolument cessé, la menstruation étant devenue régulière et normale, et l'utérus restant replacé à sa position normale, il a été démontré que la guérison était complète, radicale, puisqu'il ne restait plus trace de la tumeur sur les points où on la percevait.

Nous soupçonnons fort que les accidents consécutifs, notés à la suite de l'opération, ont été entretenus, sinon déterminés, par la conduite de la malade qui, entretenant des relations galantes, n'a pas su ou pas pu s'abstenir complètement jusqu'à guérison.

Revue plusieurs fois après une année de l'opération, il a été constaté que la cure se maintient, et que la santé reste florissante au milieu d'une vie d'agitation.

Nous savons actuellement encore que cette dame jouit de la plus belle santé.

Observation XXVII. — *Rétroflexion oblique gauche, avec prolapsus, le col étant à 2 centimètres de l'ouverture vulvaire ; déformation de l'organe utérin par un fibrome interstitiel qui occupe la partie postérieure du col et du globe tourné en arrière à gauche; le plus fort développement du fibrome dans les parois du globe qui forme en arrière, à gauche, comme une tumeur bien saillante; l'utérus paraît avoir le double de son volume. Opération; guérison radicale.*

Mme Bédier, femme d'un officier de l'armée hollandaise dans les Indes, est native de Java, où son mari l'a épousée il y a sept ou huit ans environ. Elle est grande, brune, svelte, bien constituée. Elle a eu deux enfants, l'un qui a aujourd'hui six ans passés, et l'autre quatre ans. Sa première couche n'a rien présenté d'anormal. Rien d'anormal dans la gestation, ni dans l'acte de parturition, ni dans les suites. Mme Bédier fut assez promptement rétablie. Devenue enceinte un an après, l'accouchement fut laborieux et douloureux. Il y eut métrorragie post-puerpérale compromettante. Elle dut garder le lit pendant plus d'un mois, par suite de douleurs et d'accidents qui, à la manière dont elle les rapporte, semblent indiquer une endométrite. Elle resta anémiée, languissante; la convalescence fut très longue et même, depuis ce moment, elle n'a pu récupérer sa santé habituelle.

Chacune des époques menstruelles, depuis ce temps-là, a été une ménorragie de six à neuf jours de durée; en outre, elle a été atteinte plus tard de fièvre paludéenne dont elle ne s'est débarrassée que difficilement et qui, même en France, offre de loin en loin des accès à type tierce; elle a le teint d'une cachetique et la rate est volumineuse.

Depuis un an, sa marche est gênée, pénible, non pas tant par la faiblesse que par une pesanteur incommode au siège, des douleurs dans les reins, et la sensation de l'abaissement de l'utérus, qui semble vouloir sortir de la vulve. Cet état de santé a déterminé Mme Bédier à venir en Europe pour se faire soigner ; son mari a obtenu un congé d'un an. M. Bédier est d'abord allé à Amsterdam, dans son pays, au milieu de sa famille. La malade a été confiée aux soins d'un professeur renommé qui a parfaitement diagnostiqué l'état organique de l'utérus. Ses soins se sont prolongés pendant trois mois.

Mme Bédier est alors venue à Paris pour recourir à d'autres lumières.

Elle m'est adressée le 20 janvier 1878. Examen dans la station debout : L'utérus, volumieux, abaissé, en rétroflexion oblique gauche, paraissant très augmenté de volume, surtout dans la partie du globe, se trouve, par son col rétrofléchi à gauche, à 2 centimètres environ de la vulve, le museau de tanche en avant et un peu à droite sur le pubis, formant une courbe à angle aigu sur le globe ; l'indicateur l'amène à la perpendiculaire, non sans souffrance, en le redressant, mais aussitôt il reprend sa position vicieuse. Dans le décubitus dorsal l'abaissement avec rétroflexion devient plus postérieur, se rapprochant de l'axe vertical de l'excavation pelvienne.

L'examen au spéculum confirme toutes ces données; le museau de tanche ramené au champ du spéculum, est rouge framboisé, la lèvre antérieure proéminente, la lèvre postérieure déprimée, en biseau. L'ouverture externe est grande transversalement, avec saillie en relief qui l'obture partiellement, saillie formée par la lèvre postérieure épaissie et dense. Le cathétérisme exécuté avec quelques difficultés au moyen d'une bougie molle, laisse à celle-ci, quand je la retire, l'empreinte de l'angulation formée par la flexion du col à sa jonction avec le globe.

L'opération, décidée, est pratiquée le 25 janvier suivant, avec l'assistance du docteur Thorens, ancien interne des hôpitaux, mon aide habituel. Cette opération se décompose en deux parties.

Dans la première partie, j'opère la rétroflexion suivant mon procédé habituel; dans la seconde, je pratique la destruction du fibroïde interstitiel par l'hystérotomie ignée à travers les voies naturelles, et voici comment je procède, ainsi que je l'ai fait dans huit cas précédents, dont six rapportés *in extenso* dans mon mémoire adressé à l'Académie des sciences et publié en 1878 (1).

1° Après avoir mesuré à nouveau avec une bougie molle le conduit, qui maintenant est plus perméable par suite de la première opération, et avoir obtenu un diamètre vertical de 9 centimètres et 1/2, je

(1) Grand in-8 de 66 pages,

dispose quatre cathéters à curseur, et je les fixe à 7 centimètres et 1/2. Le plus fin des quatre est d'abord introduit à froid pour m'assurer qu'il peut franchir le coude formé par la flexion et maintenant redressé. Alors faisant chauffer les cathéters au rouge cerise, je les introduis tous les quatre, en commençant par le plus fin et arrivant graduellement au plus fort. J'ai obtenu de cette façon un conduit escarrifié circulairement et ayant presque le diamètre d'un centimètre transversalement.

2° Alors commence la destruction du fibrome : l'hystérotome acéré à la pointe ayant 6 centimètres de lame triangulaire, arêtes tranchantes sur les trois angles (fig. 5, pl. I), est introduit trois fois successivement, en changeant chaque fois la direction des arêtes tranchantes. Il a pénétré à 7 centimètres et 1/2. Comme son action a porté sur la paroi hypertrophiée, la tumeur a été déjà largement entamée et le canal très agrandi. Dès lors le long hystérotome, forme couteau, acéré à la pointe tranchante, à dos arrondi et à lame, large d'un centimètre et demi à la base (fig. 3), est à son tour introduit trois fois, et va diviser, en brûlant, la tumeur déjà labourée par l'hystérotome précédent. Avec un deuxième hystérotome semblable, mais à lame semi-arrondie sur les côtés (fig. 4), je burine trois fois aussi dans l'intervalle des incisions multiples déjà faites.

Alors l'hystérotome semi-olivaire (fig. 9), la convexité tournée en arrière, est poussé jusqu'au fond de l'organe trois fois de suite, pour achever la destruction de la tumeur par escarrification. Le plus gros cathéter à curseur, chauffé au rouge cerise, est encore une fois poussé jusqu'au fond pour régulariser le conduit ; une application légère du cautère-marteau, sur la surface du museau de tanche termine l'opération.

La malade replacée dans son lit, ayant un linge huilé porté sur le museau de tanche et un boyau de glace sur le ventre, est soumise aux précautions et aux soins consécutifs comme d'usage. Une potion calmante lui est ordonnée.

Pendant les trois premiers jours, il n'y a eu que 38 8/10 et une fois 39 degrés ; il n'y a eu aucune douleur saillante, puis tout est rentré dans l'ordre. Au bout de soixante-dix jours, la guérison était complète et l'utérus, redressé et relevé, présentait son volume normal. La menstruation était régulière, de trois à quatre jours de durée.

L'Exposition ayant commencé, la malade et son mari sont allés durant quinze jours consécutifs la visiter, en restant de sept à dix heures dans le palais à se promener et tout examiner.

Une telle fatigue devait susciter des accidents sur un utérus dont, à coup sûr, les plaies intra-cavitaires n'étaient pas complètement cicatrisées. Il est survenu de la métrite interne avec ménorragie. Le repos et les soins font bientôt justice de ces petits accidents. Plus tard, la malade demande à aller aux eaux. Je l'envoie à Plombières. C'était plutôt comme changement d'air, comme distraction que pour la soumettre aux bains. Des bains chauds lui sont administrés, nouvelle ménorragie qui augmente par les bains chauds qu'on continue à lui faire prendre. Sur mes indications, elle rentre à Paris où je la soumets au repos absolu pendant trois semaines ; tout est alors bien terminé ; la guérison est radicale, complète, et la menstruation s'est exécutée normalement.

Le 5 novembre 1878, M. Bédier, quittant Paris pour aller passer un mois en Hollande et s'embarquer ensuite pour Java, nous écrivait la lettre que nous lui avions demandée pour nous autoriser à publier l'observation relative à sa femme (1).

Le 4 décembre suivant, nous recevions, datée de Haarlem, une autre lettre de M. Bédier (2).

(1) « J'autorise M. le docteur Abeille à publier dans les journaux de médecine l'observation de l'opération qu'il a pratiquée sur ma femme, pour une rétroflexion oblique gauche avec abaissement de l'utérus et compliquée d'un fibrome interstitiel, occupant les parties latérale et postérieure gauches du col et du globe, qui avait probablement déterminé la rétroflexion avec abaissement, ou avait fortement aidé à sa production.

« Ma femme avait été soignée inutilement pendant trois mois par un professeur de la Faculté d'Amsterdam, quand nous sommes venus réclamer les soins du docteur Abeille, à Paris.

« Le succès obtenu par l'opération est aujourd'hui complet, et ma femme retourne à Java, bien guérie. »

(2) « La présente vous sera remise par M. Hey... qui a épousé la sœur de ma femme. Ayant appris par moi l'éclatant succès obtenu par les bons soins que vous avez prodigués à ma femme, il a désiré se rendre à Paris pour vous consulter à propos de madame Hey..., qui est un peu souffrante d'une affection mal définie, et qui pourrait peut-être réclamer votre intervention.

« Mon beau-frère a désiré quelques mots d'introduction auprès de vous, et je m'empresse d'autant plus de me rendre à ce désir que c'est une occasion de me rappeler à votre bon souvenir. »

OBSERVATION XXVIII. — *Fibro-myôme interstitiel de toute la partie antérieure de l'utérus, s'étendant du fond de l'organe pour se terminer à la lèvre antérieure, qu'il a envahie et déformée, au point qu'elle forme une forte tumeur en saillie, dépassant la lèvre postérieure de plus de trois centimètres. — Hystérotomie ignée par les voies naturelles. — Guérison.*

Mme Richard, 44, rue de Laborde, a trente-trois ans. Sa constitution et sa conformation étaient excellentes. Elle est brune, à prédominance bilieuse sanguine; elle a eu plusieurs enfants. Elle déclare avoir été très forte, très agile jusqu'en 1870, où elle a commencé à souffrir des reins et du bas-ventre, mais sans y attacher de l'importance. A la suite de ces douleurs, elle commença à s'apercevoir que ses règles étaient plus abondantes et duraient de six à sept jours, au lieu de cinq comme d'habitude, quand elle jouissait d'une santé parfaite, jusqu'en 1870.

En même temps que ses règles devenaient plus abondantes et de plus longue durée, elle s'aperçut que les douleurs hypogastriques et sacrées prenaient de l'acuité un jour ou deux avant ses époques, continuaient le premier jour de leur apparition et cessaient complètement ensuite. Cela lui fit supposer, pendant longtemps, que ces ménorragies la soulageaient. En dehors des époques, aucun écoulement ni rouge ni blanc. Cette femme continua ses travaux fatigants sans interruption.

Il y a deux ans, elle était déjà notablement affaiblie, quand elle eut, à son époque menstruelle, une vraie hémorragie qui dura trois semaines, sans qu'il y eût eu retard. Elle fut obligée d'appeler son médecin. Quatre mois se passèrent ensuite, avec régularité de l'apparition des époques, et, comme depuis 1870, les douleurs précédaient l'explosion et le sang coulait avec la même abondance, avec une durée de six à huit jours. Elle était alors pas mal affaiblie, et elle avait maigri d'une manière notable.

Il y a quinze mois, la ménorragie fut précédée des mêmes phénomènes douloureux; et, depuis ce temps-là, à part deux ou trois époques, les règles conservèrent le même caractère d'abondance et de durée; en sorte qu'elle déclare qu'elle avait ses règles deux fois par mois, ou, pour exprimer les choses plus clairement, elle n'était que quinze jours par mois sans être dans le sang.

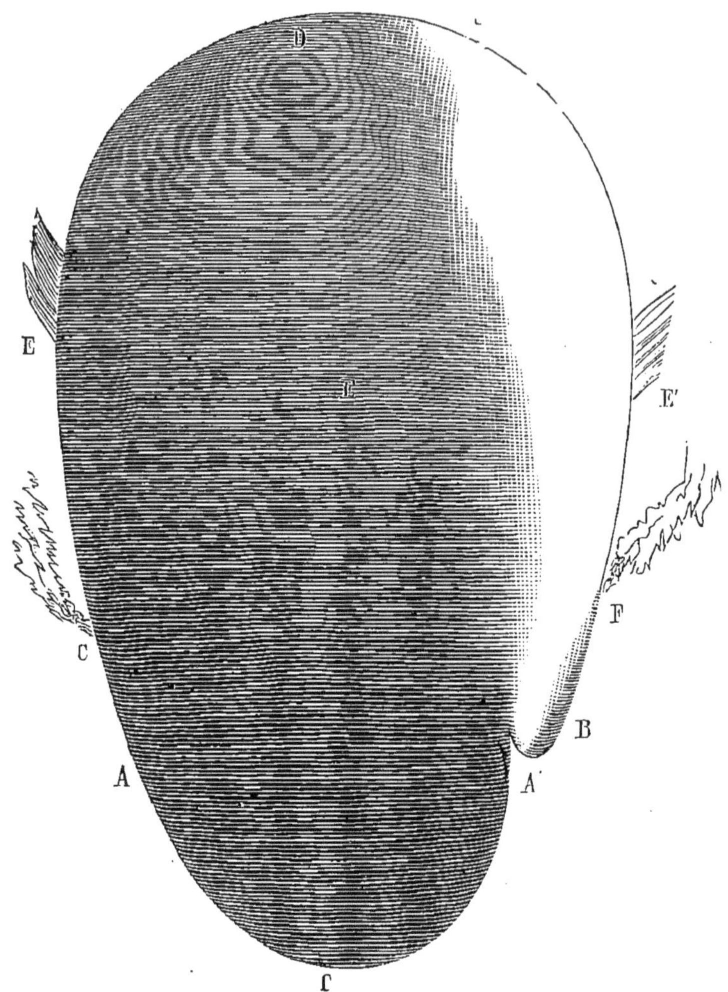

FIG. 24. Fibro-myôme intra-pariétal de toute la face antérieure de l'utérus, y compris la lèvre antérieure, qui forme une tumeur par sa saillie. — C, D, E, toute la partie occupée par le fibrome. — AA', saillie de la lèvre antérieure formant tumeur par son prolongement en avant de la lèvre postérieure. — B, lèvre postérieure. — C, cul-de-sac antérieur et ligament utéro-vésical. — F, Cul-de-sac postérieur. — EE', annexes.

Depuis ces quinze mois, elle a reçu les soins d'un médecin du quartier, qui lui a administré divers remèdes. Une fois entre autres, ce confrère a été obligé de tamponner la malade, tant la perte de sang était considérable.

Le 8 août 1877, elle m'est adressée, et vient avec son mari pour se faire examiner. Cette femme est d'une pâleur mate, aux lèvres décolorées ; elle est essoufflée ; elle a des palpitations quand elle monte ou qu'elle marche un peu vite ; son habitus est celui des anémiques par chute de globules rouges. Elle a perdu l'appétit depuis peu ; elle ne se sent plus de force. Néanmoins, toutes les autres fonctions s'exécutent bien ; ses poumons sont irréprochables. Elle est fréquemment sujette à des névralgies céphaliques ou thoraciques, qui sont évidemment liées à son anémie globulaire.

A l'exploration au doigt, la malade étant debout, je constate que le méat cervical est légèrement ouvert et permet facilement l'introduction de l'indicateur.

La lèvre postérieure est légèrement tendue et amincie, la lèvre antérieure très proéminente, formant tumeur, dépasse de plus de trois centimètres au moins la lèvre postérieure. La tuméfaction qu'elle présente se poursuit en dedans, le long de la partie antérieure du conduit cervical, pas recouverte ou recouverte par une très fine membrane. La direction de l'utérus est normale, à part une légère inclinaison du col en arrière, ce qu'on peut regarder comme normal.

La malade étant couchée, comme les parois abdominales sont aplaties et amincies, l'exploration directe fournit des données plus précises pour le diagnostic. En effet, en appuyant avec la main droite sur le bas-ventre, on sent la partie antérieure du globe utérin un peu bombée, plus volumineuse, car le doigt dans le vagin, qui perçoit très bien le ballottement imprimé, peut distinguer que la face postérieure de l'organe, un peu aplatie, ne correspond pas à la globulure que présente l'utérus sous la main droite qui presse. Puis, pendant que j'exerce une dépression en arrière et en bas avec la main droite pour faire descendre l'utérus vers la vulve, j'enfonce l'indicateur gauche dans le conduit cervical, dont l'orifice externe est béant. Je puis sans peine, en franchissant l'orifice interne, arriver dans la cavité utérine. Ce doigt peut discerner alors que dans toute la face postérieure, dans toute la face latérale gauche, la cavité utéro-cervicale est libre, sans tuméfaction. La face antérieure, au contraire, est, jusque dans le bas-fond utérin, le siège d'une tumeur qui fait suite à celle qui occupe la lèvre antérieure, et de plus cette tumeur, de consistance fibreuse, dépourvue de capsule, empiète sur le côté droit de la cavité utérine dans toute la moitié supérieure de celle-ci.

Le diagnostic n'est pas douteux ; il s'agit d'un fibrome interstitiel sans capsule, dont le tissu se confond avec celui des parois utérines, qui est en train d'augmentation et va compromettre l'existence par son évolution, qui sera plus ou moins rapide. En tous cas, l'exploration prolongée et laborieuse que je viens de faire n'a pas suscité grande douleur, et la malade n'a pas perdu une goutte de sang, quoique ses règles n'aient cessé que depuis trois jours.

A l'exploration au spéculum, le museau de tanche présente une pâleur caractérisée ; la membrane de revêtement paraît comme infiltrée ou le siège de suffusion séreuse. La lèvre antérieure offre une saillie du volume d'une noix, qui dépasse la lèvre postérieure de plus de trois centimètres. La membrane de revêtement de l'ouverture cervicale, qui paraît très étendue transversalement par le tiraillement exercé par le spéculum, est rouge cerise. Le cathétérisme, que j'exécute au moyen d'une sonde molle, donne un diamètre vertical de dix centimètres. Je propose l'opération pour mettre fin à tous les accidents, et je la pratique le 10 avec l'assistance du docteur Thorens, ancien interne des hôpitaux.

Procédé opératoire. — Premier temps. Avec le sécateur (fig. 12), j'emporte la partie saillante et formant tumeur de la lèvre antérieure. Je fais ensuite quatre escarrifications légères sur la lèvre postérieure.

Le plus fin des cathéters à curseur (fig. 1) est alors introduit à froid dans le canal cervical et pénètre jusque dans le bas-fond utérin en rasant la face interne. Il mesure 10 centimètres. Je le fixe à 7 centimètres et demi pour que le calorique n'aille pas atteindre le bas-fond postérieur par irradiation. Trois autres cathéters de plus en plus fort calibre sont fixés à la même distance. Chauffés tous les trois, le plus fin est à nouveau introduit avec la précaution d'appuyer sur la partie centrale de la face antérieure pour escarrifier, sur ce trajet, la partie centrale du fibroïde dans le sens de sa longueur. Les trois autres cathéters sont successivement introduits de la même façon pour agrandir le sillon escarrotique protecteur.

Alors l'hystérotome à lame longue, acéré à la pointe, s'élargissant vers la base pour présenter 1 centimètre et quart de largeur, à dos mousse et fin, tranchant sur la lame (fig. 3), est présenté à froid dans le conduit préparé. Il pénètre à 7 centimètres et demi sans aucune difficulté. Chauffé immédiatement au rouge cerise, je l'introduis, le tranchant dirigé en avant, le dos mousse en arrière, et j'incise rapidement et profondément sur la partie centrale antérieure du conduit déjà escarrifié, en appuyant fortement dans ce sens jusqu'à dépasser la partie qui a pénétré à froid. Après l'avoir fait chauffer chaque fois, je le fais ensuite pénétrer deux fois obliquement d'avant en arrière à gauche, et deux fois obliquement d'avant en arrière à droite, de façon à avoir, avec la première incision centrale, cinq incisions en gerbe. On voit déjà combien le fibrome qui garnit la face antérieure jusqu'au fond a été entamé.

Un hystérotome de même forme et même dimension que le précédent, seulement plein et sensiblement ovalaire sur les faces latérales, également acéré à la pointe (fig. 4), est introduit trois fois successivement au rouge cerise, en appuyant fortement, d'abord sur la partie antérieure, et les deux autres fois en obliquant entre les incisions obliques précédentes.

L'hystérotome lancéolaire, lame plate (fig. 6), est porté ensuite au rouge cerise et poussé jusqu'à 7 centimètres. A celui-ci succède l'hystérotome truelle, à quatre arêtes, deux latérales plus accentuées et deux médianes (fig. 7). Il est également poussé jusqu'au fond des parties escarrifiées.

L'hystérotome semi-olivaire (fig. 9), au même degré de chaleur, la partie convexe tournée en avant, est également et successivement porté deux fois dans le même trajet pourvu d'escarres, en appuynnt fortement en avant.

Nous avons lieu de croire que tout le fibroïde a été atteint et très profondément par les fers rouges. Cependant, comme le fond antérieur pourrait ne pas avoir été assez atteint, avec le plus gros cathéter au rouge cerise, nous parcourons encore une fois, en appuyant fortement la main en avant, cette très large gouttière couverte d'escarres, pour pousser avec force sur le fond sans dépasser les limites fixées au cathéter ; puis à ce cathéter nous faisons succéder l'hystérotome triangulaire (fig. 5), que nous poussons jusqu'au même point.

Avec un cautère à marteau fortement appuyé sur la lèvre postérieure et plus légèrement sur les commissures, nous nivelons et régularisons l'ouverture du museau de tanche. Un linge imbibé d'huile est porté sur l'utérus, un boyau préparé, rempli de glace, est appliqué sur le bas-ventre par-dessus un linge triple, et devra être maintenu nuit et jour.

Le lendemain, nous voyons la malade à huit heures du matin. Elle n'a éprouvé ni fièvre ni douleur. Elle a dormi toute la nuit, grâce à une potion calmante que nous avións prescrite. La miction seule a été un peu douloureuse, et cette douleur a maintenant disparu.

Le pouls est à 78, le thermomètre à 37° 5/10. Appétit, pas de selles. Lavement, alimentation, injections à l'eau de son chlorurée quatre fois par jour; 15 grammes d'huile de ricin pour demain matin.

Le 12, au matin, pouls à 72, thermomètre à 37° 6/10. Il y a une garde-robe sans colique. État excellent, aucune souffrance. Sommeil calme, la nuit, sans potion.

Le 14, nous voyons la malade, à neuf heures du matin, avec le docteur Thorens. Elle a eu quelques coliques hier dans l'après-midi, à la suite d'évacuations produites par l'huile de ricin. Calme la nuit. Pouls à 76, thermomètre à 38. Alimentation à volonté.

Le 15, je fais retirer la glace prescrite sur le bas-ventre.

Le 16, la malade va toujours parfaitement bien. Depuis l'opération, elle n'a eu aucun accident traumatique ni fièvre. Nous la maintenons au lit jusqu'à l'éruption menstruelle; toutes les fonctions s'exécutent bien et l'appétit se maintient très bon. Le thermomètre reste à 37° 6/10 ; le summum de l'élévation a été 38 degrés, une seule fois, le matin. Le pouls n'a pas dépassé 76.

Le 20, la malade garde toujours le lit, à son grand regret, puisqu'elle ne se trouve pas même indisposée ; un premier examen au spéculum a lieu. Je puis constater qu'à part sur quelques points restreints, les escarres se sont détachées. Les règles sont en retard de deux jours. Je lui dis de me prévenir quand elles seront passées, pour que je puisse l'examiner à nouveau.

Le 2 septembre, je suis appelé; la menstruation est survenue après trois jours de retard ; elle n'a été précédée ni accompagnée d'aucune douleur. Le flux menstruel n'a duré que quatre jours, avec le caractère du flux normal, c'est-à-dire très modéré. A l'examen au spéculum, je constate que les escarres ont disparu partout, que les plaies sont de très bon aspect et bourgeonnantes. Il y a un commencement de cicatrisation très accentué sur le travers de la lèvre antérieure; l'ouverture du museau de tanche est régularisée par le déploiement des deux lèvres, égales aujourd'hui.

Pansement, comme je les fais d'usage, tous les deux jours; injection matin et soir avec 30 gouttes de la solution suivante dans un verre d'eau de son :

Alcoolature de quinquina	20
Alcoolature de lavande	10
Alcoolature de myrrhe	10

La malade commence à se lever.

Du 2 au 30 septembre, les pansements et injections sont continués; la citatrisation marche rapidement. Fin septembre, la malade vaque à tous les soins de son ménage.

3 octobre, point pleural gauche avec fièvre; un vésicatoire, le tartre stibié à 0,15 dans une potion, par cuillerées, de demi-heure en demi-heure, jusqu'à vomissement ou trois garde-robes; un gramme de sulfate de quinine et la poudre de Dower en triomphent complètement. Le 7, apparition des règles un peu tard.

Quatre jours de durée avec flux très modéré.

15 octobre, la malade est vue pour la dernière fois. La guérison est complète, la cicatrisation de la lèvre antérieure laisse un peu en saillie la lèvre postérieure. La malade a repris son embonpoint et ses forces habituelles. L'opération a donc détruit d'une manière complète le fibrome interstitiel qui s'étalait de la lèvre antérieure à toute la partie antérieure du col et du globe, y compris le bas-fond.

La portion de lèvre antérieure qui formait tumeur par sa saillie, a été soumise à l'examen histologique, et nous devons à l'obligeance de M. Malassez la note détaillée qu'on va lire. Il s'agissait bien d'un fibro-myôme interstitiel et la grande vascularité des tissus rend un compte suffisant des hémorragies utérines auxquelles la malade était sujette.

« Examen microscopique d'une tumeur du col de l'utérus, apportée au laboratoire par M. le docteur Abeille, le 13 août 1877.

» La pièce est soumise au durcissement par l'immersion successive dans l'alcool, la gomme et l'alcool. Des coupes histologiques, pratiquées perpendiculairement à son axe d'implantation, sont colorées par le picro-carminate ammoniacal et conservées dans la glycérine.

» A. — Sur une de ses coupes, on constate avec un grossissement mayen (ocul. 1 : obj. 3, Verick) les faits suivants :

» A la partie périphérique, il existe une zone d'épithélium pavimenteux stratifié, dans laquelle on peut distinguer des couches profondes formées d'épithélium prismatique, des couches moyennes où l'épithélium est applati, et des couches superficielles où les cellules ont subi la transformation cornée.

» Le reste de la préparation montre une substance fondamentale, constituée par des faisceaux conjonctifs entre-croisés en tous sens et assez riches en cellules embryonnaires, sans présenter en aucun point d'amas de cellules lymphatiques. Entre les faisceaux se trouvent de minces bandelettes de fibres musculaires lisses également dépourvues de direction propre. On y rencontre un nombre relativement considérable d'artérioles et de veinules, les premières fortement musculeuses, les secondes larges et remplies de sang coagulé, et apparaissant pour la plupart sur des sections transversales.

» B. — Il en résulte que cette tumeur est formée presque entièrement par une masse fibreuse, parsemée de faisceaux musculaires relativement peu abondants, et entourée d'une couche épidermique, de tous points semblable à celle de la peau et à celle qui revêt les tumeurs muqueuses à type pavimenteux, exposées aux frottements et aux contacts répétés. En outre, cette tumeur est percourue par un grand nombre de vaisseaux artériels et veineux volumineux qui, rassemblés dans son pédicule, se dispersent dans sa masse et irradient vers sa périphérie.

» Il est enfin permis de croire que son degré d'accroissement était près d'arriver à son maximum, ou que, du moins, elle se serait développée lentement, car elle ne renferme pas, dans sa masse, de régions encore à l'état embryonnaire.

» C. — Le nom qui lui doit être assigné est donc, au point de vue histologique : fibro-myôme vasculaire (1).

» Signé : S. CHAMBARD,
» Interne des hôpitaux, répétiteur des hautes études. »

Revue pour la dernière fois il y a quatre ans, Mme Richard jouissait d'une santé florissante sans récidive.

OBSERVATION XXIX. — *Fibro-myôme interstitiel, antéflexion oblique gauche, le globe utérin incliné un peu en avant, résultant de la présence d'un fibro-myôme interstitiel qui occupe toute la face antérieure interne de l'utérus, s'étendant de la lèvre antérieure au bas-fond utérin ; augmentation du volume de l'utérus sur toutes ces parties et plus particulièrement sur la partie antérieure du globe ; l'orifice externe obturé dans toute sa moitié antérieure et droite, ce qui rend le cathétérisme absolument impossible, de quelque façon qu'on veuille l'exécuter, à cause des adhérences. Ménorragies de vingt-trois à vingt-huit jours de durée à chaque époque menstruelle depuis dix-huit mois, en sorte que la malade n'avait que de trois à six jours de répit chaque mois ; profonde anémie consécutive ; stérilité absolue. Opération par l'hystérotomie ignée. — Guérison radicale.*

Mme Rolland a trente-cinq à trente-six ans ; sa constitution, en tant que formes, est belle ; elle a toujours eu une prédominance nerveuse qui a été portée à son plus haut paroxysme dans ces dernières années. Mariée depuis quatorze ans, elle n'a jamais eu de grossesse. Son mari est un homme bien charpenté, vigoureux, sans

(1) « J'autorise M. le docteur Abeille à publier l'observation de l'opération qu'il a pratiquée à ma femme qui est radicalement guérie, dans les journaux de médecine.

» Pierre RICHARD, rue de Laborde, 44, à Paris. »

Paris, 31 décembre 1877.

antécédents morbides d'aucune sorte. Il a à peine quarante ans; Mme Rolland avait, avant son mariage, une faiblesse générale dont elle ne se rendait pas compte, mais elle était exempte de toute souffrance; elle avait été réglée à treize ans et, depuis lors, elle a toujours été bien et régulièrement réglée, avec menstruation de trois à quatre jours de durée et peu abondante quant à l'exha-

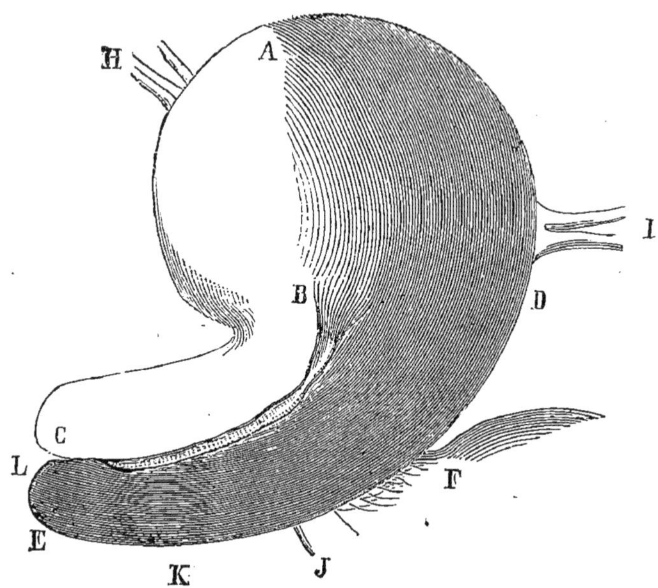

FIG. 25. Figure au tiers, représentant une antéflexion très prononcée ancienne, produite par la présence d'un fibro-myôme interstitiel occupant toute la partie antérieure de l'utérus. avec atrésie du conduit cervical dans toute son étendue. — De A, D, à E, toute la partie noire représente le fibro-myôme étendu jusqu'à la lèvre antérieure E. — De A à B, toute la partie blanche représente la partie libre de la cavité du globe, et de B à C la jonction du globe avec le col dont la partie est indemne de fibro-myôme, ainsi que la lèvre postérieure aplatie. — L, méat du museau de tanche obstrué par une expansion du fibro-myôme qui l'obture sur la commissure droite. — De L à B, conduit cervical atrésié dans presque toute son étendue. — H, I. Annexes. — F, cul-de-sac antérieur et ligament utéro-vaginal.

lation sanguine. Elle ne se rappelle pas avoir eu les pâles couleurs, et, à part la faiblesse que nous venons de signaler, elle n'a pas souvenance d'avoir eu d'autres signes de chlorose.

Après son mariage, elle s'est toujours bien portée, seulement elle avait une sensibilité exagérée; cette exagération de sensibilité se manifestait localement dans les rapports conjugaux et, à la manière dont elle la dépeint, on est forcé de voir un degré de vaginisme. Donc, nerveuse pendant qu'elle était jeune fille, elle l'est devenue davantage encore après le mariage. Elle n'a jamais eu de rhumatisme, ni de chorée.

Il y a quatre ans, elle a eu une méningite exsudative, ce n'est pas douteux; cette méningite a débuté par des frissons, des douleurs de tête violentes, du délire, des hallucinations et des vomissements continuels qui ont persisté pendant quatre mois. temps durant lequel la malade ne supportait presque rien, pas même les boissons. Les matières vomies, à son dire, étaient liquides et colorées en vert; elle est restée sujette ensuite à une névralgie corono-occipitale qui a duré deux ans. Depuis lors, elle a eu de temps en temps des douleurs de tête irradiant jusqu'au yeux. Ces douleurs étaient accompagnées d'agacement général et de douleurs dans toutes les articulations, puis d'une incitation irrésistible à courir; dans ces moments elle avait des hallucinations la nuit. A l'heure qu'il est, elle conserve une certaine tuméfaction de l'articulation du genou gauche sans douleur notable, et la cuisse de ce côté paraît un peu atrophiée. Elle a eu, à la suite de sa méningite, une perte complète de la vue qui a duré trois mois, pendant lesquels on était obligé de la conduire, et pour laquelle elle a reçu les soins du docteur Sichel.

Il y a deux ans, Mme Rolland a eu une rétention des règles qui dura pendant cinq mois. Pendant ce temps, le ventre resta gonflé et douloureux.

Au bout de cinq mois, retour des règles qui durent comme d'habitude, ne sont ni plus ni moins abondantes que dans la menstruation ordinaire, et ces règles, ainsi régularisées, se reproduisent trois mois de suite. Pendant deux mois après, le flux menstruel devient abondant et se prolonge de cinq à huit jours.

Enfin, depuis dix-huit mois, les règles ont dégénéré en ménorragie. Depuis cette date, la ménorragie n'a jamais duré moins de vingt-trois et s'est prolongée souvent jusqu'à vingt-huit jours. En sorte que, depuis cette date, cette pauvre malade a eu pour maximum de répit six à sept jours, et pour minimum trois jours, ce qui lui arrive surtout depuis quatre mois.

Avec de pareilles pertes de sang, on comprend aisément le degré d'affaiblissement qui est survenu, la profonde anémie qui s'en est suivie et l'exagération consécutive des phénomènes nerveux.

Mme Rolland a reçu, depuis ces pertes, les soins de nombreux médecins. Les moyens pour les arrêter ont été nombreux aussi et variés. Aucun n'a réussi jusque-là, pas même à modérer le flux sanguin. Les injections au perchlorure de fer seules paraissent avoir diminué un peu l'écoulement sanguin, mais dans les derniers moments des règles.

Sur ces entrefaites, une dame opérée par moi depuis dix-huit mois, et avec un plein succès, d'une rétroversion, dont la guérison lui a permis de se remettre activement à la tête de ses affaires, cette dame, aujourd'hui enceinte de trois mois, Mme Zent, rue Rochechouart, l'a engagée vivement à venir me consulter.

Donc, le 18 du mois d'août, Mme Rolland se présente à ma consultation; elle est d'une pâleur de cire; elle est à la campagne à Rambouillet, chez sa mère, où elle garde le repos le plus absolu. Il y a deux jours qu'elle a cessé de perdre du sang; elle en a profité pour faire le voyage et se soumettre à mon examen. On connaît le commémoratif que nous venons de rapporter, écrit qu'il a été sous sa dictée.

A l'examen digital, la malade étant debout, je constate de suite une antéflexion très accentuée, le globe utérin étant un peu porté en avant à gauche. Le toucher fait reconnaître également une augmentation de volume du globe utérin plus appréciable sur sa partie antérieure, et cette augmentation de volume se poursuit sur toute la partie antérieure du col, la postérieure étant moins développée et comme un peu aplatie. La courbe formée par la flexion répond, par la dépression postérieure à angle ouvert, à peu près à la jonction du col avec le globe. L'indicateur parvient à ramener momentanément la partie sous-vaginale du col à la direction perpendiculaire un peu oblique en arrière, mais en causant des souffrances à la malade; et aussitôt abandonnée à elle-même, cette partie de l'organe revient à sa position vicieuse. Au toucher, le museau de tanche paraît, sur son ouverture externe, plus volumineux en avant et à droite, c'est-à-dire sur la lèvre antérieure et sur la commissure droite, mais il n'a pas d'induration. Quand le doigt explorateur veut chercher à pénétrer dans le méat, il ne trouve aucune ouverture et ne peut s'engager.

A l'examen au spéculum, on n'aperçoit que la face antérieure du globe depuis 1 centimètre 1/2 à 2 centimètres au-dessus de la jonction du col avec le globe ; le ligament utéro-vésical étant fortement refoulé, et la partie de la face antérieure du col offrant de la convexité en tous sens, le museau de tanche et son orifice restent tout à fait en arrière. Il faut alors exécuter des mouvements de demi-rotation, de refoulement, d'inclinaison à droite et à gauche avec le spéculum pour tâcher d'amener le museau de tanche et son orifice externe au champ de l'instrument. A force de manœuvres, le résultat est obtenu. La lèvre antérieure est plus épaisse que la postérieure ; le méat est obturé dans presque toute son étendue, excepté sur un quart à gauche et en avant. Sur la commissure droite on perçoit un tissu plus rouge que la lèvre, adhérant, presque en tous points, à la lèvre antérieure et à la commissure droite et partie de la lèvre postérieure. Ce tissu n'est point granuleux, ni mamelonné, mais lisse, uni. Alors je cherche à exercer le cathétérisme avec une fine bougie en baleine à tête olivaire. L'olive pénètre dans l'encoignure, vers la commissure gauche, mais quelque ténacité et quelque patience que je mette à la faire avancer plus loin en exerçant des mouvements de rotation et de propulsion, rien n'y fait ; elle ne peut s'engager à plus de 4 à 5 millimètres et la malade souffre.

Je recommence avec des bougies molles de divers calibres depuis la plus fine et j'ai les mêmes résultats négatifs.

Mon plus fin cathéther à curseur ne franchit pas d'avantage ; évidemment le conduit cervical est obturé en S dès la partie antérieure ; il faut renoncer au cathétérisme. Cependant la malade implore avec persistance et énergie une opération qui puisse mettre un terme à ses pertes, car elle a été soignée par beaucoup de médecins, et personne n'a pu jusqu'alors, depuis dix-huit mois, enrayer ces métrorragies chroniques et interminables. L'un de ces confrères l'a pertinemment assurée qu'elle avait une antéflexion prononcée, mais il lui a déclaré en même temps qu'avec l'antéflexion il y avait quelque chose de plus grave, et qu'il réfléchirait aux moyens qu'il pourrait employer pour la soulager au moins. Ce confrère est un des plus autorisés en cette matière.

Il était pour moi de la dernière évidence que cette antéflexion n'était que la conséquence d'une intumescence, d'un corps fibreux interstitiel qui avait déformé l'utérus. En raison des hémorragies si persistantes et rebelles, il n'était pas moins évident qu'il ne s'agissait pas d'un vrai fibrome à tissu serré, dense, peu vasculaire, mais d'un fibro-myôme à vascularité très grande. En décidant l'opération, je me hasardais dans des aventures bien difficiles à prévoir et surtout à préciser, et cependant cette malade suppliait. Après l'avoir prévenue des dangers possibles, et en présence du danger imminent et de sa ferme résolution, je décidai l'opération. Mon plan fut arrêté : j'opérerais d'abord l'antéflexion, ce qui me donnerait immédiatement un certain redressement de l'organe; dans un second temps, j'opérerais un débridement igné d'avant en arrière comme dans le débridement de l'atrésie urétrhale, d'avant en arrière, et, quand avec le débridement je serais parvenu dans la cavité du globe, après avoir agrandi successivement et progressivement le conduit, j'opérerais la destruction du fibro-myôme.

La malade partit satisfaite, promettant de revenir sous peu pour subir l'opération.

Mais, soit que les manœuvres exercées eussent provoqué l'exhalation sanguine, soit, comme elle le prétend, que ce fût le retour des règles après quatre jours de répit, comme d'usage, le sang reparut, et ce n'est que le 7 qu'elle put venir s'installer à Paris, rue Boileau, chez sa sœur, pour subir l'opération.

J'eus le tort d'accepter de l'opérer dans cette rue étroite, mal éclairée et peu salubre.

Quoi qu'il en soit, un confrère de province, M. le docteur Aumigeon, de Ville-sur-Tourbe (Marne), m'ayant prié depuis assez longtemps de le faire assister à une de mes opérations, je le prévins d'arriver le 9 pour le rendre témoin. L'occasion de grande difficultés à vaincre était trop belle ; je voulus convaincre mon éminent contradicteur, le professeur Pajot. Je mettais tout à découvert par cette opération faite en sa présence : diagnostic positif, dangers pendant et après l'opération, possibilité d'insuccès, c'était un aléa tout à mon désavantage.

Mais je désirais édifier un incrédule volontaire, et je voulais lui montrer le cas le plus difficile et le plus grave qui puisse se rencontrer. J'invitai donc cet éminent contradicteur qui refusa, résolu qu'il était à fermer les yeux à la lumière.

Comme je devais opérer huit jours après une dame à Andilly, que M. le docteur Belhomme, ancien interne des hôpitaux, et M. le docteur Bazin (de Saint-Brice), son beau-père, m'avaient présentée, j'engageai le premier à venir assister à cette opération. Il promit, mais, à son grand regret, il ne put se rendre à l'invitation, par suite d'une occupation pressante et imprévue. Il avait du reste une revanche à prendre huit jours après, en m'assistant dans l'opération de sa cliente, atteinte, elle aussi, d'une antéflexion rebelle avec atrésie presque complète du conduit cervical, mais sans autre altération de tissu qu'une hyperplasie de toute la partie antérieure de l'utérus, avec dysménorrée. En revanche, ce confrère a pu se dédommager en venant visiter la malade après sa guérison, avant son retour à Rambouillet. Le docteur Thorens, ancien interne des hôpitaux, devait m'assister comme aide.

Donc, le dimanche au matin, 9 septembre, le docteur Aumigeon, exact au rendez-vous, étant présent et M. Thorens m'accompagnant, je procède à l'opération qui doit être longue, difficile, laborieuse, et non sans danger. Ces deux confrères explorent la malade debout et reconnaissent une antéflexion très accusée et les altérations décrites.

1° *Opération de l'antéflexion d'abord.*—Après introduction du spéculum, refoulement du cul-de-sac antérieur et avec lui du ligament utéro-vésical, le globe utérin augmenté de volume se présente incliné en avant et un peu à gauche; on distingue parfaitement l'union du globe avec le col, qui offre une convexité antérieure avec apparence d'augmentation de volume. Par quelques manœuvres rapides de refoulement et de demi-rotation avec le spéculum, je fais engager le museau de tanche dans le champ de l'instrument, pour bien montrer à mes jeunes confrères que telle était la direction vicieuse de l'utérus; puis, laissant le museau de tanche dans cette position, et la face antérieure du globe et sa jonction avec le col étant replacées à leur position en avant et un peu à gauche, je pratique mon incision transverse supérieure dans cette direction, à 1 centimètre 1/2 environ au-dessus de la jonction, le cul-de-sac étant fortement refoulé, incision qui entame le globe de 7 à 8 millimètres.

De chaque angle de cette incision, je fais partir une incision oblique allant sur les côtés d'avant en arrière, plus profonde sur le globe, plus superficielle sur la paroi vaginale.

Avec mon hystérotome à double tranchant transverse, distant de 1 centimètre chaque, je pratique ensuite à 1 centimètre trois quarts ou 2 centimètres au-dessous de l'incision transverse supérieure, deux autres incisions transverses, parallèles, sur la face excurvée du col.

Avec les hystérotomes *ad hoc*, deux incisions semi-elliptiques se rejoignant par leurs extrémités, sur la partie moyenne de l'incision supérieure et de l'incision inférieure, sont pratiquées, ayant un demi-centimètre de profondeur. Puis une incision longitudinale de même profondeur est dirigée au centre des elliptiques, croisant, en la divisant, l'incision transverse moyenne, qui porte à peu près exactement sur la partie la plus excurvée du col.

Après quoi, avec les hystérotomes à truelle courbe et plat, je fais une légère abrasion de tous les tissus compris entre les deux incisions semi-elliptiques.

Pour terminer l'opération de l'antéflexion, avec mon sécateur, j'emporte sur le rebord antérieur de la lèvre antérieure du museau de tanche, un lambeau en V renversé dont la base est en avant et le sommet en arrière, allant rejoindre l'incision transverse inférieure.

2° *Opération du débridement du conduit cervical.* — Maintenant l'utérus se redressant assez bien, le museau de tanche est maintenu directement dans le champ du spéculum.

Devant mes deux confrères, je cherche à nouveau à exercer le cathétérisme. Mais la bougie molle et la bougie en baleine qui s'engagent dans le recoin gauche du méat ne peuvent pas dépasser 1 centimètre. Mon plus fin cathéther à curseur (fig. 1) engagé et tournant en tous sens ne peut être poussé qu'à 1 centimètre 1/2 et avec beaucoup de peine. Je le fixe à 2 centimètres et je fixe à cette longueur trois autres cathéters à tige de plus en plus forte.

Le premier cathéter chauffé au rouge-cerise est introduit ensuite et poussé jusqu'à la boule de fixation ; les trois autres sont pareillement et successivement introduits, et comme les boules et les tiges sont plus grosses, j'obtiens successivement une escarrification plus large circulairement, d'abord sur le méat et ensuite sur la partie du conduit parcouru. Je fixe alors mes quatre cathéters à 4 centimètres, parce que la pression des tiges d'arrière en avant a poussé l'escarrification plus loin dans le conduit, les boules entrant dans le méat.

Chaque cathéter ainsi fixé et chauffé au rouge-cerise est introduit successivement et les boules pénètrent encore dans le méat. Cette escarrification n'a pas porté à moins de 4 centimètres et demi, et cependant je sens que je ne suis pas arrivé dans la cavité du globe.

Les quatre cathéters sont portés à 5 centimètres et successivement introduits. Le plus fin me semble avoir franchi définitivement et avoir pénétré dans la cavité du globe, car, boule comprise dans le méat, il y a bien 6 centimètres de parcourus.

La même sensation ne se reproduit pas sous l'action des autres cathéters, soit qu'ils se heurtent à un tissu obstruant, soit qu'ils pénètrent plus difficilement dans cette partie du conduit, soit enfin qu'il y ait fausse route.

L'hystérotome spatule (fig. 11), d'une longueur de 4 centimètres, acéré à la pointe, large de plus de 1 centimètre 1/2 à la base, est poussé à plat, c'est-à-dire taillant transversalement de façon à dépasser le méat de 1 centimètre.

Après lui, l'hystérotome truelle à quatre arêtes est introduit, poussé très fortement en avant de façon à dépasser en dedans le méat de plus de 2 centimètres. J'éprouve une sensation que la malade elle-même dépeint au moment où elle la ressent. L'instrument a franchi un obstacle en produisant un craquement, et sa pointe pénétrante reste tellement libre après, que je peux exécuter facilement des mouvements de rotation.

Encouragé par ce dernier fait, n'ayant vu apparaître aucune goutte de sang, le même instrument chauffé à nouveau est de nouveau introduit et cette fois poussé avec plus de force et pénétrant facilement et plus avant, puis je lui fais exécuter une rotation rapide. Désormais j'ai une voie largement ouverte et protégée par des escarres circulaires, voie qui est surtout frayée sur la partie antérieure de la cavité cervico-utérine où le fibro-myôme paraît faire suite aux parois.

3° *Opération de destruction du fibro-myôme.* — L'hystérotome cultellaire de la figure 3, ayant 7 centimètres de la base à la pointe, est introduit au rouge-cerise, le tranchant tourné directement en avant et appuyant fortement dans ce sens (partie moyenne) ; il est poussé à fond jusqu'à ce que la base soit engagée dans le méat. C'est une section longitudinale et centrale. Quatre autres fois, chauffé au même degré, il est encore introduit le tranchant tourné en avant aussi, mais deux fois en le dirigeant obliquement à droite et à la même profondeur, et deux fois en le dirigeant obliquement à gauche, de façon à avoir cinq incisions longitudinales en éventail.

Cela fait, avec l'hystérotome de forme semblable mais à côtés pleins, ayant par conséquent les côtés de la lame un peu bombés (fig. 4), j'opère de même une fois directement d'avant en arrière, et deux fois obliquement à droite et à gauche en éventail.

Nous pouvons supposer à ce moment que le fibro-myôme a été attaqué dans ses principaux points d'expansion et assez profondément pour que le travail de suppuration entraîne la destruction du reste.

Mais, ne voulant pas rester dans le doute à ce sujet, avec le cautère semi-olivaire (fig. 9), introduit deux fois obliquement à droite, et deux fois obliquement à gauche, en poussant jusqu'au fond la face courbe tournée en avant, je tâche d'achever la destruction. Finalement le plus fort cathéter fixé à 7 centimètres 1/2, et presque au rouge blanc, est introduit rapidement jusqu'au fond et exécute ensuite une rotation rapide.

L'opération est alors terminée, et mes jeunes confrères ont pu être témoins que durant toutes ces manœuvres, qui ont duré une heure et demie, la malade n'a pas proféré une plainte et a causé avec nous presque tout le temps, tant la tolérance de l'utérus pour le fer rouge est grande.

Ils ont également pu être témoins de ce spectacle singulier, que durant le cours de cette longue, laborieuse et difficile opération, la malade n'a pas perdu deux gouttes de sang.

Tampon de linge imbibé d'huile appliqué sur le museau de tanche, puis application de glace sur le bas-ventre au moyen de boyaux préparés. Potion calmante pour la nuit.

Le 10, dix heures du matin, la malade n'a eu ni douleur, ni fièvre. Elle a peu dormi, parce qu'elle craignait des accidents et que son cerveau travaillait. Le pouls est à 74, le thermomètre à 37 degrés sous l'aisselle.

Le 10 à sept heures du soir, ni douleur, ni frisson, ni fièvre. Thermomètre à 37°,3 et pouls à 76.

Le 11 au matin, sommeil paisible la nuit, même état du pouls et la température axillaire descendue à 37 degrés. État de quiétude et de gaieté de la part de la malade. Le soir à sept heures, même état satisfaisant, thermomètre à 37°,2, pouls à 76-78.

Depuis l'opération, la malade n'a cessé de manger comme d'habitude, elle a fait depuis le 10 au matin, deux injections par jour avec de l'eau de son additionnée de 30 grammes de chlorure d'oxyde de sodium par litre.

Le 12 au matin, après une nuit agitée et une douleur notable qui a surgi dans la fosse iliaque gauche, le sang est apparu. La malade ne s'en tourmente guère, elle pense que ce sont les règles qui arrivent à époque presque fixe. La glace est portée spécialement sur la fosse iliaque gauche; comme la malade n'a pas évacué depuis trois jours, il est prescrit 30 grammes d'huile de ricin.

Du 12 au 15, le sang arrive comme les précédentes fois, sans causer d'inquiétude à la malade, d'autant plus qu'il n'y a ni fièvre, ni perte d'appétit.

Le 16, l'écoulement sanguin prend des proportions considérables, la douleur de la fosse iliaque gauche persiste, continuation de la glace avec onctions belladonées, injections au perchlorure de fer au 1/5; 0gr,50 de sulfate de quinine.

Le 16 à neuf heures du soir, agitation très grande, oppression, hallucinations; le sang coule abondamment; teinture éthérée de valériane : continuer les injections; 2 grammes de seigle ergoté en quatre paquets, un d'heure en heure, pour le matin quatre heures.

Le 17 au matin, calme, plus d'hallucinations, — pouls déprimé à 90, thermomètre à 36°,5. Le sang coule abondamment et prend les proportions d'une hémorragie, tamponnement classique, le premier tampon imbibé de perchlorure de fer.

Le 17 à onze heures du soir, loin de s'arrêter, l'hémorragie augmente, la malade a des bourdonnements d'oreille, elle a quelques faibles défaillances, elle est effrayée. Je suis appelé. J'ai pris avec moi tous mes instruments, et à la lumière artificielle je fais chauffer des hystérotomes au rouge brun. Le plus gros cathéter est d'abord introduit dans la cavité utérine, puis les hystérotomes cultellaires, le semi-olivaire, un olivaire aigu, l'hystérotome truelle, puis un cautère à roseau, sont introduits à leur tour. Le sang est arrêté.

Le 18, il y a un peu de sommeil; la douleur de la fosse iliaque a cessé. Mais le sang a reparu en abondance moitié moindre, il est vrai, mais encore en trop grande abondance; tamponnement classique.

Le 18 à onze heures du soir, je suis obligé encore d'intervenir tant le sang a coulé. Deux cautères, l'un à roseau, l'autre à olive fine, sont portés dans la cavité utérine, surtout en avant à gauche. 2 grammes de seigle ergoté en huit paquets, un toutes les deux heures.

Le 19 au matin, la malade a vomi après le deuxième paquet d'ergot et n'a plus voulu en prendre; l'écoulement du sang, vermeil, est moins prononcé, mais il ne l'est encore que trop; le pouls est faible. Il y a des lipothymies, perte absolue d'appétit. 80 grammes de bon cognac à prendre dans la journée, thé au bœuf ou extrait de viande à la vapeur; tamponnement classique.

Comme la malade est dans une chambre mal aérée, mal éclairée, insalubre, j'ordonne que dans la journée on la transporte ailleurs.

Le 19 au soir, elle a été transportée, en effet, rue Troyon, à la barrière de l'Étoile, où elle est bien et convenablement logée.

La perte de sang n'a pas augmenté, mais quoique moins inquiétante, elle persiste. Injection d'ergotine.

Le 20 au matin, l'injection d'ergotine n'a pas produit d'effet notable. Tamponnement avec des morceaux d'agaric imbibés de perchlorure de fer, appuyé par le tamponnement classique; nouvelle injection sous-épidermique à l'ergotine.

Le 20 au soir, persistance de l'écoulement sanguin au même degré; la malade prend tous les jours 80 à 120 grammes de bon cognac, quatre petits verres, et une tasse de thé au bœuf, ce qui maintient un peu ses forces. Injections fortement acidulées à travers le tamponnement.

Le 21 au matin, comme le sang coule toujours, je déblaye tout, introduis le spéculum, fais des injections fortement acidulées, et, après avoir retiré le spéculum, l'indicateur de la main gauche introduit dans le vagin et servant de conducteur, je porte avec des pinces sur le museau de tanche même, le petit ballon en caoutchouc pour introduire dans le nez en cas d'épistaxis. Une fois le ballon roulé, mis en place, je le gonfle avec l'insufflateur, l'indicateur le maintenant en place, et le gonflement est porté au point de tolérance que la malade indique. Je prescris des injections acidulées assez fortement trois fois dans la journée.

Le 22 au matin, le sang a fort peu coulé. La malade reprend courage. Le ballon reste à demeure; mêmes injections.

Le 23, le sang n'a pas reparu. Il ne s'écoule que des sanies noirâtres, reliquats de sang ayant séjourné dans le vagin et de perchlorure de fer.

Le 24, l'hémorragie est définitivement arrêtée. Le ballon est retiré; le spéculum est introduit et, après des injections de lavage avec de l'eau acidulée et camphrée, je puis voir distinctement le museau de tanche et le méat externe; j'attends dix minutes pour voir s'il s'échappe quelques gouttes de sang; il n'en est rien.

En somme, les règles duraient autrefois vingt-cinq, vingt-six et vingt-sept jours; cette fois leur durée avec caractère hémorragique menaçant, il est vrai, n'a été que de douze jours, c'est un triomphe; mais la malade, déjà exsangue avant l'opération, est maintenant tout à fait anéantie.

Les préparations de fer, le quinquina, l'alcool sont les médicaments mis en usage pour rappeler les forces. Il faut beaucoup de réserve dans l'administration de ces remèdes, car l'estomac digère très mal.

Le 30, je commence les pansements à travers le spéculum et les poursuis tous les deux jours.

Le 15 octobre, les règles ne sont pas encore arrivées. C'est trois jours de retard, elles n'apparaissent que le 20 et sans douleur; elles durent cinq jours et sont peu abondantes. A partir de ce moment, Mme Rolland commence à sortir une à deux heures par jour.

Le 17 novembre, la guérison est radicale. Depuis trois semaines, j'ai exercé tous les deux jours le cathétérisme utérin avec une bougie molle du plus gros calibre, pour empêcher la rétraction des parois du conduit cervical. Le cathétérisme donne une longueur de 7 centimètres 1/2; il est exercé sans déterminer la moindre douleur. Toute la face antérieure externe de l'utérus (col compris) est sensiblement aplatie au lieu d'être voussurée par la courbe qu'elle présentait autrefois. Le col est parfaitement redressé, la rétraction cicatricielle, suite des incisions transverses et elliptiques, a produit cet excellent résultat, pendant que le détachement des parties escarrifiées à l'intérieur et la suppuration consécutive ont détruit le fibro-myôme qui avait fait plus que doubler de volume toute la partie antérieure de l'organe. La palpation à travers les parois abdominales que la main droite exerce pendant que l'indicateur gauche est introduit dans le vagin, permet de bien constater aussi la diminution considérable du volume de l'utérus.

La malade attend ses règles pour s'assurer qu'elle n'est plus sujette aux hémorragies et pour aller passer l'hiver à Rambouillet, chez sa mère.

Le 21, le sang apparaît. L'écoulement menstruel, qui a lieu sans aucun trouble, est très faible et ne dure que quatre jours. Le 25, Mme Rolland part pour Rambouillet, bien et dûment guérie. Elle est venue nous revoir deux mois après; la guérison paraît solide et définitive.

Avant son départ, je l'ai fait examiner par les docteurs Belhomme et Thorens, qui ont pu s'assurer de la complète réussite. Devant chacun de ces confrères, j'ai exercé le cathétérisme avec une sonde molle conique, à boule, du plus fort calibre. J'ai obtenu, comme dans les précédents cathétérismes, durant les pansements, 7 centimètres 1/2 de diamètre vertical.

Dans ce cas, il n'est pas douteux qu'il ne se soit agi d'un fibromyôme interstitiel qui avait déformé l'utérus et entraîné graduellement une antéflexion extrême. Les hémorragies incoercibles depuis dix-huit mois, ne durant jamais moins de vingt-trois jours et ne laissant à la malade que de trois à sept jours de répit par mois, témoignent rigoureusement que la tumeur devait être sillonnée de vaisseaux artériels et veineux dilatés, en guise de sinus, très vasculaire, en un mot, comme dans l'observation de la femme Richard. L'obturation presque complète du méat cervical par des expansions du fibro-myôme sur sa partie droite, l'atrésie de tout le conduit cervical, ne permettant pas le cathétérisme, ont été cause de grandes difficultés quand il s'est agi d'aller attaquer le fibro-myôme.

Il a fallu agir d'avant en arrière et progressivement avec les cathéters à curseur pour se frayer un passage jusque dans la cavité du globe, absolument comme lorsque, dans une coarctation fibreuse très étendue de l'urèthre, il faut opérer le débridement d'avant en arrière pour arriver dans la vessie (1).

J'ai revu souvent Mme Rolland depuis son opération, je l'ai revue pour la dernière fois il y a deux ans, c'est-à-dire à peu près sept ans après l'opération. Il n'y avait pas de récidive. Mme Rolland avait récupéré ses forces et se portait absolument bien.

OBSERVATION XXX. — *Fibrome interstitiel intra-mural s'étendant du fond de l'utérus à toute sa partie antérieure et à celle du col, en gagnant la lèvre antérieure qui forme une tumeur saillante, et ayant déterminé une antéversion. — Guérison par l'hystérotomie ignée.*

Mme Colombier, cour Baduel, passage Sainte Marie, a quarante-neuf ans; elle est d'une forte constitution primitive, et aujourd'hui,

« (1) J'autorise M. le docteur Abeille à publier l'observation de l'opération qu'il a pratiquée à ma femme, le 9 septembre dernier, pour une antéflexion résultant d'un corps fibreux interstitiel de la moitié des parois utérines ayant donné lieu depuis dix-huit mois à des métrorragies incoercibles qui ne duraient jamais moins de vingt-trois jours, et allaient quelquefois jusqu'à vingt-sept, en sorte que ma femme n'avait jamais plus de trois à six jours par mois sans perdre du sang en plus ou moins grande quantité, ce qui l'avait réduite au dernier degré d'anémie avec impuissance absolue de travail.

» ROLLAND. »

Paris, décembre 1877.

quoique détériorée, elle conserve encore les attributs de cette constitution.

Elle a eu quatre enfants, et une fausse couche de trois mois et demi, il y a onze ans.

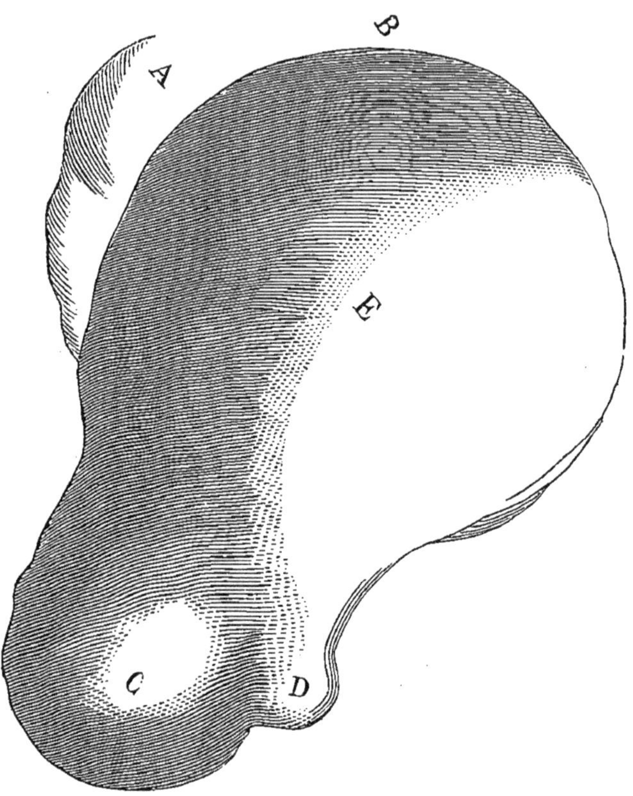

FIG. 26. — De C à B, partie antérieure de l'utérus, siège du fibrome interstitiel. — C, lèvre antérieure formant tumeur. — D, lèvre postérieure. — De E à D, partie blanche représentant la partie postérieure de l'utérus indemne d'expansion fibreuse. — A, vessie et lig.

La menstruation avait toujours été régulière jusqu'à cette fausse couche. A dater de ce moment, les règles, quoique régulières sous le rapport mensuel, prirent un caractère d'abondance très marquée. La malade dit n'avoir éprouvé quelques douleurs qu'en 1870, à propos des misères et du refroidissement subis pendant le siège de Paris.

Ces douleurs siègent dans les aines, s'étendant parfois aux cuisses; elles se manifestent aussi avec une certaine intensité dans la région sacrée ou à l'hypogastre; mais c'est la douleur iléo-fémorale droite qui prédomine, et n'a cessé de persister depuis le début. Ces douleurs s'exaspéraient au moment ou quelques jours avant les règles, et celles de l'hypogastre et du sacrum offraient alors un cachet d'intermittence comme dans l'accouchement.

En 1872, la menstruation devient irrégulière, surtout pendant un mois ou deux, revenant ensuite sous forme de pertes. Ces irrégularités se sont continuées jusqu'aujourd'hui avec des espacements plus ou moins grands.

En tous cas, à partir de ce moment, une leucorrhée abondante survient, tantôt séro-muqueuse, tantôt séro-purulente, et alors souvent teinte de sang. Dans les derniers dix-huit mois, la leucorrhée a pris un caractère tel, que la malade n'a pas osé se dégarnir; elle a, en outre, présenté fréquemment une certaine fétidité qui l'obligeait à faire des ablutions fréquentes et des injections de diverses natures qu'on lui avait conseillées, sans pouvoir faire cesser complètement cette fétidité.

La malade a beaucoup consulté; elle s'est présentée à la consultation dans divers hôpitaux, et, en dernier lieu, à la Maternité où, pendant quinze mois, elle est allée tous les huit jours à la consultation tantôt chez M. Tarnier, tantôt chez M. Polaillon. On lui avait assuré, dans ce dernier hospice, qu'on l'opérerait; mais après des examens successifs au spéculum, il lui fut déclaré là, comme ailleurs, qu'il n'y avait aucune opération à faire, et on lui avait conseillé, comme partout ailleurs, des injections qui sont restées sans résultat.

Le 10 janvier dernier, cette dame se présente à ma consultation. Après avoir écouté l'historique de la maladie, je procède à l'examen, d'abord par le toucher en diverses positions, puis avec le spéculum.

Au toucher, la malade étant debout, je constate une antéversion avec augmentation de volume de la partie antérieure du globe et du col utérin. Le museau de tanche porté en arrière, sur le rectum, présente, au lieu de la lèvre antérieure, une tumeur de la grosseur d'un petit œuf de poule, en relief sur l'ouverture externe et se continuant régulièrement avec la partie antérieure du col. Derrière et au-dessus de la tumeur, est une dépression avec une ouverture centrale dont le rebord est constitué en haut par la lèvre postérieure, ayant son épaisseur ordinaire et un peu tendue. Je cherche à ramener le museau de tanche à la perpendiculaire : je constate alors très distinctement que la lèvre antérieure, très tuméfiée, dépasse le niveau de la lèvre postérieure de 3 à 4 centimètres. La vessie, refoulée en avant, forme une poche un peu saillante.

Dans le décubitus dorsal, même constatation, même possibilité de redresser l'utérus. Après avoir vidé la vessie par le cathétérisme, le doigt explorateur peut constater avec plus de précision l'augmentation de volume du globe et de la partie sus-vaginale du col sur la face antérieure, et peut arriver aisément à circonscrire la lèvre antérieure formant une volumineuse tumeur.

A l'examen au spéculum, il ne se présente d'abord au champ de l'instrument que la face antérieure du col, la lèvre correspondante restant appliquée en arrière. Il faut des mouvements considérables de refoulement, de va-et-vient en demi-rotation d'un côté à l'autre, pour faire engager la lèvre antérieure qui masque tout à fait l'ouverture du museau de tanche. La tumeur qu'elle offre est d'un rouge un peu vif, résistante, avec légère érosion en bas et en arrière; elle n'est ni grenue ni tomenteuse, mais plutôt lisse et dure sur toute la surface de revêtement. Pour me rendre comte du diamètre longitudinal de l'utérus, j'exerce le cathétérisme qui présente beaucoup de difficultés. C'est avec une bougie en baleine, fine et olivaire à l'extrémité pénétrante, que je puis parvenir à pénétrer dans la cavité utérine, ayant eu grand'peine d'abord pour franchir l'orifice interne qui me paraît comprimé. Cette mensuration donne 12 centimètres de diamètre vertical, et dans la cavité du globe, la bougie se heurte partout, en avant, sur une intumescence dure.

Après retrait du spéculum et redressement momentané de l'utérus, que la main droite, appuyant fortement sur le bas-ventre, maintient tant bien que mal, je cherche à pénétrer, avec l'indicateur gauche, dans l'orifice externe; mais cela est impossible, à cause de la tumeur formée par la lèvre antérieure. Je ne peux que constater que la partie postérieure de l'utérus et du col ne participe pas à la tuméfaction qui siège sur les parties opposées.

Comme diagnostic je porte : antéversion ; et, quant à la tumeur qui se poursuit de la lèvre antérieure au fond du globe utérin sur la partie antérieure, je m'aventure à prononcer le nom de fibrome, en faisant toutefois des réserves sur la nature précise de la tumeur et sur l'issue de l'opération.

Mais cette malade est si désespérée qu'elle réclame avec instance l'opération, même avec les chances douteuses que je lui fais prévoir. L'antéversion sera sans contredit guérie, la tumeur détruite ou à peu près ; mais la récidive, les accidents consécutifs, tout cela est réservé. — L'opération demandée est résolue et fixée au 15.

Mon confrère Thorens, ancien interne des hôpitaux, m'assiste dans l'opération.

Je commence par opérer l'antéversion suivant mon procédé ; cela me permettra de ramener le museau de tanche directement en face, à travers le spéculum, et d'obtenir ultérieurement la diminution du volume de la partie sus-vaginale du col, et du globe.

Une fois cette première opération terminée, avec les cathéters à curseur, mesurés à 7 centimètres 1/2, et de plusieurs calibres (fig. 1 et 2), je creuse une gouttière escarrotique en appuyant fortement sur la partie antérieure du conduit cervical.

Puis après un temps d'arrêt, je fais avec le sécateur (fig. 12) l'amputation de la tumeur constituée par la lèvre, ou plutôt de toute la lèvre antérieure, transformée en tumeur fibreuse et dans une étendue de 3 centimètres 1/2. Cette section opérée, et la lèvre antérieure étant réduite au niveau de la postérieure, avec les hystérotomes cultellaire, semi-olivaire, lancéolaire, en spatule, en truelle, je cherche à achever la destruction du fibrome jusque dans le fond utérin (fig. 3, 4, 5, 10, 6, 9 et 8).

Enfin, après avoir pratiqué deux incisions longitudinales sur la face externe du moignon de la lèvre antérieure du col, je régularise, avec un marteau, la surface de section de cette lèvre, et l'opération est terminée.

Compresses huilées sur le col, glace sur le bas-ventre comme d'usage, et potion calmante par cuillerées toutes les heures.

16 au matin. Il y a eu un peu de douleur la nuit, peu de sommeil et de la fièvre.

Le matin à onze heures, pouls à 80, thermomètre à 37°,8; injections chlorurées trois fois par jour, continuation de la glace, 0gr,05 d'extrait gommeux d'opium en pilule; 15 grammes d'huile de ricin.

Les 17, 18, 19 et 20, où je vois la malade tous les jours, tantôt le matin, tantôt le soir, le maximum de la thermométrie a été de 38°,7, et le minimum de 37°,5. Le pouls n'a monté qu'une fois à 80, et s'est maintenu entre 72 et 78. Les douleurs ont été presque nulles quand la malade ne bougeait pas de son lit.

Le 21, la glace est retirée et les injections sont continuées. Tout se passe bien, et la malade commence à se lever le 30; elle conserve des douleurs sacro-lombaires et iléo-fémorales plus ou moins vives, suivant qu'elle marche ou reste en repos; elles sont tout à fait nulles dans le lit.

Du 1er février au 15 mars, injection deux fois par jour avec la solution d'usage à cette période, c'est-à-dire quand les escarres sont détachées.

Le 16 mars, premier examen au spéculum et premier pansement. Toutes les plaies sont en voie de cicatrisation régulière. Après deux mois de suppuration considérable et d'élimination d'escarres, il reste actuellement une suppuration légère. Le museau de tanche, dont la lèvre antérieure a été sectionnée, se trouve recouvert de son nouvel épithélium sur presque toute sa surface, excepté sur celle qui est adjacente à l'ouverture cervicale où la plaie est encore à vif. Toutes les sections pour l'antéversion sont cicatrisées. Au toucher, on perçoit une diminution considérable de la face antérieure de l'utérus redressé.

Du 16 mars au 16 avril, la malade vient se faire examiner et panser tous les huit jours.

Le 16 avril, toute la cicatrisation est opérée: l'utérus est revenu à un volume relativement plus petit qu'à l'état normal. La mensuration donne 6 centimètres de diamètre longitudinal, et M. Thorens, qui m'a assisté dans l'opération, peut constater avec moi le succès complet.

Trois semaines écoulées, et quand je crois la malade complètement guérie, il survient sur le moignon de la lèvre antérieure une saillie rouge de 1 centimètre d'étendue, saignant facilement. La malade accuse des douleurs dans les aines et le bas-ventre, elle perd des sanies en abondance, et ces sanies offrent une certaine fétidité. Il y a absence de tout engorgement ganglionnaire dans les aines et la partie supérieure des cuisses.

Le 15 mai, nouvelle opération. Avec un hystérotome truelle (fig. 7) appliqué trois fois successivement au rouge-cerise, je détruis la saillie rouge et saignante quoique de consistance dure; puis, avec le cautère semi-olivaire à tige droite (fig. 9), profondément introduit deux fois, toute la cavité cervicale est profondément escarrifiée. Ensuite avec un fort hystérotome à curseur (fig. 2) enfoncé à 5 centimètres, je cautérise à quatre reprises différentes la cavité du globe en agrandissant l'ouverture cervicale interne de telle façon qu'un cautère à roseau d'un demi-centimètre de diamètre puisse passer. Effectivement, ce cautère est poussé à deux reprises différentes dans la cavité utérine. L'opération est terminée.

Le 30 juillet, la malade est définitivement et radicalement guérie, la cicatrisation est complète partout.

Fin août, la guérison persiste, la cicatrisation des lèvres est nette, l'épithélium nouveau est partout reproduit.

10 septembre. La malade, qui s'est bien portée jusque-là, est atteinte, par suite d'embolie dans le cerveau, d'aphasie avec paralysie du bras droit et du côté gauche de la face. Un confrère du quartier l'a soignée depuis l'attaque. Je la vois au douzième jour, la malade comprend tout, mais elle dit un mot pour un autre, et surtout il y a un mot par lequel elle répond à tout, ce mot est : « C'est fait. » Quand on l'interroge et qu'on la prie de répondre par un signe de tête, la réponse est toujours très juste. L'examen au spéculum démontre une fois de plus la solidité de la guérison du fibrome interstitiel intra-utérin.

Fin octobre, Mme Colombier a une nouvelle attaque; cette fois elle perd complètement la parole et ne peut prononcer un seul mot; il y a hémiplégie droite et contractures douloureuses dans le bras gauche. Quoi qu'il en soit, après dix-huit mois, la guérison du fibrome interstitiel persiste. Il y a aujourd'hui onze ans que Mme Colombier a été opérée. Il n'y a pas eu de récidive, et, de ce côté, la cure est radicale et bien définitive.

Quelle relation peut-il bien y avoir entre la guérison radicale d'une lésion utérine de vieille date et qui, depuis si longtemps, donnait lieu à des hémorragies plus ou moins considérables, à un écoulement de sanies fétides, et l'embolie cérébrale ou plutôt les embolies, dont la malade a été si rapidement et successivement frappée?

S'il n'y a qu'une simple corrélation, elle est au moins frappante; d'autres pourraient prétendre qu'il y a un lien de causalité entre la suppression absolue de tout écoulement sanguin ou purulent qui avait lieu depuis plus de sept ans et ces coups de sang.

Ce qu'il y a de positif, c'est que Mme Colombier a une hypertrophie du cœur, portant plus particulièrement sur le cœur gauche, et qu'elle a eu, autrefois, plusieurs attaques de rhumatisme articulaire aigu (1).

OBSERVATION XXXI. — *Fibrome interstitiel occupant la partie interne de la lèvre postérieure, s'étendant à toute la surface correspondante du col, et envahissant la moitié latérale droite du globe dans sa face postérieure jusqu'au bas-fond. — Hystérectomie ignée. — Guérison.*

Mme B..., 11, faubourg Saint-Honoré, trente ans, blonde, lymphatique, obèse, a eu trois couches naturelles, et un avortement, il y a quatre ans. Depuis cet avortement, ménorragie de sept à huit jours de durée, avec pertes de sang telles que la malade est res-

(1) Rue de la Roquette, 43, passage Sainte-Marie, cour Baduel, 20, Colombier jeune, dit le Rouge, marchand ferrailleur.

« J'autorise M. le docteur Abeille à publier dans ses travaux scientifiques, l'observation de la maladie de ma femme et de l'opération qu'il lui a pratiquée le 20 janvier dernier, sur l'utérus pour obtenir une guérison que ma femme n'avait pu obtenir malgré tous les conseils et consultations, même à l'hôpital de la Maternité, où elle a été tous les huit jours, pendant quinze mois.

» Pour mon père qui m'autorise ne sachant signer,

» Marguerite COLOMBIER. »

Paris, le 3 juin 1877.

tée anémiée, ne pouvant récupérer d'une époque à l'autre le sang qu'elle perd. En outre des troubles digestifs consécutifs à ces pertes et de l'affaiblissement qui s'en est suivi, Mme B... éprouve une douleur constante et sourde dans la profondeur de la fosse iliaque droite; durant la période congestive, cette douleur prend de l'acuité et s'accompagne d'autres douleurs, semblables à celles du travail d'enfantement.

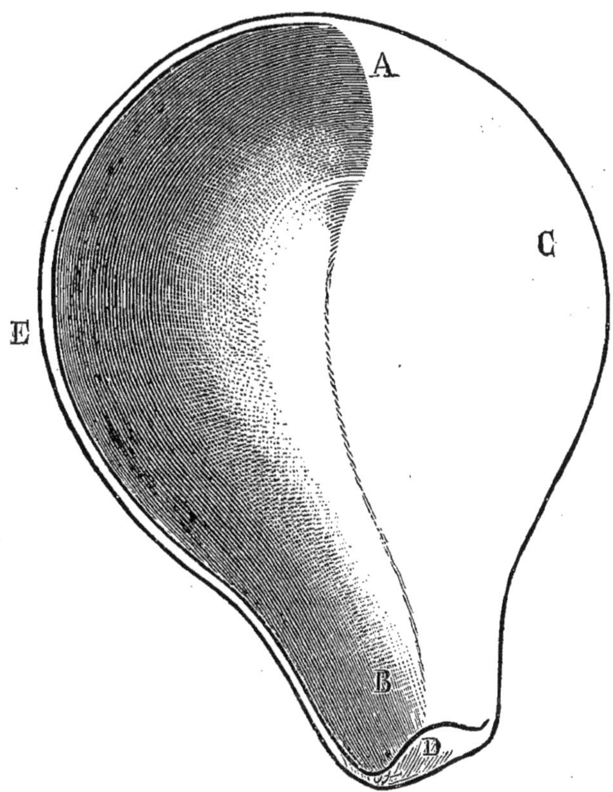

Fig. 27. — A, B, E, fibrome. — A, C, D, partie libre de la cavité utérine. D, ouverture externe du museau de tanche.

Un premier examen permet de constater une tuméfaction prononcée occupant toute la face postérieure du col et la moitié droite de cette même face du globe, dont on sent, la main droite pressant fortement sur les parois abdominales tandis que l'indicateur gauche est dans le vagin, le plus grand développement de ce côté.

A un second examen, durant l'époque menstruelle, au deuxième our, l'indicateur, engagé dans la cavité utérine, perçoit un fibrome non encapsulé, qui gagne de la face interne et postérieure du col, dans la moitié droite de cette même face du globe, jusqu'au fond, et qui, d'après le toucher, reste complètement isolé de la paroi droite antérieure de la cavité du globe, forme une saillie de l'épaisseur du pouce et se continue avec le fond de l'utérus. Ces conditions nous paraissant favorables à l'hystérectomie ignée, l'opération est décidée et pratiquée le 1er novembre 1877.

Opération. — La malade disposée, comme pour une application de forceps, en travers sur le lit, les jambes reposant sur deux chaises, les cuisses écartées, le spéculum est introduit. Un cathéter à curseur mesure immédiatement l'étendue de la cavité cervico-utérine, qui donne 8 centimètres 1/2 de diamètre longitudinal. Le cathéter est alors fixé à 6 centimètres, et deux autres cathéters, de plus en plus gros calibre, sont fixés à ce même degré. Cette longueur est suffisante pour labourer la surface jusqu'au fond de l'utérus, le calorique gagnant par action excentrique en dehors des points qu'il atteint.

Ces cathéters, chauffés à point voulu, sont successivement portés, en commençant par le plus fin, dans la cavité utérine, en appuyant sur la partie centrale du fibrome. Une fois cette gouttière escarrotique établie, deux fins hystérotomes, mousses à la pointe, tranchants sur un côté (fig. 8), vont inciser à droite et à gauche dans la gouttière escarrifiée, dans une étendue de 4 centimètres 1/2 à 5 centimètres. Un hystérotome lancéolaire long, triangulaire sur une face, ayant l'autre face plate (fig. 6), laboure, jusqu'à 5 centimètres, au milieu de ces tissus déjà escarrifiés, la face triangulaire portant sur le fibrome. L'hystérotome semi-olivaire (fig. 9), appliqué par sa face convexe sur le fibrome, aussi loin que possible, c'est-à-dire à 5 centimètres aussi, achève la destruction par escarrification profonde. Pour être sûr d'atteindre le fibrome un peu sur toute sa surface, le cathéter curseur moyen, fixé à 6 centimètres 1/2, est poussé rapidement dans le fond, et l'hystérotome lancéolaire est introduit sur la partie droite, jusqu'à 5 centimètres, pour achever l'escarrification de ce côté.

Les suites de cette opération sont signalées immédiatement par des douleurs vives dans les reins et le bas-ventre, que la malade déclare supportables. Application de glace sur le bas-ventre, après introduction d'un linge huilé sur le museau de tanche. Le soir, à huit heures, ces douleurs sont calmées. La malade dit avoir eu de la fièvre, de trois à cinq heures de l'après-midi ; elle est apyrétique à huit heures du soir. Potion calmante pour la nuit.

Le 2, sommeil de quelques heures la nuit. Les douleurs persistent, quoique calmées par l'application de la glace ; elles sont plus saillantes au rectum et à la région iliaque droite. Pouls à 78, thermomètre à 37°,3.

Le soir, à cinq heures, inappétence, état saburral de l'estomac, recrudescence des douleurs, un léger frisson à quatre heures. Pouls à 88, thermomètre à 38°,8. Tartre stibié à 0,15 dans 120 d'eau distillée, à prendre par cuillerées de demi-heure en demi-heure, jusqu'à vomissement ou trois garde-robes. Deux pilules de sulfate de quinine à 0gr,10 pour minuit, deux autres pour six heures du matin.

Le 3 au matin, pouls à 70, thermomètre à 36°,9. Calme plat quand la malade ne fait aucun mouvement ; renouvellement des douleurs quand elle change de côté ou s'assied sur le lit. Il y a eu des vomissements et quatre évacuations. Potage, vin coupé, deux pilules de sulfate de quinine à quatre heures, deux à minuit, deux pour le lendemain matin à six heures.

Le soir, à huit heures, apyrexie, calme.

Le 4 au matin, douleurs plus accentuées à la suite d'évacuations alvines provoquées ; pouls à 72-74, thermomètre à 37 ; degrés désir d'aliments malgré les douleurs ; continuation de la glace sur le ventre. Potion calmante.

Le 5, douleurs apaisées ; état excellent.

Du 5 au 11, il y a répit par moments, et par moments douleurs assez vives. La malade a remarqué que, depuis quelques jours, elle perd beaucoup d'eaux roussâtres ou jaunâtres ; que c'est quand ces eaux veulent partir qu'il y a exacerbation des douleurs, et qu'elles se calment quand elles ont coulé abondamment. Elle s'est levée plusieurs fois : les douleurs se manifestent quand elle marche. Dans la nuit du 11 au 12, douleurs très vives, comme pour accoucher ; le matin, apparition des règles ; calme après. Pendant neuf jours, le sang coule très abondamment les cinq premiers, et diminue ensuite.

Le 20, état excellent; première exploration, d'abord avec le doigt, puis au spéculum et pansement après.

Avec le doigt je sens le col et la partie correspondante du globe diminués de volume ; en arrière et à droite, le fond de l'utérus est aussi moins volumineux, ce que peuvent préciser la main droite, appuyant fortement sur la fosse iliaque droite, et le doigt resté en place qui perçoit l'impression de la main. A l'examen au spéculum, le museau de tanche présente une ouverture encore élargie transversalement, laissant suinter du muco-pus et présentant des lambeaux d'escarres blanchâtres, dont je retire une quantité avec les pinces; injections détersives.

Les 21, 22 et 23, les mêmes phénomènes se reproduisent, mais la suppuration et les escarres sont moins abondantes. Il n'y a plus de douleurs depuis les règles ; la malade se lève depuis cinq jours, se promène et se livre à ses occupations.

Le 30, des pansements détersifs à travers le spéculum ayant été faits tous les deux jours, la suppuration est de moins en moins abondante, et les débris d'escarres sont rares. Au dernier pansement du 28, un peu de liquide détersif ayant pénétré dans le conduit cervical, à la suite d'injection, il y a eu des douleurs violentes de trente-six heures de durée, puis le calme s'est rétabli.

La cure est maintenant assurée. Tous les accidents ont cessé; l'utérus est réduit, à peu de chose près, à son volume normal. Dans quelques jours j'exercerai le cathétérisme utérin, qui me donnera des notions précises ; la malade fait tous les jours une injection, et continue à vaquer à ses affaires.

11 décembre. Douleurs assez vives dans les reins pendant quarante heures, puis apparition du sang ; c'est la deuxième époque menstruelle depuis l'opération. L'écoulement sanguin est peu prononcé ; avec son apparition, les douleurs ont complètement cessé.

Le sang, d'abord rouge et vermeil, devient ensuite mélangé de mucus et de quelques détritus. Cessation complète de l'éruption menstruelle le 15. L'état général est excellent. Je constate, au toucher, la réduction du globe utérin, qui n'a pas plus de volume qu'à l'état normal. A l'examen au spéculum, l'ouverture cervicale externe est réduite à sa proportion et bien cicatrisée ; le museau de tanche présente un petit volume relativement à celui qu'il avait ; c'est presque le volume de celui d'une femme qui n'a pas eu d'enfant.

La mensuration, avec mon cathéter, donne 6 centimètres 1/4 ; elle peut être exercée sans douleur. La malade est bien débarrassée définitivement de son fibrome interstitiel et de tous les troubles qui en étaient la conséquence. C'est un remarquable succès.

Il y a maintenant sept ans passés que l'opération a été pratiquée. C'est donc un temps plus que suffisamment long pour pouvoir juger ce succès définitif et durable. Eh bien, Mme B..., que nous avons fréquemment revue depuis la guérison, que nous avons encore pu examiner il y a quatre ans, reste bien et définivement guérie, sans la moindre répullulation du fibrome. Toutes ses fonctions s'exécutent régulièrement depuis ce moment.

Placée, avec son mari, à la tête d'une forte maison de commerce, et mère de trois enfants, elle a pu, depuis sa guérison, vaquer sans gêne ni indisposition aucune aux travaux si pénibles de sa maison, ce qu'elle ne pouvait plus faire auparavant, et s'occuper activement de ses enfants en bonne mère de famille, soins délicats qu'elle était obligée de confier en grande partie à une étrangère, quand elle était obsédée par les accidents déterminés par le fibrome. En un mot, sa santé est redevenue et reste florissante depuis l'opération.

Observation XXXII. — *Fibrome intra-utérin interstitiel oblitérant le méat et tout le conduit cervical par suite d'adhérences et ayant entraîné une rétroversion oblique gauche. — Opération par l'hystérectomie ignée, destruction du fibrome et rétablissement consécutif du conduit cervical, qui permet d'arriver dans la cavité du globe par le cathétérisme. — Guérison.*

Mme Flo..., avenue de Saint-Ouen, aux Batignolles, est âgée de cinquante et un ans. Ses antécédents morbides remontent à une date qu'on ne peut préciser.

En 1872, elle m'a consulté deux fois, en me suppliant de l'opérer pour la débarrasser de ses souffrances, ce à quoi je ne pus adhérer alors.

Cette femme, primitivement et fort longtemps robuste, se livrait à des travaux excessifs, tels que pansage des chevaux, soins des écuries, lavage des voitures, étant mariée à un loueur, et travaux de son intérieur de ménage.

Elle croit se rappeler qu'il y a une quinzaine d'années, sa menstruation subit de notables dérangements, tant sous le rapport des dates que sous celui de la quantité de sang perdu.

Ses règles devinrent plus fréquentes que d'habitude et durèrent d'abord un certain nombre de jours de plus. A ce moment déjà elle avait des douleurs de reins et de bas-ventre, qui augmentaient aux approches des règles. Elle était obligée de se tenir pliée en deux, et cependant il fallait tout de même exécuter les travaux dont j'ai parlé.

Puis le sang apparaissait deux fois par mois avec abondance, et une durée telle que la malade n'avait pas huit jours bons dans le mois. Au bout de quelque temps, il n'y eut plus de démarcation et ce furent de vraies hémorragies, tantôt à une date, tantôt à une autre. L'apparition du sang semblait soulager les douleurs, qui devenaient de plus en plus intenses. Il s'opéra un amaigrissement graduel, mais considérable. Les médecins de la localité qui lui donnaient des soins mirent ces pertes de sang sur le compte du retour d'âge. Pas un sur les trois n'explora, ou ne songea à explorer l'utérus. A bout de forces, épuisée, n'ayant plus que des ressources fort restreintes et son mari l'obligeant à travailler, elle dut entrer à l'hôpital en 1868. Elle fit un séjour de trois mois et sortit améliorée.

Mais bientôt douleurs et pertes irrégulières de sang étant revenues, elle fut contrainte de rentrer de nouveau à l'hôpital, et de 1868 à 1872, elle ne fit presque qu'une navette de chez elle à l'hôpital et de l'hôpital chez elle. C'est-à-dire qu'elle a séjourné plus ou moins longtemps dans presque tous les hôpitaux de Paris.

C'est en 1872 que je la vis pour la première fois et que je pus asseoir un diagnostic assez précis qui n'a pas été modifié jusqu'au jour de l'opération.

A ce moment, elle avait cessé de voir depuis six mois, mais elle n'en souffrait que plus. Bref elle a eu encore deux hémorragies, de 1872 à 1873, qui l'ont contrainte à entrer de nouveau à l'hôpital.

On a employé dans ces deux dernières circonstances le tamponnement avec des tampons imbibés de perchlorure de fer, ce qui lui a causé de grandes souffrances. Depuis cette époque, c'est-à-dire depuis plus de quatre ans, elle n'a plus perdu de sang. En 1875, elle vint me voir à nouveau pour se faire opérer. Je refusai encore.

Revenue au commencement d'avril 1877, la femme Flo... devient si pressante, si suppliante, elle accuse une telle décision d'affronter tous les dangers de mort pour guérir de ses souffrances, que je finis par me décider à intervenir par une opération. Un dernier examen fait avec le plus grand soin me révèle l'état suivant :

État local : l'utérus est rétroversé obliquement à gauche, le globe descendu, tourné vers l'articulation sacro-iliaque. Il paraît presque doublé de volume ; le col émoussé, raccourci, regarde en avant, à droite un peu en haut. Il est au niveau du globe. Le globe comprime le rectum au point de l'obturer complètement. Quand la malade est posée sur les genoux et sur les coudes, l'indicateur droit introduit dans le rectum, tandis que l'indicateur gauche est dans le fond du vagin, je puis imprimer des mouvements de bascule et relever le globe. C'est dans cette position et au moyen des deux indicateurs que je puis apprécier le volume du globe et l'effacement du col.

Le globe utérin est uniformément gros, il n'offre aucune bosselure ou coudure périphérique ; il offre une dureté uniforme sur tous les points qui peuvent être touchés.

A l'examen au spéculum, le globe pousse devant lui en avant à gauche un repli vaginal ; la coloration de la paroi vaginale est normale.

Le museau de tanche est court, comme arrondi, les lèvres effacées, et présente un méat de 6 à 8 millimètres d'étendue transversalement, mais qui ne paraît point être cette ouverture qui conduit dans le canal cervical, c'est-à-dire qu'il nous paraît oblitéré en arrière. Il ne s'écoule aucun mucus malgré la longue durée de l'examen. Quand nous voulons exercer le cathétérisme, n'importe avec quel instrument, bougies molles ou rigides, cathéter métallique, nous ne pouvons trouver de conduit, et partout à l'entrée du méat, nous nous heurtons à une résistance solide, constituée par un tissu induré et non saignant. Le conduit cervical est donc obturé, il n'existe plus.

Cette femme a une constipation opiniâtre ; à force de lavements, elle rend quelques boules dures et, à la longue, à force de souffrances, elle est prise de nombreuses petites évacuations liquides, au milieu desquelles elle trouve encore des petites boules dures. Elle rend rarement des vents par en bas ; par contre, elle a des éructations très fréquentes. Elle est sujette à des coliques quotidiennes. En somme, elle est moins amaigrie que des souffrances de si longue date ne le comportent.

L'opération décidée est pratiquée le surlendemain, 7 avril. Après l'opération de la rétroversion que nous pratiquons pour le redressement de l'utérus, rétroversion que le fibroïde a probablement déterminée, nous procédons à la destruction de celui-ci de la manière suivante :

1° Il nous faut établir un trajet de l'ouverture cervicale externe dans la cavité utérine, chose difficile, puisqu'il y a oblitération. Nous commençons donc avec notre cathéter à curseur le plus fin (fig. 1) à produire un conduit escarrifié qui aboutit à l'ouverture interne du col, à travers les tissus qui remplissent ce conduit. A ce premier, succède un second cathéter de plus fort calibre (fig. 2), agissant toujours au rouge-cerise, dans la même direction et sans dépasser les limites.

Deux autres cathéters, toujours de plus en plus fort calibre, agrandissent la route et, poussés plus avant, pénètrent dans la cavité du globe rempli de tissu charneux.

L'hystérotome à lance (fig. 6) parcourt le conduit cervical dans toute son étendue et l'hystérotome truelle (fig. 7) est porté après lui dans la même direction. De cette façon, tout le conduit cervical est largement ouvert.

Après quoi, l'hystérotome mousse sur le dos, tranchant sur le côté, très acéré à la pointe, absolument de la forme d'un grand bistouri droit (fig. 3), ayant 6 centimètres de la pointe à la base, est introduit à fond, afin d'aller diviser les tissus dans la profondeur du globe utérin.

Il est ainsi introduit au rouge-cerise quatre fois dans les quatre directions différentes, en avant, en arrière et latéralement.

A cet hystérotome je fais succéder immédiatement l'autre hystérotome de même forme, de même longueur, mais à lame pleine, dont les côtés, partant du dos en formant ovale longitudinalement, aboutissent au tranchant très peu prononcé (fig. 4). Cet hystérotome, suivant les gouttières précédemment tracées par l'hystérotome acéré et tranchant, porte l'escarrification plus profondément et plus largement sur les mêmes tissus. Comme le premier, il est introduit deux fois sur les quatre directions, la pointe allant obliquement en s'écartant dans chaque direction et produisant par conséquent une escarrification en éventail, qui atteint dans quatre points divergents les tissus.

Deux hystérotomes droits, l'un tranchant à droite et l'autre à gauche, ayant 5 millimètres de large à la base et 4 à la pointe mousse (fig. 8), sont introduits chacun deux fois à travers les tissus qui garnissent la cavité du globe et atteignent ces tissus en les divisant sur les côtés des autres incisions.

Le cautère semi-olivaire (fig. 9) est alors poussé rapidement au rouge-cerise jusqu'à 2 centimètres du fond utérin, d'abord en avant, une seconde fois en arrière. L'ouverture et tout le conduit cervical sont très agrandis. Un cautère-roseau (fig. 13) est à son tour introduit jusqu'au fond, et, après celui-ci, le plus gros cathéter, fixé à 7 centimètres est réintroduit pour produire la dernière escarrification.

Le cautère-marteau est ensuite légèrement appliqué sur le sommet du museau de tanche, pour rendre obtuse la sensibilité de cette partie de l'organe et jeter une escarre protectrice sur les vaisseaux qui, à la chute des escarres du conduit et de l'intérieur du globe, pourraient absorber à leur passage les produits de décomposition.

L'opération a duré une heure et demie sans que la malade ait proféré une plainte, tant le calorique était annihilé immédiatement par des imbibitions froides à travers le spéculum, et sans qu'il se soit écoulé dix gouttes de sang; tous les hystérotomes avaient agi à chaleur convenable.

Un linge imbibé d'huile est porté sur le museau de tanche, et deux boyaux préparés, pleins de glace, sont posés par-dessus un linge triple sur le bas-ventre, glace qui devra être renouvelée pendant cinq jours. Potion calmante par cuillerées par heures.

Dans les premières vingt-quatre heures, le thermomètre a monté à six heures du soir à 38°8, le pouls à 90, et il y a eu quelques douleurs sourdes. Le deuxième jour, thermomètre à 38 degrés à six heures du soir et pouls à 76, douleurs de moins en moins prononcées. Le troisième jour au matin, thermomètre à 36°,5, pouls à 72-74 ; 15 grammes d'huile de ricin qui provoquent des coliques et d'abondantes évacuations, puis le calme se rétablit et thermomètre et pouls ne dépassent plus la normale, l'un entre 36°,7 et 37 degrés, et l'autre, de 70 à 76 pulsations.

Au quarante-cinquième jour, toute suppuration avait cessé, le méat cervical, non recouvert absolument de son nouvel épithélium, pouvait recevoir une sonde de gros calibre qui pénétrait dans le fond de l'utérus, et dont le retrait était suivi d'un écoulement de mucus glaireux et limpide comme celui qui s'écoule habituellement de la cavité utérine. Le globe redressé avait considérablement diminué de volume.

Mais la malade accusait des douleurs dans les membres inférieurs comme des contractures, des crampes, quand elle voulait marcher.

Au quatre-vingt-dixième jour, toutes les plaies extérieures étaient cicatrisées depuis longtemps et le museau de tanche était recouvert d'un nouvel épithélium qui lui donnait un aspect lisse et rosé. Le cathétérisme utérin, facilement exercé, donnait un diamètre vertical de 7 centimètres. A l'aide de la palpation et du cathétérisme, nous pouvions constater la diminution tranchée dans le volume de l'organe et son redressement.

Cette malade est actuellement bien portante, après un an qu'elle a subi l'opération ; elle peut travailler librement, débarrassée qu'elle est de toutes ses douleurs depuis longtemps, et nous avons pu, ces jours derniers, constater la persistance de ce succès (1).

(1) Mme Flo... a survécu sept ans à son opération sans éprouver de récidive, elle a succombé à une maladie aiguë de poitrine.

OBSERVATION XXIII. — *Fibrome interstitiel intra-mural occupant toute la partie postérieure droite de l'utérus et une partie de la face latérale du même côté sans avoir envahi le museau de tanche. — Augmentation de volume avec saillie dans les parties envahies de l'organe et sans flexion ni déviation. — Hystérectomie ignée par les voies naturelles. — Guérison.*

Mme L. B..., faubourg Saint-Honoré, 12, a trente ans ; elle est blonde et bien constituée. Mariée à vingt ans, elle a eu deux enfants dont l'un vit, c'est une fillette de huit ans. Elle a eu une fausse couche il y a cinq ans. Depuis lors elle a toujours souffert de l'utérus quoique ayant les apparences d'une bonne santé. Comme elle est à la tête d'une maison de commerce de détail, elle s'est toujours forcée pour travailler, mais elle était toujours fatiguée, éprouvant des douleurs sacro-iliaques gauches avec sentiment de pesanteur au rectum. Ces douleurs, que le repos au lit calmait, s'étendaient jusqu'à la cuisse du même côté. La menstruation a toujours été régulière sous le rapport de la périodicité pendant deux ans, mais il s'agissait déjà, pendant ces deux premières années, de ménorragie de six à sept jours de durée. Jusque-là, à part une constipation assez prononcée, toutes les autres fonctions s'exécutaient bien.

Dans les trois dernières années, les règles ont toujours devancé de quelques jours ; la quantité de sang perdu a été croissant, si bien que la malade en est arrivée à des ménorragies de huit à dix jours de durée, avec une grande abondance de sang les cinq à six premiers jours, et les douleurs dont j'ai parlé plus haut sont restées identiquement les mêmes, exaspérées par les fatigues de jour, calmées par le repos au lit.

Les fonctions de l'estomac se sont à leur tour troublées. Il est survenu une dyspepsie, de celles qu'on peut appeler flatulentes. Il est survenu également une névralgie fronto-pariétale, tantôt d'un seul côté, tantôt des deux, précédant le plus souvent l'apparition des règles d'un jour ou deux, les suivant d'autres fois, mais lu rarement.

Mme L. B... a maigri depuis quelque temps ; ses forces se perdent progressivement au point qu'elle vaque difficilement à ses affaires; elle est devenue pâle. Elle rapporte son affaiblissement des derniers temps à des pertes blanches abondantes qu'elle ne cesse d'avoir d'une époque menstruelle à l'autre. C'est le seul motif qui la décide à consulter, et c'est à ces pertes que, par aberration, elle rapporte tous ces accidents, regardant comme une chose naturelle les ménorragies prolongées qui ont entraîné l'anémie globulaire. Ces pertes blanches sont sanieuses à la fin des règles, puis elles tournent au jaune blanc et tachent fortement les linges. Tel est le commémoratif quand elle s'est présentée à nous le 23 novembre 1877.

A l'examen digital, la malade étant debout, je trouve l'utérus en direction normale, mais la partie sus-vaginale du col, en arrière, et la partie correspondante de tout le globe présentent une augmentation très accusée de volume avec induration, et font une saillie obronde. En pressant avec l'indicateur, on réveille une sensibilité très exagérée. La face antérieure des mêmes parties est exempte de toute intumescence, en sorte que l'utérus paraît en ces points relativement aplati. Le museau de tanche, moyennement ouvert et pouvant recevoir la pulpe de l'indicateur, est plutôt raccourci qu'allongé. La lèvre postérieure, quoique non hypertrophiée à proprement parler, est cependant plus épaisse que la lèvre antérieure, et présente sur chaque commissure une petite saillie mamelonnée, comme deux gros tubercules.

La malade horizontalement couchée, le même examen digital donne beaucoup plus de précision aux notions déjà acquises: pendant que l'indicateur gauche explore par le vagin, la palpation profonde exercée par la main droite au-dessus du pubis fait mieux percevoir par l'indicateur l'augmentation du volume de l'utérus sur les points précités, et les deux explorations ensemble donnent des notions suffisantes sur le plus grand développement de l'organe suivant son diamètre vertical. Un doigt introduit dans le rectum pendant que l'indicateur droit est dans le vagin, complète les notions déjà acquises quant à la conformation extérieure de l'organe, l'augmentation de volume et la densité de la partie postérieure en saillie de l'utérus. Le cul-de-sac de Douglas seul est un peu abaissé; les autres culs-de-sac ne sont pas ou que très peu modifiés.

Avec l'indicateur, je cherche à pénétrer dans le col ; c'est d'abord difficile, mais à force de patience et de tâtonnements, en exerçant une pression dilatante, j'arrive jusqu'à l'ouverture cervicale interne sans pouvoir la franchir. Seulement je constate, sur ce point, un commencement de saillie sur la face postérieure, et cette saillie est dure et se prolonge en arrière, tandis qu'en avant il y a état normal et souplesse relative des parois. Ces indices sont déjà suffisants pour me permettre, avec le commémoratif, de soupçonner fortement un fibrome pariétal de toute la partie postérieure et gauche.

Je remets l'examen ultime à la prochaine menstruation, qui doit avoir lieu dans quatre ou cinq jours. La malade devra m'appeler le lendemain de l'apparition du sang.

Cinq jours après, le 28, je recommence ma tentative d'exploration. Pendant que l'indicateur pénètre dans le conduit cervical avec facilité, la main droite presse fortement sur l'hypogastre d'avant en arrière et de haut en bas. Cette manœuvre, en pressant et faisant avancer en avant le globe utérin, lui donne un point d'appui qui permet à l'indicateur de pousser avec force sans que le globe puisse fuir derrière lui. Elle réussit pleinement et le doigt arrive dans la cavité du globe. Je distingue parfaitement une intumescence faisant saillie dans toute la face postérieure de l'organe et dans la moitié latérale gauche ; elle est dure, très résistante, dépourvue de capsule et me semble ne présenter aucune enveloppe si ce n'est l'enveloppe fermée par la muqueuse amincie. Le fond utérin postérieur est le siège d'expansion de la tumeur. Cet examen est très bien supporté par la malade.

L'opération est arrêtée pour le troisième jour après la cessation des règles.

Le 3 décembre 1877, l'opération est pratiquée. Inutile de décrire le manuel opératoire qui a été exactement celui que nous avons décrit comme procédé général.

Le 4, la malade a passé une excellente nuit. A dix heures du matin, frisson prolongé, fièvre consécutive. Pouls à 110, thermomètre à 39 degrés ; envies de vomir. $0^{gr},15$ de tartre stibié en potion à prendre par cuillerées de demi-heure en demi-heure, jusqu'à vomissement ou trois garde-robes ; 60 centigrammes de sulfate de quinine pour le soir, autant pour le lendemain matin. Glace sur le ventre continuée.

Le 5, douleur profonde dans la région iléo-sacrée gauche; pouls à 80, thermomètre à 38 degrés; moiteur à la peau; encore de la céphalalgie. Sulfate de quinine, 40 centigrammes pour le soir et autant pour le lendemain matin.

Le 6, sommeil la nuit; pouls à 76-78, thermomètre à 37°,2; les douleurs continuent. 15 grammes d'huile de ricin.

Le 7, après copieuses évacuations, les douleurs ont beaucoup diminué; pouls à 74-76; thermomètre à 37 degrés. Apparition de sang.

Les 8, 9, 10, 11, 12 et 13, l'écoulement de sang, sans prendre les proportions d'une hémorragie sérieuse, a continué. C'est du sang vermeil, comme artériel, qui coule. La malade ne se trouvant pas trop affaiblie, je laisse aller les choses. La glace a été retirée le 8 au matin.

Le 15, l'écoulement sanguin est complètement arrêté. Il y a encore des douleurs, mais beaucoup moins vives. Aux potages et bouillon que prenait la malade, il est ajouté une côtelette, du vin, et deux grogs.

Le 18, toute douleur a cessé. Il y a eu du sommeil la nuit, apyrexie complète. Toutes les fontions s'exécutent bien. On a repris les injections d'usage.

Vingt jours plus tard, le 7 janvier, je commence les pansements tous les deux jours. Les règles qui arrivent le 9, en retard de plusieurs jours, font suspendre les pansements; elles durent jusqu'au 14 avec trois jours d'abondant écoulement de sang.

Du 16 au 6 février suivant, les pansements ont lieu tous les deux jours, en ayant la précaution d'exercer le cathétérisme avec une sonde molle conique du plus gros calibre pour empêcher le rétrécissement du conduit cervical durant la période de cicatrisation.

Le 20, la guérison est complète; le volume de l'utérus est réduit à l'état normal, la face postérieure paraissant un peu aplatie par suite de la destruction du fibrome. Le cathétérisme donne 7 centimètres 1/2 de diamètre vertical et le conduit cervical reste facilement perméable à la sonde du plus gros calibre. Cette malade a repris depuis longtemps ses occupations sans éprouver la moindre souffrance. Sa deuxième menstruation arrivée le 13 février, sans aucune douleur, a duré trois jours pleins, a cessé le quatrième et le sang a coulé en petite abondance (1).

La figure qui représente le fibrome interstitiel de la trente et unième observation, dont l'opération remonte actuellement à huit ans, et dont Mme B... reste bien et dûment débarrassée, représente assez bien celui que nous avons détruit sur Mme L. B..., avec cette différence que, dans la troisième observation, le fibrome occupait la face postérieure et la partie latérale droite de l'utérus, tandis que sur Mme L. B..., le fibrome occupait également la partie postérieure du globe, et s'étendait à la partie latérale gauche de l'organe. J'ai toujours revu cette malade jusqu'en avril 1884. Elle reste radicalement guérie.

Voici une figure représentant un fibrome interstitiel sous-muqueux, trilobé. Après examens multiples et aussi précis que possible, nous avons dû ajourner l'opération que la malade et sa famille ont réclamée avec une certaine persistance. Les motifs de cet ajournement étaient : 1° que la malade, âgée de quarante-quatre ans, n'avait pas subi la ménopause et n'en était peut-être pas éloignée ; 2° qu'affaiblie par des ménorragies d'assez longue date, elle n'avait jamais eu d'hémorragie extra-menstruelle ; 3° que par un traitement général et local, nous avions pu faire diminuer la durée des ménorragies et la perte de sang, ce qui permit une reprise des forces ; 4° parce qu'à la suite ou au cours de la ménopause, ce fibrome pouvait bien subir une régression atro-

(1) « J'autorise M. le docteur Abeille à publier dans les journaux de médecine, en ne mettant que les initiales du nom, L.-B., de ma femme, l'observation relative au fibrome interstitiel de l'utérus dont il l'a opérée et dont elle est maintenant complètement débarrassée.

» L. B.

» Paris, le 25 mars 1878. »

phique, comme nous en avons en ce moment un exemple; 5° enfin, parce que l'opération de ce fibrome trilobé, outre

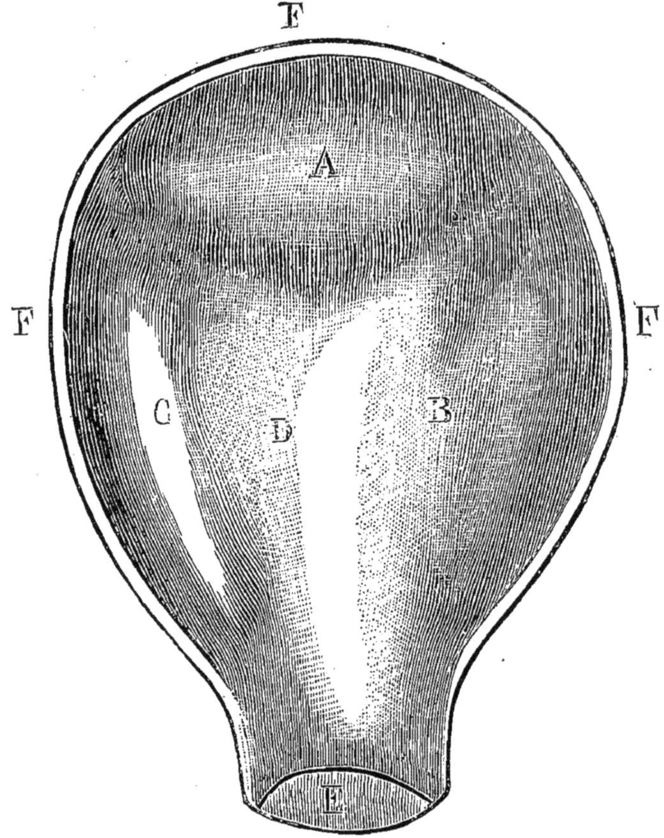

FIG. 28. — Fibrome jugé non opérable, à moins d'une nécessité absolue, à cause de sa disposition, dont trois parties saillantes dans l'intérieur de l'utérus laissent croire à une trilobulation de la tumeur qui occupe toute la circonférence. — F, A, lobe moyen occupant tout le fond de l'utérus, se confondant, d'une part, à droite, avec le lobe FC qui occupe toute cette partie latérale de l'organe sous forme de prolongement digital, qui arrive jusqu'à l'ouverture interne du col raccourci, et d'autre part avec la masse ABF, à gauche, qui forme un volume considérable et garnit toute la partie latérale gauche jusqu'à l'ouverture interne du col. — De C passant par D jusqu'à B, toute la partie blanche représente l'espace libre dans la cavité utérine. — E, ouverture très élargie du museau de tanche.

les difficultés très grandes d'exécution, aurait exposé la malade à des dangers dont on peut présumer la très grande gravité, et qu'en ce cas, à moins de danger imminent de mort, danger qui était loin d'exister, nous ne nous sommes pas cru autorisé à intervenir activement, réservant cette intervention au cas où ce danger viendrait à surgir. Malheureusement le danger survint au bout de deux ans d'une façon si foudroyante que la malade succomba à l'hémorragie.

En mars 1878, nous voyons avec M. Gosselin Mme S., 87, avenue Kléber, affectée depuis six ans d'un renversement complet de l'utérus avec fibro-myôme interstitiel.

Cette malade avait chaque mois des ménorragies de dix à quinze jours de durée, et quelquefois plus. Souvent ces ménorragies constituaient des hémorragies formidables, à laisser craindre un dénouement fatal.

Plusieurs médecins avaient été appelés successivement. Le professeur Verneuil lui-même, dans une de ces circonstances, avait été réclamé par le médecin traitant pour qu'il intervînt chirurgicalement, mais il ne trouva rien à faire autre que ce qui avait été fait jusque-là.

La vessie, repliée en bissac la cavité en arrière en bas, le col en avant et comprimé, ne pouvait être vidée qu'au moyen du cathétérisme fort difficile à exécuter, mais que la malade, à force de patience et d'adresse, était parvenue à exercer elle-même avec des sondes molles d'une très grande longueur. C'était une complication très grave, ajoutée à l'affection principale.

Je soignais cette dame depuis deux ans. Je l'avais soignée antérieurement quatre ans avant qu'elle fût affectée de renversement avec fibro-myôme interstitiel. C'était alors une femme très robuste, bien constituée et qui n'avait jamais eu ni ménorragies ni métrorragies.

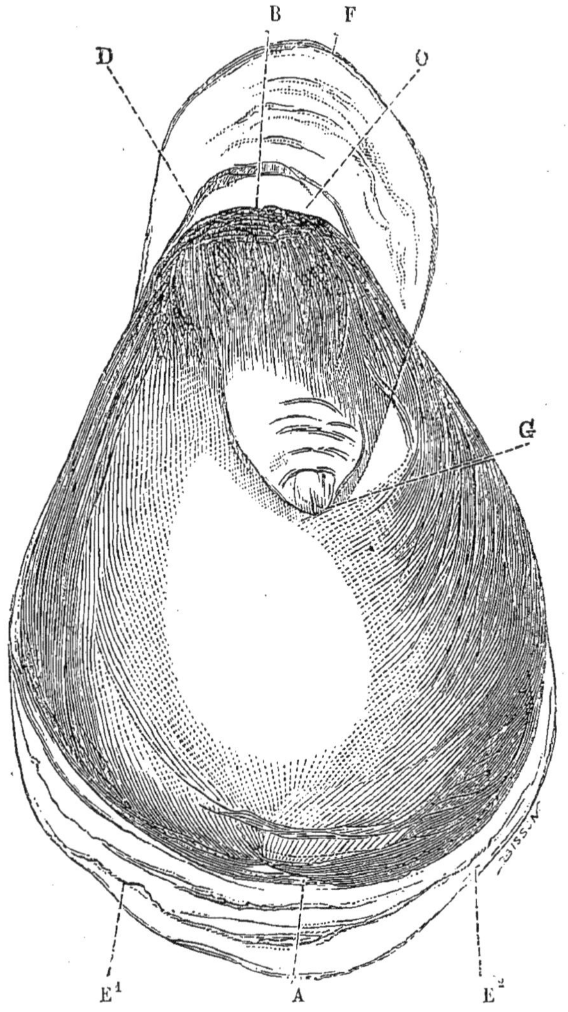

FIG. 29. — Subversion complète de l'utérus atteint de fibro-myôme interstitiel, et solidement fixé par des adhérences à l'intestin rectum et au petit bassin. — A, bas-fond utérin appliqué sur le rectum, obliquant un peu à gauche. — B, col utérin directement en haut. — C, lèvre postérieure du col, atteinte d'hypertrophie fibroïde, devenue antérieure et au ras de la voûte vaginale postérieure ramenée en avant et tendue. Toute la paroi postérieure du vagin s'étalant sur la face postérieure de l'utérus devenue antérieure. — D, lèvre antérieure du col, devenue postérieure, paraissant amincie pour recevoir au contact la lèvre postérieure devenue antérieure. — E, E, paroi vaginale postérieure formant prolapsus à la fourchette, pour s'étaler en avant jusqu'au col, au-devant de l'utérus. — F, vessie tiraillée, formant bissac, le fond entraîné derrière la face antérieure du col, devenue postérieure. — G, méat du canal de l'urèthre très allongé, avec plis transversaux recouvrant l'urèthre et allant de la ligne G à la ligne C de la lèvre postérieure devenue antérieure. Le col vésical et l'urèthre forment un pont au-dessus du col utérin.

Dans les deux années où je fus appelé à lui donner mes soins, peu de temps après que M. Verneuil eut donné deux fois son avis, j'avais à chaque époque menstruelle à maîtriser des pertes de sang qui devenaient rapidement énormes, et j'avais craint plusieurs fois de voir cette malade succomber entre mes mains.

En janvier 1878, la scène se renouvela après quinze jours de répit. Malgré tous les moyens employés, depuis le tamponnement classique et les tamponnements variés jusqu'aux injections sous-épidermiques d'ergotine pratiquées tous les jours ou tous les deux jours, à l'emploi de glace *intus et extra* et des styptiques les plus énergiques, des ligatures sur les quatres membres, la métrorragie persista toujours intense pendant cinquante-deux jours, quand, à propos de douleurs violentes dans les fosses iliaques, je m'avisai de poser un large vésicatoire à chaque fosse ; l'écoulement du sang s'arrêta presque subitement. Il était temps : la malade, en syncope presque continue, ne pouvait plus rien supporter, ni aliments, ni médicaments, pas même de l'eau claire.

A la suite des pansements quotidiens ou bi-quotidiens que j'étais obligé de faire, en retirant les tamponnements, j'avais respiré toutes les odeurs infectes qui se dégageaient pendant les pansements. Je me trouvai moi-même infecté, atteint de frisson et de fièvre avec parotidite droite. Mais la métrorragie avait cessé, et c'est en cet état que j'appelai M. Gosselin pour donner son avis auprès de la malade.

Naturellement, M. Gosselin, après l'examen le plus précis et après avoir constaté la réalité de toutes les lésions, ne put donner qu'un conseil banal et prescrire pour la bonne saison l'usage des bains de mer.

Je déclarai à M. Gosselin que j'étais gravement atteint et que je ne pourrais probablement plus continuer mes soins à cette pauvre malade. Ce qui arriva effectivement, car j'étais en pleine septicémie, qui me cloua au lit pendant six mois. La pauvre malade expira quelques jours après notre consultation, à la suite d'une syncope prolongée.

Nous avons à nous excuser sur la longueur de la plupart des observations que nous venons de relater; mais dans une question aussi importante, aussi difficile à élucider, tant sous le rapport de la thérapeutique que des conditions étiologiques et pathologiques, on ne doit négliger pas même un point ou une virgule.

Ce qu'il en coûte pour rédiger sous la dictée des malades le commémoratif confus et souvent inextricable, personne ne le saura que celui qui, comme nous, saura passer lui-même des heures à écouter, rédiger, coordonner ces récits souvent confus et inextricables, qu'on ne parvient à éclaircir qu'à force de questions précises et bien dirigées. Mais des observations ainsi faites, quelque longues et ennuyeuses à lire qu'elles soient, sont des observations prises sur nature, exécutées d'après nature et restent comme un monument de granit sans craindre les orages des temps et les controverses dont elles peuvent être le sujet à des époques variables.

Nous devons, avant de donner le résumé et nos conclusions au sujet des fibromes interstitiels, publier une observation sommaire qui démontre qu'une énorme tumeur fibreuse ou fibro-cystique sous-péritonéale peut persister pendant vingt-cinq ans sans causer de notables accidents et se terminer enfin par régression atrophique, fait que nous (comme tous les bons observateurs) considérons comme possible et même assez fréquent, tandis que dans les tumeurs fibreuses ou myo-fibreuses interstitielles, c'est absolument exceptionnel, à moins qu'il n'y ait erreur de diagnostic dans les quelques cas relatés dans la science.

Observation XXXIV. — *Énorme tumeur fibreuse ou cysto-fibreuse sous-péritonéale, ne causant pas d'accident notable pendant vingt-cinq ans d'observation continue, puis disparaissant par régression atrophique.*

La femme Orsol, au service de M. Drouin de Luys, ancien ministre, avait quarante-quatre ans, quand, sur la prière de son maître, je lui pratiquai, en juin 1855, l'ablation du sein gauche, que Huguier avait déjà opérée un an avant, mais sans enlever absolument toute la glande, ce qui avait été cause de récidive. La femme Orsol était d'une forte constitution, fraîche et rose, un peu obèse, avec développement assez considérable du ventre, qu'on pouvait, à première vue, supposer être une conséquence de l'obésité.

L'opération fut longue, difficile, parce qu'avec toute la glande mammaire il fallut enlever deux ganglions sous-axillaires engorgés. Cette opération dura environ une heure, pendant laquelle la malade, profondément anesthésiée, ne ressentit absolument aucune douleur et se réveilla lentement ensuite.

Pendant l'opération et dans le décubitus dorsal où la malade se trouvait, je fus frappé de la forme bombée, saillante du ventre, dont le développement paraissait ainsi bien plus considérable et représentait assez bien celui d'une femme grosse de huit mois. L'opération terminée, je voulus me rendre compte de ce développement du ventre, dont la forme et l'aspect indiquaient un état morbide. Je pus donc palper et percuter à mon aise. Avec ces deux moyens de diagnostic, je pus constater l'existence d'une tumeur énorme, remontant à trois travers de doigt au-dessus de l'ombilic, mobile dans tous les mouvements que je lui imprimais, sans complication d'épanchement ascitique de la plus faible intensité, sans adhérences circonvoisines. Cette tumeur, absolument mate, ne laissait percevoir aucune sensation de fluctuation ni profonde, ni superficielle sur un point ou sur un autre; pouvant être saisie entre deux mains dans sa partie supérieure, et, en descendant, sur ses parties latérales, elle offrait à sa partie supérieure des bosselures en zigzag, mais se continuant dans la masse et s'y confondant. Les bosselures, au nombre de trois, irrégulières, n'étaient nullement séparées entre elles et ne se percevaient que par l'inégalité du développement formant entre elles une légère démarcation sur la *partie supérieure*.

Comme cette femme ne se doutait de rien, qu'elle avait toutes les apparences d'une santé florissante, à son réveil, après l'opération, je ne lui parlai de rien. Ce ne fut qu'un an après, à propos d'une métrorragie de deux jours de durée, qu'elle me pria de l'examiner, pour connaître la cause de cette hémorragie qui paraissait pour la première fois, que je pus l'examiner à fond. L'examen direct me permit de constater que le col de l'utérus n'offrait rien d'anormal, tant à l'examen digital qu'à celui avec le spéculum. Le globe utérin, dans sa sphère inférieure, ne me parut pas altéré, et, en poussant fortement dans les culs-de-sac, on sentait que la tumeur développée aux dépens du bas-fond utérin faisait continuité avec ce bas-fond, le coiffait en tous sens, excepté en arrière où on sentait libre l'espace compris entre l'utérus et le rectum. Un doigt introduit dans le rectum pouvait constater que la tumeur ne s'engageait pas dans le petit bassin sur ce point. L'hémorragie fut promptement arrêtée. Je dus alors instruire la malade sur sa situation, pour lui faire éviter toutes les circonstances nuisibles à son état. C'est à cet effet que M. Drouin de Luys, ne voulant pas qu'elle continuât son service actif chez lui, la plaça au Jardin d'acclimatation, à la tête des water-closets, où elle est restée pendant vingt-cinq ans, et pendant vingt-cinq ans la femme Orsol n'a eu que deux autres métrorragies de deux à trois jours de durée, faciles à arrêter, à six ou sept ans de distance. Il ne se passait pas une année sans que je la visse deux ou trois fois; elle se portait toujours bien. Dans les deux dernières années, j'avais pu constater une diminution très appréciable de la tumeur. Il y avait environ dix-huit à vingt mois que je ne l'avais vue, lorsque, en août 1881, elle réclama mes soins pour un œdème des extrémités inférieures, œdème douloureux résultant de compression par un adénome considérable survenu dans chaque angle inguinal, sans qu'il y eût albuminurie, sans autre suffusion séreuse partout ailleurs.

A cette occasion, je pus et je dus, pour établir un diagnostic bien précis, examiner la malade à fond et en lui donnant toutes les positions nécessaires pour arriver à des notions exactes.

Je pus alors m'assurer que l'énorme tumeur sous-péritonéale que j'avais observée, moi, pendant vingt-cinq ans, qui existait peut-être depuis dix ans lors de mon premier examen, avait complètement disparu et n'était représentée que par une sorte de moignon gros comme le poing, surmontant l'utérus dans sa continuité et le coiffant.

Depuis ce moment jusqu'à sa mort, survenue en novembre 1881, je l'ai soignée constamment et ai pu continuer à constater la résorption de l'énorme tumeur. La cicatrice du sein était restée nette, sans récidive.

A la suite de l'ouverture des deux adénites suppurées et après la disparition de l'œdème des extrémités inférieures, un érysipèle est survenu qui a enlevé en huit jours cette pauvre malade.

RÉSUMÉ ET CONCLUSIONS AU SUJET DES FIBRO-MYÔMES.

Sur les quinze cas de fibro-myômes interstitiels de l'utérus opérés par nous dans l'espace de douze ans, deux l'ont été par dissection intra-utérine (obs. I et II), treize et le sarcome fasciculé l'ont été par l'hystérectomie intra-utérine ignée (de l'obs. III à l'obs. XVI).

Ces seize cas constituent seize guérisons définitives, sans récidive, car nous n'avons jamais perdu de vue les sujets, ce qui est très rare pour les observations de ce genre publiées par les divers auteurs.

La première de mes opérations remonte actuellement à treize ans, la dernière à quatre ans et demi.

Sur seize cas, deux fois l'utérus, déformé, présentait une saillie exubérante de la lèvre antérieure envahie par la prolongation du néoplasme, et nous avons dû tout d'abord opérer la résection de cette lèvre (obs. XXVIII et XXIX).

Dans sept cas, il y avait flexion de l'utérus. Sur six de ces cas nous avions dû opérer la flexion avant de procéder à l'hystérectomie ignée ; dans le septième cas, où le fibro-myôme a été enlevé par dissection intra-utérine, la flexion a disparu à la suite de cette ablation (obs. II).

Dans trois cas, l'utérus était anté- ou rétroversé, et l'ablation du fibro-myôme ou sa destruction par l'hystérectomie ignée a suffi pour entraîner le redressement de l'organe.

Dans un cas (obs. XXII) avec l'antéflexion, il y avait rétroversion et abaissement de l'utérus. L'opération de l'antéflexion d'abord et l'hystérectomie ensuite ont permis à cet organe de reprendre sa situation normale et son volume primitif avec son redressement.

Dans la première de nos observations (ablation du fibromyôme par dissection intra-utérine), une inflammation traumatique vive et un commencement d'infection putride se sont manifestés, faits constatés avec M. Ricord ; rien de pareil ne s'est produit à la suite de la destruction des tumeurs interstitielles par l'hystérectomie ignée, dans les quatorze cas ainsi opérés ; et si, parfois, il y a eu fièvre traumatique légère, il n'y a jamais eu d'infection putride.

Dans un seul de ces quatorze cas, le plus difficile à opérer (obs. XXIX), il est survenu, après l'opération, une hémorragie d'autant plus compromettante que la malade était exsangue par suite des pertes de sang continues de vingt à vingt-six jours de durée par mois, depuis dix-huit mois.

Trois applications de plusieurs hystérotomes, à trois et quatre jours de distance (au rouge sombre), ont fini par arrêter ces pertes contre lesquelles tous les moyens usités avaient échoué. Quelque gros sinus veineux, resté probablement ouvert après l'opération, nous a paru la cause de ces hémorragies secondaires.

Nous concluons :

1° Les fibro-myômes interstitiels, plus ou moins vasculaires de l'utérus, tumeurs bénignes par leur constitution anatomique et leur peu de tendance à récidiver, sont un danger permanent pour les personnes qui en sont atteintes, dangers de diverses natures comme nous l'avons démontré. Ils peuvent quelquefois donner lieu à des accidents mortels sans qu'on puisse arriver à temps pour conjurer ce danger ou le prévenir, en dehors même des hémorragies qui sont la conséquence presque forcée de ces néoplasmes, généralement peu susceptibles de résolution spontanée, n'importe par quel procédé de la nature.

2° Les dangers causés par les métrorragies sont parfois tellement grands, qu'on a pratiqué l'ovariotomie normale ou castration, soit par les culs-de-sac vaginaux, soit par la voie abdominale, pour arrêter des pertes de sang incoercibles, quand on ne pouvait enlever le fibro-myôme par n'importe quels procédés. Cette opération, qui a été assez longtemps en vogue à l'étranger, où on en a absolument abusé, commence à prendre pied dans la chirurgie française qui, grâce à sa prudente et très scientifique intervention, la rendra raisonnable et de pratique usuelle dans certains cas bien définis.

3° Nous croyons de la dernière logique que, dès qu'on a pu constater d'une manière précise l'existence de fibromes ou fibro-myômes plus ou moins vasculaires, leur conformation, leurs rapports avec les parois utérines, leur étendue, il convient de chercher à en débarrasser les malades.

4° A cet effet, deux grandes méthodes réellement praticables et ayant fait leurs preuves aussi bien à l'étranger qu'en France, s'offrent aux chirurgiens : 1° l'hystérectomie par les voies naturelles ; 2° l'hystérectomie par la voie abdominale ; 3° à ces deux grandes méthodes il s'en ajoute maintenant une troisième, qui n'est qu'une modification de la première, puisqu'elle procède par la même voie, mais qui en diffère par les procédés, c'est l'hystérectomie ignée par les voies naturelles. Elle est applicable dans une foule de cas, où les deux premières ne sauraient être mises fructueusement en pratique, cas très nombreux, si l'on veut s'attacher au diagnostic bien précis des néoplasmes en petit ou moyen développement, ou de ceux qui s'étalent plus ou moins largement sur la paroi utérine ou de ceux qui sont à embranchements multiples en procédant d'une base unique. Quatorze opérations, par nous pratiquées avec un succès complet et sans accidents opératoires ou post-opératoires, excepté dans un cas, forment une base solide d'appréciation et sont des preuves indéniables, irréfutables de la valeur de ce procédé, et cela avec d'autant plus d'autorité que les faits n'ont été publiés qu'après quatre ans au moins pour constater la réalité, la persistance des résultats obtenus et l'absence de récidive. Il en est de même pour un quinzième cas, celui du sarcome fasciculé, opéré par la même méthode.

Aucune statistique, et nous connaissons à peu près toutes celles qui ont été publiées, n'offre ces qualités de constatation après de longues, très longues dates et de preuves irrécusables de la persistance des guérisons.

5° La première des deux grandes méthodes n'est applicable qu'à certaines tumeurs bien délimitées, permettant, par l'espace resté libre dans la cavité utérine, les manœuvres de dissection pour leur ablation. Elle expose à des accidents dans le cours de l'opération et après. Elle ne permet guère d'arriver à bonnes fins si la dissection ne débute pas par le fond utérin pour se terminer, en avançant graduellement, par le sommet antérieur adhérent au col et renversant la tumeur à mesure que la dissection avance. La pratique inverse a été probablement l'une des causes d'insuccès nombreux qu'on a eus dans ces tentatives.

L'hystérectomie ignée, outre qu'elle n'expose pas aux accidents post-opératoires, a l'avantage très considérable de s'opposer à la septicémie et à la pyémie.

6° La méthode par la voie abdominale est surtout précieuse, maintenant que les pansements antiseptiques préservent de beaucoup d'accidents consécutifs, sinon de tous, en ce qu'elle permet d'enlever des tumeurs auxquelles aucune des deux autres méthodes ne pourrait s'attaquer et où, par conséquent, elle devient sans rivale.

7° En somme, avec ces trois méthodes qui ne s'excluent nullement, mais qui forment un complément dont chacune est applicable à des cas bien définis, les fibromes ou fibro-myômes, plus ou moins vasculaires de l'utérus, sont maintenant susceptibles d'être opérés avec d'autant plus de succès que la science a fait des progrès plus considérables sur cette question.

On a vu par l'exposé des procédés opératoires dans chacune de nos opérations d'hystérectomie ignée qu'avec nos instruments on peut arriver avec précision à détruire les tumeurs intra-utérines qu'on a résolu d'opérer, et que le thermocautère Paquelin, dont nous nous sommes complu ailleurs à faire ressortir les avantages dans les services à rendre, reste ici, comme dans la grande majorité des opérations intra- ou péri-utérines, non seulement inapplicable, mais sûrement dangereux si l'on voulait y avoir recours.

Il n'y a de tel que les comparaisons établies dans des cas similaires pour faire porter un jugement définitif.

Et maintenant qu'on se lance hardiment dans ces opérations hasardeuses qui consistent à enlever des matrices pour obtenir un succès plus ou moins problématique, n'est-on pas autorisé à s'applaudir que des méthodes et des procédés opératoires aient été perfectionnés pour obtenir une cure radicale dans des cas de fibromes ou fibro-myômes qui doivent tuer presque infailliblement, à un moment donné, la plupart des malades qui en sont atteintes et qui permettent d'obtenir des guérisons définitives et sans récidive.

Planche II (A). — INSTRUMENTS POUR OPÉRATIONS

DE VERSIONS ET FLEXIONS UTÉRINES

EXPLICATION DES FIGURES

Fig. 1. — Hystérotome à lame transverse.

Fig. 2. — Hystérotome à double lame transverse.

Fig. 3. — Hystérotomes en col de cygne.

Fig. 4. — Hystérotomes en quart de lune.

Fig. 5. — Hystérotome à tranchant légèrement convexe.

Fig. 6. — Hystérotome à lame mousse à la pointe et courbe sur plat à gauche.

Fig. 7. — Hystérotome à lame mousse à la pointe et courbe sur plat à droite.

Fig. 8. — Hystérotome à lame droite et mousse à la pointe.

Fig. 9. — Hystérotome à tranchant convexe.

Fig. 10. — Hystérotome à tranchant concave.

Fig. 11. — Hystérotome à lame à angle ouvert sur la tige, à tranchant en dedans.

Fig. 12. — Hystérotome à lame à angle ouvert sur tige à tranchant en dehors.

Fig. 13. — Cautère à roseau.

Fig. 14. — Sécateur emporte-pièce.

Fig. 15. — Langue de carpe.

Fig. 16. — Ténotome en truelle.

Fig. 17. — Hystérotome sécateur.

Fig. 18. — Hystérotome curseur servant d'abord au cathétérisme.

Fig. 19. — Hystérotome cylindrique.

Fig. 20. — Manche auquel on fixe l'hystérotome.

Fig. 21. — Cautère à marteau fort.

Fig. 22. — Cautère à marteau faible.

Fig. 23. — Spéculum de l'auteur, à coulisses.

Fig. 24. — Spéculum de l'auteur, à coulisses, ouvert au quart, sur glissement dans sa coulisse.

Fig. 25. — Cautère olivaire.

Fig. 26. — Cautère roseau.

Fig. 27. — Constricteur pour faire repli.

Fig. 28. — Constricteur avec repli fait.

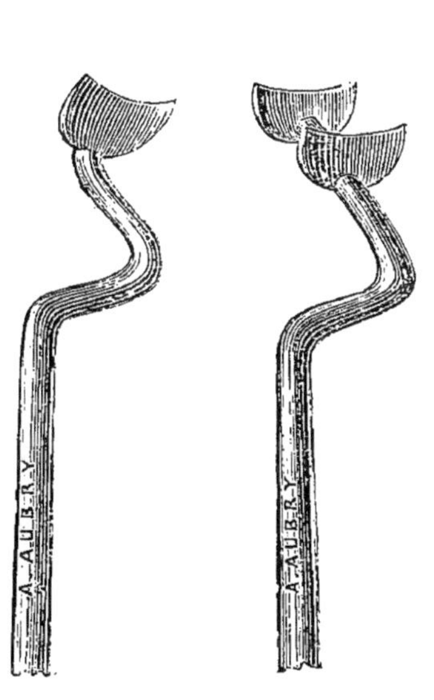

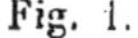
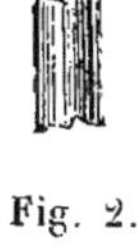
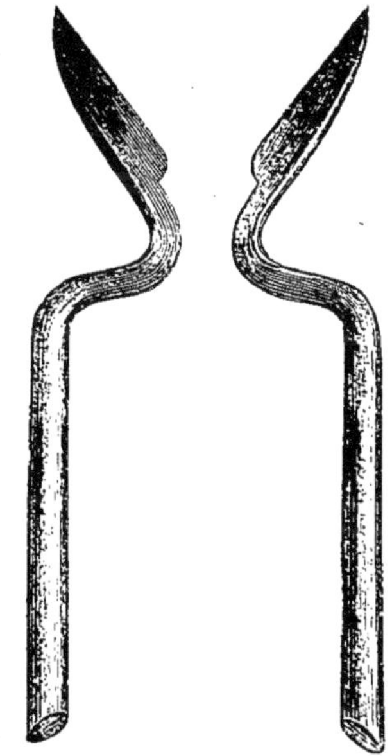

Fig. 1.

Fig. 2.

Fig. 3.

PLANCHE II (B).

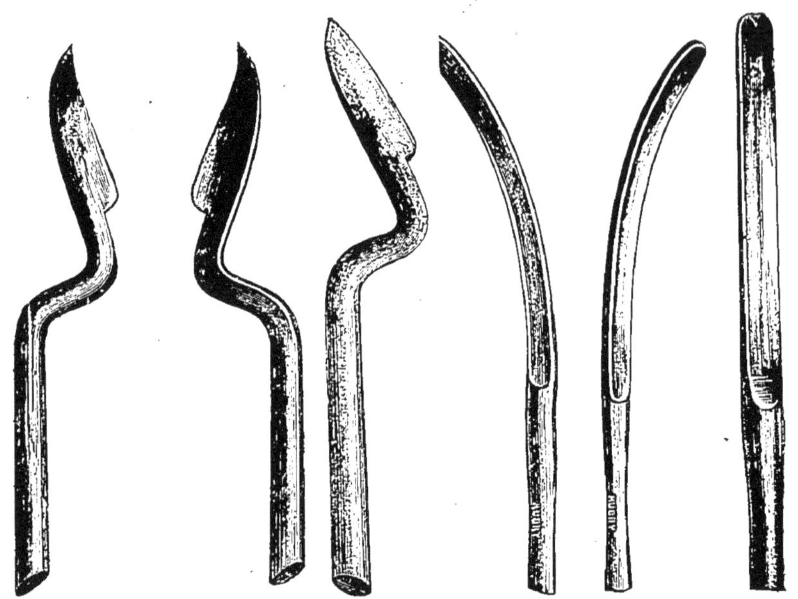

Fig. 4. Fig. 5. Fig. 6. Fig. 7. Fig. 8.

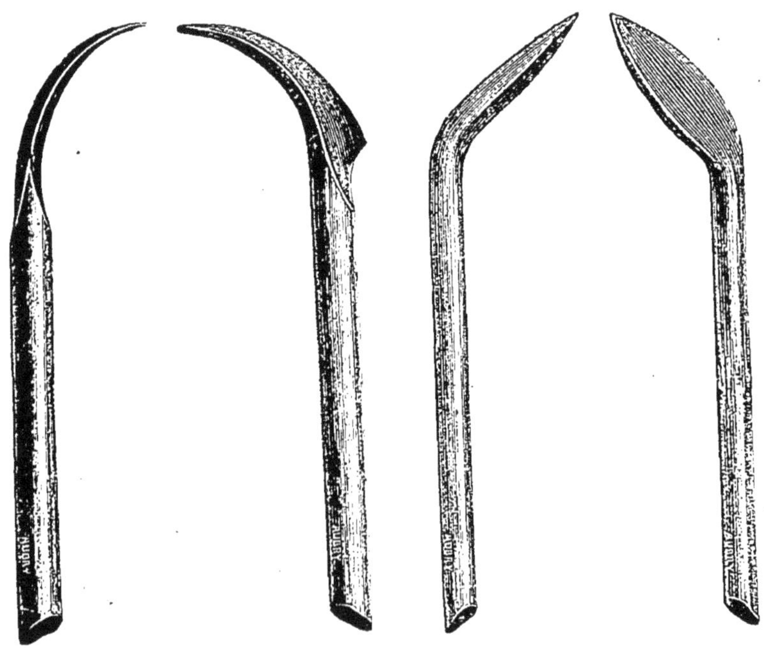

Fig. 9. Fig. 10. Fig. 11. Fig. 12.

PLANCHE II (C).

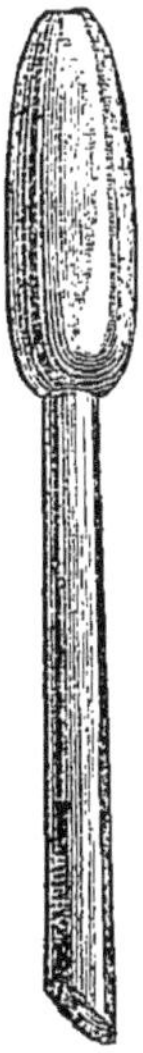

Fig. 13. 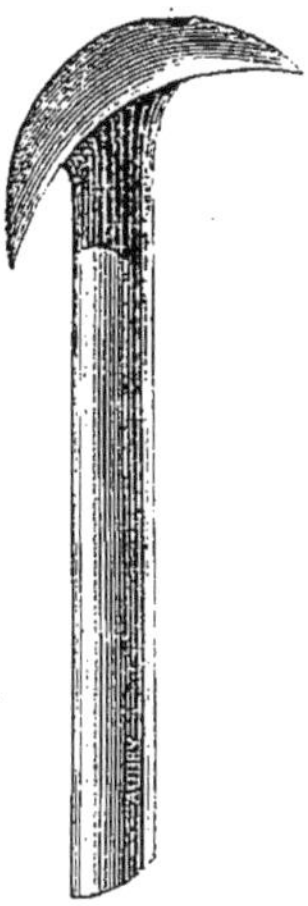 Fig. 14.

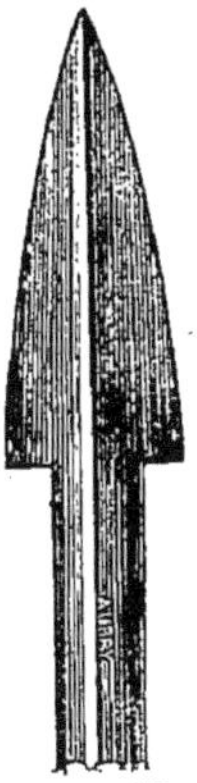

Fig. 15.

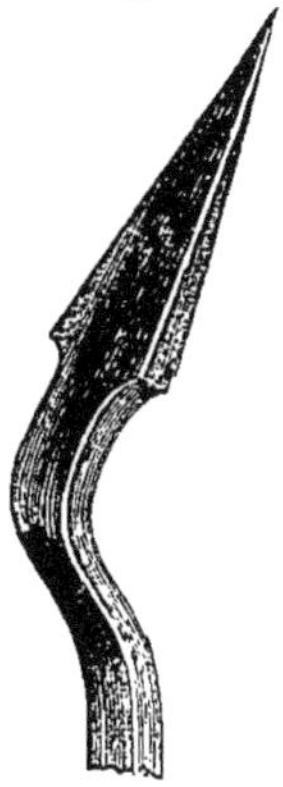

Fig. 16.

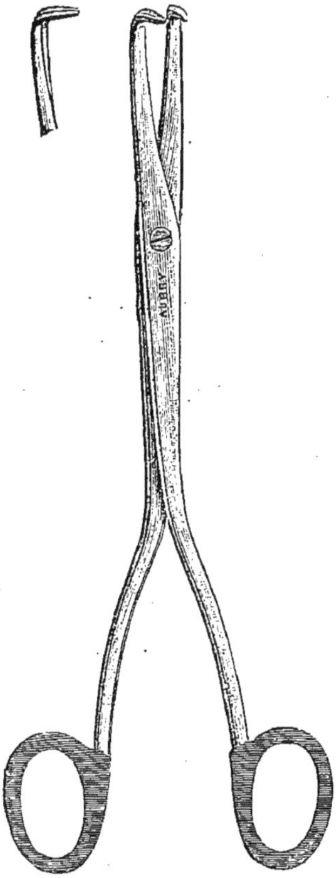

Fig. 17.

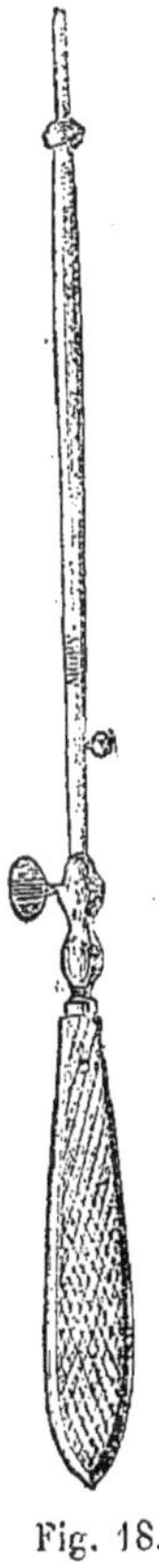

Fig. 18. 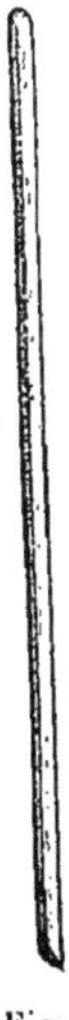 Fig. 19. 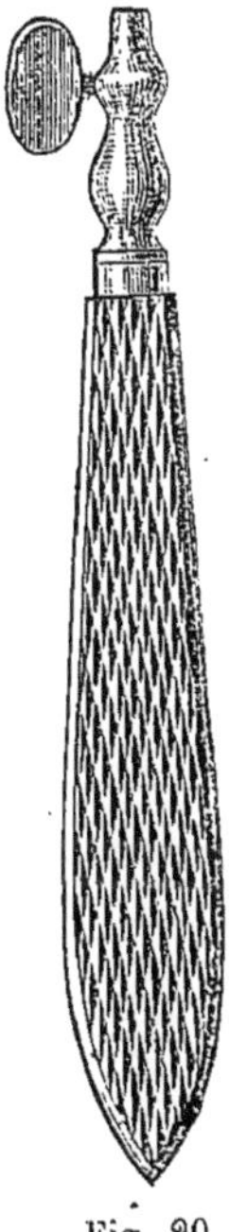 Fig. 20. 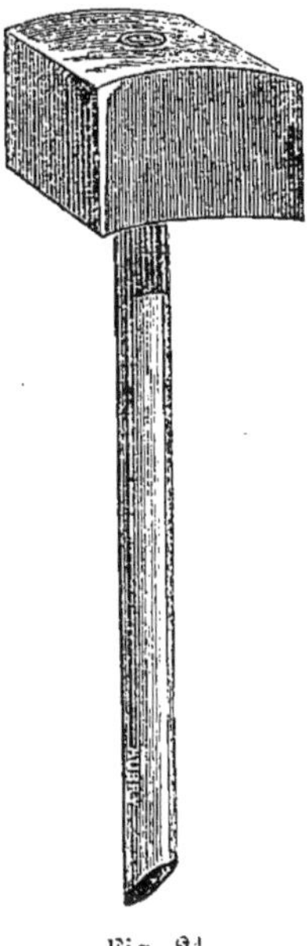 Fig. 21. 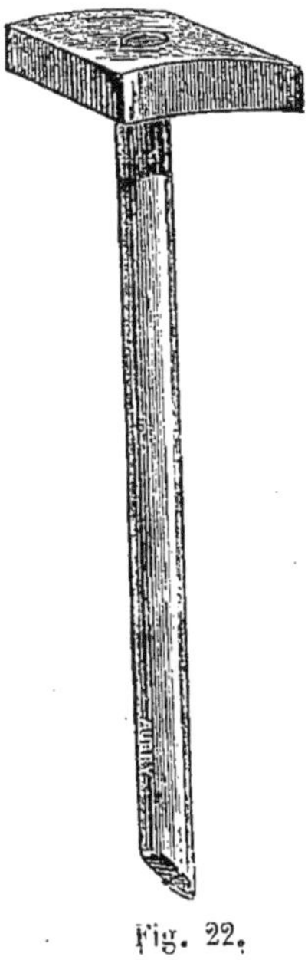 Fig. 22.

PLANCHE II (D).

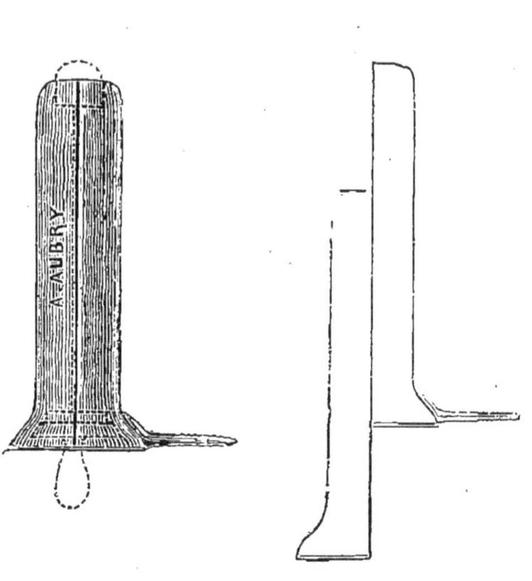

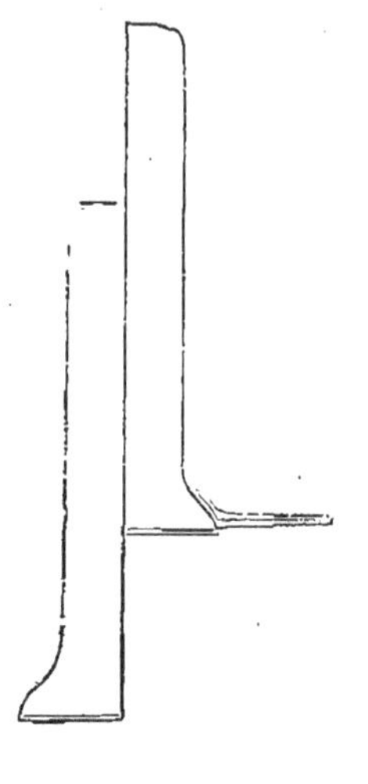

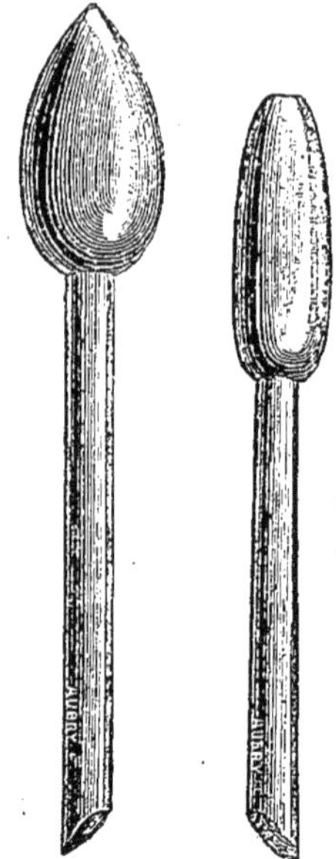

Fig. 23. Fig. 24. Fig. 25. Fig. 26.

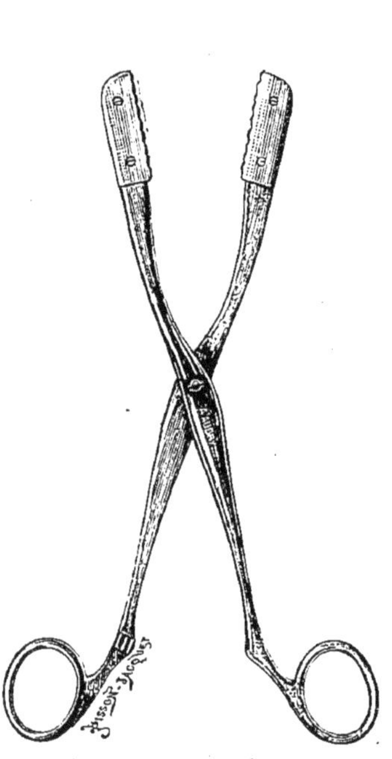

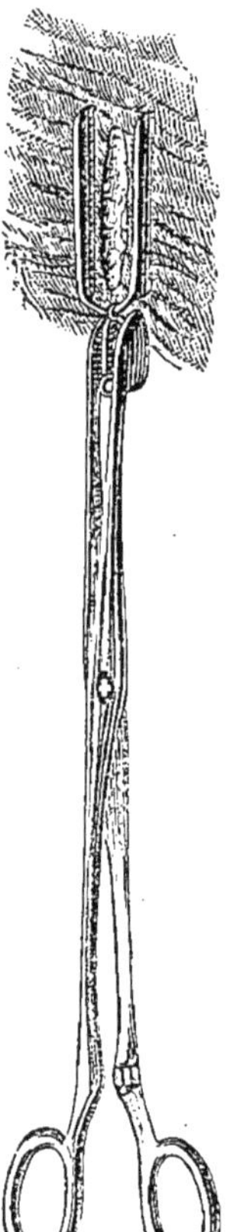

Fig. 27. Fig. 28.

CHAPITRE IV

DÉVIATIONS ET FLEXIONS UTÉRINES ANCIENNES ET REBELLES

Nous n'allons pas reproduire ici tout ce que nous avons écrit à ce sujet dans notre livre, sur le traitement des maladies chroniques de l'utérus (1878). Qu'on se le rappelle bien, nous n'avons pas voulu faire une troisième édition de ce livre, ce que nous voulons est suffisamment expliqué dans notre avant-propos ; c'est produire des faits précis, indiscutables, pris sur le vif, où la chirurgie ignée nous a rendu les plus grands services, et particulièrement dans cette question où nulle autre méthode ne peut rivaliser avec elle, où nulle autre ne peut prétendre à des résultats non seulement semblables, mais même à quelques résultats un peu satisfaisants.

Nous n'aborderons aucune idée théorique, aucune discussion de principes, ce qui a été largement fait dans notre livre; mais il nous faut cependant traiter quelques points nécessaires à l'élucidation des faits et moyens, et pour l'édification des lecteurs qui voudront se conformer à notre pratique.

Donc, nous exposerons brièvement, mais avec le plus de précision possible: 1° la manière dont se produisent les déviations utérines et les facteurs qui président à ces déviations; 2° la manière dont se produisent les flexions acquises, ainsi que les facteurs qui concourent à leur naissance et à leur évolution; 3° enfin la démonstration rigoureuse du mécanisme par suite duquel on obtient, par cette nouvelle méthode, le redressement de l'organe utérin dans les flexions, son relèvement dans les abaissements et son replacement dans la position normale, pour les déviations.

Pour rendre parfaitement appréciables ces trois propositions, il nous faut rappeler sommairement, mais avec précision, la constitution anatomique de l'utérus, à l'état normal, ses rapports avec les annexes, et celle des annexes.

I. — Sommaire sur la constitution anatomique de l'utérus et des annexes

1. — De l'utérus.

L'utérus, poche à parois épaisses et musculeuses, est situé dans l'excavation du bassin entre la vessie et le rectum, au-dessus du vagin que son col traverse par sa partie inférieure, autour de laquelle le vagin forme un repli ou ligament en ampoule pour laisser passer le museau de tanche, et au-dessous du paquet intestinal. Il est maintenu suspendu dans la cavité pelvienne par des replis du péritoine et des faisceaux musculaires en grande partie placés dans l'épaisseur de ces replis, replis formant des ligaments. Ces liens ou ligaments sont au nombre de six, trois de chaque côté : ligaments larges, ligaments ronds et ligaments utéro-sacrés.

Les ligaments larges n'empêchent pas l'inclinaison en avant et en arrière de l'utérus, mais ils forment une résistance à l'inclinaison latérale.

Les ligaments ronds ne sont jamais tendus, ils n'apportent donc aucun obstacle aux déplacements de la matrice.

Les ligaments utéro-sacrés constituent un obstacle à l'abaissement de la matrice vers la vulve.

L'utérus est suspendu, flottant dans l'excavation du bassin, et peut exécuter des mouvements plus ou moins étendus.

A l'état normal, l'axe de l'organe n'est pas rectiligne, il forme une légère courbe plus ou moins régulière, à convexité antérieure. L'utérus a la forme d'une poire ou d'un cône aplati d'avant en arrière. A l'état normal, son tissu propre est composé de fibres musculaires; pendant la grossesse ou par suite de la réplétion de la cavité qui nécessite sa dilatation, ce tissu revêt tous les attributs extérieurs du tissu musculaire, tel qu'on le trouve dans les appareils de la vie organique. Si, dans l'état de vacuité, les fibres musculaires sont inextricables, dans l'état de gestation, à cause du développement considérable qu'elles prennent, l'inextrication des faisceaux devient relativement facile à débrouiller. Le tissu est composé de trois couches : une externe, une moyenne et une interne.

Cette constitution de l'organe lui donne une puissance de contractilité extrêmement grande. La partie cervicale est, à l'état normal, plus dense, plus épaisse en apparence que le globe utérin dans ses parois. Ceci dit, voyons la disposition des annexes à son égard.

L'ovaire, sur les côtés de l'utérus, entre la vessie qui est en avant et le rectum qui est en arrière, occupe l'aileron du ligament large. Appendu à la matrice, il peut, comme cet organe, se porter en avant, en arrière et sur les côtés.

De son extrémité interne part le ligament de l'ovaire; de l'extrémité externe part une frange spéciale dénommée ligament de la trompe.

L'utérus, la trompe et le ligament rond sont compris

dans un même dédoublement du péritoine, le ligament large.

Le ligament de l'ovaire, faisceau arrondi de fibres lisses, va du bord libre de l'aileron postérieur se fixer en dehors, à l'extrémité interne du hile de l'utérus.

Le ligament de la trompe, tubo-ovarien, se détache du pavillon de la trompe pour aller se fixer vers l'extrémité externe du bord adhérent de l'ovaire.

Enfin, le ligament rond postérieur, décrit par Rouget, faisceau de fibres lisses émergeant de l'utérus, se porte au *fascia propria* de la région lombaire, en suivant les vaisseaux utéro-ovariens.

On comprend, d'après toutes ces dispositions, que les maladies des annexes, leur inflammation surtout, par suite d'adhérences consécutives, puissent entraîner ou maintenir fixé l'utérus dévié.

2. — Couches musculaires.

J'ai déjà dit que trois couches musculaires, une externe, une moyenne et une interne, constituent le tissu propre de l'organe.

L'état de distension par la grossesse a permis d'étudier ces couches. La couche musculaire externe laisse voir un faisceau ou bande médiane longitudinale qui, partant de la face postérieure à la jonction du col et du corps, remonte au fond de l'organe pour s'étaler en se partageant, par divergence, en trois parties : une externe, une interne et une médiane. L'interne s'entre-croise souvent partiellement avec celle du côté opposé de la ligne médiane ; l'externe se dirige vers les angles de l'utérus et se mêle aux fibres transversales. Les fibres de la médiane ou intermédiaire descendent sur la face antérieure du globe pour se recourber successivement en dehors et aller se continuer avec les fibres qui constituent les ligaments ronds. Quelquefois les fibres les plus internes de ce faisceau descendant atteignent le niveau de l'isthme de l'utérus et se recourbent à leur tour en dehors pour se mêler aux fibres transversales.

Les fibres transversales forment la masse principale de la couche externe, point essentiel à noter. Dans la moitié inférieure du corps, elles sont directement transversales; plus haut, elles convergent vers les angles de l'utérus; vers la ligne médiane, les plus superficielles se recourbent quelquefois pour devenir longitudinales et se continuer avec le faisceau ansiforme. Celles qui sont plus profondes passent directement d'un côté à l'autre de l'utérus.

Les fibres du col sont généralement transversales, un peu obliques cependant en bas et en dedans et souvent entre-croisées sur la ligne médiane. Elles envoient des expansions, en dehors, dans les ligaments larges; en arrière, dans les ligaments utéro-sacrés, et quelquefois, en avant, dans les ligaments utéro-vésicaux (Cruveilhier).

La couche moyenne des fibres musculaires forme environ un tiers des parois; les faisceaux se croisent dans toutes les directions en s'envoyant fréquemment des branches de communication. Cette texture est la même dans tout le corps de l'utérus.

La couche interne se compose principalement de faisceaux annulaires, mais les fibres sont recouvertes sur chacune des faces de l'utérus par un faisceau large et épais de fibres longitudinales, faisceau triangulaire, dont la base supérieure s'étend d'un orifice à l'autre, et, dont le sommet, dirigé en bas, descend jusqu'auprès de l'orifice du col. Un faisceau musculaire très puissant, et toujours un peu saillant, entoure l'orifice interne du col et y forme un véritable sphincter. Dans le col, sur le milieu de chaque paroi, un faisceau musculaire ramifié détermine la saillie de l'arbre de vie.

3. — Aperçus de physiologie et de physiologie pathologique.

L'utérus, organe composé de couches musculaires dans toute son épaisseur, avec membrane de revêtement à l'intérieur et à l'extérieur, est un réservoir musculeux destiné à recevoir l'ovule fécondé, à le contenir durant tout le développement du fœtus, en se prêtant, par sa dilatation extrême, à toute son évolution, et à l'expulser, à sa maturité, par sa puissance de contraction. Il jouit donc de ces propriétés de dilatation et de contraction en tous sens qui n'appartiennent qu'aux muscles de la vie organique. Il a une sensibilité propre qui se manifeste à l'action de ses excitateurs naturels.

Dans l'acte de parturition, quand le col est infléchi en arrière, qu'il porte sur le rectum, ce qui arrive souvent ; quand il est recourbé en haut et en arrière en col de cornue, ce qui est beaucoup plus rare, un travail préparateur de la part de l'organe, c'est-à-dire des contractions répétées à distance qui durent plus ou moins longtemps et qui sont ressenties dans les reins, à tel point que les malades disent vulgairement qu'elles accouchent par les reins, finit par redresser le col et l'amener au diamètre central ; puis le museau de tanche se raccourcit, s'efface en se dilatant. C'est là un travail tout physiologique. Le globe lui-même subit, durant le travail de parturition, des mouvements de déplacement partiel par suite de contractions, et est susceptible de se redresser quand il est dévié.

Quand la cavité utérine contient un corps fibreux pédiculé ou interstitiel, si l'on examine les malades en dehors des règles, quand l'ouverture externe du col est exactement fermée, on trouve le col incurvé tantôt en arrière et tantôt en avant comme dans l'anté- ou la rétroversion, suivant que le fibrome est à la face antérieure ou postérieure. Si l'on n'a eu alors des soupçons préalables, on croit à une anté- ou à une rétroversion réelle. Quand la menstruation s'opère, il y a dans ces cas, de la part de l'utérus, un travail de contraction qui dure de vingt-quatre à quarante-huit heures, que les malades indiquent elles-mêmes avant que le sang coule. Ce travail, qui est aussi un effort de la part de l'utérus pour expulser le corps qu'il contient et qui le gêne, ramène le col dans la direction normale et provoque un degré de dilatation. Si bien que le médecin qui, précédemment, a cru constater une déviation, s'il examine la malade quand le sang coule, et ce doit être la règle en cas de doute, trouve le col dans la direction normale, et suffisamment dilaté pour permettre d'engager l'indicateur et d'aller reconnaître la présence du corps fibreux, son insertion et ses rapports. On constate alors que la prétendue déviation a disparu.

Donc, par sa puissance de contraction, l'utérus est dans le cas de se redresser en tout ou en partie au moins momentanément, pour revenir à sa position vicieuse quand il rentre dans l'inertie.

Il y a mieux, chez presque toutes les malades atteintes de déviation extrême, il se fait également avant l'écoulement du sang, à l'époque menstruelle, une certaine tentative de redressement qui se traduit par des douleurs plus ou moins vives, vingt-quatre ou quarante-huit heures avant l'apparition du sang, travail qui a, au moins un peu, pour mobile de rétablir la rectitude du canal cervical et de déterminer une certaine dilatation avec amollissement de l'orifice externe. Donc l'utérus dévié a une tendance naturelle à reprendre sa position normale, à se redresser dans certains moments et quand il y est sollicité par le besoin de fonctions à exécuter. Ce redressement s'opère, en effet, quelquefois rien que par la puissance de ses contractions en sens divers. En outre, le col se raccourcit et s'efface par le fait même de ces contractions.

Une fois l'utérus dévié, il est maintenu dans cette position par la persistance des causes qui ont entraîné la déviation.

Donc le problème à résoudre pour son redressement, c'est, par une opération bien conçue, de faire disparaître les causes qui, après avoir entraîné la déviation, la maintiennent irrévocablement, et de fixer définitivement l'organe dans sa rectitude normale par suite de rétraction cicatricielle après la guérison.

Dans toute déviation ancienne, l'utérus présente un épaississement, une augmentation de volume sur la partie ou face qui correspond au côté de l'inclinaison, c'est-à-dire à la face antérieure dans l'antéversion, et à la postérieure dans la rétroversion, épaississement plus accentué encore sur le col, ce qu'ont signalé Désormeaux et Paul Dubois et que j'ai retrouvé constamment. J'ajoute que cette disposition pathologique est un obstacle presque invincible pour le redressement de l'utérus; que l'intumescence de cette partie de l'organe est un puissant obstacle à sa contractilité normale qu'il annihile, tandis que la partie opposée conserve toute sa puissance de contraction; que de cette inégalité de contraction dans les deux parties il résulte forcément que la partie qui conserve sa contractilité normale exerce une action graduelle et continue, qui finit par entraîner de ce côté l'inflexion du col, qui peut arriver à être recourbé en arc de cercle avec la forme de bec de cornue, comme Baudeloque l'a signalé. Avec une telle inflexion survient forcément le frottement continuel du museau de tanche sur la paroi correspondante du vagin, et avec ce frottement les érosions, les exulcérations, les granulations, quand l'inflammation catarrhale chronique préexistante ne les a pas déterminées déjà; et, s'il y a eu préexistence, elles sont entretenues et augmentées par le fait du frottement.

Ballon suspendu dans le bassin, au-dessous des intestins, en avant du rectum, en arrière de la vessie, par six ligaments principaux, larges, ronds, utéro-sacrés, et un peu maintenu par les ligaments utéro-ovariens et utéro-vésicaux, la matrice obéit à sa puissance de contraction et de dilatation en tous sens, suivant qu'elle y est sollicitée; elle subit en outre la pression des organes voisins. Les ligaments, qui sont ses cordes d'attache, sont admirablement disposés pour permettre son élévation au-dessus du bassin et son développement en circonférence. Le plancher vaginal constitue le principal obstacle à son abaissement, conjointement avec les ligaments utéro-sacrés. Le vagin, en effet, dans son plancher, reçoit et enlace le col de l'organe, le coiffe en formant une ampoule au-dessous de laquelle se trouve le museau de tanche ou partie sous-vaginale du col, et les colonnes antérieures et postérieures du vagin peuvent être considérées comme des points de support de cette partie du col.

Avec de pareilles conditions, quand l'utérus s'incline, s'incurve ou s'abaisse, s'il n'est maintenu dans ces positions vicieuses par des brides, des adhérences solides, résultats de phlegmasie, il est facile de concevoir qu'on peut le redresser, le remonter à sa place en agissant par section sur les couches musculaires de telle ou telle partie du col et sur les points d'attache de la face inférieure de la cloison vaginale. Ces sections sont faites dans les directions que nous indiquerons suivant les cas.

Trois couches musculaires constituent cet organe éminemment contractile : l'une externe avec des communications anastomotiques avec les ligaments qui forment des cordes de rappel; une couche moyenne, la plus considérable, et qui se relie par des fibres à toutes directions avec la couche externe et en reçoit les impressions comme elle les transmet à la couche interne par les mêmes communications directes de faisceaux en tous sens.

Voilà les agents de contraction et de dilatation de l'organe.

A l'état normal et chez la jeune fille vierge, le museau de tanche, qui a la forme d'un cône renflé à sa partie moyenne, arrondi à son bout inférieur, ne mesure que 6 à 12 millimètres de longueur.

Mais le museau de tanche se déforme et acquiert un développement plus ou moins considérable par suite des rapports sexuels, de l'acte de parturition, et surtout par suite d'états pathologiques. Il peut acquérir, dans ces cas, des dimensions triples, quadruples, quintuples et plus dans le sens de son diamètre vertical, et de l'augmentation de volume dans les autres sens.

L'application bien faite du spéculum qui refoule fortement en arrière, et dans le sens que l'on veut, le plancher vaginal, en faisant saillir fortement en avant le col dans le champ de l'instrument, permet aisément de reconnaître à travers la membrane du plancher la jonction du col avec le globe utérin et même un peu au-dessus.

4. — Procédé opératoire dans l'antéversion.

Le procédé consiste, ainsi que je l'ai dit plus haut, dans la myotomie ignée ou sections musculaires du col et partie du globe, opérées à une profondeur telle que la couche musculaire moyenne puisse être comprise dans la section. Ces sections sont transversales, longitudinales, obliques, suivant les cas.

Elles n'occasionnent par elles-mêmes aucune douleur, tant l'utérus est peu sensible à l'action du feu. Quand il y a douleur sensible, c'est le spéculum qui la produit en s'échauffant au contact des instruments incandescents. Quand on a soin d'introduire dans le spéculum, et immédiatement après la section, un tampon de linge imbibé d'eau froide, on prévient ou on arrête subitement cette douleur. La grande majorité des malades, en s'apercevant qu'elles ne souffrent pas, lorsqu'elles avaient été terrifiées par l'appareil, témoignent une hilarité bruyante, sorte de jactance en face d'un danger auquel elles croyaient et qui n'existe pas.

Dans l'antéversion, l'utérus est renversé en avant sur le pubis, couché sur la vessie. Le col est tourné en arrière, sur la face antérieure du rectum. Cette situation peut aller au point que le col soit de niveau avec le corps renversé, ou plus haut même que le corps, ou qu'il reste au-dessous du niveau. Le degré ne fait rien, pourvu qu'il n'y ait aucune adhérence.

J'ai remarqué, parmi tous les cas observés, que l'utérus en antéversion complète, s'il ne produit ni cystocèle, ni aucun tiraillement sur le col de la vessie, ou s'il ne fait dévier ce réservoir à droite ou à gauche, s'il n'est le siège d'engorgement de quelque partie, de subphlegmasie ou autre lésion, mais surtout de phlegmasie catarrhale chronique, ne cause souvent ni douleur, ni troubles fonctionnels locaux ou généraux. J'en ai vu, entre autres, deux exemples bien frappants : l'un, chez une jeune femme, mariée depuis trois ans, qui avait l'utérus complètement et franchement antéversé ; l'autre chez la femme d'un confrère de province; forte, ingambe et d'une santé florissante, dont l'utérus antéversé présentait un col tourné en arrière et élevé au-dessus du niveau du globe. Cette dame faisait des courses de toute longueur et supportait toutes les fatigues sans douleur. En un mot, elle n'éprouvait aucun inconvénient et ne voulait se faire opérer que dans l'espoir d'avoir un second enfant. Elle en avait eu un quatre ans auparavant. Dans ces deux cas d'antéversion, qu'on peut dire extrêmes, il n'y avait aucun des troubles, aucune des douleurs que l'on rencontre dans la plupart des autres cas, parce qu'il n'y avait ni phlegmasie catarrhale, ni engorgement, ni érosions, ni granulations : en un mot, aucune autre lésion que la déviation. C'est donc avec une parfaite connaissance de son sujet que Paul Dubois a pu dire que la déviation n'est pas par elle-même la cause de troubles et de souffrances, mais que ce sont la phlegmasie qui la suscite et les lésions dont elle est suivie qui les déterminent. Et la preuve la plus explicite, c'est que, dans quelques cas d'antéversion congéniale observés chez des jeunes filles et constatés à l'autopsie, aucun désordre ni trouble locaux ou généraux n'ont pu faire soupçonner cette anomalie.

Le procédé opératoire, dans l'antéversion, varie suivant que le col est incurvé ou non et suivant qu'il est ou non le siège de quelque engorgement.

Neuf fois sur dix, quand l'antéversion est ancienne, le col est plus ou moins incurvé en bec de cornue. Cette proportion est celle que j'ai notée dans les cas observés. Il est vrai que les cas observés sont, dans l'immense majorité, de ceux où les malades viennent consulter pour des souffrances, de la détérioration dont elles ignorent la cause, et qu'il est probable que d'autres femmes, atteintes d'antéversion sans souffrance aucune, comme j'en ai vu, ne consultent pas et ne se doutent pas de leur infirmité.

Quand le col de l'utérus antéversé est incurvé et engorgé, voici comment j'opère :

Je fais, sur la face antérieure du col, trois incisions transversales de deux centimètres environ d'étendue et portant jusqu'à la couche musculaire moyenne ; la première, sur la jonction du col avec le globe, ou même au-dessus, suivant les cas ;

la seconde, à un centimètre et demi de la lèvre antérieure ; la troisième, au milieu, à égale distance des deux autres.

Ensuite je pratique deux incisions longitudinales en ellipse, qui croisent les précédentes et dépassent un peu l'incision inférieure ; puis, avec des hystérotomes en spatule et à truelle, j'abrase d'avant en arrière la partie contenue entre les deux incisions elliptiques. Pendant tout ce temps, le col a été engagé dans le champ du spéculum, de façon à présenter la face excurvée, l'extrémité du museau de tanche restant refoulée en arrière, ce qui est sa situation constante de déviation.

Je ramène alors directement dans le champ du spéculum le museau de tanche, qui vient se présenter en saillie. Le plus ordinairement, la lèvre antérieure est épaissie et proéminente ; avec un instrument en quart de cercle à tranchant oblique en avant et en haut, ou avec mon sécateur, suivant les cas, j'emporte d'un seul coup, et en lui donnant la forme d'un V renversé, un lambeau qui, partant du rebord externe de cette lèvre, va rejoindre l'incision transverse inférieure. Cette incision en V termine l'opération proprement dite. S'il y a abaissement de l'organe, fait assez rare dans l'antéversion, après avoir fait l'incision transverse au-dessus de la jonction du col et du globe, avec les hystérotomes en col de cygne (n° 3, pl. 2), je fais, en partant de chaque angle de cette incision, deux incisions obliques, l'une de dedans en arrière, l'autre de dedans en avant, plus profondes sur le globe, plus superficielles sur la voûte ou culs-de-sac. Les cicatrices seront quatre cordes tendues aidant au maintien de l'utérus fixé désormais par l'incision transverse supérieure. Le plus souvent les lèvres sont le siège d'érosions, d'ulcérations, de granulations résultant de frottements ou de phlegmasie, d'engorgement inflammatoire ou simplement hypertrophique.

Avec des cautères à marteau, à olive, à roseau, à tige cylindrique, je cautérise profondément les surfaces pour détruire engorgement, granulations, érosions, jusque dans le conduit cervical. C'est le moyen d'avoir, après guérison, un museau de tanche remis à neuf et débarrassé, par la reproduction d'une nouvelle couche épithéliale, de toute phlegmasie, érosions, granulations, etc. Si la cavité utérine elle-même est le

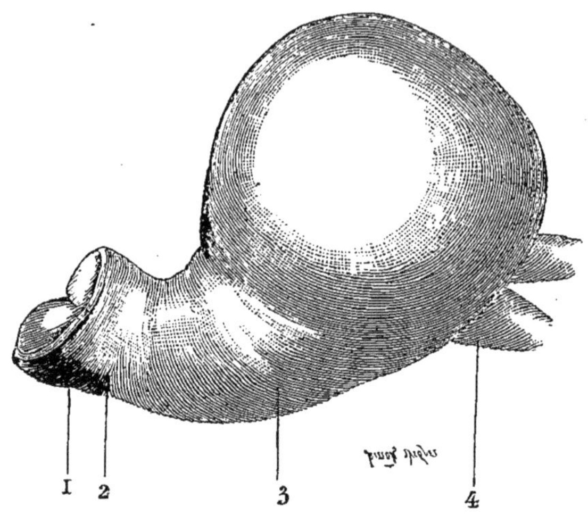

FIG. 30. — Réduction au tiers de l'utérus en antéversion. — 1. Saillie de la lèvre antérieure. Point où porte l'excision en V à base antérieure et sommei postérieur. — 2. Incision transverse antérieure. — 3. Incision transverse postérieure. Entre 2 et 3 il est fait une troisième incision transverse. De 2 à 3, deux incisions longitudinales elliptiques, dont une en emporte-pièce enlève la partie médiane. — 4. Annexes du côté droit.

siège de phlegmasie chronique, après avoir exercé le cathétérisme, m'être assuré que je franchis facilement l'ouverture cervicale interne, avec mon cathéter à curseur au rouge-cerise, je parcours le canal et arrive dans la cavité utérine. Puis, avec des cautères cylindriques de dimensions variables, je vais cautériser cette cavité à plusieurs reprises. Il arrive souvent que, dans les antéversions comme dans les rétroversions, suites de couches, on trouve l'une des commissures du museau de tanche déchirée. Cette déchirure de vieille date n'est pas étrangère à l'incurvation du col en bec de cornue ou col de cygne par le tiraillement du cul-de-sac du même côté.

Quand cet accident existe, il m'est aisé de le faire disparaître dans le cours de l'opération en cautérisant au rouge-cerise, et profondément, l'angle de la déchirure et ses lèvres jusqu'à une certaine étendue du canal cervical. Les lèvres de la déchirure se réunissent à la suite de la chute des escarres, et, quand la guérison est terminée, on constate une ouverture régulière du museau de tanche tapissée de son nouvel épithélium. Si l'antéversion existe sans incurvation du col, l'opération se réduit aux mêmes incisions, moins celle en V.

Quand l'antéversion est compliquée de cystocèle, avec laxité des parois vaginales surtout, la complication domine la scène par les accidents auxquels elle donne lieu et devient un obstacle considérable au redressement définitif de l'utérus, quand elle n'est pas un obstacle absolu, ou une cause forcée de récidive en cas de réussite. D'après notre expérience, la grande incision supérieure, qui porte justement sur le ligament utéro-vésical au cul-de-sac antérieur, suffit pour guérir la cystocèle. MM. Delore et Nicaise, qui ont cherché après nous la cure de la cystocèle par incision au fer rouge au cul-de-sac antérieur, ont cité, au Congrès scientifique de Blois, plusieurs cas de guérison qu'ils n'avaient pu obtenir par d'autres procédés usités.

La rectocèle n'apporte aucun obstacle au redressement et à sa persistance. Mais si, par suite de déchirure du périnée, il y a agrandissement de l'ouverture vulvaire et que cet agrandissement coïncide avec une grande laxité des parois vaginales, ce qui entraîne toujours une cystocèle plus ou moins accentuée et une rectocèle en même temps, alors le redressement de l'utérus, quoique exécutable et obtenu par l'opération, offre des chances plus considérables encore de récidive de l'antéversion. Et si l'antéversion ne récidive pas, la cystocèle, un instant modifiée, finit par arriver au même degré, après un temps plus ou moins long, tandis que la rectocèle a persisté quand même, si elle n'a pas acquis un degré plus prononcé.

Il faut nécessairement dans ces cas, et quand on veut avoir un succès durable en triomphant des complications, arriver, après la guérison de l'antéversion, à opérer par incision ignée transverse au cul-de-sac antérieur et au cul-de-sac postérieur pour maintenir la cystocèle et la rectocèle par soulèvement des parois antérieure et postérieure du vagin, et, après insuccès, recourir à l'anaplastie par exérèse antérieure et postérieure (colporraphie de Simon) ou au moins à l'anaplastie par exérèse antérieure pour réduire la cystocèle qui est la cause la plus puissante de récidive.

Quand l'antéversion est complète, c'est-à-dire que l'utérus est couché horizontalement sur la vessie, le col au niveau ou au-dessus du niveau du globe, il faut, l'opération terminée, placer la malade dans son lit, couchée sur le dos, le bassin relevé. Alors avec l'indicateur et le médius de la main gauche introduits dans le vagin, tandis que la main droite appuie fortement sur l'hypogastre, en arrière du pubis, pour refouler le globe en arrière, il faut faire basculer l'utérus en ramenant le col en avant, manœuvre très facile.

Pendant quarante-huit heures, on applique sur l'hypogastre un boyau préparé contenant une livre à une livre et demie de glace et séparé de la peau par un linge en quatre doubles, pour produire une réfrigération constante et pour exercer une pression d'avant en arrière. La réfrigération empêche l'explosion du travail phlegmasique consécutif à l'opération, et la pression tend à maintenir l'utérus en place. Au bout de quarante-huit heures, on enlève la glace; on s'assure de la position de l'utérus. S'il est revenu en partie ou en totalité à l'antéversion, on le redresse à nouveau par la même manœuvre et on pose sur l'hypogastre un sachet contenant quatre à huit livres de plomb de chasse qu'on fixe avec un bandage de corps muni de sous-cuisses. Au bout de dix à quinze jours de position sur le dos, le bassin relevé, alors que les escarres sont détachées et que les plaies suppurantes commencent le travail de réparation, l'utérus, autant par les moyens que nous venons d'indiquer que par sa propriété de contraction rétractile, est et se maintient dans la position normale; et désormais, avec la cicatrisation des plaies, il ne déviera plus.

Pendant vingt jours il est fait des injections de lavage matin et soir, avec de l'eau de son légèrement chlorurée; puis jusqu'à cicatrisation complète, qui arrive du cinquantième au soixantième jour, suivant les cas, des injections détersives dans lesquelles on fait entrer une cuillerée à café pour un verre d'eau de la mixture suivante sont pratiquées trois fois par jour :

Alcoolature de myrrhe...........	30	grammes.
— de quinquina.........	30	—
— d'arnica.............	10	—
— de benjoin...........	10	—

Mêlez.

Quand l'antéversion ne va pas jusqu'au renversement de l'organe, pas n'est besoin des manœuvres indiquées plus haut. Le dégorgement produit par les incisions, le travail de rétraction cicatricielle suffisent pour ramener, par un mouvement de bascule graduel, l'utérus à sa position normale. Car, si en même temps qu'on pratique des sections musculaires dans le but d'obtenir, après guérison des plaies, une rétraction des tissus dans le sens opposé à la déviation, on fait disparaître les divers points d'engorgements phlegmasique ou simplement hypertrophique; si l'on détruit complètement la phlegmasie catarrhale chronique qui, dans le plus grand nombre des cas, a entraîné la déviation en se propageant aux couches profondes de l'organe et qui, dans la majorité des autres, entretient ou aggrave la déviation survenue par d'autres causes, on place l'utérus dans les conditions de suivre ses tendances naturelles, le redressement. Si l'on fait disparaître enfin la déchirure de l'une des commissures, cause première de tiraillement et de déviation ou de son entretien, le redressement s'opère effectivement à mesure que les escarres se détachent, que les tissus se dégorgent par voie de suppuration, que la cicatrice des sections ou plaies musculaires s'achève. Une fois l'utérus redressé, il est maintenu invariablement dans sa rectitude par la rétraction cicatricielle formant un pli tendu comme une corde que l'on constate dans le plancher vaginal sur les points où a porté l'opération. Partout ailleurs sur le museau de tanche, chose singulière, on ne retrouve aucune trace de cicatrice, et cette partie de l'organe est reconstituée, comme chez des femmes qui n'ont jamais eu d'enfant dans certains cas, et dans tous les cas avec une surface lisse, unie, rosée, uniforme, par suite de la reproduction du nouvel épithélium de revêtement.

5. — **Procédé opératoire dans la rétroversion.**

Le procédé opératoire pour la rétroversion ne diffère du précédent qu'en ce que les incisions sont pratiquées sur la face opposée du col et du globe, la face postérieure, après avoir fortement refoulé en arrière, en haut, avec le spéculum, le cul-de-sac de Douglas.

Quand, avec la rétroversion, il y a abaissement de l'utérus, le procédé opératoire doit être modifié ainsi que nous le décrirons quand nous traiterons de l'abaissement.

Comme l'antéversion et la rétroversion peuvent être obliques, c'est-à-dire en inclinaison à droite ou à gauche, il faut, dans ces cas, opérer dans le sens de l'excurvation, c'est-à-dire à droite, quand le col est porté à gauche et *vice versa*.

Il m'arrive parfois, quand les symptômes y convient, de soumettre pendant huit à dix jours et plus, les malades à un traitement qui a pour but de dissiper certains accidents : ainsi quand les malades ont des douleurs passées à l'état aigu par suite de suractivation de phlegmasie chronique ; quand il y a des phlegmasies ovariennes ou des ligaments, je cherche à avoir justice de ces phlegmasies par les sangsues, les applications réfrigérantes, la glace par-dessus la pommade mercurielle belladonée, par les vésicatoires, l'ignipuncture, les cautères potentiels même, les purgatifs répétés, les bains, etc., quitte à remettre l'opération à une longue date, si je n'ai pas complètement réussi.

6. — Motifs pour opérer les déviations et flexions.

Si les déviations utérines, anté- ou rétroversions, inflexions, abaissements, n'avaient d'autres inconvénients que la position vicieuse de l'organe avec certains troubles des fonctions affectées à l'utérus, il n'y aurait pas nécessité de chercher à obtenir le redressement, la guérison. Il y a, en effet, des femmes qui, avec des troubles pareils, se plaignent peu ou point, se portent généralement bien, et ne réclament pas l'intervention de l'art, soit parce qu'elles ignorent la cause de ces troubles, soit parce que, jouissant d'ailleurs d'une bonne santé, elles les supportent aisément.

Mais quand des femmes atteintes des mêmes déviations ou

déplacements sont torturées par des douleurs incessantes, résultant soit de phlegmasie catarrhale avec toutes ses conséquences, que cette phlegmasie ait préexisté et ait été la cause provocatrice des déviations ou déplacements, ou qu'elle soit survenue à la suite des mêmes vices de position déterminés par des causes toutes différentes, soit d'autres complications qui leur sont subordonnées, le chirurgien doit intervenir si les malades réclament cette intervention active. Quand la santé générale s'altère profondément par suite du retentissement des troubles sur tout l'organisme, quand les malades ne peuvent plus marcher qu'à grand'peine, qu'elles sont obligées de garder le repos au lit ou sur une chaise longue, et cela pendant des mois, quelquefois des années, à plus forte raison l'intervention est de rigueur. Finalement, quand les malades, jeunes encore, sont vouées à une existence toute de torture, d'ennui, de dégoût; quand elles se voient impropres à exécuter les fonctions de leur sexe, les travaux de leur intérieur, à s'adonner aux soins de leur famille, etc., etc.; qu'elles réclament à grands cris, avec persistance, avec l'énergie du désespoir, les secours de la science pour être délivrées des maux qui entraînent une vie si misérable, et qu'elles les réclament en disant qu'elles aimeraient mieux mourir que de vivre ainsi, il est de rigueur d'accéder à leur désir.

Un bon pessaire, choisi parmi les innombrables variétés qu'on a exécutées dans tous pays, peut bien les soulager dans quelques cas; mais ils ne rendent guère l'existence plus douce, plus agréable, et ils ne guérissent jamais. Il faut réserver ces puissants auxiliaires aux femmes âgées qui n'ont plus que souci de prolonger leur existence avec le moins possible d'inconvénients.

Quant aux femmes jeunes ou d'âge mûr, qui ont encore la légitime prétention d'être de leur sexe et de leur âge; qui aspirent encore aux douceurs comme à l'exécution des devoirs de la famille ; qui, enfin, éprouvent une juste répulsion pour ces engins qui les souillent, les dégoûtent, leur rendent la vie pénible, insupportable même, il faut hardiment les opérer quand elles le réclament avec résolution.

Avant de prendre cette décision, le médecin doit établir franchement le bilan à leurs yeux. Il doit leur faire connaître que leur infirmité n'est pas de celles qui tuent ; qu'elle peut ne pas abréger leur existence d'un jour ; que l'opération n'est donc pas nécessaire pour sauver cette existence. Il doit faire ressortir les avantages des divers pessaires pour les soulager, tout en maintenant hautement qu'elles n'ont pas de guérison à attendre de ces moyens. Si, après cet exposé franc et net, les malades réclament l'opération, il faut opérer sans crainte, parce que l'opération n'expose à aucun accident et qu'elle est presque invariablement suivie de succès dans les conditions indiquées.

7. — Conditions de réussite et de non-réussite, déviations réductibles et irréductibles.

Nous avons séparé les déviations utérines en deux catégories principales pour bien faire comprendre l'importance du procédé opératoire et juger sainement des résultats qu'il peut fournir :

1° Les déviations utérines avec adhérences solides ou brides qui maintiennent solidement l'utérus dévié ;

2° Les déviations exemptes de cette irrémédiable complication. Celles-ci guérissent dans l'immense majorité des cas par notre méthode.

Dans les premières, le procédé ne peut aboutir à un résultat favorable complet ; mais, s'il ne peut faire obtenir le redressement de l'utérus, il fait disparaître du moins les principales causes de souffrances et permet d'obtenir une amélioration telle que les malades récupèrent la plénitude de leur santé, moins certains inconvénients auxquels elles peuvent obvier par une ceinture hypogastrique, dans l'antéversion.

Voici, en effet, les résultats auxquels on arrive par ce procédé : dans une semblable déviation, nécessairement ancienne, le col est fortement infléchi, recourbé en bec de cornue et porte sur le rectum. Il s'élève souvent à une hauteur qui dépasse le niveau du corps incliné et abaissé; première source de gêne et de douleurs, ce que nous avons fait remarquer déjà; car les inflexions du col, d'après tous les observateurs, causent les accidents qui tourmentent le plus les malades. Avec cette inflexion du col, existent sur le museau de tanche des excoriations, des exulcérations, des granulations, etc., qui entretiennent une leucorrhée plus ou moins abondante, d'autant plus abondante qu'il y a phlegmasie catarrhale préexistante ou consécutive.

L'opération fait disparaître tous ces accidents en même temps qu'elle procure la disparition de l'inflexion du col.

II. — Abaissement de l'utérus.

Facteurs qui président à l'abaissement de l'utérus, prolapsus ou procidence, ou le déterminent.

A l'état sain, l'utérus est en situation de résister aux causes ordinaires qui tendent à l'abaisser :

1° Ses attaches ou ligaments le maintiennent en place, quoiqu'il n'y ait guère que le ligament utéro-sacré qui s'oppose directement à son abaissement;

2° Le pubis, d'une part, et un peu le sacrum, de l'autre, offrent une résistance ou point d'appui ;

3° Le vagin, dans son plancher et par ses piliers, est surtout le point d'appui, la clef de voûte, la plus grande résistance ;

4° La contractilité propre de l'utérus est aussi une grande puissance de résistance, quoiqu'on n'en ait pas tenu compte dans les facteurs de réaction.

Telles sont les conditions qui font que l'utérus résiste à toutes les causes ordinaires qui tendent à le déplacer. Il n'y a guère que les causes agissant avec une extrême violence qui puissent vaincre les résistances normales ; sans cela toutes les matrices seraient déplacées.

Voyons maintenant les facteurs qui, à l'état sain de l'organe, agissent dans le sens de son déplacement et auxquels il résiste habituellement :

1° La masse intestinale pèse continuellement et plus ou moins sur l'utérus pour le pousser en bas ; et cette pression est augmentée par les actes ordinaires de l'expiration respiratoire, de la toux, de l'éternuement, du bâillement, de la défécation, de la miction, de la position accroupie, de la génuflexion, comme aussi, indirectement, par le foie, la rate, dont le volume peut augmenter assez subitement ; enfin par une collection de liquide dans la cavité péritonéale ;

2° La grande réplétion du rectum et celle de la vessie, qui, pour agir d'une autre façon et indirectement, ne tendent pas moins à abaisser l'organe par les mouvements de rotation ou de bascule qu'elles lui impriment.

Eh bien, tant que l'utérus et ses annexes sont sains, jouissent de toute leur force de contraction et de résistance ; tant que le vagin et ses piliers sont également dans les mêmes conditions, les causes ordinaires de déplacement ne peuvent vaincre leur résistance. Mais, dès que la résistance diminue, surtout dans les supports vaginaux, les mêmes causes, sans augmenter d'intensité dans leur action, et à plus forte raison avec une augmentation, acquièrent la puissance de déplacer l'utérus.

Donc les facteurs dont l'action est supérieure à la résistance ou réaction de l'utérus forment les conditions de son déplacement possible ; donc une chute sur certains points, des efforts dans certains sens, soit dans des attaques d'épilepsie, d'hystérie, ou même à la suite de toux violente, de frayeur immense, etc., etc., peuvent entraîner le prolapsus, la procidence utérine, même chez les jeunes filles vierges, ce dont on rapporte des exemples authentiques. La descente de l'utérus peut entraîner l'abaissement de la vessie ; alors cet abaissement, avec déviation de l'urètre, donne à l'organe la forme d'un bissac. Plus souvent l'abaissement de la vessie porte le fond vésical au-dessous du méat, et, malgré leurs efforts, les malades ne peuvent vider la poche de toute l'urine qu'elle contient. L'urine qui tend à croupir, à s'amasser, finit par faire saillir à travers la vulve une partie de la poche vésicale, ce qui expose celle-ci à des dépôts de lithates et de phosphates qui finissent par former des calculs dans ce diverticulum, sans compter les altérations que peut subir la paroi vésicale par l'action des agents extérieurs nuisibles.

Le prolapsus et la procidence de l'utérus sont en eux-mêmes essentiellement distincts de l'allongement hypertrophique du col. Mais on peut rencontrer, chez la même malade, l'allongement hypertrophique du col avec les premiers, et cet allongement nécessite alors des manœuvres particulières pour triompher du tout. Nous traiterons de cette complication à l'article ALLONGEMENT HYPERTROPHIQUE DU COL.

L'utérus prolabé va généralement s'aggravant et, comme

toutes les maladies chroniques, il n'est pas susceptible d'une guérison spontanée, malgré le repos aussi prolongé qu'on le commande. Les épiphénomènes qui accompagnent le prolapsus et la procidence peuvent être guéris à force de soins, et c'est, avec les bandages contentifs de toutes sortes, le seul soulagement qu'on peut apporter aux malades.

III. — Traitement de l'abaissement de l'utérus, prolapsus ou procidence.

Il se divise en traitement médical et traitement chirurgical.

1. — Traitement médical.

Pour le traitement médical, après avoir réduit la procidence comme une hernie, on place la malade dans une situation telle que la réduction puisse se maintenir. On emploie ensuite les antiphlogistiques, les astringents, dans le but d'obtenir le resserrement des tissus, et on compte sur un repos prolongé pendant des mois et des années pour obtenir une guérison que l'on attend en vain la plupart du temps. Définitivement, après une impuissance démontrée, la plupart du temps sans avoir essayé ce traitement, on arrive à la prothèse vagino-utérine, c'est-à-dire à tous les moyens de maintien, pessaires à variétés infinies, sans avoir jamais l'espoir de guérir d'une manière complète. Je ne m'occupe donc pas de tous ces détails et j'arrive au traitement chirurgical proprement dit.

2. — Opérations chirurgicales tentées pour obtenir la cure radicale du prolapsus ou de la procidence.

Les opérations chirurgicales essayées pour guérir le prolapsus et la procidence se divisent en deux séries :

1° Les unes, anaplasties par synthèse, imaginées pour remédier ou guérir le prolapsus vaginal, la rectocèle ou la cystocèle, les déchirures complètes ou incomplètes du périnée qui en sont les causes fréquentes, en réunissant ou en reconstituant la cloison recto-vaginale, ont été exécutées dans le but d'obtenir le rétrécissement de l'ouverture vulvaire pour empêcher l'utérus de la franchir et l'enfermer ainsi dans la cavité vaginale. Cette méthode d'anaplastie par synthèse, dont les procédés ont été variés à l'infini, suivant les idées des auteurs et la nécessité de bien exécuter une prothèse charnue, est essentiellement d'origine française pour la conception et ses applications.

On peut la considérer sous les divers points de vue des lésions qu'elle tend à guérir et des procédés employés pour son application :

a. La périnéorraphie, qui tend à reconstituer le périnée et par cela même à rétrécir la vulve ;

b. L'épisiorraphie ou anaplastie, qui s'attaque aux parties latérales de l'ouverture vulvaire pour la rétrécir ;

c. L'épisio-périnéorraphie ou la combinaison des deux précédentes anaplasties dans le même sens ;

d. La colporraphie, qui a pour but de rétrécir la cavité vaginale à sa base et ne s'attaque qu'au vagin ;

e. Et la périnéo-colporraphie, dont le but est de rétrécir le vagin à sa base et reconstituer le périnée : c'est la réunion de deux procédés pour aboutir au même résultat.

La cystocèle, la rectocèle, mais surtout la première, peuvent entraîner à leur suite le prolapsus, la procidence de l'utérus, sans que celui-ci soit altéré, sans qu'il ait augmenté de volume. La chute ou prolapsus du vagin en entier entraîne forcément le même résultat. De là l'idée de tous ces procédés opératoires découlant de la même méthode, pour maintenir réduits le vagin et par suite l'utérus.

Parmi les chirurgiens français, beaucoup ont opéré ces anaplasties par synthèse, et, à travers les nombreuses opérations pratiquées, il n'en est guère que cinq que nous connaissions où l'utérus était abaissé. Dans deux, il y avait procidence. Dans un seul, l'utérus était plus volumineux; dans un autre, opéré par Richard et récidivé après deux ans, on a supposé un allongement hypertrophique sans abaissement.

Le cas le plus heureux est un cas dû à M. Richet, où il paraît que la guérison, c'est-à-dire le maintien de l'utérus dans le vagin, s'est continuée; puis celui de Foucher, où il s'agissait d'un renversement du vagin ayant entraîné avec lui la descente d'un utérus normal. Dans un cas dû à Th. Anger, la guérison n'a eu lieu qu'après un an, tant le procédé opératoire avait été compliqué, et on ne sait pas si la réduction s'est maintenue longtemps.

Nous ne parlons de tous ces procédés que pour mémoire, parce qu'ils ne sont pas proprement applicables à la cure du prolapsus ou de la procidence, comme je l'ai dit plus haut, mais bien à la reconstitution du périnée, au rétrécissement de la vulve.

2° L'anaplastie par exérèse, qui a pour but de rétrécir le vagin dans sa capacité, comme l'anaplastie par synthèse poursuit le rétrécissement de la vulve, la reconstitution du périnée, se fait par divers procédés. Dans l'anaplastie par exérèse, on rétrécit le vagin en enlevant des portions de parois vaginales dans toute leur épaisseur, jusqu'au tissu cellulaire sous-jacent, pour réunir ensuite les lèvres de la plaie.

Les caustiques, les escarrotiques, le fer rouge, la ligature ou étranglement, l'incision avec le bistouri, tels sont les moyens qui ont été mis tour à tour en usage pour atteindre le but.

Ainsi que dans l'anaplastie par synthèse, mais avec plus de sûreté peut-être, on arrive à remédier à la rectocèle, à la cystocèle, au renversement ou procidence du vagin et, par cela même, à remettre en place l'utérus abaissé ou descendu par suite de ces accidents; mais, comme celle-là aussi, l'anaplastie par exérèse est impuissante contre l'hypertrophie et les engorgements de diverses natures de l'utérus, — de même qu'elle est impuissante à maintenir définitivement le prolapsus, comme je le démontrerai bientôt.

Tandis que l'anaplastie par synthèse ne vise qu'à rétrécir l'ouverture vulvaire, la base du vagin, en laissant à cette cavité toute son ampleur, celle par exérèse vise au rétrécissement de cette cavité en longueur, mais laisse la voûte et l'enclavement utérin tels quels, sans toucher à l'utérus lui-même; donc elle n'est pas propre à guérir le prolapsus, ni la procidence. Il faut en excepter cependant le brillant procédé opératoire de M. Léon Le Fort qui lui a parfaitement réussi dans plusieurs cas et qui a réussi dans quelques cas aussi chez ses imitateurs. Ce procédé, qui consiste à suturer sur la partie médiane du vagin renversé, et après avivement, d'avant en arrière, partage la cavité vaginale en deux et maintient l'utérus bien réduit.

J'avais à indiquer ces procédés, à les passer sommairement en revue en les appréciant; c'est ce que je vais faire, car le traitement du prolapsus et de la procidence comporte l'étude la plus approfondie de tous les moyens qui peuvent concourir à faire obtenir la guérison.

Hamilton avait proposé de susciter une inflammation adhésive pour souder sur elles-mêmes les parois vaginales. Il ne mit jamais ce procédé à exécution. Ireland (de Dublin) raviva par incision les lèvres et les sutura. Il réussit, au dire de

Barnes, mais ce n'était là qu'un pessaire charnu qu'il constituait. Il ne guérissait point.

Cruveilhier avait proposé de rétrécir le vagin par des cautérisations au nitrate d'argent ou des acides (1). Ce procédé, essayé par Velpeau, Laugier et par d'autres, a donné si peu de résultats qu'il est tombé dans l'oubli.

Desgranges a employé, au moyen de pinces à gouttières, un caustique qui cautérisait les parois utérines sur deux surfaces au moyen d'un pli fait par ces pinces ; l'escarre tombée, les parties étaient soudées et le pli se détachait.

Gaillard (de Poitiers) a réussi à réduire la procidence en rétrécissant le vagin par trois applications successives, en longueur sur la face postérieure du vagin, du cautère actue chauffé à blanc. Ce traitement dura un an (2).

En modifiant le procédé de Cruveilhier et pour remplir le même but, on a tenté de faire avec l'instrument tranchant des plaies sur les surfaces opposées du vagin et de les réunir ensuite.

On a voulu essayer d'arriver au même but avec les escarrotiques. Cette idée de soudure des parois du vagin paraît due à Gérardin, qui la proposa en 1823 (3). Fricke (de Hambourg) l'exécuta avec succès en 1831 (Barnes). Marshall Hall, qu'il eût ou non connaissance de l'idée de Gérardin, imagina d'exciser un lambeau du vagin en longueur et de réunir ensuite la plaie pour obtenir un rétrécissement de la cavité et guérir le prolapsus. — Mme Boivin raconte qu'il avait dû réussir dans un cas dont le sujet fut examiné deux ans plus tard par Mister

(1) Cruveilher, *Anatomie pathologique du corps humain*, 1835-1842.

(2) Le cautère à blanc a dû susciter des hémorragies, c'est la règle. Il doit donc y avoir erreur, dans la rédaction, sur le degré du calorique.

(3) Gérardin, Mémoire présenté à la Société médicale de Metz en 1823; l'Académie de médecine en 1824.

Vincent, qui constata que l'utérus et la vessie étaient en place. Dieffenback enleva un lambeau ovale du vagin et réunit dans le même but.

En 1835, Bellini imagina de suturer à sa base un pli fait au vagin et de l'étrangler par ce moyen, pour le faire tomber. Il réussit. Ce procédé a été amélioré successivement par Huguier, Jobert (de Lamballe) et, plus tard, par M. Verneuil.

Cruveilhier préférait l'excision de quelques lambeaux de la muqueuse pour la cure de la procidence, du prolapsus, aux procédés de Dieffenbach et à celui de Marshall Hall.

Desgranges a employé le pincement du vagin et des grandes lèvres.

Ces divers procédés opératoires, se rattachant à des méthodes différentes, ne s'adressent pas directement, en réalité, à l'abaissement de la matrice. Quand ils réussissent, ils forment une barrière à l'issue de l'utérus à travers la vulve, où ils le maintiennent tant bien que mal dans la cavité vaginale sans remédier d'une façon absolue à l'abaissement et surtout sans modifier les altérations ou lésions de texture de l'organe. Comme nous venons de le dire, le procédé de M. Léon Le Fort, bien supérieur à tous les autres, maintient l'utérus bien réduit et peut permettre par la persistance de la réduction la résolution des lésions de texture.

La méthode que je mets en avant s'attaque directement à l'organe prolabé, tant pour guérir les lésions de texture que pour le remonter à sa place, et aux moyens de supports constitués par la voûte vaginale, les piliers et les parois du vagin pour les souder sur des points plus élevés du col remonté, et leur donner la rigidité, la résistance qu'ils avaient perdue par leur relâchement.

3. — La méthode de myotomie utéro-vaginale ignée. — Procédé opératoire appliqué à la cure radicale du prolapsus, de la procidence avec ou sans invagination.

J'ai déjà démontré, dans mes travaux précédents sur la cure radicale des déviations, inflexions utérines, que cette méthode a l'immense avantage, en laissant des plaies fermées après l'action des instruments, de mettre à l'abri de toute septicémie putride ou pyohémique, de toute inflammation traumatique vive par suite des escarres.

J'ai démontré également qu'en employant les instruments chauffés au rouge-cerise ou au rouge brun, elle permet d'éviter la perte même de quelques gouttes de sang et à plus forte raison une hémorragie. Ce sont là les plus grands avantages qu'une méthode de chirurgie utérine puisse présenter en fait.

Après avoir rigoureusement prouvé par des opérations très nombreuses, et qui sont devenues encore plus nombreuses aujourd'hui, que j'obtiens à son aide la guérison radicale dans l'immense majorité des cas sus-mentionnés, il me reste aujourd'hui à démontrer sa puissance, non moins grande pour la guérison des prolapsus et procidences, sans faire courir le moindre danger aux malades, pas plus que dans les déviations et inflexions.

En donnant ici toutes ces preuves, j'aurai fait ressortir toute son importance. En décrivant les deux procédés qui s'appliquent aux divers degrés d'abaissement, prolapsus, procidence, j'aurai fait ressortir toute la supériorité de ces procédés sur les procédés antérieurs; enfin j'aurai ouvert à la pratique une voie jusqu'alors inconnue.

Et d'abord, s'il y a des rétroversions sans prolapsus, ce qui est incontestable, puisque j'ai rencontré moi-même et qu'on rencontre tous les jours des utérus chavirés en rétroversion, mais dont le globe n'est pas abaissé au-dessous de son niveau ordinaire, posé qu'il est alors parallèlement au col qui est remonté en avant et en haut par suite de ce chavirement, il est certain que, dans la majorité des rétroversions, il y a abaissement du globe, descente, et par suite prolapsus. Cet abaissement, quand il est accentué, s'accompagne toujours et nécessairement d'invagination.

4. — Description de mon procédé pour le prolapsus et la procidence.

J'ai décrit ailleurs le procédé pour la rétroversion et implicitement pour le prolapsus, puisqu'il a toujours lieu en rétroversion ou qu'en se produisant il fait passer l'utérus de l'antéversion à la rétroversion ; mais je dois ici bien accentuer et préciser la description pour démontrer comment ce procédé arrive à vaincre l'invagination et à triompher du prolapsus ou de la procidence. Je vais donc le faire, avec les plus minutieux détails, ce qui est nécessaire après les explications données plus haut et la comparaison établie entre lui et les autres procédés.

Procédé opératoire pour le prolapsus. — La malade convenablement disposée, comme pour une application de forceps, le spéculum est introduit. Après avoir refoulé en arrière, en haut, par la pression de l'instrument, le plancher vaginal de façon à déplisser la paroi plissée et rentrée en elle-même à la face postérieure, sur le cul-de-sac de Douglas où il y avait invagination; après avoir, par des mouvements refoulants, fait avancer en même temps dans le champ du spéculum le col qui aide de la sorte au déplissement; le plancher vaginal et toutes les parois, antérieure et postérieure, ont repris leur place habituelle sur ou autour du col. Je fais alors deux incisions transverses sur la face postérieure du col, l'une à sa jonction avec le globe ou au-dessus, qui traverse les plans vaginaux et va entamer le tissu utérin dans la profondeur de trois à cinq millimètres, et l'autre, parallèle à la première, à deux centimètres ou deux centimètres et demi de l'orifice externe, un peu moins profonde. Suivant la longueur du col, une troisième incision transverse est pratiquée entre les deux précédentes.

Je pratique ensuite, de l'incision supérieure à l'incision inférieure, deux incisions longitudinales, semi-elliptiques, dont les sommets se joignent, et j'abrase ensuite avec les instruments *ad hoc* une légère couche de tissu entre ces deux incisions.

Cela fait, avec les hystérotomes à col de cygne, avec leur convexité convenable sur plat, j'exécute, partant de chaque angle de l'incision transverse supérieure, deux incisions obliques, l'une allant de côté en arrière, et l'autre de côté en avant; chacune d'elles, plus profonde sur le col et plus superficielle sur les points du plancher vaginal qu'elle laboure. De cette façon, des angles de l'incision transverse supérieure se détachent quatre autres incisions par paires, deux obliquement dirigées en arrière et deux dirigées obliquement en avant, sur les côtés. Avec mon sécateur, j'emporte ensuite d'un seul coup un demi-centimètre, un centimètre ou deux du museau de tanche, si besoin est; et, si une lèvre est plus proéminente que l'autre, dans le cas où je ne fais pas l'excision du col, j'excise la portion proéminente de la lèvre, pour la mettre au niveau de l'autre.

Les incisions, transverses supérieure, inférieure, et elliptiques, sont destinées, par suite de la cicatrisation et de la rétraction cicatricielle, à redresser le col et le globe rétroversé.

L'incision transverse supérieure fixe irrévocablement, après cicatrisation, la paroi vaginale du cul-de-sac de Douglas à la jonction du col et du globe ou au-dessus, de sorte qu'une invagination sera désormais impossible. Les quatre incisions obliques, en fixant également sur les côtés un peu en arrière et un peu en avant les parois vaginales, ont la propriété, par rétraction cicatricielle, de diminuer la flaccidité du plancher vaginal et de déterminer sa tension.

Procédé pour la procidence. — Le procédé pour guérir la procidence ne diffère pas sensiblement du précédent procédé.

En effet, ou la procidence est réductible ou elle ne l'est pas. Si elle ne l'est pas, à cause de soudures, de brides effectuées entre l'utérus et les parties environnantes, le procédé n'est pas applicable, et il faut alors recourir à un bandage de maintien en combattant les épiphénomènes auxquels peut avoir donné lieu la procidence.

Si la procidence est réductible, après avoir réduit, soumis les malades à un repos tel que les organes ne se déplacent plus ; après avoir fait exécuter pendant quelques jours des injections astringentes, styptiques, résolutives, on s'assure s'il y a un degré de rétroversion, comme dans le prolapsus, ou si la procidence est directe, par suite d'un relâchement général du plancher, des parois vaginales et des ligaments suspenseurs, et si la vessie, qui avait dû subir au moins une intorsion, est bien replacée.

Dans le cas de rétroversion, on opère exactement comme je viens de le décrire, en faisant, à la fin, la section d'une portion du museau de tanche, quand il y a élongation hypertrophique de l'une des parties du col ou de toutes. La section d'une partie du museau de tanche suffit, dans l'un ou l'autre cas, après sa rétraction cicatricielle et celle de toutes les autres incisions, pour faire disparaître l'hypertrophie en longueur comme en circonférence. Cette façon d'opérer, qui supprime l'élongation, remet également en place l'utérus abaissé et rétroversé. Cela est d'autant mieux démontré, que la voûte vaginale, fixée solidement à la jonction du col avec le globe ou au-dessus et rétrécie par les incisions obliques, se maintiendra à hauteur voulue pour s'opposer à une nouvelle descente.

Quand il n'y a pas rétroversion dans la procidence, en un mot, quand celle-ci est perpendiculaire et qu'après replacement de l'utérus, on ne trouve aucune déviation du globe, le procédé opératoire varie, et voici comment il doit être exécuté :

Il faut faire, un peu au-dessus de la jonction du globe avec le col, deux incisions transverses profondes, une sur chaque côté, droit et gauche. Des angles de ces incisions on fait partir deux incisions obliques, qui vont aboutir, l'une un peu en avant et en dehors, l'autre un peu en arrière, en dehors aussi, sur les culs-de-sac correspondants, plus profondes sur le col, plus superficielles sur les culs-de-sac, de façon à ne pas perforer les parois vaginales.

Comme dans ce cas il y a, plus fréquemment encore que dans le précédent, hypertrophie ou élongation hypertrophique du col, on pratique perpendiculairement aux deux incisions transverses une ou plusieurs incisions longitudinales sur chaque face latérale du col pour aboutir à un centimètre de son extrémité sous-vaginale; puis on opère l'excision d'un demi-centimètre à un centimètre et demi ou plus de celle-ci.

Pour bien saisir toute la valeur de ces procédés et leur mode d'action, il faut se remémorer la constitution du vagin, son rôle par rapport à l'utérus qu'il reçoit à son centre pour le soutenir, le maintenir solidement et le faire résister à la puissance des facteurs qui tendent à le déprimer, et à le pousser en bas.

Il faut se rappeler que les ligaments de l'utérus, la puissance virtuelle de contraction en tous sens de celui-ci constituent, avec le vagin, la somme des puissances de résistance à l'abaissement.

Puis il faut bien comprendre que, pour que l'abaissement se produise, il faut une décroissance des puissances de résistance par une cause quelconque, que le relâchement du vagin et des ligaments soit lent et gradué, ou brusque et violent.

Il faut enfin savoir que, dans l'immense majorité des cas, surtout dans ceux qui ont une marche lente et graduée, et qu'on peut appeler chroniques, les lésions de l'utérus, engorgement, hypertrophie, etc., etc., sont une cause initiale ou provocatrice de l'abaissement : 1° parce que l'organe est augmenté de poids et de volume, et que cette double augmentation tend à le faire descendre ; 2° parce que, par ces lésions mêmes, sa puissance de contraction en un ou plusieurs sens est amoindrie, quelquefois annihilée complètement, et que ce défaut de contractilité empêche, pour une part, l'utérus de résister à l'action des agents physiologiques aussi bien que des pathologiques qui tendent à l'abaisser.

IV. — Flexions de l'utérus.

Quoique dans notre avant-propos nous ayons déclaré que nous ne voulions qu'exposer des faits précis et authentiques pour laisser aux lecteurs le soin de juger et d'en tirer les conséquences, quoique nous ayons ajouté que les faits priment les théories et que c'est des faits seuls que les théories découlent ; en présence des flexions utérines considérées comme les plus rebelles à tout traitement, il nous importe surtout de faire comprendre par quel mécanisme se produisent ces flexions d'après l'observation même des faits et comment on peut parvenir à les guérir, en se basant sur cette observation. Ceci n'est point une théorie pour n'importe quelle doctrine, mais un simple exposé qui peut servir de base d'appréciation.

Quand la contractilité des muscles est amoindrie ou même presque éteinte d'un côté de l'utérus et qu'elle subsiste dans l'autre, il résulte ce fait que la partie qui conserve sa contractilité entraîne une incurvation, une courbe de l'organe dont la saillie ou le dos est constituée par la partie qui a perdu sa contractilité tandis que la partie rentrante ou l'incurvation est constituée par la couche qui conserve sa contractilité. En d'autres termes, pour l'utérus, voilà les causes directes des flexions, quelles que soient d'ailleurs les causes prédisposantes ou occasionnelles. Un engorgement actif ou passif, un dépôt plasmatique, suite d'inflammation, un néoplasme, etc., etc., atteignent ou surgissent sur l'une des parois utérines antérieure ou postérieure, latérale ou antéro- ou postéro-latérale, la partie affectée perd subitement ou graduellement sa contractilité, la partie opposée conserve la sienne. Au bout d'un temps plus ou moins long arrive la flexion, qui progresse avec la persistance des causes précitées et de la diminution de plus en plus prononcée de la contractilité; de même agirait la paralysie d'une partie des couches musculaires de l'une des parois.

Les flexions utérines peuvent exister sur un utérus dont le corps conserve la direction de l'axe, mais elles peuvent aussi exister sur l'utérus en anté- ou rétroversion. Ces derniers états anormaux de l'organe sont même une cause d'accélération des flexions si les mêmes causes qui les suscitent sur un utérus en bonne direction viennent à surgir sur l'utérus dévié.

Endométrite, périmétrite, métrite parenchymateuse, voilà les trois termes distincts de la topographie de l'inflammation qui peut atteindre l'utérus à l'état aigu ou subaigu et qui peut passer par persistance à l'état chronique, ou qui peut débuter par la chronicité. La métrite peut être partielle ou générale, n'atteindre que le col ou partie du col, ou le col et partie du globe. Or, suivant l'étendue de l'inflammation, son siège, sa persistance, des exsudats qui en sont la suite sont déposés sur la partie correspondante de l'organe. L'organisation de ces exsudats quand ils persistent produit des intumescences dans les tissus où ils s'exécutent, intumescences qui sont de nature fibreuse ou myo-fibreuse suivant les cas, et entraînent le défaut de contractilité de la partie qui est atteinte, la partie correspondante conservant la sienne. La flexion dès lors se produit.

Quand la métrite parenchymateuse est générale, c'est tout le corps de l'utérus qui est le siège des exsudats plamatiques : alors c'est l'épaississement de toutes les parois qui se produit plus ou moins uniformément, de sorte que l'utérus hypertrophié acquiert des proportions plus ou moins grandes, si grandes quelquefois que sa cavité, conduit cervical compris, peut en quelque sorte se trouver oblitérée sur une plus ou moins grande étendue. (Témoin l'observation de Laboulbène, celle de M. Rolland, obs. XXIX, et celle de M. Wil..., obs. XXXVII).

Après avoir aussi clairement expliqué la formation des flexions et le rôle de l'utérus dans leur production quand il se développe un néoplasme sur l'une de ses parois, il est fort aisé de comprendre comment ont lieu les flexions qui ne reconnaissent pas la même origine. Tout dépôt plasmatique résultant d'une irritation de l'inflammation d'une partie de l'utérus, toute induration, toute hypertrophie de l'organe ou de partie de l'organe sont cause de la diminution plus ou moins accentuée ou même de l'annulation complète de la contractilité des fibres musculaires de cette partie tout comme celles sur lesquelles s'est développé un néoplasme.

L'explication des flexions pour celles-là est donc la même que pour celles-ci : défaut de contraction sur une partie, persistance de la contraction sur la partie opposée.

Dès lors on s'explique qu'une flexion soit franchement antérieure ou postérieure, ou bien qu'elle soit oblique, antérieure gauche ou droite, ou postérieure gauche ou droite, suivant les points affectés de l'organe.

Les fausses routes ne sont point des flexions, mais simplement des inclinaisons vicieuses de tout le col par suite de copulation mal dirigée, le pénis passant en arrière ou en avant du col, ce qui constitue la fausse route antérieure ou postérieure.

1. — Propositions découlant des faits.

Des déviations utérines les unes guérissent par les traitements ordinaires, les autres résistent à ces traitements pour persister, s'aggraver et faire le tourment des malades.

Parmi les déviations utérines susceptibles de guérir, il faut classer toutes celles qui sont d'origine plus ou moins récente, qui ne sont point accompagnées d'altérations de texture capables de s'opposer au redressement.

Quant aux déviations et flexions qui sont accompagnées d'altérations de texture, il faut distinguer celles qui sont récentes et celles qui sont anciennes. Les premières peuvent encore être passibles d'une guérison si ces altérations ne résultent que d'exsudats plasmatiques de date récente, qui ajoutent à la déviation un épaississement de tissus sur l'une.

des parties de l'organe dévié. Ici on comprend une guérison possible par le repos au lit, les résolutifs de diverses natures, soit comme applications topiques, soit en injections, concurremment avec les moyens de contention dont l'usage exige l'opportunité. En tous cas, il faut une patience considérable de la part de la malade, et un soin, une intelligence appropriés de la part du médecin. Malgré cela, bien des mécomptes attendent l'un et l'autre, après un temps généralement long de traitement. Mais, il faut bien l'avouer, ce ne sont pas ces deux catégories de déviations, surtout la première, qui s'offrent d'habitude à l'examen des praticiens, car les sujets en sont généralement peu tourmentés, et, quand une malade ne souffre pas, elle ne se soucie pas de consulter.

Le médecin peut surprendre ces déviations à propos d'autres maux pour lesquels on le consulte, ou bien, mais très rarement, ce sont des personnes intelligentes qui, lasses d'une stérilité qui se prolonge, et pensant que quelque obstacle mécanique s'oppose à la fécondation, viennent recourir aux lumières de la science, pour les débarrasser si c'est possible.

Les déviations, les flexions anciennes avec altérations de texture, que l'altération, suite de métrite parenchymateuse ou de pelvimétrite, ait préexisté et entraîné la déviation, ou qu'elle soit survenue consécutivement à la déviation et qu'elle ait ajouté à sa gravité, ne sont pas susceptibles de guérir par les moyens même le mieux appropriés et recommandés par les gynécologistes les plus compétents, les plus renommés, quel que soit le temps de repos exigé, la forme, la nature, la classe de pessaires ou de tiges à demeure, de cathéters à manœuvres momentanées, mis en usage pour le redressement. C'est même l'insuccès constant de ces moyens qui a fait dire que les déviations ne tuent pas, mais qu'on ne les guérit pas : double erreur érigée en doctrine, sans prévoir que la science va toujours progressant. Ces déviations peuvent tuer par leurs conséquences ou les complications dont elles sont cause, et en tous cas font la torture des malades.

La grossesse, que l'on avait considérée comme le meilleur moyen de guérir les déviations, quand par hasard elle survient dans quelques cas, ne guérit qu'en apparence. Car, dans un temps plus ou moins long après l'accouchement, et même peu de temps après, on retrouve l'utérus dévié comme auparavant. C'est qu'en effet la grossesse, pendant la période hypertrophique de la gestation, pas plus qu'après l'accouchement, alors qu'a lieu la période de régression ou de retrait de l'utérus, n'a pas la puissance de faire disparaître complètement, et même partiellement, ces engorgements chroniques, qui, quand ils ne sont pas cause directe des déviations, les entretiennent par leur persistance, et s'opposent au redressement de l'organe qui aurait pu avoir lieu sans cela ; elle guérit au contraire les simples courbures.

Avant de produire nos observations, avec le procédé opératoire, il nous plaît de citer le pronostic et les vues sur le traitement des flexions d'un gynécologiste, celui-ci vrai chirurgien, qui a fait des leçons pendant longtemps, très suivies, à l'Hôtel-Dieu, M. Alphonse Guérin.

2. — Pronostic.

Toute flexion qui ne s'accompagne pas de troubles menstruels peut être gênante, mais n'est pas dangereuse.

Il en est ainsi notamment pour les courbures, simple difformité qu'une gestation fait d'ordinaire disparaître.

Mais toute flexion amène à la longue des modifications du tissu utérin, lesquelles entraînent des obstacles à l'excrétion des menstrues, et sont d'autant plus graves qu'elles rétrécissent davantage l'orifice interne.

Toute flexion consécutive à une pelvi-péritonite et irréductible amène nécessairement des troubles menstruels.

A chaque période menstruelle, les symptômes d'inflammation locale sont augmentés. La flexion simple peut se compliquer de péritonite pelvienne et devenir irréductible.

En général, une flexion n'est dangereuse que si elle se complique de périmétrite. Mais on ne doit pas oublier que toute flexion ancienne est plus grave qu'une flexion récente ; toute flexion irréductible plus menaçante qu'une flexion susceptible d'être redressée.

La stérilité est le plus souvent une conséquence de la flexion.

Les flexions, peu importantes chez l'enfant, cessent d'être menaçantes après l'époque de la ménopause ; malgré l'existence concomitante dans quelques cas de corps fibreux, de polypes, d'endométrites, elles n'amènent guère que des troubles du côté de la vessie et du rectum.

3. — Traitement.

Faut-il traiter toutes les flexions ? — L'antéflexion peu prononcée n'entraîne pas d'accidents sérieux. Cependant le catarrhe utérin, les douleurs lombaires vagues, les dysménorrhées ou les ménorragies qui accompagnent souvent des antéflexions réductibles sont pour le médecin des avertissements de ne pas laisser s'aggraver une difformité qui peut entraîner des troubles sérieux du côté du petit bassin. Les rétroflexions peu prononcées s'accompagnent d'ordinaire d'abaissement de l'utérus, et dans ces cas on doit tenter la cure radicale si l'on ne veut voir survenir des chutes de l'utérus.

En un mot, toutes les flexions ne font pas souffrir, mais

toute flexion doit être traitée dès qu'elle cause la moindre souffrance.

Le redressement mécanique est inapplicable aux flexions irréductibles et de peu d'utilité dans les flexions anciennes. Il peut convenir dans certaines rétroflexions récentes et sans adhérences. Mais il faut en tous les cas rejeter l'emploi d'un redresseur utérin à demeure et préférer l'emploi de la sonde utérine, aidée de la main, introduite dans le rectum.

Les mèches volumineuses introduites dans le rectum, selon le procédé d'Huguier, sont à rejeter à cause des douleurs qu'elles occasionnent.

L'essentiel du traitement est de favoriser la fonction menstruelle et d'empêcher la congestion menstruelle de provoquer ou réveiller des accidents inflammatoires graves, dont la conséquence serait une altération du parenchyme utérin.

Le trouble menstruel résulte d'une diminution de la tonicité de l'utérus. On a cherché à pourvoir à cette indication par :

1° L'électricité : ce moyen a donné de bons résultats à MM. Fano, Alph. Guérin, Frémineau ;

2° Les émissions sanguines locales : trois ou quatre sangsues sur le col (Scanzoni); ponction (Alph. Guérin), scarification du col, accompagnée de l'application de sangsues aux aines. Ce moyen est à employer quand les culs-de-sac sont chauds et tendus, qu'il y a crainte de périmétrite;

3° La douche ascendante appliquée au col.

Les bains de siège sont regardés comme dangereux; ils exposent la malade au refroidissement et la forcent à prendre une position qui a pour effet de congestionner tous les organes du petit bassin.

En cas d'ulcérations du col : nitrate d'argent, tampons d'alun, de bismuth, d'amidon. — L'auteur rejette énergiquement le cautère actuel et les caustiques puissants.

Le trouble menstruel résulte d'un rétrécissement du canal cervical : il faut le dilater par l'emploi de bougies, de la sonde utérine.

L'éponge préparée est fort douloureuse ; elle dilate d'une manière inégale et agit très peu sur l'orifice interne; aussi faut-il faire suivre son application de l'introduction du dilatateur utérin de Jobert.

La périmétrite devra être combattue par les vésicatoires, les lavements froids, l'opium, les frictions mercurielles, les bains prolongés, les sangsues au col, aux aines, à la vulve.

Au traitement local sera adjoint un traitement général, et tout d'abord, les martiaux, l'exercice, la bonne alimentation, la gymnastique. Chez les femmes scrofuleuses, on donnera des eaux minérales ferrugineuses, arsenicales ou sulfureuses; l'eau de Lamaloue, l'huile de foie de morue.

L'hydrothérapie est d'un secours très efficace.

Enfin, Picard insiste sur les eaux minérales de Kissingen, qui, d'après Scanzoni, sont toutes-puissantes contre les troubles menstruels, la métrite chronique, les catarrhes avec hypertrophie et inertie de l'utérus.

Quant au traitement prophylactique, il consiste à surveiller l'instauration, en veillant à ce que les jeunes filles ne soient pas constipées au moment des menstrues ; — à réformer l'hygiène des jeunes femmes dont l'utérus est mal développé et légèrement antécourbé ; — à surveiller attentivement les suites des avortements et des accouchements, surtout au moment du retour des règles ; — à exiger des mères qu'elles nourrissent leurs enfants.

On voit, d'après l'exposé que nous venons de faire du pronostic et du traitement des flexions par M. Alphonse Guérin, que ce chirurgien entend qu'on doit chercher à obtenir le redressement, la guérison des flexions. Mais en tant que moyens à employer pour obtenir ce résultat, il est resté, comme tous les autres, sur le terrain banal des moyens ordinairement employés. Il faut lui savoir gré cependant d'avoir repoussé la mèche de charpie introduite dans le fondement, préconisée par Hugnier, et que M. Courty continue à employer et à conseiller. Mais, en revanche, M. Courty a fait un petit pas en avant. Depuis les publications de nos procédés opératoires, appuyés par des observations, ce gynécologiste en est arrivé, pour la cure de certaines flexions, à faire avec le fer rouge une incision transversale sur la partie excurvée du col. C'est déjà quelque chose, et nous espérons bien qu'il arrivera à mettre en œuvre notre procédé en entier.

Observation XXXV. — *Rétroflexion congénitale soupçonnée chez une jeune fille de dix-sept ans, reconnue et constatée plus tard, après quinze mois de mariage, au Caire, par le docteur Machon et constatée également par moi au bout de deux ans d'infécondité. — Opération le 4 août 1880. — Grossesse ultérieure, accouchement normal.*

Mlle Rousseau, 12, avenue de Madrid, avait seize ans quand j'opérai son père de la pierre. Elle était alors menstruée depuis un an; elle avait beaucoup souffert pour l'instauration, d'autant plus qu'elle était chloro-anémique, quoique d'apparence bien constituée. Elle était apathique, d'un caractère variable, pleurant pour rien, ayant des goûts bizarres, facilement essoufflée à la marche et surtout à l'ascension; éprouvant de fréquentes palpitations et sentant souvent aussi une boule qui remontait à la gorge; elle avait peu d'appétit malgré un travail actif. A l'auscultation, je percevais un souffle doux au premier temps, le même souffle à la carotide. Je prescrivis un traitement pour la chlorose et la perdis de vue.

A dix-sept ans, sa mère me l'amena à la consultation. Cette jeune fille s'était renforcée et la chlorose avait considérablement diminué, sinon complètement disparu. C'est pour un autre motif que la mère me demandait conseil. Chaque époque menstruelle était précédée de vingt-quatre à trente-six heures de douleurs très vives partant des reins, irradiant dans le bas-ventre. Ces douleurs persistaient pendant l'évolution menstruelle en diminuant d'intensité pendant l'excrétion sanglante. La jeune fille était obligée de garder le lit presque à toutes les périodes. Elle était donc dysménorrhéique.

Mon impression fut qu'elle était atteinte de flexion utérine.

Je communiquai cette impression, le diagnostic ne pouvant être positivement établi faute d'exploration directe. Je conseillai des palliatifs et ajoutai que, si cette jeune fille venait à se marier, on pourrait plus tard, si les mêmes phénomènes morbides continuaient, procéder à l'examen direct et agir alors en conséquence. Deux ans s'écoulèrent, au bout desquels la jeune fille me fut ramenée, et, cette fois, pour me demander si on pouvait la marier, les accidents persistant toujours, quoique moins intenses. Un bon parti se présentait pour elle ; elle avait alors dix-neuf ans. Ma réponse fut affirmative, et quelques mois après, Mlle Rousseau épousait, en novembre 1878, son cousin germain, directeur d'un grand établissement aux environs du Caire.

Au Caire, même après plusieurs mois de cohabitation avec son mari, Mme Rousseau était sujette aux mêmes accidents périodiques précédant la menstruation. Il restait peu de traces de la chlorose. Un an après le mariage, le mari confia sa femme aux soins du docteur Machon, ancien élève des hôpitaux de Paris. Ce confrère, après examen direct, reconnut une rétroflexion et soumit la malade au traitement conseillé par les gynécologistes en pareille circonstance : repos absolu au lit, injections, pessaires, ceinture hypogastrique, cautérisations, etc. Tout fut employé sans résultat, et la jeune femme, habituée à une vie active, s'étiolait à ce genre de traitement. Si bien qu'après un an de traitement sans résultat avantageux, et le docteur Machon déclarant que cette rétroflexion lui paraissait un obstacle à la fécondation, le mari, très inquiet, demanda finalement s'il y avait quelque moyen autre que ceux employés pour arriver à une solution plus heureuse.

Notre confrère, ayant connaissance de notre méthode de traitement, conseilla, comme ressource ultime, d'envoyer Mme Rousseau à Paris pour consulter des médecins plus expérimentés, et engagea puissamment à faire soumettre la malade à l'opération si les avis qu'elle recevrait à Paris ne donnaient pas de meilleurs résultats qu'entre ses mains.

Fin mai de l'année 1880, Mme Rousseau arrivait en France, et, deux jours après, sa mère me l'amenait. Je pus alors constater la rétroflexion, sans abaissement, diagnostiquée par mon confrère du Caire, et que j'avais soupçonnée quelques années auparavant. L'opération fut alors proposée. Mais, effrayée par le mot d'opération et surtout par l'explication que je lui donnai sur cette opération, pour qu'elle ne se décidât qu'à bon escient, la malade refusa carrément. Je ne la revis pas de deux mois. Que se passa-t-il alors ? Je l'ignore. Le mari, prévenu par lettre des parents que sa femme refusait de se faire opérer et le médecin du Caire lui affirmant à nouveau, d'autre part, que l'opération seule pourrait triompher de cette flexion utérine congénitale et rebelle, supplia sa femme de se soumettre à l'opération et le fit avec une telle puissance de persuasion, que celle-ci se décida enfin et vint me retrouver fin juillet pour m'annoncer sa résolution. Il n'est pas douteux pour moi que, durant les trois mois qui ont suivi notre première entrevue, elle n'ait consulté et suivi le traitement de quelque sommité médicale.

Quoi qu'il en soit, après l'avoir bien persuadée qu'elle ne courrait aucun danger d'aucune sorte, ni dans le cours ni dans les suites de l'opération, celle-ci fut arrêtée pour le 4 août.

Je l'exécutai avec l'assistance du docteur Perrier, dans le domicile de son père, 12, avenue de Madrid, à Neuilly.

Procédé opératoire. — La malade placée sur le dos en travers du lit, les cuisses fléchies sur le bassin comme dans une application de forceps, j'introduis un spéculum de Fergusson et, par une manœuvre rapide de refoulement du globe un peu en arrière en haut, je mets en présentation directe dans le champ de l'instrument la partie excurvée ou en saillie du col, le museau de tanche étant au pubis et le globe se présentant par sa face postérieure jusqu'à trois centimètres environ au-dessus de sa jonction avec le col.

Tous mes hystérotomes devant servir sont présentés à froid pour voir s'ils porteront bien et juste. Après ce, on les chauffe suivant mes ordres et à point.

Après avoir refoulé le globe encore un peu en arrière en haut avec l'hystérotome (fig. 1, planche 2) à lame transverse d'un centimètre de large sur un centimètre et demi de long, chauffé au rouge-cerise, je fais sur la face postérieure du globe, à deux centimètres au-dessus de la jonction avec le col, une incision profonde qui porte jusqu'au centre de la couche musculaire externe et, sans désemparer, avec mes hystérotomes à col de cygne tranchants obliques à

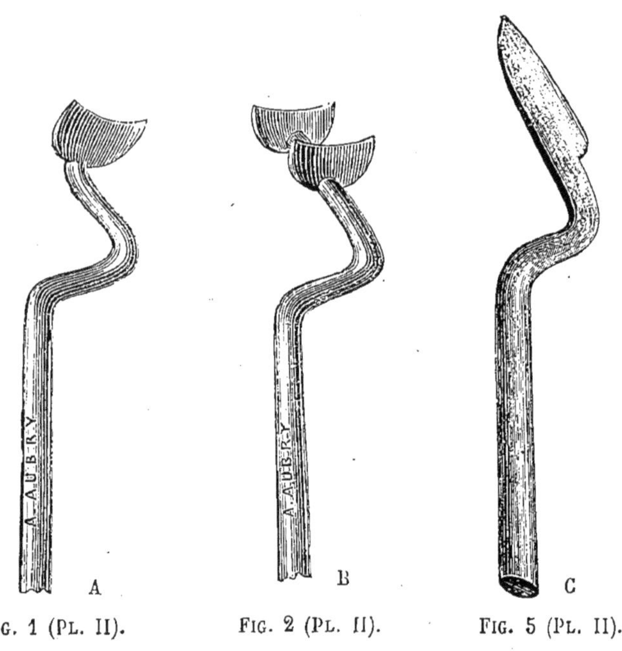

Fig. 1 (Pl. II). Fig. 2 (Pl. II). Fig. 5 (Pl. II).

A, hystérotome pour l'incision transverse supérieure dans l'anté- et la rétroversion ou dans les inflexions. — B, le même hystérotome à double lame pour exécuter deux incisions transverses parallèles à cinq millimètres de distance. — C, hystérotome recourbé sur tige en col de cygne, lame droite.

droite et à gauche (fig. 3), je fais sur chaque extrémité de l'incision transverse deux incisions obliques allant de dedans en dehors et un peu en avant et de dedans en dehors en arrière.

Ces quatre incisions, plus profondes sur le globe, plus superficielles sur les culs-de-sac, seront des cordes tendues tirant en arrière et dehors l'incision transverse par les angles, par suite de rétraction cicatricielle.

Puis deux nouvelles incisions transverses parallèles à la précédente, distantes l'une de deux centimètres de celle-ci et l'autre distante d'un centimètre et demi de la seconde, sont exécutées avec l'hystérotome à double lame au même degré de chaleur (fig. 2).

Je pratique ensuite deux incisions semi-elliptiques partant de la partie moyenne de l'incision transverse supérieure pour passer sur

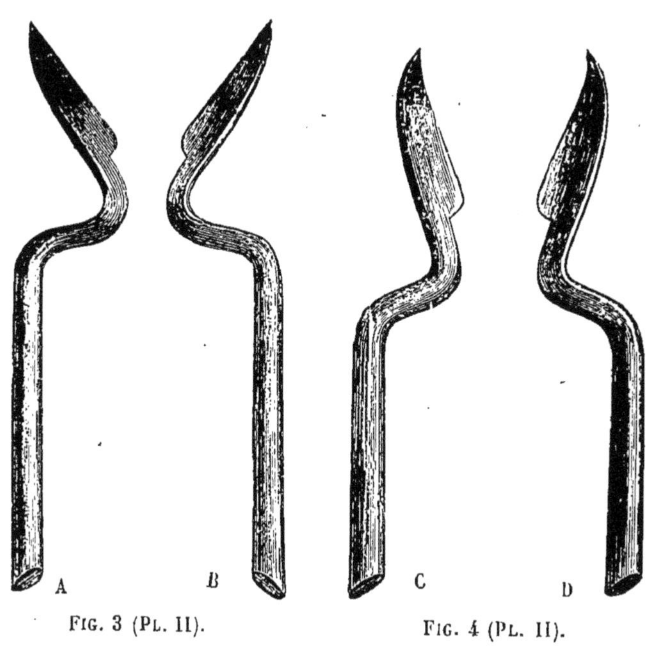

FIG. 3 (PL. II). FIG. 4 (PL. II).

A, hystérotome recourbé sur tige en col de cygne, lame courbe sur plat à gauche. — B, hystérotome recourbé sur tige en col de cygne, lame courbe sur plat à droite. — C, hystérotome recourbé sur tige en col de cygne, cette courbure concave à gauche, la lame courbe sur plat à gauche. — D, hystérotome recourbé sur tige en col de cygne, cette courbure concave à droite, la lame courbe sur plat à droite.

la seconde et la troisième traverse et se terminer en se joignant à un demi-centimètre en avant de la troisième (fig. 4).

Un hystérotome truelle (fig. 16), chauffé au rouge-cerise, est porté longitudinalement entre les deux incisions semi-elliptiques croisant perpendiculairement les deux dernières transverses pour abraser les tissus sur ces points en appuyant fortement.

Enfin, avec un fin sécateur (fig. 17), une fois le museau de tanche amené au champ de l'instrument, j'emporte d'un coup un léger lambeau en V renversé partant de la base de la lèvre postérieure, et allant se terminer, par son sommet, à quelques millimètres environ de l'extrémité antérieure des semi-elliptiques.

L'opération est terminée. La jeune femme n'a pas poussé un cri parce qu'elle n'a éprouvé presque aucune souffrance, les imbibitions

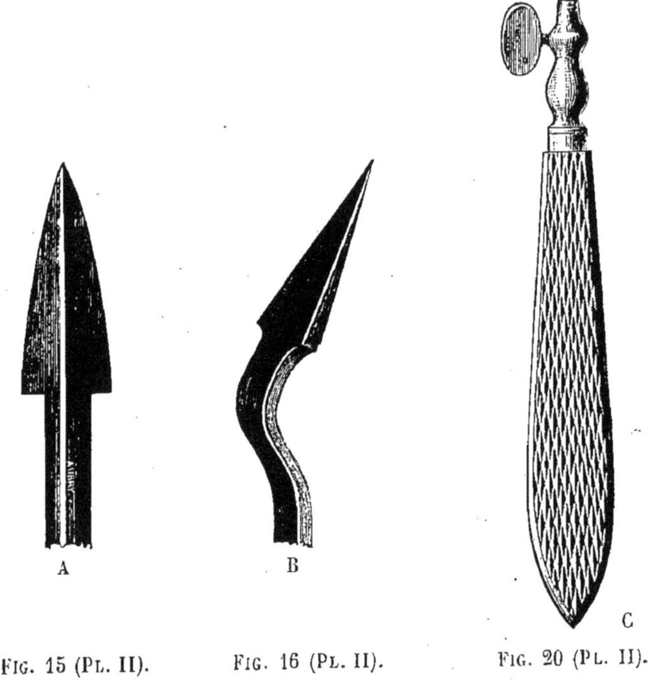

Fig. 15 (Pl. II). Fig. 16 (Pl. II). Fig. 20 (Pl. II).

A, langue de carpe. — B, hystérotome en truelle. — C, manche auquel on fixe l'hystérotome.

d'eau froide calmant chaque fois la légère sensation produite par chaque incision au fer rouge.

La malade recouchée dans son lit, un boyau préparé contenant de la glace est appliqué sur le bas-ventre par-dessus une flanelle. Il devra être renouvelé nuit et jour pendant trois jours. Un linge huilé a été appliqué sur l'utérus, dans le cul-de-sac vaginal, et ne devra être retiré que quatre heures après.

Des injections avec de l'eau de son, additionnée de 10 grammes de chlorure d'oxyde de sodium par litre, devront être exécutées trois fois par jour.

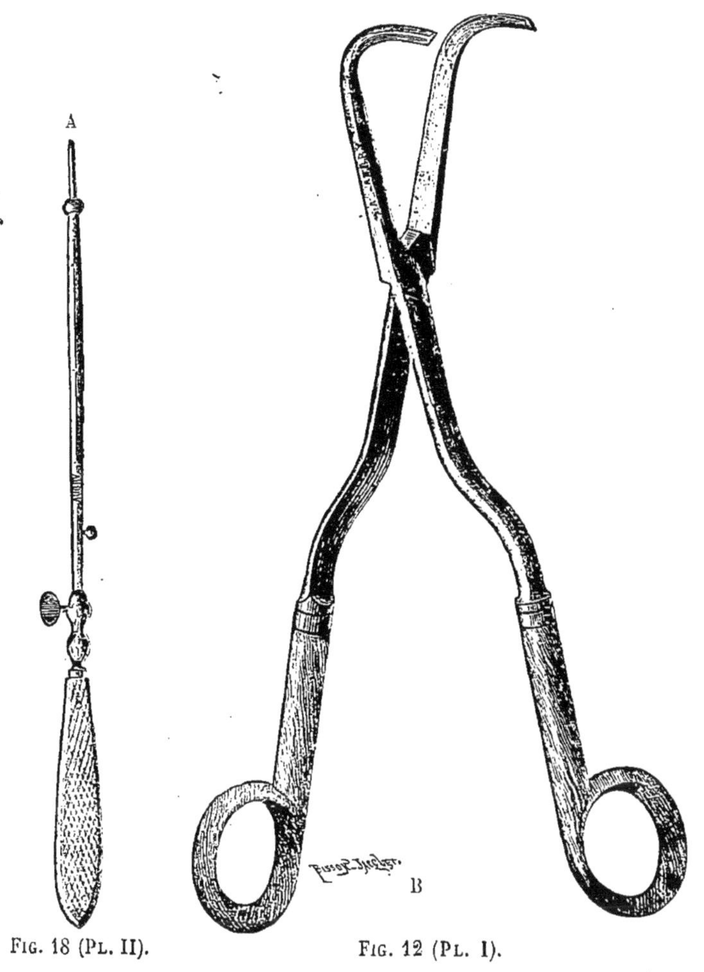

Fig. 18 (Pl. II). Fig. 12 (Pl. I).

A, Hystérotome curseur servant d'abord au cathétérisme. — B, sécateur en ciseaux, à lames courbes sur plat vers la pointe, pour la section de partie du museau de tanche ou de toute tumeur accessible.

Pendant deux mois, pansements tous les deux jours avec une demi-cuillerée à café de la solution suivante dans un verre d'eau de son avec des bourdonnets d'ouate imbibés, suivis d'une injection avec la solution et qui est répétée trois fois par jour :

Alcoolature	de myrrhe	30 grammes.
—	de quinquina	30 —
—	de lavande	20 —
—	de benjoin	10 —

Mêlez S. A.

La guérison était complète au bout de ce temps et l'utérus maintenu redressé.

Fin octobre suivant, Mme Rousseau allait rejoindre son mari au Caire.

Les récents événements d'Égypte ont fait revenir en France M. et Mme Rousseau le 8 juillet 1882, c'est-à-dire deux ans après l'opération. Dès leur arrivée, j'ai reçu leur visite. La jeune femme était enceinte et croyait pouvoir préciser qu'elle entrait dans son sixième mois de grossesse. Leur résolution, en présence des événements, était de rester à Paris jusqu'après les couches, et, comme ils n'étaient pas sans appréhension à cause de l'opération subie, ils venaient me prier de donner mon concours à cette occasion. Leur installation, chez M. Rousseau père, avenue de Madrid, 12, ne me permettait pas ce dérangement, mais je promis de venir en aide si le cas l'exigeait. Je chargeai le docteur Perrier, qui m'avait aidé dans l'opération, d'assister la parturiente, sauf à m'adjoindre à lui, à un moment donné, si besoin était.

Le 12 novembre, Mme Rousseau, après sept heures de travail de parturition, mit au monde un gros garçon, sans que mon confrère ait eu à intervenir activement et autrement que dans l'accouchement normal le plus simple. Les suites de couches ont été régulières, sans accidents, et sous peu M. et Mme Rousseau doivent repartir pour le Caire.

Quelques simples réflexions à la suite de cette observation. J'ai soupçonné une flexion utérine chez la jeune fille de seize ans, à cause des accidents dysménorrhéiques. A dix-neuf ans, à cause de ces accidents même, j'ai conseillé le mariage quand on m'a consulté sur ce point, parce que, dans mon opinion, après un temps plus ou moins prolongé du mariage, on pourrait au moins constater la cause de ces accidents, s'ils persistaient. Après un an de mariage, un médecin du Caire, le plus renommé, ancien élève des hôpitaux de Paris, reconnaît une rétroflexion et soigne la jeune femme de son mieux. Puis, à bout de répertoire, après six mois de traitement, et la mariée restant inféconde, il conseille de l'envoyer en France pour la faire opérer. On connaît les résultats et les suites de cette opération. Ils sont frappants et ne souffrent pas de commentaires.

M. et Mme Rousseau sont repartis pour le Caire le 15 septembre de la même année (1).

Observation XXXVI. — *Autre observation de rétroflexion congéniale opérée et guérie.*

Le 14 décembre 1877, j'opérais, en présence des docteurs Penoyée, Ley, Thorens et Serrant, Mme Lhermite, fermière, après six ans de mariage, chez qui j'avais soupçonné, sept ans auparavant, une flexion utérine, lorsque sa tante me l'amenait pour me consulter sur des accidents dysménorrhéiques intenses.

Mme Lhermite, âgée de vingt-cinq ans, d'une robuste constitution, était fermière à Pleux, commune de Saint-Denis-les-Rebais (Seine-et-Marne). Son mari, que j'ai pu examiner avant l'opération, est un solide gaillard bien charpenté et jouissant de toute la plénitude de

(1) « Monsieur le docteur Abeille,

» Je vous donne l'autorisation de publier dans les journaux de médecine l'observation de l'opération de rétroflexion que vous avez pratiquée sur ma femme, qui souffrait depuis le commencement de l'apparition de ses règles et qu'aucun traitement n'avait pu soulager. Mariée depuis vingt et un mois, elle n'avait jamais eu de grossesse.

» Quinze mois après l'opération, elle est devenue enceinte, et sa grossesse, aujourd'hui au huitième mois, poursuit régulièrement son évolution.

» Recevez, Monsieur le docteur, mes civilités empressées.

» J. Rousseau.

« Neuilly, le 4 septembre 1882. »

ses fonctions viriles. Les quatre confrères ont examiné tour à tour la malade et constaté comme moi une rétroflexion avec abaissement de l'utérus. Deux mois après l'opération, et après constatation par les mêmes confrères du redressement de l'utérus, de la disparition des accidents dysménorrhéiques, puisque deux époques menstruelles avaient eu lieu depuis l'opération, par conséquent de la guérison radicale de la malade, Mme Lhermite rentra chez elle. Pendant une année entière j'ai eu constamment de ses nouvelles par sa tante et marraine qui habite Paris, et j'ai pu m'assurer que la cure radicale persistait.

A la fin de l'année, Mme Lhermite, ayant subi un fort refroidissement, fut atteinte de pleuro-pneumonie aiguë, à la suite de laquelle elle succomba quelques jours après.

Voici un fait qui démontrerait péremptoirement, si ce n'était fait depuis longtemps, au moins pour nos confrères de l'étranger qui ont plus que nous approfondi le sujet, la double erreur contenue dans cette maxime paradoxale : « Les déviations ne tuent pas, mais on ne les guérit pas. »

Ce fait prouve d'abord que la flexion de l'utérus, en se perpétuant, se complique, quand elle n'en a pas été précédée, de métrite interne et de toutes ses conséquences, dont l'une des plus graves est sans contredit l'atrésie, l'obturation même complète du conduit cervical qui doit, par suite de rétention du sang, déterminer, à un moment ou à un autre, des accidents mortels ; et si, par aventure, les malades résistent, les ovaires peuvent, pendant ce temps, être frappés de régression atrophique ou d'autres lésions qui compromettent pour un temps ou perdent à tout jamais l'exécution physiologique de leurs fonctions.

Il prouve en second lieu et finalement que de telles flexions avec pareille complication peuvent être guéries par notre méthode, quand tous les autres moyens sont restés impuissants.

Observation XXXVII. — *Antéflexion ancienne; obturation du méat, atrésie du canal cervical et accidents consécutifs. — Opération. — Guérison.*

Mme W... est âgée aujourd'hui de vingt-sept ans : elle a été mariée à vingt ans.

Une première apparition des règles a eu lieu à douze ans, précédée de beaucoup de douleurs; puis dix-huit mois se sont écoulés sans que les règles aient reparu. Pendant ces dix-huit mois, la jeune fille a été soumise à divers traitements, dont les préparations martiales, le quinquina et les amers ont fait la base.

A quatorze ans, nouvelle apparition des règles avec beaucoup de peine et de douleur. Alors surviennent des alternatives de rétention et d'apparition régulière des règles, ou de retard, et des fleurs blanches. A seize ans, la menstruation s'établit d'une manière définitive.

Six mois avant son mariage, Mme W... eut des douleurs de reins presque continues. Aussitôt mariée, elle devint enceinte, d'où il faut conclure que, s'il y avait déjà un certain degré de flexion, il devait être léger et sans complication d'atrésie du canal cervical.

Dans les deux premiers mois de grossesse, il y a eu des douleurs vives et constantes dans les reins et des vomissements continuels qui ont amené de l'amaigrissement. Repos absolu au lit pendant ces deux mois, après quoi le gravidisme se poursuit régulièrement, sans trouble, et la santé devient florissante.

L'accouchement, à terme et normal, après huit heures de travail et de grandes douleurs, est suivi d'une hémorragie considérable le lendemain.

Mme W... nourrit trois mois. Retour des couches à cinq semaines; puis, toutes les trois semaines, règles abondantes pendant quatre à cinq jours. La malade, se trouvant profondément affaiblie, cesse de nourrir.

A propos de cette très grande faiblesse, Mme W... se croit atteinte de quelque maladie de poitrine; elle se met à prendre l'huile de foie de morue à la dose de six cuillerées par jour. Dès ce moment, il y avait des douleurs violentes dans les reins et de fortes douleurs dans le bas-ventre s'irradiant dans les aines. Ces derniers signes et l'abondance des règles semblent indiquer qu'il y avait déjà une métrite interne ou endométrite.

Trois ou quatre jours avant chaque époque, il y avait exacerbation des douleurs. Mme W... éprouvait, durant ses règles, une telle faiblesse et de telles souffrances dans le bassin, qu'elle était obligée de rester au lit à chaque époque.

Depuis trois ans les règles sont peu prononcées, la quantité de sang perdu est bien moins forte que celle des règles ordinaires. La malade est devenue très nerveuse, irritable, mélancolique par moments, sujette aux crises hystériques avec la traditionnelle boule à la gorge. Sa vue elle-même a subi, à ce moment, une diminution prononcée; il y avait amblyopie.

Nous devons noter un phénomène saillant qui s'est manifesté au commencement de ces trois dernières années, quand la malade, toujours en retard, éprouvait les douleurs avant l'apparition du sang; ce phénomène l'a vivement frappée.

Le voici : un jour, au milieu de l'excrétion cataméniale, elle eut une grande frayeur; l'excrétion fut supprimée pendant vingt-quatre heures, pour revenir le lendemain; huit jours après, il y eut rétention d'urine, envies fréquentes d'uriner et émission de quelques gouttes chaque fois, avec un sentiment de brûlure. Ce sentiment de brûlure a cessé un ou deux jours en une huitaine, puis il s'est reproduit et, pendant six mois, il y a eu des envies fréquentes, très fréquentes d'uriner, puis brûlure consécutive à la miction. Mme W... marchait quand même et beaucoup, et à la suite elle souffrait considérablement, avait un sentiment de pesanteur au passage comme si quelque chose le bouchait, et elle ne pouvait plus uriner.

Ceci s'est reproduit trois fois et avec des souffrances horribles, ce qui l'a décidée à ne plus marcher.

Mme W... était sujette depuis son enfance à la constipation, qui a redoublé depuis qu'elle est malade. Il s'écoule quelquefois sept à huit jours sans évacuation. Avec tous les phénomènes morbides que nous venons d'énumérer, la malade était affectée de névralgies céphaliques et thoraciques bilatérales. Les douleurs de tête, siégeant à la région fronto-pariétale, étaient, à un moment, d'une continuité désespérante; elles prenaient un caratère de violence tel, parfois, qu'elle craignait que sa tête n'éclatât et qu'elle perdit fréquemment connaissance. C'est au milieu d'une de ces crises qu'elle courut, effarée, chez M. Bernutz, qui la soignait depuis quatre mois, pour le supplier de la soulager.

M. Bernutz l'envoya aux bains de mer, où elle séjourna un mois. Les bains froids la surexcitaient et exaspéraient ses douleurs. Elle se mit alors, sur l'avis écrit de M. Bernutz, à prendre des bains chauds avec l'eau de mer.

Elle ne retira de son séjour sur le bord de la mer que la reprise d'un peu de force et une atténuation des névralgies.

Il y avait six mois que le sentiment de brûlure à la vulve et au méat urinaire existait, quand il s'est étendu à l'anus, et alors quand la brûlure débutait soit par le rectum, soit par le méat urinaire, elle gagnait le côté opposé et quelquefois plus loin encore.

Depuis deux ans, cette brûlure persiste au plus haut degré la nuit, au repos du lit, comme le jour, tandis qu'autrefois elle était calmée par le repos au lit. Un jour, à la rentrée des bains de mer, au début de ses règles, Mme W. . sentit une douleur très vive dans le rectum, douleur laissant croire que quelque chose allait sortir et provoquant des envies fréquentes de garde-robes. Pour se soulager, elle mit des cataplasmes de farine de lin très chauds sur le bas-ventre ; pendant l'application de ces cataplasmes, le sang des règles apparut. Pensant que si le sang coulait bien, elle pourrait être débarrassée de la brûlure qui l'a toujours obsédée, elle se mit à faire une grande promenade de deux heures sur les hauteurs d'Andilly, en surmontant toute gêne et toute douleur.

Comme conséquence de cet excès et de l'exacerbation de l'endométrite chronique, il survint une métrorragie qui dura six semaines avec une grande abondance. Cette perte de sang lui souriait d'autant plus qu'elle se sentait soulagée de ces brûlures à mesure que le sang coulait.

A la suite de cette métrorragie, les névralgies fronto-pariétales et thoraciques s'amendèrent. C'est aussi postérieurement à elle que la vue, assez compromise, revint, surtout pour l'œil qui avait le plus périclité. Y avait-il eu névrite optique, et la grande perte de sang aurait-elle joué un rôle pour sa résolution ? C'est probable. Mais si la vue revint à peu près bonne, si les névralgies céphaliques et thoraciques disparurent, en revanche, la dyspepsie dont Mme W...

se plaignait depuis quelque temps prit un degré d'intensité considérable. M. le docteur Bazin, de Saint-Brice, qui la soignait à Andilly, lui fit garder le repos presque absolu pendant deux ans, prescrivit un très grand nombre de bains de Barèges artificiels, employa quelques médicaments à l'intérieur et cautérisa à diverses reprises le museau de tanche. Tout cela, comme les traitements précédemment employés, fut absolument sans résultat.

En outre, la dysménorrhée revint de plus belle avec tout son cortège de troubles fonctionnels. La malade perdait quelques gouttes de sang pendant trois à quatre jours, puis l'écoulement cessait tout à fait. Il lui semblait qu'elle était soulagée quand elle perdait ce peu de sang.

Une autre observation très judicieuse qu'elle a faite, c'est qu'il lui arrivait, dans l'intervalle d'une époque à l'autre, d'avoir quelquefois un écoulement glaireux, abondant d'albumen, et alors elle était soulagée ; quand cet écoulement s'arrêtait, elle était beaucoup plus souffrante. Cet écoulement n'était autre chose que la sortie de l'albumen accumulé dans la cavité du globe et retenu dans cette cavité par une obturation du conduit cervical. Quand cette obturation cessait, l'écoulement de l'albumen qui distendait les parois utérines la soulageait. Il en était de même pour les règles. Ainsi s'expliquent ces diverses améliorations momentanées dont la malade a si justement tenu compte.

Mais la chose qui l'a surtout le plus agacée, qui la torture sans répit, c'est cette chaleur, ce sentiment de brûlure, de la vulve à l'anus, envahissant tout, col utérin, canal de l'urètre et tout le fond vaginal. On voit donc que, progressivement, il y avait aggravation dans la position. Mme W... aurait pu braver toutes les autres douleurs, les surmonter par moments ; celle-ci l'irritait à la rendre folle et à lui faire garder le repos le plus complet.

Il y a un an, il survient pour la première fois un retard de trois semaines. A partir de cette rétention, la dyspepsie devient extrême, l'appétit se perd. Les crises hystériques sont plus fréquentes et plus accentuées. A la suite d'une de ces crises, apparaît un peu de sang menstruel, puis l'écoulement cesse, et les crises hystériques redoublent alors de fréquence, pour cesser avec la réapparition du sang en petite quantité. Pendant trois mois, à la suite des crises hystériques, il surgit une dysphagie telle que la malade était contrainte de manger debout de peur de s'étrangler, qu'elle étouffait subitement quand elle voulait déglutir le bol alimentaire, et qu'elle était obligée de cesser de manger. Elle se serait volontiers laissée mourir de faim.

En janvier dernier, à la suite de tous ces phénomènes nerveux aussi bizarres que terrifiants, le sentiment de brûlure vulvo-vésico-rectale avait presque disparu, mais le pharynx et tout le conduit œsophago-pharyngien étaient à leur tour le siège de cette brûlure très intense, si bien que Mme W... croyait que la brûlure avait subi une métastase.

Avec cette brûlure localisée au conduit pharyngo-œsophagien, avaient reparu, à cette même date, les névralgies thoraciques bilatérales.

A partir du 2 février, à la suite de rapports avec son mari, il survint un gonflement de l'anneau vulvaire, des petites et des grandes lèvres, avec irritation du méat urinaire et une tuméfaction du museau de tanche, au dire du médecin ordinaire, qui, alors, était notre confrère le docteur Belhomme, parfaitement compétent. Ce confrère a pu obtenir des moments d'amélioration, suivis bientôt d'exacerbations telles que la malade ne pouvait même plus dormir.

C'est dans ces dernières circonstances que ce confrère, ayant bien et dûment constaté une antéflexion très prononcée, rattacha tous les phénomènes morbides à cette affection utérine arrivée progressivement à la suite de l'unique couche de Mme W... Ayant épuisé vainement, comme ses prédécesseurs, Siredey, Calvo, Bernutz et autres, les ressources thérapeutiques, il fit pressentir à la famille la nécessité d'une opération dont il connaissait toute la portée pour avoir lu et médité sérieusement notre livre. Mme W... accepta de suite et résolument cette possibilité d'opération ; le mari et la mère penchaient également volontiers vers ce recours, qui offrait des chances inattendues de guérison. Mais il y avait une autre opposition à vaincre. Cependant cette malade torturée depuis cinq mortelles années, ayant subi à peu près tous les traitements imaginables, n'ayant pu supporter un pessaire qui augmentait ses souffrances au lieu de les calmer, et se voyant définitivement réduite, à l'âge de vingt-six ans, à cette position atroce qui n'est plus celle de la mère ni de l'épouse ; ne pouvant plus voir ni aller visiter personne, réduite enfin à cette vie de réclusion et de souffrances qui finit par affecter gravement le moral et conduire au désespoir, réclama hautement, impérieusement, l'intervention proposée par le docteur Belhomme.

Telle est l'histoire, un peu longue, très détaillée, mais absolument nécessaire que nous avons pu tracer avec le concours des deux médecins de la famille, de la mère, du mari et de la malade elle-même, lorsque nous avons été appelé à voir, fin juillet dernier, à Andilly, le sujet de cette observation.

Il ne nous a pas fallu moins de deux examens, à quinze jours de distance, pour nous décider à intervenir activement et combiner les modifications à apporter à notre procédé opératoire habituel.

Premier examen en présence des docteurs Bazin et Belhomme.

A l'exploration digitale, constatation d'une antéflexion très prononcée, presque extrême, oblique gauche, le globe un peu abaissé et paraissant par cela même un peu plus volumineux de ce côté, le col recourbé regardant en arrière un peu à droite, le museau de tanche sur le cul-de-sac postérieur, un peu à droite et paraissant être au niveau du globe. Sur la face postérieure du col incurvé, une dépression prononcée, formant angle et attirant à ce point la partie correspondante du cul-de-sac postérieur, qui forme un repli en faux.

L'indicateur porté dans le rectum rencontre à gauche le globe qui pèse sur lui, qui se déplace assez bien sous les mouvements imprimés par le doigt. Ces déplacements sont fort sensibles pour la malade.

La même constatation a lieu immédiatement après par les docteurs Belhomme et Bazin.

A l'exploration au spéculum, il se présente d'abord au champ de l'instrument la partie excurvée du col, à forme arrondie (face antérieure), partie en haut de laquelle on distingue de suite et parfaitement la jonction du col avec le globe.

Il faut ensuite des mouvements de rotation combinés avec ceux de refoulement en arrière, en haut, à gauche, pour faire arriver au champ du spéculum le museau de tanche, qui présente une forme ovalaire, en olive. Le méat paraît oblitéré par un prolongement de tissu hypertrophié, ressortant dans la commissure droite et l'obturant. Avec une très fine bougie en baleine à tête olivaire, je cherche à exécuter le cathétérisme cervical, en la dirigeant vers la commissure gauche ; cette bougie pénètre à un demi-centimètre, et quoi que je fasse, elle ne peut avancer plus loin. Une fine bougie molle, des mêmes calibre et forme, est portée avec de longues pinces qui la tiennent vers son extrémité pénétrante ; le cathétérisme ne peut, envers et contre tout, être exécuté plus loin. Il faut conclure de là que le conduit est oblitéré ou obstrué par la prolongation fibreuse constatée au méat. La malade est remise debout, et le cathétérisme à l'aide de l'indicateur servant de guide peut encore moins être exécuté, par la bougie en baleine, ou par la bougie molle, ou par mon plus fin cathéter métallique ; ni celui-ci ni les autres ne peuvent dépasser un demi-centimètre, et ces manœuvres causent de vives douleurs à la malade.

Avant de décider l'opération, je demande un second examen, au début de l'époque menstruelle.

Le 18 août, deuxième exploration à Andilly, en présence des mêmes confrères. A ce moment, le museau de tanche a subi toute la dilatation qu'il comporte. La malade a beaucoup souffert des reins, des aines, du bas-ventre, et a éprouvé au maximum sa brûlure qui la désole. Le sang coule depuis trente-six heures, mais en minime quantité. A l'exploration au doigt, on ne sent aucune dilatation du museau de tanche. Après avoir introduit le spéculum et après avoir amené au champ de l'instrument cette partie de l'organe, je fais d'inutiles efforts pour exercer le cathétérisme avec les mêmes instruments que la précédente fois. Nous sommes obligés de constater l'oblitération du conduit cervical, qui doit être perméable cependant, puisque le sang coule, mais qui est obstrué non seulement par la courbe à angle droit produite par la flexion du col, mais encore par les tissus adhérents qui contribuent à son atrésie.

En présence de ce fait, nous déclarons que nous sommes prêts à opérer l'antéflexion dont nous sommes sûrs de triompher, mais en faisant des réserves pour cette dernière complication, au sujet de laquelle nous ne sommes pas si rassurés. C'est, en un mot, un des cas les plus difficiles et les plus scabreux dans l'histoire des flexions utérines. Nous rassurons la malade, la famille et le docteur Bazin, qui a toujours une grande crainte d'accidents ultérieurs ; notre expérience consommée et raisonnée sur la matière nous permet d'être très affirmatif sur ce point. L'opération, malgré nos réserves, est acceptée et décidée.

Le 16 septembre, en présence des docteurs Bazin et Belhomme, qui servent d'aides, l'opération est pratiquée à Andilly.

Cette opération se décompose en deux parties pour le manuel opératoire : 1° opération de l'antéflexion suivant notre procédé ordinaire ; 2° débridement du canal cervical en faisant l'hystérotomie d'avant en arrière et progressivement pour arriver dans la cavité du globe en franchissant l'ouverture interne de ce canal.

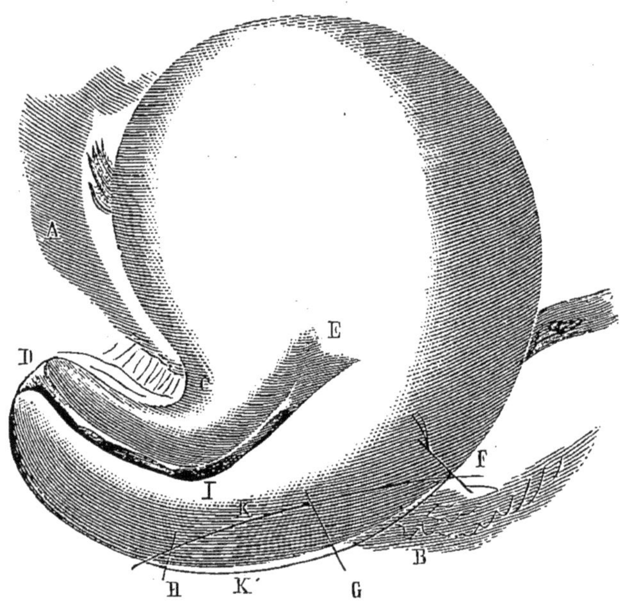

Fig. 31. — Antéflexion avec atrésie du canal cervical et obturation du méat externe. — A, cul-de-sac postérieur, formant repli en faux sur le point C. — D, ouverture obturée du museau de tanche. — I, angle formé par la flexion; sur ce point, les tissus paraissent soudés et ne laissent qu'une fissure. — E, ouverture cervicale interne. — B, cul-de-sac antérieur et ligament utéro-vésical. — F, point où siège la vessie.

1° Dans la première partie, incision transverse supérieure à un centimètre et demi au-dessus de la jonction du col avec le globe entre F et B, et les deux incisions obliques d'avant en arrière, et en dehors, sur chaque angle de celle-ci, plus profondes sur le globe, plus superficielles sur le cul-de-sac antérieur; puis deuxième et troisième incisions transverses, la première à 2 centimètres 1/2 de la supérieure, en G, la troisième à 2 centimètres de la deuxième, en arrière du museau de tanche, en H.

Après, deux grandes incisions semi-elliptiques, partant de la transverse supérieure, passant sur la transverse moyenne et venant se rejoindre un peu en avant de la transverse inférieure, de F en H, en passant par K. Entre ces deux incisions semi-elliptiques, abrasion d'une couche superficielle des tissus superposés.

Cette première partie terminée, l'utérus est plus facilement redressé, et le museau de tanche est amené au champ du spéculum.

2° Mon plus fin cathéter à curseur (pl. II, fig. 18), fixé à un centimètre, puisqu'il ne pénètre qu'à un demi-centimètre, est introduit au rouge-cerise, de façon à labourer d'avant en arrière et à creuser une gouttière sur le trajet présumé du conduit, de D à I. Fixé ensuite à 2 centimètres 1/2, le même cathéter est réintroduit toujours au même degré de chaleur, en suivant la direction du conduit. Arrivé à ce point qui correspond à peu près à l'angulation, I, car le calorique doit avoir agi un peu plus loin, je me sers de la bougie en baleine pour reprendre, si c'est possible, la lumière du conduit en arrière. Après bien des tâtonnements, cette bougie avance et pénètre jusqu'à 3 centimètres 1/2, où l'on ne sent plus de résistance. Elle a probablement franchi l'orifice interne. Pour plus de précision et pour avoir l'empreinte du coude décrit par le conduit, j'exerce le cathétérisme avec une fine bougie molle. Elle pénètre plus difficilement que la bougie en baleine, mais elle finit par franchir et, en la retirant après un séjour de deux minutes, elle conserve l'empreinte de la courbe que présente actuellement le conduit près de l'orifice interne, courbe qui représente à cet endroit un arc de cercle. Le même cathéter à curseur est alors fixé à 3 centimètres 1/2 et introduit toujours au même degré de température. Arrivé à 3 centimètres, par un mouvement de bascule rapidement exécuté, je le pousse en arrière et un peu en bas, et je franchis aisément l'orifice interne; à ce moment, je lui imprime un rapide mouvement de rotation. Il est fixé alors à 4 centimètres. Il est réintroduit à la même température; cette fois il pénètre plus facilement et plus rapidement, et je termine par un mouvement de rotation. Bien sûr d'avoir une gouttière escarrifiée jusque dans la cavité du globe, deux autres cathéters de plus en plus fort calibre sont portés, chauffés au rouge-cerise, dans cette gouttière et arrivent aussi aisément dans la cavité du globe, en E. Le même mouvement de rotation leur est imprimé. Ayant désormais un conduit suffisamment large et circulairement escarrifié, avec les hystérotomes lancéolaire et à truelle (pl. II, fig. 15 et 16), je divise latéralement le conduit jusqu'à l'orifice interne. Ces hystérotomes ont 1 centimètre 1/2 de large à leur base, et divisent le méat dans cette étendue. Enfin le plus gros de mes cathéters à curseur est porté à travers ce conduit divisé latéralement et parcourt le trajet jusqu'à 4 centimètres 1/2; — l'opération est terminée. Linge huilé sur le col, glace sur le bas-ventre comme d'usage, — puis injections ultérieures et pansements comme d'habitude. Il ne survient, après cette opération, ni fièvre traumatique, ni accident d'aucune sorte, et pendant toute l'opération, il n'y a pas eu perte d'une seule goutte de sang. A ces points de vue, les résultats ont été très heureux. Pendant quarante-cinq jours, nous avons vu tous les deux jours la malade à Andilly et fait tous les pansements avec le concours de nos confrères, MM. Bazin et Belhomme. A la première menstruation, il surgit à peine quelques minimes douleurs, et les règles durent quatre jours pleins. Après cinquante jours, toutes les plaies sont cicatrisées, et la rétraction cicatricielle s'étant opérée, l'antéflexion a disparu. La plupart des phénomènes qui s'étaient manifestés, et duraient surtout depuis trois ans, ont disparu aussi. La marche et même une certaine fatigue sont facilement supportées. Seulement, la malade éprouve encore de temps en temps, à un moindre degré, cette brûlure qui a toujours causé sa torture, et elle observe que cette brûlure est bien plus forte quand il ne se fait aucun écoulement d'albumen, et moins forte quand cet écoulement a lieu.

Mme W... avait pu quitter définitivement Andilly sans éprouver la moindre gêne dans son voyage pour venir s'installer dans son hôtel de Neuilly.

Avant l'opération, elle n'aurait pu entreprendre ce voyage puisqu'elle ne pouvait supporter ni une petite marche, ni la moindre fatigue, et que, quand je lui proposai de revenir à Paris pour subir l'opération, elle refusa, vu qu'elle ne pouvait rester que couchée ou étendue sur une chaise longue.

En présence de ce reste d'accident, la sensation de brûlure qui était pour elle un cauchemar, et tous les autres phénomènes morbides ayant disparu, je pensai que, par suite de rétraction cicatricielle, le conduit cervical devait être redevenu peu perméable. Le cathétérisme fut exercé et, quoiqu'il pût être exercé pleinement, il confirma cette manière de voir. Cette fois, c'était surtout à l'ouverture interne que l'obstacle était limité. Un nouveau débridement plus large et plus étendu fut résolu.

Le 25 novembre, avec l'assistance du docteur Belhomme, je procède, comme la précédente fois, au débridement du conduit, mais en commençant par l'introduction d'un cathéter à curseur de calibre plus fort. Quand la voie est largement ouverte, avec l'hystérotome-truelle à trois arêtes, de 4 centimètres 1/2 de long, je laboure le conduit d'avant en arrière; puis avec le plus grand hystérotome lancéolaire, ayant 1 centimètre 1/2 à la base et 5 centimètres 1/2 de long, je divise latéralement, le talon franchissant le méat et l'instrument étant poussé à 5 centimètres 1/2. Après lui, l'hystérotome triangulaire (fig. 5, pl. 1), élargi vers le talon, est introduit, l'arête médiane portant sur la face antérieure où il doit diviser en labourant la partie moyenne. Ce même hystérotome est introduit une deuxième fois et de la même façon. Pour terminer, le plus fort cathéter parcourt une dernière fois le conduit en dépassant d'un centimètre l'orifice interne.

Cette fois je suis bien résolu, après la chute des escarres, à maintenir le calibre du canal en faisant, jusqu'après cicatrisation complète, la dilatation quotidienne avec une grosse bougie molle après chaque pansement, et à la suite de la sonde avec le plus gros cathéter à curseur.

Cette deuxième opération n'a été suivie, pas plus que la précédente, d'aucun accident. Huit jours après, les règles survenant sans aucune douleur, l'écoulement sanguin s'est fait dans de fortes proportions, presque sous forme hémorragique le premier jour; puis il a graduellement cessé, ne durant que quatre jours.

Le quinzième jour de l'opération, les escarres étant détachées, j'ai fait d'abord des pansements et exercé le cathétérisme dilatant tous les deux jours; puis, à partir du trentième jour jusqu'au cinquante-cinquième, le cathétérisme a été fait tous les jours. Je dois ici signaler un fait qui démontre que le cathétérisme, exécuté même avec la plus grande prudence, peut déterminer des accidents, surtout si le conduit cervical présente une surface à vif, ou une petite plaie sur un point de son parcours. En effet, dans mon premier cathétérisme, j'ai vu survenir, six heures après, un frisson très fort, suivi d'un accès de fièvre, tout comme il en survient parfois à la suite du cathétérisme urétral, et de plus une douleur assez vive dans le bas-ventre. Le sulfate de quinine à hautes doses et les cataplasmes laudanisés ont triomphé promptement de cet accident. Cette fois le calibre du canal s'est maintenu grand et libre, de manière à livrer passage continuellement à l'albumen sécrété dans la cavité utérine. Les règles ont pu s'exécuter sans souffrance, et Mme W... s'est trouvée enfin débarrassée de tous les troubles fonctionnels, de toutes les névralgies qui la torturaient depuis six ans. Elle a récupéré des forces, de la vigueur; elle peut maintenant marcher comme avant d'être malade. Avec cette renaissance à la santé, elle a retrouvé son enjouement et son entrain. Elle peut remplir son rôle de femme et de jeune mère, bonheur dont elle était privée depuis si longtemps. En un mot, c'est une guérison radicale, d'autant plus remarquable que tout avait échoué jusqu'alors dans le traitement, quoique des médecins très capables tels que MM. Bernutz, Siredey, Belhomme, etc., eussent employé pour triompher de la maladie, toutes les ressources de la thérapeutique. Pendant un mois et demi, après guérison complète, la malade a subi encore le cathétérisme au moins tous les six jours, pour m'assurer si le canal cervical reste largement perméable ; c'est un fait accompli.

Ce fait est tellement grave, le succès obtenu tellement éclatant, que nous devons produire l'autorisation donnée par le mari, de le publier dans les journaux de médecine, après nous avoir rémunéré de la somme de 12000 francs pour nos honoraires.

Depuis l'opération, j'ai revu Mme W... au moins deux fois par mois. En février 1885, je l'ai soignée pour des accidents de poitrine assez prononcés, dont elle a guéri. J'ai pu encore constater la persistance *complète* de la cure radicale et sans récidive (1).

(1) « J'autorise M. le docteur Abeille à publier dans les journaux de médecine, seulement sous les initiales du nom, l'observation relative à ma femme, avec détail des opérations qu'il a pratiquées et des succès qu'il a obtenus.

» *Signé* : W.....

» Neuilly, le 8 mars 1878. »

OBSERVATION XXXVIII. — *Rétroflexion avec abaissement de l'utérus, compliquée d'engorgement chronique de la partie postérieure du col et du globe. — Opération avec l'assistance de Marion-Seyms. — Guérison radicale constatée par ce chirurgien.*

Mme Gautroi, âgée de vingt-neuf ans, habite Pont-sur-Yonne; elle est venue à Paris sur la recommandation d'une de ses amies opérée, il y a six ans, et définitivement guérie.

Mme Gautroi est considérablement amaigrie, détériorée, surtout depuis quatre mois, époque à laquelle elle a été atteinte d'une broncho-pneumonie dont elle est aujourd'hui entièrement rétablie. Mariée depuis huit ans, elle a eu un enfant deux ans après son mariage; elle n'en a pas eu depuis; elle n'a même pas été fécondée une deuxième fois. Les suites de couches furent pénibles. Levée le quatrième jour, elle eut une perte avec des douleurs qui persistèrent longtemps et la tinrent clouée dans son lit pendant plus de deux mois. Le reste de l'historique de sa maladie se perd dans les obscurités. Toujours est-il que depuis ce moment elle n'a plus récupéré sa santé et ses forces, et que des douleurs sacro-lombaires et sacro-abdominales l'ont toujours plus ou moins torturée. La marche est devenue difficile, parfois impossible, aux approches des époques et durant leur cours.

La menstruation, régulière sous le rapport des dates, a toujours eu le caractère ménorragique, de six à neuf jours de durée. — Elle est sujette aux palpitations, à des névralgies diverses, parmi lesquelles elle signale particulièrement de l'épigastralgie, avec dyspepsie, des céphalalgies variables, mais constantes, aux époques menstruelles. La constipation est un état ordinaire chez elle : — elle accuse un sentiment de pesanteur constante sur le rectum et, suivant les fatigues, sur le rectum et à la vulve en même temps.

A l'examen digital, dans la station debout, on constate une rétroflexion oblique gauche avec engorgement considérable de la partie postérieure du col et d'une partie du globe, et prolapsus; au même examen digital, dans le décubitus dorsal, la rétroflexion est directe et l'abaissement plus prononcé.

A l'examen au spéculum, on trouve avec la rétroflexion le pli formé par le cul-de-sac postérieur refoulé par le globe abaissé, le museau de tanche restant en avant et au-dessus du rebord de l'instrument. Quand on fait arriver cette partie du col au champ de l'instrument, on constate une intumescence des deux lèvres ; elles sont rouges, hypérémiées. La mensuration avec une bougie molle donne 8 centimètres de diamètre vertical. L'opération est décidée pour le surlendemain 21 septembre 1878.

Le 20, M. Marion Seyms, le célèbre chirurgien américain, en compagnie d'un chirurgien anglais, vint me demander des renseignements sur ma manière d'opérer et examiner tous mes instruments. Il désirait voir opérer une malade; il accepta donc avec plaisir de m'assister le lendemain et de me présenter lui-même les instruments que le docteur Thorens devait porter au point voulu d'incandescence.

Le 21, M. Marion Seyms explore la malade, porte le diagnostic lui-même, et l'opération est immédiatement commencée.

1er *temps.* — J'opère la rétroflexion : trois incisions transversales, dont la supérieure à 1 centimètre 1/2 au-dessus de la jonction du col et du globe, l'organe étant remonté à sa place et le cul-de-sac de Douglas étant exactement appliqué sur lui par refoulement; l'instrument traverse donc la paroi de ce cul-de-sac appliqué sur l'utérus pour aller entamer celui-ci dans l'épaisseur d'environ un demi-centimètre. C'est là que le cul-de-sac sera désormais fixé. Les deux autres incisions transversales sont faites à 1 centimètre 1/2 l'une de l'autre, l'antérieure à 1 centimètre 1/2 de la lèvre postérieure du museau de tanche. Puis, sur chaque angle de l'incision supérieure, deux incisions obliques, l'une en avant, l'autre en arrière, sont pratiquées, plus profondes à l'émergence, plus superficielles en dehors.

Deux incisions semi-elliptiques se rejoignant par leurs extrémités sur l'incision transversale supérieure et sur l'inférieure, l'abrasion des tissus compris entre elles dans une profondeur de 1/2 centimètre, et une incision en V à base sur la lèvre postérieure terminent ce premier temps.

M. Marion Seyms demande alors à la malade si elle a beaucoup souffert, et celle-ci demande à son tour si l'opération est commencée. Cette preuve que la douleur a été nulle fait sourire de surprise le chirurgien américain.

2e *temps*. — Destruction de l'engorgement par l'hystérectomie ignée interne.

Trois hystérotomes à curseur, de trois grosseurs différentes, à tige cylindrique droite, sont successivement chauffés au rouge-cerise et introduits à 6 centimètres de profondeur par le conduit cervical. L'escarrification circulaire de tout le conduit jusque dans la cavité du globe étant ainsi obtenue, l'hystérotome triangulaire, acéré à la pointe, à bords tranchants, de six centimètres de long sur lame, porté au rouge brun ou au rouge-cerise, est introduit trois fois dans toute sa longueur et en changeant chaque fois de direction pour atteindre en éventail les tissus engorgés. Un autre hystérotome à langue de carpe, de même longueur et à la même température, va sillonner deux fois les intervalles laissés entre les escarrifications précédentes. Enfin un hystérotome semi-olivaire, la partie saillante tournée sur la face postérieure interne de l'utérus, va, deux fois de suite, achever, autant que possible, la destruction des tissus engorgés.

L'opération terminée, la malade est replacée dans son lit, où elle conserve pendant quatre jours de la glace sur le ventre. Durant ces quatre jours, la plus haute température a été de 38°,2 ; le pouls, à 80; la malade n'a pas éprouvé la moindre douleur consécutive. Au vingtième jour, M. Marion Seyms venait se rendre compte de l'état de l'organe opéré, après la chute des escarres ; au soixante-septième, la guérison était complète, radicale, et M. Marion Seyms a pu, après un examen attentif, s'assurer de la disparition de la rétroflexion, ainsi que de l'engorgement chronique qui la compliquait; il a pu constater finalement que l'utérus remonté occupait sa position normale. J'ai revu la malade un an après ; la guérison *persiste* intégralement.

Cette opération, pratiquée en présence et avec l'assistance de M. Marion Seyms, est la 250e. Elle a été publiée dans le *Courrier médical* du 30 août 1879.

Observation XXXIX. — *Rétroflexion ancienne avec abaissement de l'utérus. — Opération. — Guérison.*

Mme Ma... habite Péronne. Elle a une bonne constitution; elle est mariée depuis huit ans; elle s'était toujours bien portée. Onze mois après le mariage, accouchement d'une petite fille, qui est aujourd'hui à sa septième année. L'accouchement fut laborieux, mais se termina normalement. L'accouchée s'est levée le troisième jour. — Sa menstruation, avant le mariage, avait été régulière, normale. Depuis cet accouchement, et surtout depuis qu'elle s'est levée, la malade a ressenti des douleurs dans la fosse iliaque gauche et dans les reins. Au retour de couches, ces douleurs s'exaspérèrent, les règles furent abondantes et durèrent une dizaine de jours.

Depuis cette date et à chaque époque, les douleurs ont subi la même exacerbation et ont duré trois à quatre jours, portant alors sur les reins et sur tout le bas-ventre. L'écoulement sanguin a toujours duré, à chaque époque, de six à huit jours, très abondant les trois premiers.

Mme Ma... s'est graduellement affaiblie; elle a été et elle est encore sujette à diverses névralgies qu'elle ne connaissait pas avant son accouchement. Elle a de l'épigastralgie, une dyspepsie rebelle qu'on essaye de combattre depuis longtemps; il y a eu parfois une amélioration, mais de courte durée. L'ovaralgie gauche persiste toujours, ainsi que la névralgie sacro-lombaire. Avant chaque époque (trois ou quatre jours) et pendant presque toute sa durée, surgit une névralgie fronto-pariétale, beaucoup plus souvent à droite, plus rarement à gauche. Il y a souvent des névralgies intercostales bilatérales, quelquefois unilatérales et siégeant à gauche. Cette jeune dame était sujette à la constipation, même étant jeune fille; depuis ces accidents, la constipation a pris de grandes proportions; la malade reste quelquefois huit jours sans évacuations alvines. La marche est devenue progressivement pénible, fatigante; la station debout ne l'est guère moins. Un sentiment de pesanteur à la vulve oblige la malade à rester le plus souvent assise et quelquefois à garder le lit. Elle ne peut suffire qu'à grand'peine et au prix de souffrances plus qu'ennuyeuses à la direction de ses affaires commerciales. Il n'y a plus eu de grossesse depuis l'accouchement.

Toutes ces circonstances qui ont contraint la malade à demander des soins aux médecins de la localité, sans résultat satisfaisant, l'ont déterminée à venir à Paris pour nous consulter. Après examen complet et après avoir formulé le genre de maladie qu'on avait vainement essayé de combattre, nous proposons l'opération, qui est acceptée malgré la très grande appréhension éprouvée par Mme Ma... Persuadée, comme nous le lui affirmons, qu'elle ne court aucun danger, qu'elle guérira, la malade part pour aller mettre de l'ordre dans ses affaires commerciales et revient le 22 novembre 1879, jour fixé pour l'opération. Elle descend à l'hôtel Richelieu, rue Marivaux, où elle peut avoir les soins de sa sœur.

L'opération est pratiquée le 23. Les docteurs Thorens, ancien interne des hôpitaux, et Périer nous assistent comme aides. Avant de pratiquer l'opération, nous établissons de nouveau le diagnostic et nos deux confrères s'assurent par eux-mêmes de son exactitude.

La malade convenablement placée, le spéculum introduit nous laisse voir le repli formé par la paroi du cul-de-sac postérieur refoulé en avant et en bas par le globe abaissé, et la partie postérieure du col sus-vaginal formant convexité postérieure. Le museau de tanche, situé au-dessus du spéculum, vers la symphyse pubienne, reste inaccessible à la vue. Après cette constatation précise, en refoulant fortement en arrière en haut le cul-de-sac postérieur avec le globe, le museau de tanche finit par s'engager directement dans le champ de l'instrument. L'orifice a plus d'un centimètre transversalement. Les lèvres sont le siège d'un peu de rougeur, mais sans autre altération qu'un peu d'hypertrophie. Nous refoulons encore davantage le globe utérin et les culs-de-sac au-dessus et en arrière du col, sur lequel ils s'appliquent exactement; le pli formé par la paroi postérieure est effacé et le globe est remonté à sa place.

Nous faisons bien constater cette position à nos aides et leur indiquons le point exact sur lequel nous allons faire porter notre incision transverse supérieure (clef de voûte) à 1 centimètre 1/2 au-dessus de la jonction du col et du globe.

Cette incision, d'un centimètre de profondeur sur 1 centimètre 1/2 de long, est faite immédiatement avec notre hystérotome à lame transverse chauffé au rouge sombre. De chaque angle de cette incision, avec les hystérotomes à col de cygne tranchants à droite et à gauche, je fais partir deux autres incisions se dirigeant l'une en arrière en haut et en dehors, et l'autre obliquement en bas et en dehors, plus profondes sur le globe, plus superficielles sur les côtés.

Deux autres incisions transverses, l'une à 1 centimètre 1/2 de la transverse supérieure, l'autre à 1 centimètre de la seconde, sont faites à une profondeur de 7 à 8 millimètres; deux incisions semi-elliptiques se rejoignant en haut, sur l'incision transverse supérieure et, en bas, en avant de l'inférieure, coupent les deux transverses inférieures en faisant un double cône à bases centrales réunies. Toutes ces incisions sont pratiquées avec les instruments au rouge sombre.

Contrairement à ce que j'exécute ordinairement, et par le motif que la portion excurvée du col n'est pas bien considérable, avec un hystérotome en hache, à tranchant convexe, je fais au milieu de l'ellipse une incision longitudinale profonde; puis avec un hystérotome en hache à tranchant concave, j'incise d'arrière en avant la lèvre postérieure un peu à gauche, puis un peu à droite ; ces deux incisions devant remplacer l'incision en V que j'exécute d'ordinaire, quand la lèvre est proéminente et fortement engorgée. Un cautère marteau est ensuite porté sur le museau de tanche, et l'opération est terminée.

Glace sur le ventre et injections à l'eau de son comme d'usage.

Cette opération n'est suivie d'aucun accident, pas même de fièvre traumatique ; car le docteur Thorens, qui a fait le relevé des températures, a trouvé 38 degrés comme maximum le premier jour et 37 les jours suivants. Le pouls a été un instant à 80 pour redescendre à 72, 74. Douleurs absolument nulles, grâce à l'application de la glace.

Le 7 décembre, les escarres étant détachées, pansements quotidiens suivant notre méthode; le 20, la malade peut partir pour Péronne, où elle va passer quinze jours pour affaires. Elle revient le 6 janvier 1880. Le 20, la guérison est radicale : — la flexion utérine a disparu et l'utérus est irrévocablement fixé dans sa position normale, l'abaissement est guéri. — Une maladie grave de la jeune fille de Mme Ma..., qu'elle a amenée avec elle à Paris, la retient encore douze jours, au bout desquels elle peut retourner chez elle, emmenant sa fille convalescente, et elle-même étant bien guérie. Du reste, une lettre du mari constate cette guérison (1).

J'ai revu trois ans de suite Mme Ma... et j'ai pu constater avec une grande satisfaction la persistance de cette cure radicale.

Observation XL. — *Rétroflexion avec abaissement de l'utérus de dix-huit mois de date, dont les accidents sont tels que la malade réclame l'opération immédiate. — Opération. — Guérison.*

Mme Monin, 26, rue Pasquier, vingt-quatre ans, brune, bonne constitution, a eu un enfant il y a deux ans. Accouchement naturel, mais travail rapide, trop rapide, deux heures de douleurs. Levée le sixième jour, elle ne s'est jamais bien remise de ses couches; a, depuis lors, des ménorragies de huit jours de durée chacune au moins, une pesanteur incommode sur le rectum et la vulve. Amaigrissement prononcé, constipation opiniâtre, dyspepsie, épigastralgie, névralgie sacro-hypogastrique aux époques menstruelles, et névralgies fréquentes de toutes nuances dans l'intervalle : tels sont actuellement, avec une grande faiblesse des extrémités inférieures, les phénomènes prédominants.

Cette jeune dame, qui est avec sa mère à la tête d'une maison meublée, ne peut absolument plus vaquer à ses occupations.

Opération avec l'assistance du docteur Périer le 16 février 1880. Guérison radicale le 15 avril. Reprise des occupations de la maison depuis ce temps-là. Dans le courant de 1882, Mme Monin perdait son enfant du croup. Elle est devenue enceinte l'année d'après et a

(1) « J'autorise M. le docteur Abeille à publier dans les journaux de médecine, sous les initiales du nom, l'observation de l'opération de la rétroflexion avec abaissement de l'utérus qu'il a pratiquée à ma femme et du succès qu'il a obtenu, et le prie de recevoir, en outre, l'expression de ma profonde gratitude au sujet de cette guérison.

» Ch. Ma...

» Péronne, 23 janvier 1880. »

accouché à terme et normalement d'un gros garçon qu'elle a nourri (1).

Ma méthode avec ses procédés triomphe dans les cas les plus difficiles et les plus compromettants par suite de diverses complications. Je dois en citer un exemple frappant en relatant, aussi brièvement que possible, l'observation suivante publiée *in extenso* dans le numéro 13 du *Courrier médical* du 30 mars 1878.

OBSERVATION XLI. — *Rétroversion avec flexion, col conique, effilé. — Pas de grossesse depuis cinq ans de mariage; opération par la ténotomie utéro-vaginale ignée, — guérison, — grossesse onze mois après l'opération : accouchement normal à terme, deuxième grossesse deux ans après la première, nouvel accouchement normal à terme.*

Mme de M... est âgée de vingt-trois ans, elle est d'une constitution un peu délicate; elle est mince, svelte, un peu amaigrie; elle est mariée depuis cinq ans à un capitaine de l'armée. Elle dit s'être toujours bien portée étant jeune fille. Sa menstruation, qui avait commencé à quatorze ans, était assez régulière, mais elle était précédée de quelques troubles nerveux et de quelques tranchées utérines. Peu de temps après son mariage, elle a commencé à souffrir dans les reins, tantôt plus, tantôt moins. Petit à petit les souffrances se sont étendues aux fosses iliaques pour gagner le bas-ventre, un peu avant et pendant la période menstruelle.

Les douleurs, variables en intensité, n'ont jamais cessé d'exister dans la région sacro-lombaire, accompagnées d'un sentiment de pesanteur au périnée. Le repos au lit les faisait disparaître. Celles du bas-ventre disparaissaient avec la cessation de l'écoulement des

(1) « J'autorise M. le docteur Abeille à publier dans les journaux de médecine l'observation de l'opération qu'il a pratiquée à ma femme pour une rétroflexion de l'utérus, avec abaissement, opération dans laquelle il a obtenu un plein succès.

» Charles MONIN, 26, rue Pasquier.

» Paris, le 22 mai 1880. »

menstrues; elles faisaient place à une lassitude gênante dans les aines. Par une marche un peu prolongée, cette lassitude repassait à l'état douleur, qui s'étendait alors dans les fosses iliaques pour se confondre avec la douleur sacro-lombaire permanente. Si bien que cette jeune femme, ne pouvant fatiguer, s'abstenait de marcher, restait souvent dans son appartement, assise ou couchée, et s'étiolait. A ces phénomènes étaient venues se joindre une constipation telle qu'il s'écoulait souvent sept à huit jours sans garde-robes, une dyspepsie graduellement croissante avec perte d'appétit. La malade appréhendait même de manger. Le caractère s'assombrit, des idées noires surgirent, une morne tristesse s'empara d'elle, tristesse interrompue par une hilarité presque folle quand il y avait un peu de mieux, quelques moments de répit. A cette série de phénomènes morbides vinrent s'ajouter des névralgies de toutes sortes et à toutes directions, névralgie frontale ou fronto-pariétale, surtout aux approches des règles, névralgie thoracique unilatérale plus fréquente à gauche, rachialgie constante, tellement exagérée qu'en passant le doigt, même légèrement, sur la colonne vertébrale, de haut en bas, on déterminait de brusques secousses de tout le corps.

Depuis l'apparition de tous ces accidents et surtout depuis que la constitution générale s'est détériorée, cette jeune femme est souvent prise de rhume. En 1875, au mois de janvier, elle venait me consulter pour une bronchite contractée depuis un mois, et qui persistait malgré tous les soins reçus jusque-là. C'est à ce premier examen que je pus avoir tout ce commémoratif que je viens d'établir et qui me laissa la persuasion qu'il y avait une déviation utérine en sous-ordre.

Le poumon gauche était le siège d'une induration révélée à la percussion et à l'auscultation. Cette induration paraissait être de fraîche date, puisque la malade avait eu un frisson depuis trois jours et qu'elle avait une fièvre assez intense depuis ce moment, ce qui ne lui était pas arrivé depuis l'origine de sa bronchite.

L'ensemble de cette constitution détériorée, les accidents aigus récemment apparus dans le poumon me firent craindre une explosion de tubercules, sans avoir d'autres signes caractéristiques que ceux énumérés.

Je traitai donc la malade à ce point de vue pendant six mois, avec des alternatives d'amélioration et de recrudescence.

Le 30 juillet 1875, tout accident du côté de la poitrine ayant disparu, la jeune malade ayant repris des forces, mais tous les autres phénomènes subjectifs à la prétendue déviation persistant sans exception, elle dut se soumettre à une exploration directe. Elle se décida, en effet, dans l'espoir que je pourrais la débarrasser de tous ces phénomènes morbides, qui, suivant moi, étaient sous la dépendance d'une déviation utérine, et qu'une fois guérie elle pourrait peut-être avoir un enfant.

A l'examen direct avec le doigt, je puis constater de suite une rétroversion avec léger prolapsus et invagination; une longueur anormale, avec effilement, de la partie sous-vaginale du col, qui est rétrofléchi et s'applique sur la symphyse pubienne. L'examen au spéculum confirme ces données; au champ du spéculum il ne se présente que la moitié de la partie postérieure du globe abaissé avec le repli vaginal du cul-de-sac de Douglas et la partie correspondante du col incurvée en avant en haut, dont l'ouverture externe reste invisible, située qu'elle est au-dessus du rebord supérieur de l'instrument. Il faut beaucoup de manœuvres de refoulement, d'inclinaison du spéculum à droite et à gauche, avec mouvement de rotation, pour finir par faire engager le museau de tanche.

Une large érosion existe sur toute la surface du museau de tanche; celui-ci est effilé, la lèvre antérieure un peu proéminente, la lèvre postérieure semblant usée un peu en biseau, ce biseau se poursuivant à la base de la lèvre antérieure relevée en haut. L'ouverture cervicale externe petite, circulaire, est de la dimension d'une grosse tête d'épingle; du reste, pas de leucorrhée, mais une grande sensibilité accusée dans toutes ces manœuvres, sensibilité due à un certain degré de vaginisme. A partir de ce moment j'étais pleinement édifié sur la valeur de tous les phénomènes auxquels était sujette cette malade, et sur la cause possible de sa stérilité, puisqu'elle ovulait régulièrement et que le mari, encore jeune, jouissait de toutes les qualités de fécondateur. Je la soumis préalablement à un traitement général reconstituant et à quelques agents susceptibles de modifier la dyspepsie et la constipation. Ce dernier traitement a été continué trois mois. Le seul bénéfice obtenu, c'est l'entretien de la liberté du ventre au moyen de l'huile de ricin à la dose de 8 grammes trois matins de suite, tous les trois jours, et une diminution assez accusée de la dyspepsie, ce qui a permis à la malade, en récupérant l'appétit, de récupérer aussi un peu de force.

Le 25 novembre, la malade désirant vivement être guérie de sa rétroversion et de tous les accidents dont elle est le point de départ, demande à être opérée. Elle a été, ainsi que son mari, parfaitement édifiée par moi sur les conséquences de son infirmité qui ne la tuera jamais, à moins de complication ultérieure, mais qui la laisserait dans cet état de souffrances incessantes et indéfinies; et sur les ressources de certains pessaires, notamment celui de Hoogd, pour la soulager sans probabilité grande de guérison, vu l'ancienneté de la rétroversion avec complication de rétroflexion du col. En présence de ces déclarations, femme et mari réclament l'opération, qui peut et doit entraîner une guérison radicale, sans accident à craindre à la suite, et qui peut placer la femme dans de meilleures conditions pour être fécondée.

Le 29, l'opération est pratiquée. Comme nous le faisons régulièrement, une fois le déplissement du vagin opéré par refoulement en arrière en haut du cul-de-sac postérieur au moyen du spéculum introduit, nous nous assurons de la position de la face postérieure du globe un peu relevé par le refoulement. On aperçoit alors très distinctement la jonction du col et du globe sur cette face, le museau de tanche restant au-dessus du champ de l'instrument. A un centimètre environ au-dessus de cette jonction, est pratiquée, avec l'hystérotome n° 1 (pl. II), notre première incision transverse, qui devra souder sur ce point, après chute de l'escarre et cicatrisation, la paroi du cul-de-sac postérieur, remontée, et la maintenir ultérieurement à ce niveau. Sur chaque angle de cette première incision, nous pratiquons, avec les hystérotomes à lames courbes sur plat, en dehors et dedans, sur tige à col de cygne incurvée dans le même sens (fig. 3), deux incisions obliques de dedans en dehors, l'une allant de dedans en dehors en arrière, l'autre de dedans en dehors en avant, plus profondes sur l'utérus, plus superficielles sur les parois vaginales; total, quatre, qui, après cicatrisation, seront des cordes tendues pour maintenir plus rigides les piliers antérieur et postérieur du vagin en donnant plus de solidité et d'étroitesse à la voûte;

tel est le premier temps de l'opération. Dans le second temps, après avoir amené la lèvre postérieure du museau de tanche au-dessous du rebord supérieur de l'instrument et avoir découvert exactement toute la face postérieure du col, je pratique un peu au-dessous de la jonction de celui-ci avec le globe (5 millimètres) une seconde incision transverse, puis à un centimètre et demi en avant de celle-ci, la troisième et dernière incision transverse (hystérotome, fig. 2). Alors avec des hystérotomes courbes sur plat, à col de cygne (fig. 4), je pratique deux incisions semi-elliptiques dans le sens de la longueur, qui partant de l'incision transverse supérieure viennent aboutir, en se joignant, à la transverse inférieure en passant sur la transverse moyenne. Au milieu de ces incisions elliptiques est pratiquée ensuite avec l'hystérotome (fig. 5) une incision longitudinale, allant de l'incision transverse inférieure à la supérieure, en passant sur la moyenne; cela fait, avec un hystérotome-truelle, acéré à la pointe (fig. 16), j'abrase sur cette incision longitudinale, en embrassant l'espace entre les elliptiques.

Dans un troisième temps et le dernier, le museau de tanche est ramené au champ du spéculum. La lèvre antérieure proémine en bec de flûte; je fais avec le sécateur (fig. 17) la résection de la partie saillante, puis avec le cautère à marteau appliqué sur la surface externe du museau de tanche, je fais disparaître l'érosion et égalise les deux lèvres. L'opération est terminée. Un linge imbibé d'huile est porté sur le col et laissé à demeure pendant quatre heures; glace sur le bas-ventre au moyen de boyaux préparés nuit et jour pendant trois jours. Injections de lavage, trois fois par jour, jusqu'à la chute des escarres. Puis pansements d'usage, et injections détersives tous les jours.

Cinquante-trois jours après, la malade était complètement guérie de la rétroversion et des troubles fonctionnels locaux et généraux. Elle avait repris des forces et un degré d'embonpoint.

Dans le courant de 1876, elle était atteinte de rhumatisme articulaire aigu avec tendance à la généralisation et compliqué, à un moment, d'un commencement d'endocardite. Je lui donnai des soins pendant un mois environ. Elle se rétablit complètement et je la perdis de vue.

Le 20 juillet dernier, Mme de M... vient me voir. Je la trouve transformée, avec l'apparence d'une santé florissante, la taille élargie. Elle vient me demander si elle pourra, sans inconvénient, aller au bord de la mer, non pour prendre des bains, mais pour y respirer l'air, en m'annonçant qu'elle est dans son cinquième mois de grossesse. Je réponds d'une manière affirmative, et le lendemain elle se met en route, non pour les bords de la mer, mais pour sa campagne.

Voilà un nouveau cas de stérilité ou infécondité de cinq ans de date, subordonnée à une rétroversion avec rétroflexion. Onze mois après la guérison de l'affection utérine, et après avoir subi les atteintes d'un rhumatisme grave, la malade est fécondée et l'évolution du gravidisme au cinquième mois se poursuit régulièrement.

J'adressai au mari une lettre pour avoir des renseignements précis.

Voici la lettre du mari en réponse à quelques questions que je lui ai adressées :

« Montargis, 13 août 1877.

» Monsieur, en réponse à la lettre que vous avez bien voulu m'écrire, je me hâte d'aborder les trois questions que vous m'avez posées :

» 1° Je suis marié depuis cinq ans ;

» 2° L'opération pratiquée par vous date de novembre 1875 et la conception de mars 1877;

» 3° Ma femme est âgée de vingt-deux ans et demi.

» Permettez-moi, Monsieur, de profiter de l'occasion qui m'est offerte, de vous remercier des bons soins que vous avez donnés à ma femme, et de vous féliciter du résultat obtenu par vous, quant à la transformation de cette nature délicate.

» Ma femme et moi, nous nous réunissons pour vous offrir nos meilleurs sentiments de respect et de gratitude.

» De M... »

Mme de M... accoucha naturellement, à terme, avec la simple

assistance d'une sage-femme, et mit au monde un beau et gros garçon (1).

Deux ans après elle accoucha une seconde fois et aussi naturellement. C'est encore un second et plus gros garçon qu'elle mit au monde.

Deux mois après chaque accouchement, M. et Mme de M... m'ont fait l'honneur de me rendre visite et de me présenter leurs beaux bébés, dont la mère, jadis si délicate, était fière à juste titre.

(1) En décembre dernier, j'apprenais indirectement que Mme de M... était accouchée. Je demandai immédiatement des renseignements au mari qui me répondit par la lettre suivante :

« Monsieur,

» Madame et moi attendions notre retour à Paris, pour vous faire part de l'accouchement auquel vous voulez bien vous intéresser.

» J'étais absent le jour de l'arrivée de votre lettre, sans quoi vous eussiez eu déjà la réponse aux diverses questions que vous m'adressez.

» 1° L'accouchement a eu lieu à terme.

» 2° Il a eu lieu naturellement, s'est bien effectué ; l'enfant s'est bien présenté.

» 3° Les petites douleurs ont commencé dans la nuit du 5 au 6 courant ; à quatre heures du soir ont surgi les grandes douleurs, et à six heures tout était terminé.

» 4° L'enfant, qui est un garçon, est venu au monde bien conformé ; jusqu'à ce jour il paraît avoir bonne envie de vivre ; il semble d'une bonne constitution.

» 5° Quant aux suites de couches, tout a bien marché pendant les premiers jours ; seulement la mère ayant voulu nourrir son enfant, n'a pu continuer par suite d'atroces douleurs nerveuses aux seins, d'engorgement du sein gauche et menace d'abcès.

» Vu l'état nerveux à l'excès que vous lui connaissez, on lui a conseillé de ne pas s'obstiner à nourrir dans l'intérêt du nouveau-né.

» Actuellement Madame, par suite de ce commencement d'allaitement, est restée un peu souffrante, obligée de garder la chambre pour traiter son sein gauche, faire passer le lait, et détourner quelques accès de fièvre résultant sans doute du trouble porté en elle par le mouvement du lait qu'elle avait en assez grande abondance.

» J'ai lu avec intérêt la brochure qui accompagnait votre lettre et dont je vous remercie.

» Madame se joint à moi pour vous envoyer l'expression de nos meilleurs sentiments de respect et de gratitude.

» J. DE M...

» Paris, le 26 décembre 1877. »

Elle continue à bien se porter. Je l'ai revue la dernière fois en mars 1884. Elle était accompagnée de ses deux magnifiques enfants, qu'elle tenait à me montrer.

OBSERVATION XLII. — *Rétroversion ancienne avec léger prolapsus. — Opération par l'hystérotomie utéro-vaginale ignée. Guérison. — Deux couches normales et à terme ultérieurement.*

Mme Cent, rue Rochechouart, vingt-cinq ans, bonne constitution, a eu une grossesse avec accouchement à terme, il y a six ans.

Il y a trois ans, nouvelle grossesse terminée par un nouvel accouchement à terme.

Levée le quatrième jour après l'accouchement, elle a eu, depuis, sa santé compromise et n'a pu se rétablir : elle a eu des métrorragies et des ménorragies qui ont entraîné l'anémie. Il y aurait eu, au dire de la malade, des douleurs vives dans le bas-ventre avant et pendant l'hémorragie post-puerpérale, et chaque époque aurait eu ensuite une abondance et une durée insolites. Une fois passés les accidents aigus qui ont duré trois mois en tenant la malade au lit, il est resté des souffrances sourdes, mais prenant de l'acuité à chaque époque menstruelle. Ces douleurs siégeaient principalement au bas des reins, s'irradiant dans les aines et parfois dans le bas-ventre.

Une leucorrhée plus ou moins abondante a persisté dans l'intervalle des époques. Des troubles fonctionnels, dyspepsie, névralgie frontale ou fronto-temporale, parfois névralgie intercostale unilatérale ont, tour à tour ou simultanément, assailli la malade. La dyspepsie a toujours persisté. Il y a constipation permanente. Les jambes se sont affaiblies graduellement, à tel point que la marche est devenue pénible et le travail actif impossible. A tous ces phénomènes sont venues se joindre des palpitations à la moindre émotion ou à l'ascension.

Mme Cent a été soignée à peu près constamment depuis trois ans, d'abord par son médecin ordinaire, puis par un spécialiste. Le repos prolongé, les injections émollientes, les cautérisations, les sachets, etc., tout a été vainement employé. Sa position actuelle est encore aussi mauvaise, et, comme elle est à la tête d'une maison de commerce, elle veut se guérir à tout prix.

Après examen complet, nous constatons une rétroversion avec un léger prolapsus, avec engorgement de la face postérieure du col, une large érosion du museau de tanche, résultant du frottement de cette partie sur la paroi vaginale antérieure. Il y a phlegmasie catarrhale chronique de la partie cervicale de l'utérus et, peut-être, d'une partie de la cavité utérine. Que cette phlegmasie soit la conéquence d'une endométrite aiguë consécutive à l'accouchement, qui serait passée à l'état chronique en déterminant l'engorgement et la rétroversion, ou qu'elle soit consécutive à la rétroversion et à l'engorgement hyperplasique qui, succédant à un défaut de régression ou à la subinvolution des règles, aurait, conjointement avec ce dernier fait pathologique, entraîné la rétroversion, peu importe, l'opération est décidée.

Mon fabricant d'instruments, M. Aubry, à qui je fais exécuter des modifications fréquentes dans mes appareils, m'a témoigné souvent le désir de me voir opérer, pour se faire une idée plus précise des modifications à exécuter.

Ce n'est pas chose facile d'introduire un étranger, surtout un étranger qui n'est pas médecin, pour ces sortes d'opérations. Mais, cette fois, j'ai la bonne fortune de pouvoir le faire, et, comme j'ai une autre malade atteinte d'antéversion avec col conique et atrésie du méat, j'opère, dans la même matinée, 13 novembre 1876, ces deux malades en présence de M. Aubry, qui remplit les fonctions d'aide.

Manuel opératoire. — Je me sers invariablement du spéculum en verre de Fergusson pour opérer.

La malade disposée convenablement comme pour une application de forceps, le spéculum plein est introduit jusqu'au contact de l'utérus. Le mandrin est alors retiré. Le champ du spéculum montre l'utérus dans sa situation, c'est-à-dire la face postérieure du globe un peu abaissé et qui pousse devant lui un pli vaginal de la paroi du cul-de-sac de Douglas repliée, puis la face postérieure de la partie sus et sous-vaginale du col dirigé en haut et en avant; mais le museau de tanche proprement dit, ou les lèvres de l'orifice externe, se trouve en haut, en arrière du rebord supérieur du spéculum.

Pour bien m'assurer que c'est là réellement la direction vicieuse habituelle de l'organe, en refoulant, en arrière en bas, avec l'instrument, pendant que je relève fortement sur l'arcade sa partie externe, et, en faisant quelques mouvements de va-et-vient, j'examine si le museau de tanche est bien, oui ou non, là où je le supposais; je constate qu'il y est, car il descend s'engager dans le spéculum.

Une fois cette certitude acquise, je laisse, en retirant le spéculum, remonter le museau de tanche à la place qu'il occupait, et j'ai, de nouveau, toute la face postérieure du globe et du col, au champ de l'instrument.

Pendant ces manœuvres préparatoires, les hystérotomes choisis d'avance sont chauffés au rouge-cerise et présentés successivement par l'aide. A ce moment, en pressant avec le bord du spéculum fortement en arrière de bas en haut, je déplisse la paroi vaginale du cul-de-sac de Douglas, et je ramène cette paroi déplissée sur le globe à partir de sa jonction avec le col, si bien que cette paroi reste appliquée et tendue sur ces parties de l'organe. Alors on distingue parfaitement la jonction du col et du globe. Un peu au-dessus de cette jonction, environ 1 centimètre et plus suivant les cas, ici 1 centimètre, avec mon hystérotome à lame perpendiculairement oblique et à tranchant transverse (fig. 1), je pratique une incision transverse, dite supérieure, d'un centimètre de profondeur, qui traverse la paroi vaginale adossée à l'utérus et porte sur les couches musculaires de celui-ci, à peu près à la profondeur de cinq millimètres.

Cette incision constitue une véritable anaplastie ignée par diérèse, puisque, après chute des escarres et cicatrisation complète, la partie postérieure de la voûte vaginale, ou paroi du cul-de-sac postérieur, sera, par suite du refoulement préalable, fixée à un centimètre plus haut sur l'utérus.

Après cette première incision transverse, avec les hystérotomes à courbure en col de cygne en dedans et en dehors, à lame concave suivant les courbures (fig. 3, pl. II), je pratique, pour mieux fixer la partie postérieure de la voûte et la tendre ensuite, sur chaque angle de cette incision, une incision oblique, plus profonde sur l'utérus, plus superficielle sur le vagin, dirigée latéralement et d'arrière en avant, en haut.

Ces deux incisions, après cicatrisation, devront rétrécir un peu le cul-de-sac postérieur en tirant d'arrière sur les côtés et un peu en avant, de façon à donner plus de rigidité et de résistance aux piliers et à la voûte.

Cette première partie du procédé opératoire est la plus difficile et mérite le plus de précision.

En exécutant des mouvements de pression en arrière en bas avec le spéculum, et quelques légers mouvements de va-et-vient, j'engage la lèvre postérieure et une partie de l'ouverture du museau de tanche au champ de l'instrument, en évitant toute obliquité. La partie postérieure de tout le col est atteinte d'engorgement ou hyperplasie. A 1 centimètre 3/4 ou 2 centimètres de l'incision transverse supérieure que je viens de pratiquer, j'exécute, avec l'hystérotome à double lame perpendiculairement oblique, à tranchant transverse, lames distantes d'un centimètre l'une de l'autre, deux nouvelles incisions transverses sur la face postérieure du col (1 centimètre de profondeur) (fig. 2).

Avec les hystérotomes à tige courbe en col de cygne, à lame courbe sur plat à droite et à gauche (fig. 4), je fais deux incisions semi-elliptiques, qui, de l'incision transverse inférieure, passant sur la transverse moyenne, vont se rejoindre avec la transverse supérieure. Quand l'engorgement est fort considérable, une incision verticale de la transverse inférieure à la transverse supérieure est dirigée entre les deux semi-elliptiques avec l'hystérotome à lame droite (fig. 5).

Ici, je me contente, avec les hystérotomes en spatule et en truelle (fig. 15 et 16), d'abraser une superficielle partie des tissus entre les incisions semi-elliptiques, laissant ainsi une escarre longitudinale entre elles.

J'engage alors complètement le museau de tanche à travers le spéculum. Mon plus fin cathéter à curseur (fig. 18) est glissé le long du conduit cervical et traverse facilement l'ouverture interne de ce conduit pour pénétrer dans la cavité du globe. Je fixe, avec le pas de vis, la tige à la longueur calculée, et celle d'un deuxième cathéter un peu plus fort. Ces deux cathéters, chauffés au rouge-cerise, sont successivement introduits dans le conduit cervical, de façon à le dépasser un peu. C'est une cautérisation destinée à triompher de la phlegmasie catarrhale chronique de la cavité cervicale utérine.

Enfin, avec le cautère à marteau (fig. 22), je cautérise et détruis l'érosion sur le museau de tanche. L'opération est terminée.

Introduction d'un linge huilé sur le col, que la malade gardera quatre heures ; puis application de glace sur le bas-ventre au moyen d'un boyau préparé. La glace sera renouvelée nuit et jour pendant quatre jours. La malade fera ensuite, jusqu'à chute complète des escarres, des injections chlorurées de lavage, matin et soir ; puis les pansements, après chute des escarres, seront faits comme d'usage jusqu'à guérison complète.

Le 7 janvier 1877, la malade est complètement guérie. Je réunis le 8, dans mon cabinet, cette malade et celle que j'ai opérée d'une antéversion avec l'aide de M. Aubry, le même jour. Ce fabricant d'instruments de chirurgie est convoqué à la même heure. Les deux malades peuvent s'examiner alternativement et voir, à travers le spéculum, la cicatrisation complètement achevée. Elles sont guéries de leur déviation et de tous les accidents morbides auxquels elles étaient sujettes. Elles le constatent mutuellement, et M. Aubry est témoin oculaire et auriculaire de leur guérison.

L'utérus est, par cette opération, remis en place et maintenu à demeure : 1° par la fixation de la paroi postérieure de la voûte vaginale sur un point plus élevé de l'organe, ce que fait l'incision transverse supérieure, anaplastie par diérèse ; 2° par la tension d'arrière en avant des piliers du vagin, ce que produisent, après cicatrisation, les incisions obliques partant des angles de l'incision transverse, allant latéralement et un peu en avant ; 3° par la guérison de l'engorgement de la partie postérieure de tout le col, engorgement qui enlevait à cette région une partie de sa puissance de contraction et qui entrait pour une bonne part dans la production et la persistance de la déviation ; 4° par la guérison de la phlegmasie catarrhale, peut-être, et probablement ici, cause première de cet engorgement, ou tout au moins consécutive à l'engorgement lui-même et continuant à l'entretenir ou à l'accroître; 5° par la plus grande résistance donnée aux facteurs qui s'opposent à l'abaissement, c'est-à-dire à la voûte portée plus haut et aux piliers du vagin, ce qui donne aux ligaments suspenseurs de l'utérus et surtout au ligament utéro-sacré plus de puissance de résistance en diminuant la force de traction exercée par la rétroversion avec abaissement; enfin par la puissance de contractilité récupérée par l'utérus sur tous ses points, qui lui permettra de mieux résister à l'action des facteurs de dépression et d'abaissement venant d'en haut, action d'autant plus puissante que celle des facteurs de résistance d'en bas était plus diminuée. En un mot, guérison de l'engorgement ou hyperplasie et de la phlegmasie catarrhale chronique, cause première ou effet; fixation de la paroi postérieure de la voûte vaginale sur un point plus élevé; rétrécissement de cette voûte et tension des piliers; récupération de la puissance de contraction des ligaments et de tout l'organe utérin dont partie était perdue, par suite des lésions et de la rétroversion avec abaissement, tel est le but que poursuit et atteint cette opération dont le résultat, d'après constatation chez de nombreuses malades opérées depuis plusieurs années, est durable.

Si, dans une rétroversion avec abaissement plus ou moins considérable, il y a une grande laxité des parois vaginales, l'opération y remédie en portant plus haut la partie postérieure de la voûte et en tendant les piliers; mais s'il y a cystocèle ou rectocèle, ou cysto-rectocèle, il y a lieu, pour avoir un résultat définitif et durable, d'opérer ultérieurement la colporrhaphie antérieure ou postérieure. On sait combien de procédés d'anaplastie par diérèse et exérèse ont été employés dans ce but. Ces procédés qui poursuivent le rétrécissement du vagin soit à l'ouverture vulvaire, soit sur les parois vaginales, soit sur l'ouverture et les parois en même temps, peuvent bien maintenir l'utérus encloisonné, mais ils ne le redressent pas, ils ne remédient en rien à l'état organopathique de l'utérus lui-même. Arrivant après le redressement et la guérison des engorgements, ces opérations secondaires complètent et assurent le succès définitif.

La colporrhaphie ignée dont la description se trouve (page 135 de mon ouvrage : *Traitement des maladies chroniques de l'utérus*), appliquée quelques mois après l'opération première, remédie à la laxité trop grande des parois et empêche le retour de l'abaissement, tout comme la colporrhaphie par les autres procédés; mais elle ne remédie point à la trop grande ouverture de la vulve par déchirure du périnée, lacune que comble l'anaplastie par diérèse, qui compte tant de procédés.

Le très beau et très ingénieux procédé de M. Léon Le Fort, qu'il a mis plusieurs fois en pratique avec un plein succès dans le prolapsus utérin avec cysto-rectocèle, maintient très bien l'utérus encloisonné, ce qui est un immense avantage; mais il laisse l'organe utérin avec ses altérations pathologiques (1).

(1) « Vous avez opéré ma femme d'une rétroversion avec abaissement de l'utérus le 23 décembre 1876. Ma femme est devenue enceinte le 1er janvier 1878. Elle a accouché naturellement à l'aide d'une sage-femme.

» Il y avait trois ans qu'elle n'avait pas eu d'enfant.

» Ma femme se joint à moi pour vous renouveler notre reconnaissance, car depuis l'opération elle jouit d'une parfaite santé.

» Agréez, Monsieur, mes sentiments les plus respectueux.

» T. Cent.

» Paris, le 21 novembre 1878. »

OBSERVATION XLIII. — *Antéversion ancienne. — Stérilité après sept ans de mariage. — Col conique avec atrésie du méat. — Dysménorrhée depuis l'instauration. — Phénomènes morbides locaux et généraux. — Double opération par l'hystérotomie utéro-vaginale ignée, à huit jours de distance, d'abord de l'antéversion, puis de l'atrésie du méat cervical. — Malformation congénitale. — Guérison des deux affections, constatée définitivement un an après les opérations.*

Mme Hubert, vingt-neuf ans, brune, constitution moyenne, nerveuse, sanguine, mariée à vingt ans, a été réglée à quatorze.

L'instauration a été signalée par des tranchées vives du bas-ventre, précédées de douleurs sacro-lombaires. L'apparition du sang ne dissipa point les tranchées utérines, qui persistèrent pendant deux jours ; l'écoulement sanguin dura de cinq à six jours.

A partir de ce moment, chaque menstruation fut précédée et accompagnée des mêmes phénomènes, plus ou moins intenses et de plus ou moins longue durée. Dans l'intervalle des époques, la santé était très bonne, et c'est à peine s'il y avait un peu d'écoulement de mucus albumineux. Comme cette jeune fille était obligée de travailler corporellement et à la campagne, elle ne fut sujette à aucune névropathie.

Les suites du mariage, qu'on croyait devoir modifier les troubles fonctionnels inhérents à la menstruation, les laissèrent, au contraire, au même état; et même ces troubles s'accompagnèrent, au bout d'un certain temps, d'autres phénomènes douloureux qui persistaient dans l'intervalle des époques, sans apporter la moindre modification aux tranchées utérines qui les précédaient et les accompagnaient. Généralement les rapprochements sexuels étaient pénibles, et Mme Hubert eut à supporter pendant les cinq ans de mariage une foule de petits maux, en plus de ceux inhérents à la menstruation.

Elle avait fini par devenir nerveuse, irritable, sujette à diverses névralgies. Les fonctions gastro-intestinales se troublèrent; il survint de la dyspepsie et une constipation de plus en plus accentuée.

Dans le jour, elle avait des envies très fréquentes d'uriner quand elle était debout ou marchait. La miction s'exécutait toutes les heures et quelquefois plus. Dans la nuit, au lit, les urines étaient retenues. Il n'y avait qu'une ou deux mictions au plus. L'état de ses affaires obligea la malade à travailler malgré tout et, de plus, ayant à supporter beaucoup de fatigues durant la longue maladie à laquelle succomba son mari, elle finit par maigrir d'une manière très prononcée.

Sa situation, après la mort de son mari, la contraignit de se mettre en maison en qualité de cuisinière.

Mais alors survint une autre période ; chez les autres, il fallai travailler quand même, et, comme elle souffrait, elle se mit à consulter, tout en continuant ses travaux.

En l'espace de quatre ans, elle s'adressa à plusieurs médecins sans obtenir beaucoup de soulagement.

Elle fut soignée, entre autres, par un docteur américain, chez qui elle alla pendant neuf mois consécutifs. A l'acquit des divers et nombreux traitements faits par elle, il faut noter la diminution de la dyspepsie et des autres névropathies, la reprise d'un certain embonpoint et le retour des forces en partie. Les fonctions utérines conservèrent tous les troubles initiaux, tantôt avec diminution, tantôt sans atténuation. Cette malade n'a jamais eu de grossesse pendant les cinq années de son mariage, pas plus que dans ses quatre années de veuvage.

Enfin, désespérée de toujours souffrir, tout en étant obligée d'exercer son état très fatigant, elle finit par venir me consulter, d'après les conseils d'une de ses amies, opérée et guérie par moi deux ans auparavant.

A l'examen direct et digital, la malade étant debout, je constate de suite que le globe utérin est déjeté en avant sur le pubis, repoussant la vessie devant lui, et que le col, légèrement antécourbé, est dirigé en arrière, un peu au-dessous du niveau du globe, mais fort peu. La partie sus-vaginale du col semble un peu allongée et plus volumineuse en avant, sans augmentation de volume à la face postérieure, qui offre une légère dépression correspondant à la convexité de la face antérieure.

La partie sous-vaginale est arrondie ovalairement, lisse et un peu dure, paraissant un peu plus volumineuse que dans l'état normal d'une nullipare.

L'utérus est mobile, sans adhérence ; et, même dans la position debout, il peut être redressé par l'indicateur introduit dans le vagin, pendant que la main droite, appuyant de haut en bas et d'avant en arrière sur l'hypogastre, déprime et repousse le globe en arrière.

Les mêmes manœuvres, exécutées dans le décubitus dorsal, donnent absolument le même résultat. Comme cette malade a uriné depuis peu, la vessie est en état de vacuité, et pas n'est besoin de la vider par le cathétérisme avant l'introduction du spéculum.

A l'exploration au spéculum, après avoir, par des mouvements de demi-rotation et de pression en avant et en bas avec l'instrument, fait engager le museau de tanche qui se présente alors directement, je puis constater un col conique avec un méat du calibre de la tête d'une épingle ordinaire. Une légère érosion ou desquamation de la grandeur d'une pièce de 50 centimes existe au pourtour du méat.

Je puis exercer le cathétérisme avec une toute fine bougie en baleine à tête olivaire, qui me donne 6 centimètres de diamètre vertical.

Je propose d'opérer en deux fois : 1° l'antéversion ; 2° l'atrésie du méat avec col conique.

Le 11 novembre 1876, j'opère l'antéversion, 8, rue Murillo, dans l'hôtel d'un riche banquier chez qui sert cette femme. La malade disposée comme pour une application de forceps et le spéculum introduit convenablement, il se présente de suite au champ de l'instrument la moitié de la face antérieure du globe, où l'on voit distinctement la jonction du col avec le globe et la face antérieure du col un peu bombé.

Pour m'assurer que l'organe est bien réellement dans sa direction vicieuse habituelle, je dégage doucement et par divers mouvements le museau de tanche, et, après m'être assuré de la situation réelle, je laisse glisser le même museau de tanche en arrière du rebord inférieur de l'instrument et l'utérus se trouve en même position qu'avant.

Avec mon hystérotome à lame transverse de 1 centimètre de hauteur sur 1 centimètre 1/2 de large (fig. 1), je pratique, le ligament utéro-vésical et la vessie étant parfaitement refoulés, une incision transverse supérieure à 1 centimètre 1/4 au-dessus de la jonction du col avec le globe, incision qui traverse la paroi vaginale du cul-de-sac antérieur et atteint profondément la couche musculaire externe et partie de la couche moyenne du globe.

Avec les hystérotomes en col de cygne, lame courbe sur plat à droite et à gauche (fig. 3), je pratique sur chaque angle de cette incision transverse, une incision oblique d'avant en arrière, de bas en haut, de dedans en dehors, ayant une courbe à convexité supérieure, incision profonde sur le globe et superficielle sur les parois vaginales.

Avec l'hystérotome (fig. 2) à doubles lames transverses, pareilles à celle du premier hystérotome, et distantes de 1 centimètre l'une de l'autre, j'exécute à 1/2 centimètre au-dessous de l'union du col avec le globe, deux incisions du même coup, la première se trouvant à 2 centimètres au-dessous de la supérieure et parallèle à elle, et la troisième à 1 centimètre plus bas que la seconde.

Avec les hystérotomes à lames courbes sur plat en dehors et en dedans (fig. 4), j'exécute ensuite deux incisions semi-elliptiques partant de l'incision supérieure et aboutissant à la transverse inférieure.

Avec l'hystérotome à lame droite (fig. 5), je fais, au milieu de ces deux elliptiques, une incision longitudinale qui, de la transverse supérieure, vient aboutir à la transverse inférieure, en coupant à angles droits la transverse moyenne.

Enfin avec l'hystérotome-truelle (fig. 6) je fais entre les semi-elliptiques une légère abrasion des tissus intermédiaires. — L'opération est terminée.

Un linge enduit d'huile est posé sur l'utérus. La malade replacée dans son lit, un boyau préparé, plein de glace, est posé sur le bas-ventre par-dessus un linge triple, et est recouvert ensuite d'une fine toile cirée. Le linge huilé sera retiré dans quatre heures; la glace sera renouvelée nuit et jour, pendant quatre jours. Potion calmante pour la nuit.

Le 12, la malade a un peu de fièvre; le soir, à huit heures, le thermomètre est à 38°,2 et le pouls à 80.

Le 13, la température axillaire et le pouls sont tombés à 37°,1 et 74-76. De ce moment au 15, rien à noter. Le 15, la glace étant supprimée, un sachet de plomb de chasse de six livres est placé en travers sur le bas-ventre, au-dessus du pubis, après que, avec l'indicateur de la main gauche dans le vagin et la main droite sur le bas-ventre, j'ai fait basculer le globe utérin pour le porter en arrière. Ce sachet sera conservé nuit et jour.

Le 20, après avoir, dans la matinée, opéré, rue Rochechouart, une rétroversion ancienne, dont la malade guérie, continue depuis un an à jouir de tous les bénéfices du replacement de l'utérus, d'une excellente santé qu'elle avait perdue depuis trois ans, et dont l'observation précède celle-ci (Observ. LXII), je pratiquai l'opération pour atrésie du méat du col conique chez ma malade, Mme Hubert. J'avais affaire ici à une malformation congénitale, contre laquelle se heurtent, presque toujours sans succès et non sans exposer à des dangers, les procédés de dilatation progressive ou de débridement, et dont l'hystérotomie utérine ignée triomphe le plus souvent et sans accident, chose facile à comprendre quand on connaîtra le procédé et ses conséquences.

L'atrésie du conduit est, suivant ses degrés et suivant l'épaississement consécutif de la muqueuse de revêtement ou l'augmentation des vésicules de Naboth sur l'orifice interne, cause directe de dysménorrhée, ou même d'aménorrhée dans quelques cas rares; l'hydrométrie, c'est-à-dire l'accumulation de l'albumen sécrété en abondance, après distension des veines dans la cavité du globe et ne pouvant s'échapper par le conduit cervical, peut aussi en être la suite.

M. Aubry, mon fabricant d'instruments de chirurgie, venait d'assister et de m'aider dans l'opération de rétroversion avec prolapsus. C'était une satisfaction que je lui donnais, en même temps que je lui formulais des préceptes et des conseils pour des innovations à apporter à plusieurs de mes instruments. Je voulus le rendre témoin également de l'opération, dans ce cas de col conique avec atrésie, d'autant plus volontiers que je venais de lui faire retoucher un hystérotome pour la circonstance, retouche dont il ne comprenait pas bien la portée.

Donc, la malade placée comme dans sa précédente opération, le museau de tanche est amené directement au champ du spéculum introduit.

Le cathétérisme est de nouveau exécuté avec la petite bougie en baleine, puis avec une bougie molle de même dimension, qui est portée, introduite et poussée au moyen de longues pinces. Après ces deux cathétérismes successifs, mon plus fin cathéter à curseur (fig. 18) est introduit à froid et parvient, après quelques petites difficultés, à pénétrer jusqu'à la boule fixée à 6 centimètres; trois autres cathéters de plus en plus forts sont également fixés à 6 centimètres, pendant que le premier reste introduit dans le canal cervico-utérin. Après cinq minutes, celui-ci est retiré et les quatre cathéters sont chauffés simultanément.

Le plus fin est chauffé au rouge-cerise, et à nouveau introduit. Il arrive sans difficulté dans la cavité utérine, après avoir franchi l'ouverture interne du conduit cervical. C'est un premier trajet escarrifié et protecteur fait; successivement les trois autres cathéters à grosseur progressive, sont introduits à la même température et pénètrent de plus en plus facilement; la boule de chaque cathéter produit une large escarrification en entonnoir sur le méat; la voie est largement ouverte; les autres manœuvres vont devenir plus faciles encore.

L'hystérotome qui va fonctionner est justement celui que j'ai fait modifier par M. Aubry (fig. 15), sa lame est une langue de carpe ayant 4 centimètres de long, acérée à la pointe, de 1 centimètre de large à la base, ses angles latéraux sont biseautés de manière à tournir trois angulations sur chaqus côté : un angle aigu sur la partie externe et deux angles obtus, l'un sur la face antérieure et l'autre sur la face postérieure.

Je porte cet hystérotome au rouge-cerise directement dans le conduit couvert d'escarres protectrices et déjà largement ouvert, de façon que la pointe de l'instrument pénètre dans la cavité utérine et que la base pénètre en avant dans le méat pour le dépasser. Immédiatement après, l'hystérotome lancéolaire (pl. I, fig. 6) ayant la même longueur, mais plus large à la base et plus finement tranchant sur les côtés, parcourt le canal jusqu'à la base en divisant latéralement à partir des commissures.

Et enfin, pour que la rétraction cicatricielle du méat après cicatrisation ne puisse ramener l'orifice externe à ses dimensions premières, un cautère olivaire fort est introduit dans le méat jusqu'à moitié de l'olive, puis un gros cautère-marteau au rouge-cerise est fortement appliqué sur le museau de tanche. Cette dernière cautérisation profonde a pour but de faire disparaître la conicité. Linge huilé sur l'utérus, glace sur le bas-ventre dans un boyau préparé, nuit et jour, comme dans la première opération. Quatre jours après, le sachet de plomb de chasse est encore appliqué sur le bas-ventre pendant huit jours. Cette fois il n'y eut pas même l'apparence d'un peu de fièvre traumatique. Après cinquante jours, à partir de cette seconde opération, et après les soins et pansements comme d'usage (1), la malade était radicalement guérie de son antéversion et de l'atrésie du conduit cervical avec col conique.

Maintenant tout le monde se demandera comment, pour faire disparaître une atrésie du méat avec col conique, il faut tant d'incisions internes et de cautérisations circulaires au moyen des hystérotomes à curseurs, et comment un col ainsi labouré dans son conduit peut reprendre ses fonctions physiologiques ultérieurement.

Voici ma réponse :

La dilatation progressive du conduit, qui n'est pas toujours bien supportée et qui peut susciter des accidents, comme j'en ai vu, n'est, dans un col conique, ordinairement très dur, qu'un palliatif utile. Elle ne donne jamais de résultat complet, à moins que, pendant la période de dilatation, la femme ne devienne enceinte, auquel cas la guérison serait radicale après l'accouchement.

Le débridement avec les instruments tranchants à froid, de quelque manière et par quelque procédé qu'on l'exécute, est suivi parfois d'accidents graves, et la cicatrisation des parties divisées se faisant par la réunion de ces parties mêmes ou des lèvres des plaies, il s'ensuit qu'ultérieurement l'atrésie est plus complète encore par l'effet de la rétraction cicatricielle.

(1) Voy. mon livre sur le *Traitement des maladies chroniques de l'utérus*, 2e édition.

Dernièrement, j'ai été appelé à constater et à combattre une métrite violente, avec fièvre intense, résultant d'un débridement opéré par un confrère au moyen d'instruments tranchants à froid.

Le col conique avec atrésie a été l'écueil général des chirurgiens de tous pays. J'ai eu à opérer des malades qui avaient subi en vain, et non sans danger, les deux procédés, dilatation et débridement, et cela de la part d'hommes recommandés par leur habileté et leur expérience chirurgicale.

L'hystérotomie intra-utérine ignée est, au contraire, inoffensive et soustrait les malades à tous les accidents d'hémorragie et de septicémie.

La raison des incisions multiples et prolongées au loin, la voici :

L'hystérotomie ignée est suivie aussi, comme l'incision à froid, de rétraction cicatricielle : c'est pour parer au rétrécissement par suite de rétraction que je multiplie ou répète les incisions en les agrandissant et divisant graduellement les tissus à une plus grande profondeur.

On remarquera que ces incisions, larges sur l'ouverture externe du conduit, vont en se rétrécissant vers l'ouverture interne, qui cependant est fort agrandie, mais infiniment moins que l'externe.

C'est qu'en effet, quand les escarres se détachent et que le bourgeonnement cicatriciel commence, l'albumen sécrété dans la cavité du globe coule continuellement par l'issue élargie de l'ouverture interne. Cet écoulement continu entretient la perméabilité du conduit, lubrifie les parois et empêche une rétraction prononcée.

Ce sont là deux faits incontestables. Ensuite, tous les deux jours, dans les pansements, pendant la période de réparation et jusqu'à réparation complète, j'exerce, avec l'une des plus grosses bougies molles et à boule à l'extrémité, le cathétérisme jusque dans la cavité du globe. Par cette manière de faire, j'obtiens tous les bénéfices de l'incision sans ses inconvénients et ses dangers, et tous ceux de la dilatation après incision, pour empêcher la coarctation durant la cicatrisation.

Ce fait est mathématique.

Quant aux preuves du fonctionnement physiologique ultérieur de l'organe, elles ressortent du fonctionnement normal récupéré par les malades opérées, de la possibilité de la conception, de la régularité du gravidisme et de l'accouchement naturel à terme, comme j'en ai eu deux exemples, ce qui constitue des preuves directes, indiscutables.

Mme Hubert, dont l'opération date de dix ans, reste encore aujourd'hui radicalement guérie de son antéversion acquise, de son col conique avec atrésie, malformation congénitale.

Cette malade, et celle de la rue Rochechouart, opérée le même jour d'une rétroversion ancienne, ont été réunies, après guérison, dans mon cabinet. M. Aubry est venu lui-même constater les résultats. Chacune des malades a pu examiner, à travers le spéculum, la cicatrisation complète chez l'autre; et, interrogées toutes deux sur les troubles fonctionnels locaux et généraux dont elles étaient atteintes, elles ont déclaré que tout était dissipé; que leurs forces étaient revenues et qu'elles avaient récupéré de l'embonpoint (1).

(1) « J'autorise M. le docteur Abeille à publier mon observation.

» Fany HUBERT.

» Paris, le 10 avril 1877. ».

OBSERVATION XLIV. — *Antéversion ancienne. — Hypertrophie considérable de la partie antérieure du col et de la partie correspondante du globe. — Engorgement de la lèvre antérieure avec fines granulations recouvrant une érosion des deux lèvres, suite de métrite chronique persistante du col. — Ménorragie de six à dix jours de durée à chaque époque menstruelle. — Opération. — Guérison.*

Mme R..., de Reims, a vingt-huit ans; elle est brune, d'un tempérament un peu lymphatique nerveux. Elle a eu une fille à vingt ans, depuis lors elle n'a plus eu d'enfant. Les suites de couches, après une hémorragie post-puerpérale, furent assez pénibles. Elle eut des douleurs qui semblent se rapporter à une métrite, et ce n'est qu'au bout de trois mois, malgré tous les soins reçus, qu'elle put se lever. La convalescence fut longue. Depuis cette époque, Mme R. a toujours des douleurs vagues dans le bas-ventre, une pesanteur à la vulve et des règles surabondantes de six à dix jours de durée. Finalement, en continuant à se soigner et gardant, de temps en temps, un repos absolu au lit, d'un mois à six semaines, prenant des injections, des bains, subissant des cautérisations, elle a pu vivre assez paisiblement, mais sans pouvoir fatiguer, et toujours tourmentée par de petites douleurs qui s'exaspéraient à chaque époque.

Recommandée par une dame de ses amies que j'avais opérée et guérie quelques années avant, Mme R... vint me consulter en 1880. Après examen, et l'antéversion avec les complications signalées dans le titre bien et rigoureusement constatées, je proposai de l'opérer. Elle recula devant l'opération qui l'effrayait; mais, un an après, en mars 1881, elle revint bien décidée. Elle subit l'opération chez une de ses parentes, rue de la Chaussée-d'Antin, le 5 mars.

Procédé opératoire. — La malade, placée dans le décubitus dorsal, en travers du lit, les jambes fléchies appuyant sur deux chaises, le siège élevé, j'opère d'abord, avec l'indicateur et le médius de la main gauche introduits dans le vagin et la main droite appuyant fortement sur le bas-ventre, la réduction de l'antéversion.

Le spéculum Fergusson est introduit immédiatement après. Avec le spéculum, je repousse fortement, en haut et en arrière, le cul-de-sac antérieur et le ligament utéro-vésical, de manière que ce cul-de-sac remonte franchement à 3 centimètres au moins au delà de la jonction du col et du globe sur la face antérieure.

Quand cette situation est bien établie et que je n'ai pas à craindre de toucher au ligament utéro-vésical avec l'hystérotome (pl. II, fig. 1), j'exécute, à 2 centimètres 1/2 en arrière de la jonction du col et du globe, la première incision transverse, qui atteint en profondeur la couche musculaire moyenne et qui a 1 centimètre 1/2 d'étendue.

Sur chaque angle de cette incision, deux incisions obliques sont faites avec les hystérotomes à col de cygne (fig. 3), incisions dirigées en dehors et en arrière, et en dehors latéralement; plus profondes sur le globe, plus superficielles sur les parois vaginales. C'est la clef de voûte.

Avec l'hystérotome à double lame (fig. 2), deux incisions transverses parallèles à la première, portant sur la face antérieure du col, à 2 centimètres l'une de l'autre.

Avec les hystérotomes à col de cygne, tranchant courbe (fig. 4), deux incisions elliptiques embrassant la face antérieure du col, se joignant par leurs extrémités, en arrière sur la partie moyenne de la transverse supérieure, et en avant un peu au delà de la transverse inférieure.

Avec l'hystérotome forme truelle (fig. 16), abrasion des tissus situés entre les deux incisions elliptiques et déjà sectionnés par les incisions tranverses inférieures.

Comme la partie antérieure du corps et du globe est le siége d'un engorgement hypertrophique, deux cathéters à curseur (fig. 18), fixés à 7 centimètres, sont introduits dans la cavité cervico-utérine, en appuyant fortement sur la face antérieure pour former une gouttière escarrifiée; puis, avec l'hystérotome triangulaire (pl. I, fig. 5), l'arête médiane dirigée sur la face antérieure, je détruis, triangulairement sur cette face, une bonne partie des tissus hypertrophiés, et, par une seconde application, je cherche à achever la destruction complète.

Le cautère-marteau (pl. II, fig. 22), appliqué ensuite sur le museau de tanche, fait justice de l'érosion avec granulation des deux lèvres. Ainsi est terminée l'opération de cette antéversion, compliquée, d'une façon très accentuée, d'engorgement hypertrophique.

Un petit accident, une légère hémorragie, provenant d'un recoin de l'incision transversale supérieure où le fer, un peu trop chaud, n'avait pas produit l'escarre complète, m'obligea, le lendemain, à toucher avec un fer au rouge sombre pour éteindre le sang.

Vingt jours après, les escarres s'étant détachées, Mme R... retourna à Reims pour affaires et y passa vingt jours. Elle revint ensuite à Paris, où, pendant vingt-cinq jours, je pus exécuter quotidiennement les pansements, et elle repartit le 31 mai suivant, complètement guérie.

Revue cinq mois après, je fus à même de contater chez Mme R... la persistance absolue de la guérison (1).

Le hasard, cette fatidique fortune, qui est souvent la providence des petits et des humbles, comme des grands et des puissants, m'a servi deux fois d'une façon remarquable depuis que je me suis adonné au traitement des déviations rebelles de l'utérus.

1° C'est à lui, comme je l'ai dit dans mon avant-propos, que

(1) Voici la lettre écrite par le mari, un négociant de Reims, pour m'autoriser à publier l'observation relative à sa femme :

« Monsieur le Docteur,

» Je viens tardivement vous remettre l'autorisation à publier, sous les initiales, que vous désirez. Veuillez excuser ce retard, dont je suis désolé.

» C'est avec grand plaisir que j'acquiesce à votre désir, et je forme des vœux pour que vous réussissiez à rendre la santé encore à un grand nombre de femmes comme vous avez réussi à le faire pour la mienne.

» Madame se joint à moi pour vous renouveler nos sentiments de reconnaissance.

» E. R., 104, rue des Capucines.

» Reims, 14 août 1881. »

j'ai dû, à l'occasion d'une malade auprès de laquelle j'avais été appelé incidemment et dont j'ai rapporté l'histoire, d'avoir conçu l'idée première de la ténotomie utéro-vaginale ignée, pour le redressement, la cure des déviations et de leurs complications.

2° Au cours d'une controverse avec le professeur Pajot, controverse que je n'avais nullement recherchée et dont l'initiative revient en plein à ce professeur, la même fortune ou providence des faibles croyants m'a fourni, au milieu de ce débat, et pour le clore définitivement, l'occasion d'opérer une malade vue, explorée et conseillée par mon éminent adversaire, et par surcroît de cette heureuse fortune, de l'opérer avec l'aide d'un ami de M. Pajot, M. le docteur Cordes, professeur libre de gynécologie, à Berne. Cette singulière coïncidence est-elle due simplement au hasard ou à toute autre circonstance? J'aime à croire que le hasard seul, ou ma bonne fortune, m'a servi admirablement à cette occasion. Voici cette curieuse et authentique observation.

Observation XLV. — *Antéversion ancienne, oblique gauche, avec col conique.— Diamètre longitudinal de la cavité cervico-utérine, six centimètres et demi. — Opération en présence et avec l'assistance du docteur Cordes, professeur libre de gynécologie à Berne et traducteur du livre de Barnes. — Guérison par l'hystérotomie utéro-vaginale ignée.*

Mme Drézet a vingt-cinq ans; sa constitution générale est bonne. Mariée depuis six ans, réglée à quinze ans, elle avait quelques coliques de bas-ventre au commencement des règles, qui, du reste, venaient régulièrement, mais peu abondantes. Elles duraient trois à quatre jours. Cela a été ainsi jusqu'au mariage. Six semaines après le mariage, suppression des règles qui fait croire à une grossesse. Cette suppression dure six semaines, puis surviennent des douleurs violentes comme pour accoucher ; le sang apparaît avec une grande abondance et continue à couler quinze jours. A mesure que le sang coulait, les douleurs diminuaient. Malgré l'examen le plus minutieux on n'a jamais vu que du sang caillebotté ou des caillots. Au bout de ces quinze jours, ont surgi des douleurs très vives dans le bas-ventre et dans les reins, sans vomissements. Ces douleurs étaient calmées par des cataplasmes ou des applications chaudes. A la suite, perte d'appétit. Ces douleurs paraissent avoir duré deux ou trois mois en diminuant graduellement, puis les époques sont revenues assez régulièrement, mais constituant des ménorragies de cinq à six jours de durée. A ces ménorragies succédaient des flueurs blanches en abondance. Depuis ce moment la santé ne s'est jamais plus rétablie. A partir de ce moment aussi sont survenues de la dyspepsie, des envies de vomir, des névralgies sacro-lombaires ou sacro-dorsales, des palpitations, des névralgies corono-occipitales. Il est resté des douleurs vaginales et des faiblesses à la marche, entravée déjà par une chaleur anormale dans le vagin, et des envies fréquentes d'uriner. Souvent la malade se tenait incurvée en avant, appuyant ses mains sur son ventre pour se soulager. Depuis la suppression suivie d'hémorragie, la malade n'a jamais cessé de se faire soigner tantôt par un médecin, tantôt par un autre. Entre autres, un chirurgien d'hôpital lui a donné quelques soins, et a cautérisé plusieurs fois l'utérus avec le nitrate d'argent. Le mari de la malade partant pour Constantinople en 1872 (sur la fin), la femme demanda au chirurgien si elle pourrait entreprendre le voyage sans craindre d'aller plus mal. Ce à quoi il aurait été répondu qu'elle pouvait partir et qu'elle trouverait à Constantinople le docteur Z..., qui serait très capable pour la soigner.

Mme Drézet, partie à Constantinople, y reste trois ans. Soignée d'abord par le docteur Z..., elle entre plus tard à l'hôpital où elle ne fait qu'un court séjour. Elle s'est confiée ensuite à un autre docteur, un Grec, Pl.... Fatiguée de l'inutilité de tout ce qu'elle a fait jusque-là, elle se met entre les mains d'une matrone anglaise, qui lui promet naturellement la guérison. Elle reste deux mois chez cette matrone sans être plus avancée. Rentrée en France au bout de trois ans, elle se trouve plus malade qu'auparavant.

Depuis son retour elle a été, quinze mois durant, chez le docteur F..., sans aboutir, en fin de compte, à un meilleur résultat, malgré le repos presque absolu, les injections, les cautérisations fréquentes au nitrate d'argent.

Alors ayant entendu parler d'un autre confrère qui tient une clinique pour les maladies des femmes, assisté de quelques élèves et de sages-femmes, elle s'adresse à lui et va à sa clinique pendant trois mois. Ce confrère reconnut quelque chose de particulier, un fait exceptionnel qu'il signalait à l'attention de son auditoire. La malade ne peut rendre les expressions dont il se servit pour désigner cette particularité. Toujours est-il que ce confrère est le premier qui ait exercé le cathétérisme en faisant diverses autres manœuvres, au dire de la malade, et le faisant suivre quelquefois de cautérisations au nitrate d'argent.

Après trois mois de patience, pendant lesquels elle allait une ou deux fois par semaine à la clinique, Mme Drézet, ne trouvant pas de changement notable à sa position, quoiqu'elle eût perçu un peu d'amélioration au commencement du traitement, renonça à faire quoi que ce fût, et se résigna à sa malheureuse position, qui ne lui permettait aucun travail un peu assidu et qui la mettait dans l'impossibilité d'exécuter une course un peu longue.

C'est alors que quelqu'un l'engagea à s'adresser à M. Pajot, professeur d'accouchements et des maladies des femmes, à la Faculté de médecine, en lui assurant que ce professeur lui dirait nettement ce qu'elle avait à la matrice, et la guérirait, à coup sûr, s'il y avait guérison possible.

Donc, Mme Drézet se présentait à la consultation. Le professeur fit une exploration minutieuse et prolongée avec le doigt, la malade étant horizontalement couchée. Après cet examen, il aurait déclaré, au dire de la malade, qu'elle était atteinte d'une métrite chronique en voie de guérison (1).

Voici, du reste, textuellement la prescription du professeur :

« Quatre injections par jour, le matin, à midi, à quatre heures et en se couchant, avec la décoction de guimauve tiède, avec une canule en arrosoir.

(1) Relation faite par Mme Drézet et une dame qui l'accompagnait et assistait à la consultation.

» On fera ces injections pendant huit jours. Puis on les fera ensuite pendant un mois avec l'infusion de sureau légèrement tiède.

» Après un mois de ces dernières, la malade en fera une seule le soir, en se couchant, avec du vin de Bordeaux sucré, et chaque matin une irrigation de deux litres d'eau un peu tiède.

» Pendant les chaleurs, bain de rivière pendant cinq minutes, avec les précautions habituelles contre le froid et le chaud.

» Abstinence de café noir, thé, vin blanc, liqueurs, épices.

» S'abstenir de fatigues à pied, en voiture, et surtout de toute excitation sexuelle au moins six semaines après la guérison et pendant tout le traitement; elles sont dangereuses.

» Cesser tout traitement, deux ou trois jours avant, pendant, et deux ou trois jours après les règles.

» Aller tous les jours à la selle avec un lavement tiède et à la même heure.

» *Signé* : professeur PAJOT. »

En présence d'un pareil traitement, qui n'était guère que le renouvellement (à part les cautérisations et le cathétérisme exécutés par d'autres) de tout ce qui lui avait été prescrit depuis sept ans, tant en France qu'à Constantinople, sans résultat notable, cette jeune femme désespéra complètement de son retour possible à la santé et résolut de ne plus rien faire absolument.

Sur ces entrefaites, une de ses amies, voulant tenter un dernier effort pour relever son courage et la décider à essayer encore quelques moyens, la pria de venir me voir, et, pour emporter d'assaut la décision, l'engagea à venir avec elle le lendemain. Elle connaissait deux de mes opérées, qui sont complètement guéries, et elle voulait que son amie se fît examiner pour voir s'il n'y aurait pas quelque opération analogue à faire pour la débarrasser.

Le 27 mai 1877, elle amena donc Mme Drézet. Après examen direct avec le doigt dans toutes les positions, et après examen au spéculum, je constatai une antéversion oblique gauche, compliquée de col conique. Je pus avec une toute fine bougie en baleine à tête olivaire, exercer le cathétérisme, et, après bien des efforts et de la patience, faire arriver la bougie dans le fond de la cavité utérine.

La longueur du canal cervico-utérin mesurait 6 centimètres 1/2. Cette bougie se trouvait coudée après extraction, à 3 centimètres, c'est-à-dire à peu près au niveau de l'ouverture cervicale interne ; il y avait donc là une courbe, un coude de la part du conduit ; et, pour ne pas commettre de méprise, après le cathétérisme avec ma très fine bougie en baleine qui est rigide, j'exerçai le cathétérisme avec une bougie molle semblable à celle en baleine.

Dans le second cathétérisme, j'obtins les mêmes dimensions dans le diamètre longitudinal, mais la courbure de la bougie resta plus accusée après son retrait.

Le museau de tanche, plus long que d'habitude, se présentait sous la forme assez exacte du gland d'un pénis d'un moyen développement, coiffé d'un léger repli vaginal figurant assez bien le repli prépucial de la base du gland décalotté, et un peu aplati d'avant en arrière.

J'assurai à cette femme désespérée et prête à se soumettre à toutes les opérations pour guérir, que je pourrais probablement la guérir sans lui faire courir de danger. Dès lors, l'opération fut arrêtée et fixée au troisième jour après les règles, qui étaient imminentes.

Entre temps, un confrère se présente à moi pour me demander quelques renseignements sur mon procédé opératoire qu'il ne comprenait pas absolument bien.

C'était le docteur Cordes, professeur libre de gynécologie à Berne, et traducteur du livre de Barnes.

Je me fis un vrai plaisir de lui donner les explications et de lui faire les démonstrations, un spéculum à la main, avec utérus artificiel introduit.

Il se trouvait pleinement satisfait, et ce qu'il ne comprenait pas auparavant lui parut chose de facile exécution.

Me ravisant alors, je lui dis que j'opérerais probablement, sous peu, une jeune femme, et lui proposai, si cela pouvait lui être agréable, de le faire assister à l'opération, ce qu'il accepta avec autant de plaisir que de reconnaissance.

Comme il allait passer quelques jours chez sa sœur, qui habite Saint-Germain-en-Laye, il me laissa sa carte avec sa nouvelle adresse pour que je pusse le prévenir la veille. La veille de l'opération j'écrivis à notre confrère, M. Cordes, qui se trouva le 31 mai, à quatre heures, dans mon cabinet avec la malade. Avant d'opérer et sans rien lui dire, je le priai d'examiner lui-même Mme Drézet et de me donner son diagnostic. Voici celui qu'il formula de suite : antéversion oblique gauche. Après l'examen digital de notre confrère, je fis placer la malade sur le fauteuil à opérations et, après introduction du spéculum, je le priai d'examiner et de me dire le résultat de son examen visuel. Il constata un col conique à forme de gland d'un pénis. Je mesurai alors à nouveau, devant lui, le diamètre longitudinal du canal utéro-cervical, qui donna encore 6 centimètres 1/2 avec coudure de la bougie exploratrice. Je fixai alors trois cathéters métalliques à curseur à 6 centimètres.

Le docteur Cordes voulut bien se prêter avec une extrême gracieuseté à l'office d'aide, pour faire chauffer les instruments et me les présenter à ma demande. Il suivait exactement, par ce moyen, ma manière de procéder et d'exécuter toutes les sections qui paraissent si embarrassantes à tous ceux qui n'ont jamais vu, et se rendait parfaitement compte de l'effet de ces sections pour amener le redressement de l'utérus.

Je commençai par opérer l'antéversion.

Après refoulement du cul-de-sac vaginal antérieur et du ligament utéro-vésical à l'aide du spéculum, l'incision transverse supérieure est pratiquée un peu au-dessus de l'union du col avec le globe. Sur chaque angle de cette incision, je fais une incision dirigée obliquement en dehors et en arrière, plus profonde sur l'utérus, moins sur le vagin ; puis deux autres incisions transverses, l'une à 1 centimètre au-dessous de la supérieure, et l'autre à 1 centimètre environ de la deuxième, sont exécutées. Deux incisions semi-elliptiques se rejoignant par leurs extrémités sur les incisions transverses supérieure et inférieure, et une légère abrasion de tissus entre ces deux semi-elliptiques terminent l'opération de l'antéversion avec col conique.

L'incision transverse supérieure est destinée à fixer à 1 centimètre plus haut, sur l'utérus, la paroi antérieure du vagin et à maintenir refoulé en haut le ligament utéro-vésical par diérèse ignée. Les incisions transverses inférieures, les semi-elliptiques, en dégorgeant le col, doivent, par suite de rétractions cicatricielles, redresser celui-ci sur le globe et rétrécir longitudinalement la face antérieure du museau de tanche aplati ovalairement comme le gland d'un pénis. Ces résultats sont certains.

Il nous reste à remédier à l'atrésie du méat par la courbure du canal cervical à son ouverture interne dans la cavité du globe, et par la conicité du col ; voici comment nous opérons :

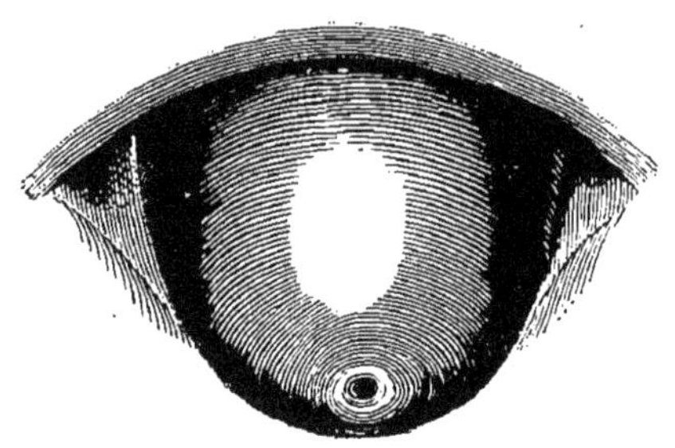

Fig. 32.

Le plus fin cathéter à curseur est introduit d'abord à froid et sans difficulté maintenant; il traverse aisément le conduit cervical pour pénétrer dans la cavité du globe. Cette certitude acquise, ce cathéter est chauffé au rouge-cerise et introduit de la même façon dans le même conduit, pour arriver dans la cavité du globe, ce qui s'exécute sans peine; nous avons par là une escarrification circulaire de garantie.

Un second, puis un troisième cathéter de plus en plus fort calibre, chauffés au même degré, sont successivement introduits. C'est l'agrandissement de tout le conduit cervical avec escarres protectrices.

Alors l'hystérotome lancéolaire, ayant plus de 1 centimètre de large à la base des ailes, est porté dans le conduit cervical, la base franchissant le méat externe, par conséquent l'instrument divisant latéralement sur les commissures, en escarrifiant.

L'hystérotome-truelle, acéré à la pointe, quadrangulaire, de la même largeur à la base, à angulation latérale plus prononcée, est introduit à son tour presque au rouge blanc pour avoir plus d'action sur les surfaces précédemment escarrifiées. Le plus gros hystérotome à curseur est une deuxième fois introduit ensuite, pour agir sur l'ouverture cervicale interne qui, par les précédentes escarrifications, pourrait avoir été un peu obturée, et pour rétablir la libre et large communication de cette ouverture dans la cavité du globe.

Enfin, pour terminer cette seconde opération, avec un cautère-marteau rouge-cerise, appliqué sur la surface du museau de tanche, je régularise et escarrifie cette surface pour la rendre insensible et pour oblitérer les vaisseaux d'absorption à l'union des parties vives et de celles escarrifiées. Avec ce même marteau appuyant d'abord sur la lèvre antérieure avant d'être appliqué à toute la surface, j'ai voulu biseauter cette lèvre en prenant sur l'épaisseur de sa partie inférieure et antérieure.

Notre confrère M. le docteur Cordes, qui, tout en nous passant les instruments, a porté la plus grande attention à toutes nos manœuvres dont nous lui expliquions la portée et le but, s'est retiré très satisfait, après avoir vu se dissiper les doutes et appréhensions qu'il avait auparavant.

N'étant pas à même de voir la malade consécutivement, il a pu conserver quelques craintes sur les suites de cette double opération; nous pouvons l'assurer que dans ce cas, comme dans les autres, il n'y a eu ni fièvre ni accidents consécutifs par suite du traumatisme, et qu'aujourd'hui la malade est bien et dûment guérie.

Pendant plusieurs années de suite nous avons revu Mme Drézet, la dernière fois en novembre 1884, et nous avons toujours pu constater la persistance de la guérison (1).

M. Pajot avait-il diagnostiqué, dans ce cas, une antéversion avec col conique? Tout semble faire croire que, s'il l'avait diagnostiquée, il l'a passée sous silence, et qu'en tous cas son

(1) « J'autorise par la présente M. le docteur Abeille à publier dans les journaux de médecine l'observation de l'opération d'antéversion qu'il a pratiquée à ma femme, antéversion dont elle souffrait depuis six ans envers et contre tous les traitements employés jusque-là, et dont M. le docteur Abeille l'a guérie.

» *Signé* : DRÉZET.

» Paris, le 16 septembre 1877.

traitement si anodin n'était destiné qu'à procurer une douce illusion à cette pauvre malade.

Le docteur Cordes, professeur libre de gynécologie, traducteur du livre de Barnes, l'accoucheur anglais, et l'ami de M. Pajot, m'aurait-il servi de compère, expression scientifique du choix de M. Pajot à mon adresse? Ce grand juge, le public médical, devant lequel j'ai amené le savant professeur, pourra désormais porter un jugement définitif avec les pièces à conviction à l'appui. — Cette observation a mis fin à la longue controverse entre le professeur et moi.

Observation XLVI. — *Antéflexion ancienne avec élongation hypertrophique du col. — Opération. — Guérison.*

Mme Morin, de Pouilly-sur-Loire (Nièvre), est âgée de vingt-cinq à vingt-six ans; elle est mariée depuis sept ans; elle est nullipare; elle est petite, brune, bien constituée; elle est atteinte de diverses névralgies, telles que dyspepsie, céphalalgie frontale, hémicrânie, ovaralgie gauche, fréquente et persistante avant et pendant les règles; névralgie sacro-lombaire avant les règles et les deux premiers jours. Ses règles sont abondantes, de huit jours de durée en moyenne. Elle a une constipation opiniâtre de quatre à huit jours.

Mme Morin est devenue très nerveuse, irritable, inquiète. Plusieurs médecins l'ont soignée. Le premier a prescrit le repos absolu, des injections astringentes et a posé un pessaire à anneau.

Le second a conseillé les eaux de Luxeuil. A Luxeuil, le médecin traitant a promis une guérison rapide. Au bout d'un mois, la malade est partie comme elle était venue, et le médecin a déclaré alors qu'elle ne guérirait jamais, puisque les eaux de Luxeuil n'avaient rien produit.

Un troisième médecin ayant connaissance d'une malade opérée et guérie par moi, me l'adresse après l'avoir engagée à se faire opérer.

Mme Morin m'arrive le 20 mars 1880. Après avoir constaté par les explorations variées dans la position debout, couchée sur le dos, une antéflexion avec élongation hypertrophique du col, et avoir acquis la même certitude par l'exploration au spéculum, je l'opère le 23, avec l'assistance du docteur Perrier et du docteur Bissieu, qui, s'occupant spécialement des maladies des femmes, est venu me prier de le faire assister à une de mes opérations. Ces deux confrères s'étaient assurés par eux-mêmes, après les mêmes examens que moi, de l'existence d'une antéflexion très prononcée et de l'élongation du col.

Après introduction du spéculum, je refoule le globe utérin en haut et en arrière, en même temps que le cul-de-sac antérieur et le ligament utéro-vésical qui remonte à près de 2 centimètres au-dessus de la jonction du col avec le globe, qu'on distingue parfaitement. L'opération suivant mon procédé dure trois quarts d'heure, montre en main. Après l'opération de l'antéflexion, le museau de tanche peut être engagé librement dans le champ de l'instrument. Comme il ne présente qu'une légère érosion, et que je présume qu'après le redressement de l'utérus, suite des incisions pratiquées sur le globe et le col, l'élongation hypertrophique pourra disparaître ou subir au moins une diminution considérable, je me contente d'appliquer un marteau au rouge brun sur le museau de tanche. Après avoir replacé la malade dans son lit, un linge huilé laissé dans le vagin, il est posé, comme d'habitude, un boyau plein de glace sur le bas-ventre, par-dessus une flanelle, et qu'on devra renouveler nuit et jour, pendant quatre jours.

Le deuxième jour, le 25, le thermomètre est monté à 38°,5 à huit heures du soir ; le pouls était à 90. Six pilules de sulfate de quinine, 15 centigrammes chacun, sont administrées en trente-six heures, après quoi tout est rentré dans l'ordre, et injections et pansements comme d'usage et à époques fixes, ont pu être exécutés jusqu'à guérison.

Le 18 décembre, avant d'avoir toutes ses plaies cicatrisées, Mme Morin ayant urgemment besoin chez elle pour son commerce, je l'autorise à partir, avec promesse de revenir le 5 janvier suivant, pour faire continuer les pansements : ce qu'elle fit.

Le 20 janvier, la guérison de l'antéflexion étant complète et bien constatée par mes deux confrères qui m'ont assisté, et le col ayant subi une régression notable, la malade retourne chez elle (1).

En février 1882, l'élongation du col rendant encore un peu pénibles les rapports conjugaux, Mme Morin me prie de compléter la cure en faisant encore quelque chose pour remédier à cet inconvénient. C'était facile, et ce que je n'avais pas voulu faire en opérant l'antéflexion, la résection d'une partie du col, fut décidé. Sur mon avis, Mme Morin vint immédiatement à Paris, et je réséquai d'un seul coup avec mon sécateur environ 2 centimètres et un peu plus de la partie sous-vaginale du col, avec l'aide de M. Perrier.

Un mois et demi après, la malade rentrait chez elle, débarrassée désormais de son antéflexion, qui ne s'était pas reproduite, et de l'élongation du col.

OBSERVATION XLVII. — *Rétroversion ancienne, traitements inutiles jusqu'ici. — Opération. — Guérison.*

Mme B..., de Valparaiso, rue Rocroy, âgée de vingt-neuf à trente ans, blonde, ayant une vigoureuse constitution, aujourd'hui profondément amaigrie et ne pouvant plus supporter même les petites fatigues de son ménage, est mère de deux enfants, dont le dernier a six ans. C'est depuis le dernier accouchement qu'elle est devenue progressivement malade. Elle s'est levée le troisième jour; elle est restée sujette à des ménorragies de huit à dix jours de durée. Des traitements variés et prolongés à Valparaiso et en France n'ont pas amélioré sa position; les pessaires sont devenus insupportables. Aujourd'hui qu'elle est épuisée, que des troubles, tant du tube digestif que des centres nerveux, consécutifs aux lésions utérines, lui rendent la vie insupportable, elle vient réclamer l'opération avec

(1) « J'autorise M. le docteur Abeille à publier dans les journaux de médecine l'observation de l'opération d'une déviation utérine ancienne qu'il a pratiquée à ma femme, et lui adresse l'expression de ma profonde reconnaissance pour la guérison qu'il a obtenue avec tant de succès.

» Agréez, Monsieur, mes salutations empressées.

» R. MORIN.

» Pouilly-sur-Loire, le 8 février 1881. »

insistance, engagée qu'elle est par une dame de ses connaissances que j'ai guérie il y a six ans. Mme B... est atteinte de rétroversion avec léger prolapsus du globe, engorgement des lèvres du museau de tanche, qui sont le siège d'une érosion de la largeur d'une pièce de 50 centimes.

Opération le 12 janvier 1880. — Guérison complète et radicale le 28 mars.

OBSERVATION XLVIII. — *Rétroflexion très accusée, élongation du col qui mesure quatre centimètres et demi dans la partie sous-vaginale, avec conicité.*

Mme de X..., d'Amiens, est une jeune femme de vingt et un ans, grande, blonde, bien proportionnée, mariée depuis deux ans, nullipare. Ses antécédents morbides avant le mariage ne présentent rien de particulier, si ce n'est qu'à chaque époque elle souffrait un peu des reins et que ses règles, abondantes, duraient de sept à huit jours. Depuis son mariage elle a fait d'abord une chute violente dans l'escalier de son hôtel, où elle a roulé de haut en bas et dont elle a beaucoup souffert; elle était remise un mois après. Depuis cette première chute, dont les suites étaient totalement dissipées, elle en a fait une deuxième non moins violente dans la cour de son hôtel en descendant d'un dogard, où elle est tombée sur les reins. Depuis cette dernière chute elle souffre un peu plus aux époques, et sa menstruation, déjà abondante, l'est devenue davantage.

Il paraît qu'elle a perdu beaucoup de son embonpoint, au dire de sa mère et de son mari ; elle accuse comme fleurs blanches quelques glaires opalines qui apparaissent de temps en temps.

D'après les conseils d'un médecin, Mme de X... a été passer une saison à Luxeuil, dans l'intention de pouvoir être fécondée ensuite. Ce médecin avait constaté une flexion utérine. Sa mère et son mari me l'amènent pour lui faire subir l'opération qui a guéri une dame de leur connaissance et qui les a fortement engagés à venir me voir.

A l'examen digital dans le décubitus dorsal, je constate une rétroflexion très accusée, sans sensibilité exagérée dans les manœuvres exploratrices. Le museau de tanche est beaucoup plus long que chez une nullipare. Il mesure au moins 4 centimètres. Il est conique, arrondi au sommet et offre un peu d'induration.

Au spéculum la rétroflexion apparaît parfaitement avec le sillon formant angle rentrant à la face antérieure, à la jonction du col et du globe, et la courbure prononcée à la face postérieure. L'ouverture du museau de tanche est ovalaire transversalement et de près de 1 centimètre. La muqueuse de revêtement du méat est rouge, granuleuse, et ses granulations paraissent continuer dans le conduit.

Il s'agit donc d'une rétroflexion qui aurait pu exister avant le mariage, mais qui certainement a pris des proportions plus grandes depuis dix-huit mois, à l'occasion des deux chutes relatées, compliquée de catarrhe de la muqueuse du col et peut-être du globe.

Le mari, la femme et sa mère réclamant vivement l'opération pour que cette femme, si jeune, si menacée dans son existence, soit débarrassée d'une affection qui détériore si profondément sa santé et qui n'a que chance de s'aggraver de jour en jour, j'accède à leurs désirs et le 20 septembre 1879, je procède à l'opération avec le concours du docteur Thorens.

Les suites de cette opération n'ont été suivies d'aucun accident, même le plus léger, et après deux mois de soins et pansements, comme j'ai l'habitude de le faire, Mme de X... est partie complètement guérie de sa rétroflexion.

J'ai revu deux ans après le mari venant me consulter pour un petit accident à lui survenu, et il m'a confirmé la persistance de la guérison de sa femme.

Observation XLIX. — *Antéversion ancienne et rebelle.*

Mme Vengeon, rue d'Alger, veuve depuis deux ans, n'ayant eu qu'un enfant, il y a dix ans, est atteinte d'une antéversion qui paraît remonter à cette couche, d'après les accidents qui sont survenus. Elle a maigri progressivement perdu ses forces, surtout depuis deux ans.

Elle est devenue sujette à diverses névralgies, sacro-lombaires, fronto-pariétales et intercostales ; elle a une dyspepsie qui est restée rebelle à tous les soins et qui entraîne le dépérissement. La menstruation est irrégulière quant aux dates, et offre toujours le caractère ménorragique de huit à dix jours de durée.

A bout de forces, ne pouvant plus s'occuper entièrement des affaires de son commerce, elle a confié ses souffrances et ses craintes à une sienne cousine, Mme Henri Hert, 3, rue Halévy, que j'ai opérée avec succès il y a une huitaine d'années, et qui, depuis, a eu deux enfants et reste bien définitivement guérie. Mme Henri Hert, croyant reconnaître, d'après le récit, la même déviation utérine dont elle a été guérie, me la présente.

Après l'examen le plus minutieux et le plus précis, je constate une antéversion qui, d'après le récit de la malade, remonte assurément à sa seule et unique couche. Confiante dans le succès obtenu par sa cousine, elle réclame hardiment et vivement l'opération.

Le 6 septembre 1883, j'opère donc Mme Vengeon, dans l'appartement même de Mme Henri Hert, situé, 2, rue des Arcades, qui veut bien se charger des soins consécutifs à cette opération, et où, comme d'habitude, je vais faire les pansements quotidiens ou biquotidiens, jusqu'à guérison complète, qui a lieu le 4 novembre. Avec la guérison de l'antéversion ont disparu toutes les névralgies, et la dyspepsie elle-même, soigneusement combattue pendant tout ce temps, ne laissait plus de traces.

Observation L. — *Antéversion avec catarrhe utérin. Opération. — Guérison.*

Mme B..., espagnole d'origine, mariée à un Français. Parfaite santé avant le mariage et bien constituée. Devenue bientôt enceinte, le gravidisme n'offrit rien de bien particulier, et l'accou-

(1) « Je suis trop heureuse de pouvoir autoriser M. le docteur Abeille à publier dans les journaux de médecine l'observation de l'opération qu'il m'a pratiquée pour une antéversion ancienne dont je suis bien guérie, et lui en sais mille grâces.

» Veuve VENGEON, 10, rue d'Alger.

» Paris, le 15 décembre 1883. »

chement se fit à terme et naturellement; et cependant elle ne s'est jamais rétablie après cette première couche. Il lui restait des souffrances dans le bas-ventre, beaucoup de leucorrhée séro-purulente, une grande faiblesse avec difficulté dans les soins de famille.

Aux époques menstruelles, douleurs sacro-lombaires et iléo-pubiennes, ménorragies.

Depuis deux ans, cette jeune dame était amaigrie et voyait sa position empirer de jour en jour, malgré le repos et les soins.

Demandé par la famille pour examiner la position de la malade, je constatai une antéversion avec catarrhe utérin. Après quelque temps de traitement, opération proposée et acceptée par le mari, la mère et la belle-mère de la malade, et enfin par la malade elle-même.

L'opération est pratiquée le 11 avril 1877; cette opération de l'antéversion finie, immédiatement cautérisation intra-utérine jusque dans la cavité du globe au moyen de mes cathéters à curseur mesurés d'avance.

Le 20 juin, guérison complète et radicale de l'antéversion et du catarrhe utérin. Devenue enceinte pour la seconde fois en 1878, après trois ans d'infécondité consécutive à son premier accouchement, elle accouche à terme et en six heures d'une fille, et, deux ans après, d'un garçon, tout aussi facilement que de sa fille.

Observation LI. — *Antéflexion oblique gauche ancienne et rebelle. — Opération. — Guérison.*

Mme Beaupain, femme d'un entrepreneur, 10, avenue de Madrid, à Neuilly, âgée de vingt-cinq ans, brune, à vigoureuse constitution primitive, mariée à vingt ans, a eu trois enfants en cinq ans. Elle s'est levée au septième jour, et, depuis cette date, elle n'a cessé de souffrir, quoique les époques menstruelles se fissent régulièrement et sans exagération.

Elle est devenue extrêmement nerveuse, a des crises hystériformes assez fréquentes, de la dyspepsie et une constipation tenace; elle est anémique. A son dernier accouchement, ne pouvant plus gérer ses affaires, ayant longtemps gardé le repos, d'après l'avis de son médecin, et n'ayant trouvé aucun soulagement des divers traitements qui lui ont été prescrits, son mari me l'amène dans les premiers jours de décembre 1878.

Après examens variés et constatation d'une antéflexion oblique gauche, avec exulcération de toute la surface du museau de tanche, le mari et la femme réclament immédiatement l'opération.

Je remets à quelque temps, voulant combattre auparavant les divers accidents subjectifs à l'anémie et prescris un traitement dans ce but, dont les martiaux, le quinquina et la teinture éthérée de valériane forment la base.

Le 20 janvier 1879, opération. Le 25 mars, guérison radicale et reprise de forces et d'embonpoint.

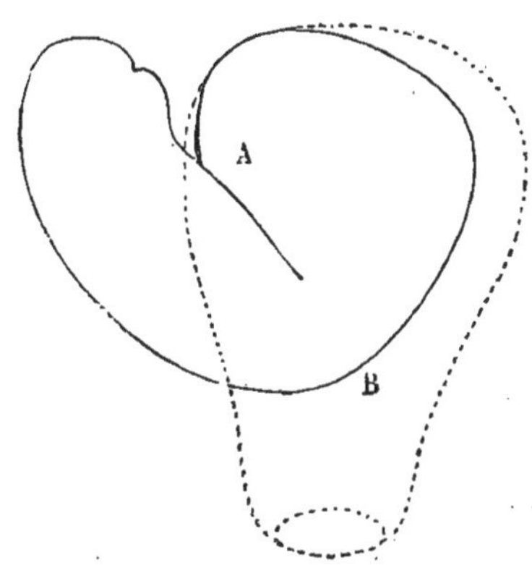

Fig. 33. — A, avant l'opération. — B, après guérison.

Revue six et quinze mois après l'opération, j'ai pu constater chez cette dame, qui a pu depuis l'opération se tenir à la tête de ses affaires, sans avoir éprouvé de souffrances ni de crises hystériques, la persistance de la guérison. Elle a, du reste, récupéré toute la vigueur de sa santé primitive. Après la guérison de l'antéflexion, voici les résultats que nous constatons et qui persistent encore après six ans de l'opération, et d'après nouvel et dernier examen de la malade, fait le

7 octobre 1885 : constipation amoindrie, les diverses névralgies considérablement diminuées, malgré la situation sédentaire de la malade, dyspepsie diminuée grandement ; les digestions se font bien mieux ; calorification des extrémités inférieures difficile ; état de l'utérus parfait ; cet organe est dans la direction normale, c'est-à-dire redressé, et le col réduit à celui d'une nubile (1).

Observation LII. — *Antéflexion ancienne. — Ovarite gauche subaiguë. — Traitement de l'ovarite pendant un mois et demi. — Opération ensuite de l'antéflexion. — Guérison.*

Mme D..., 8, rue du Cygne, vingt-huit ans, brune, bien constituée, a eu un enfant il y a sept ans ; levée le sixième jour de ses couches, a toujours souffert depuis, s'est profondément détériorée, est restée inféconde. Atteinte d'ovarite gauche depuis deux mois, elle a dû garder constamment le lit, a eu des métrorragies consécutives, que son médecin a dû maîtriser à diverses reprises. Le 16 octobre, elle me consulte pour la première fois. Je constate la persistance de l'ovarite à l'état subaigu et une antéflexion qui remonte à coup sûr à sa couche. Réclamant l'opération qui a si bien guéri une de ses amies qui me l'a adressée, je refuse jusqu'à guérison complète de l'ovarite. Celle-ci est combattue par l'application de la glace dans un boyau préparé posé sur le bas-ventre, surtout à gauche, à renouveler nuit et jour pendant trois semaines ; par les injections à la décoction de fleurs de sureau, les grands bains avec de l'amidon et quatre litres de son, les laxatifs, puis, trois semaines après, par des vésicatoires.

Au bout d'un mois et demi de ce traitement, j'avais complètement

(1) « J'autorise M. le docteur Abeille à publier dans son livre l'observation relative à l'opération d'antéflexion qu'il a pratiquée à ma femme, qui reste complètement guérie depuis six ans que l'opération est faite.

» Veuillez agréer, Monsieur, mes salutations empressées.

» Beaupain aîné,
» 10, avenue de Madrid (Neuilly-sur-Seine).

» Neuilly, le 14 octobre 1885. »

triomphé de l'ovarite, et, pour plus de sûreté, pour m'assurer qu'il n'y aurait pas de recrudescence, je remets encore l'opération de l'antéflexion.

Au 8 décembre suivant, la guérison de l'ovarite étant tout à fait définitive, je procède à l'opération de l'antéflexion.

Le 20 février suivant, Mme D... était parfaitement guérie de l'antéflexion et de tous les accidents qui l'accompagnaient.

Revue plusieurs fois les trois années suivantes, j'ai constaté la persistance de la guérison de la flexion et de la phlegmasie ovarienne.

Observation LIII. — *Antéversion, aménorrhée avec desquamation pseudo-membraneuse depuis dix-huit mois, date de la dernière couche. — Opération. — Guérison.*

Mme Cathelat, 28, rue Dupin, trente ans, constitution délicate, à prédominance lymphatique, chétive, a eu deux enfants à terme et un avortement à trois mois dans l'intervalle.

Depuis sa dernière couche elle n'a plus eu ses règles, par conséquent depuis dix-huit mois, et elle a toujours souffert, depuis ce moment, à tel point, qu'à la tête d'une maison de commerce, elle a fini, après avoir traîné autant qu'elle a pu et en se faisant soigner, elle a fini, dis-je, par ne plus pouvoir rester ni assise ni debout, et que depuis deux mois environ elle ne sort plus du lit.

L'aménorrhée a coïncidé ou précédé un travail de desquamation utérine sous forme de pseudo-membranes que la malade rend de temps en temps, et alors avertie de la sortie de ces pseudo-membranes par des douleurs qu'elle compare à celles de l'accouchement; cela lui arrive fréquemment pendant le mois.

Il y a eu certainement une endométrite sans violence au début, s'étant produite sournoisement et chroniquement chez une femme d'une si chétive constitution, et cette endométrite, chronique de début, a été sûrement exsudative. Il serait difficile d'expliquer autrement cette desquamation utérine sur un organe frappé d'aménorrhée, et dont, par conséquent, les périodes congestionnelles, si elles n'ont pas été supprimées, ont au moins été réduites à un état, un degré minime, si je puis ainsi dire. Les douleurs comparées à celles de l'accouchement, par la malade, s'expliquent par les contractions de l'utérus qui cherche à expulser les produits d'exsudats accumulés dans sa cavité. Ce n'est pas une desquamation utérine dans l'acception du mot, c'est une exsudation utérine suivie d'expulsion après accumulation.

Quoi qu'il en soit, voilà le commémoratif que j'ai pu établir dès le premier jour que j'ai été appelé auprès de cette dame. J'institue de suite un traitement général pour relever les forces organiques, pour la reconstitution, et un traitement local. Pour le traitement local, je prescris d'abord des onctions mercurielles belladonées pendant huit jours, avec fomentations chaudes par-dessus, et des injections un peu chaudes avec la décoction de fleurs de sureau additionnée d'un quart de vin rouge. Après ces huit jours et la suppression des onctions et des fomentations chaudes, je fais appliquer sur le bas-ventre, à renouveler nuit et jour, un boyau préparé garni de glace, par-dessus une flanelle double, et maintenir des cruchons d'eau chaude aux extrémités inférieures.

Les injections sont continuées, et maintenant avec moitié vin et moitié décoction de fleurs de sureau. La malade ayant déjà obtenu un résultat satisfaisant sous le rapport des douleurs intermittentes, devenues beaucoup plus rares, et de l'expulsion des pseudo-membranes, devenues plus rares aussi et moins abondantes, je fais continuer ce traitement pendant trois semaines.

Le 18 septembre 1879, les douleurs intermittentes ayant cessé complètement, l'expulsion de pseudo-membranes ne se reproduisant plus et étant remplacée par une sécrétion glaireuse plus ou moins abondante; la malade ayant d'ailleurs récupéré un peu de force et demandant à être guérie le plus tôt possible, je pratique l'opération de l'antéversion, et à la fin de cette opération je cautérise largement le conduit cervical et la cavité utérine au moyen de trois cathéters à curseur chauffés au rouge sombre et fixés à 6 centimètres 1/2, le diamètre longitudinal étant, après mensuration, de 8 centimètres. Ces trois cathéters, introduits successivement et exécutant dans l'intérieur de la cavité du globe des mouvements de rotation pour atteindre toute la surface, déterminent quelques douleurs vives qui se calment ensuite promptement. Les suites de cette opération n'ont été suivies d'aucun accident, pas même de réaction un peu vive. La malade continue son traitement réparateur, reconstituant.

Le 15 décembre, la guérison est complète, les règles ont reparu deux fois depuis l'opération, d'abord peu accentuées, et ensuite plus abondantes.

J'ai revu Mme Cathelat au moins une dizaine de fois depuis, — la dernière fois en juillet 1884. Elle reste bien et définitivement guérie, non seulement de l'antéversion, mais de tous les troubles fonctionnels, et sa santé reste excellente.

Je me suis présenté chez les époux Cathelat, 28, rue Dupin, le 29 septembre 1885. Là, j'ai pu m'assurer par moi-même que la dame s'est toujours bien portée depuis, que la persistance de la guérison de l'antéversion est absolue.

Mais quelle n'a pas été ma surprise en apprenant des époux Cathelat que la femme avait eu un enfant qui a maintenant six ans, que l'accouchement avait eu lieu à terme et naturellement, quand cette femme que j'avais revue souvent ne m'avait jamais parlé de cet accouchement ! Elle croyait la chose si naturelle et si simple, qu'elle n'avait pas cru devoir m'en entretenir (1).

Observation LIV. — *Antéflexion oblique gauche avec ovarite gauche subaiguë. — Opération. — Guérison.*

Mme X..., mariée depuis trois ans, belle et grande femme, d'une belle constitution, nullipare, âgée de vingt ans, est devenue très

(1) « J'autorise M. le docteur Abeille à publier l'observation relative à l'opération d'antéversion ancienne, avec complication, qu'il a pratiquée à ma femme et dont elle est complètement guérie. Au reste, ma femme est devenue enceinte après et a accouché naturellement et à terme d'un garçon qui a maintenant six ans.

» Cathelat.

» Paris, 25 septembre 1885. »

nerveuse, a des névralgies multiples, une dyspepsie de deux ans de date, une constipation accentuée. Elle a une ovarite gauche subaiguë et des ménorragies à chaque époque, devenues plus considérables à la suite de l'ovarite qui remonte à un mois et demi, suivant ses indications.

Traitement d'abord de l'ovarite pendant un mois et demi, puis opération de l'antéflexion le 8 janvier 1879.

Guérison complète le 15 mars 1880.

Observation LV. — *Rétroflexion avec abaissement de l'utérus. Opération. — Guérison. — Trois accouchements à terme après.*

Mme X..., fermière, près Cassel (Nord), adressée par le docteur Wyndrif, est âgée de vingt-cinq ans, s'est mariée à vingt ans; elle est blonde, bien constituée. Sa santé s'est un peu détériorée à la suite d'une prétendue fausse couche de trois mois, il y a quatre ans, fausse couche à laquelle je ne crois pas, d'après son récit. Elle est à la tête d'une grande ferme, où elle subit de grandes fatigues.

A la suite de cette prétendue fausse couche, qui fut plutôt une métrorragie, elle a continué à travailler, et c'est là, sans doute, la cause de son infirmité.

Elle n'a pas eu de grossesse depuis cette époque. Ses règles sont régulières sous le rapport des dates; mais un jour ou deux avant leur apparition, elle éprouve des douleurs sacro-lombaires et iléo-pubiennes. La perte de sang est toujours abondante, plus abondante qu'autrefois, avec une durée de six à huit jours.

Après les règles apparaît un écoulement leucorrhéique, qu'à l'exploration je reconnais pour du mucus utérin altéré, sous forme de muco-pus.

A l'examen digital, dans la station debout, je constate une rétroflexion oblique, à gauche du cul-de-sac postérieur refoulé en bas par un sensible abaissement du globe.

Au même examen, la malade placée dans le décubitus dorsal, la rétroflexion oblique gauche, constatée avant, est maintenant directe; l'ampoule formée par le cul-de-sac abaissé devient franchement postérieure. Le col, recourbé directement en haut et en avant, présente une surface convexe et mollasse, qu'on pourrait prendre facilement pour un museau de tanche engorgé, si le doigt, en poursuivant le toucher en avant et en arrière, ne parvenait à trouver sous l'arcade pubienne le museau de tanche, qui a une forme ovalaire, conique, au centre duquel je perçois le méat qui regarde directement le pubis.

A l'examen au spéculum, la convexité du col se présente directement au champ de l'instrument, ainsi que l'ampoule formée par le cul-de-sac postérieur refoulé en bas et en arrière.

Avec des mouvements de demi-rotation et d'inclinaison avec refoulement que j'opère avec le spéculum, je fais arriver au champ de l'instrument le museau de tanche.

Celui-ci présente alors un ovale conique avec méat assez largement ouvert, par lequel il s'échappe en abondance un mucus glaireux, jaunâtre, avec l'apparence de muco-pus.

Opération le 9 août 1879.

Guérison complète le 20 octobre, où le mari et la femme retournent à leur ferme, près Cassel.

J'avais bien recommandé aux époux X..., et c'était chose bien convenue à leur départ, qu'ils me donneraient des nouvelles ultérieures sur le résultat de l'opération si bien réussie, et surtout s'il survenait une grossesse tant désirée par eux.

Six ans s'étaient écoulés sans que j'eusse reçu aucune nouvelle. Mais, avant de publier l'observation, je voulus avoir le cœur net sur les résultats ultimes de l'opération, et pour cela j'écrivis au docteur Windrift, de Cassel, leur médecin, qui m'avait adressé la malade, et voici la réponse de ce confrère :

« Mon cher confrère,

» Lorsque Mme X..., fermière aux environs de Cassel, est revenue de Paris, j'ai constaté au toucher et au spéculum la guérison complète de sa maladie.

» Elle n'a pas tardé à devenir enceinte, et l'est aujourd'hui pour la quatrième fois.

» Je l'ai assistée à son premier accouchement, qui fut d'une lenteur désespérante par suite de la faiblesse et de la rareté des douleurs.

» A part cela, expulsion naturelle d'un énorme enfant.

» Les deux autres accouchements ont été faits par une matrone du voisinage, sans qu'on ait eu besoin de moi.

» Salutation confraternelle,

» WINDFRIFT,

» *Méd. p.*

« Cassel, 27 septembre 1885. »

OBSERVATION LVI. — *Antéversion avec flexion du col et cystocèle. — Opération. — Guérison de l'antéversion. — Demi-succès pour la cystocèle.*

Mme B..., de Romilly-sur-Seine, brune, bien constituée, vingt-neuf ans, mariée à vingt ans, a eu un enfant il y a six ans et demi. L'accouchement a été normal. La malade s'est levée le neuvième jour.

Cependant, depuis cet accouchement, Mme B... a toujours été malade. Sa menstruation était régulière, de trois à quatre jours seulement.

Il y a quatre ans, elle fut atteinte de métro-péritonite, soit à la suite de grandes fatigues, soit à la suite de refroidissement. Elle courut, paraît-il, de grands dangers, et ne resta pas moins de trois mois malade.

Il y a six mois, elle a eu, dit-elle, une recrudescence de la même affection, et il lui est resté, depuis la première invasion, une gastralgie, des envies fréquentes d'uriner, se calmant la nuit avec le repos au lit et reprenant avec la station debout ou assise, une constipation opiniâtre, des douleurs sus-pubiennes, sacro-lombaires, exacerbées à l'approche, et un à deux jours pendant les règles, qui sont maintenant de réelles ménorragies de huit à dix jours de durée.

Elle est amaigrie, digère très mal, ne peut se livrer à aucun travail et reste presque toujours assise ou couchée depuis six mois, parce qu'elle ne peut marcher, d'abord par suite d'une grande faiblesse des jambes et ensuite par un sentiment pénible et incommode à la vulve, comme si tout allait sortir, dit-elle.

L'examen direct et complet révèle une antéversion bien franche, sans adhérence, avec prolapsus de la vessie refoulée en bas par l'utérus et venant faire saillie à la vulve. De là les envies fréquentes d'uriner dans le jour, avec irritation du col vésical, calmées avec le repos au lit.

Un mois et demi de traitement préalable pour améliorer les digestions et combattre les accidents du côté de la vessie.

Opération le 27 mai 1880.

Guérison complète de la déviation utérine, amélioration grande de la cystocèle.

Depuis lors, j'ai revu Mme B... en septembre 1881, et j'ai pu constater positivement la persistance de la réduction de l'antéversion, l'amélioration du côté de la vessie remontée à deux travers de doigt au moins au-dessus de la vulve, et une grande diminution dans les besoins d'uriner. Deux fois par an, jusqu'en mai 1885, j'ai vu la mère qui m'amenait deux autres enfants à consulter, et qui m'a affirmé chaque fois que sa fille allait bien et avait pu reprendre son commerce après l'opération.

Observation LVII. — *Rétroflexion ancienne, hématocèle périutérine en 1868, endométrite depuis deux mois. Traitement de cette dernière affection pendant deux mois, puis opération de la rétroflexion. Deux mois après la guérison de celle-ci, l'utérus étant parfaitement remis à sa place, explosion d'inflammation des annexes à gauche causée par des fatigues excessives envers et contre les recommandations expresses. — Guérison définitive de ces derniers accidents au bout d'un temps très long et persistance de la cure radicale de la rétroflexion.*

Mme Brandt-Haag, de Mulhouse, blonde, très lymphatique, trente-huit ans, constitution fort détériorée depuis quelques années, a eu une couche à terme, il y a dix-neuf ans, et l'enfant est aujourd'hui un beau jeune homme.

En 1868, j'avais soigné Mme Brandt-Haag pour une hématocèle péri-utérine, qui l'avait clouée au lit pendant deux mois et demi avec des pertes de sang continues et quelquefois très abondantes, par les applications continuelles de glace sur le bas-ventre pendant un mois, les onctions belladonées ensuite, puis des vésicatoires; en même temps des injections froides, puis tièdes, à la décoction de racines de guimauve et de têtes de pavot, et enfin, avec la décoction de fleurs de sureau coupée avec du vin rouge par moitié, étaient pratiquées; le rétablissement complet s'était opéré et la malade pouvait reprendre ses travaux et les poursuivre sans souffrance jusqu'en 1871.

Après cette époque et après avoir traversé toutes les misères du siège, elle partit pour Mulhouse, où son mari, Alsacien, avait de gros intérêts, et là elle fondait une grande maison de modes où elle dut, pendant plusieurs années, subir de grandes fatigues. En 1877, elle ne pouvait déjà plus vaquer à ses grandes occupations de maîtresse de maison, et, malgré tous les soins qu'elle reçut pendant trois mois de divers médecins de la localité, sa position ne s'améliora pas.

Elle vint alors à Paris avec son mari pour me consulter. Je constatai une rétroflexion compliquée d'une métrite subaiguë ou plutôt d'une endométrite subaiguë occupant le col et une partie du globe avec ménorragies, de huit à dix jours de durée. Je m'attendais à trouver des adhérences maintenant l'utérus fixé dans cette position vicieuse de l'organe. A ma grande surprise, je trouvai l'utérus complètement mobilisable.

Il y avait entre les époques menstruelles une leucorrhée abondante de nature muco-purulente.

Il y avait constamment des douleurs dans le bas-ventre, exaspérées avant les règles et durant les deux ou trois premiers jours, exaspérées aussi par le mouvement, la pression sur le ventre. La malade ressentait continuellement une pesanteur au siège, était sujette à une constipation tenace; elle était devenue sujette à des troubles nerveux variés, à des névralgies diverses, d'autant plus faciles à expliquer qu'avec sa rétroflexion compliquée d'endométrite subaiguë, elle était profondément anémiée. Au dire du mari et de la malade, et d'après les soins aussitôt réclamés et donnés par un confrère à Mulhouse, cette endométrite remonterait à deux mois.

Je soumets pendant deux mois Mme Brandt-Haag à un traitement destiné à combattre et à guérir cette complication, et à relever les forces par un régime et des reconstituants appropriés.

Le 27 juin 1880, Mme Brandt-Haag était complètement guérie, au moins d'après les données cliniques; elle avait acquis des forces qui lui permettaient maintenant d'affronter l'opération.

Je l'opérai donc immédiatement chez des amis, où elle recevait l'hospitalité et les meilleurs soins, d'abord de la rétroflexion; puis, au moyen de mes cathéters à curseur, je cautérisai le canal cervical et la cavité du globe pour transformer l'état de la muqueuse utérine.

Les suites de cette opération n'ont été signalées par aucun accident notable.

Le 30 août suivant, après tous les pansements et soins d'usage, la rétroflexion étant parfaitement guérie, la malade repartit pour Mulhouse, pour se remettre à la tête de sa maison et le mari à la tête de ses affaires.

Mais malheureusement cette reprise d'affaires dans une maison aussi considérable devenait un danger pour ma malade, qui avait à supporter beaucoup plus de fatigue qu'avant. Aussi, au bout de quelques jours, une vingtaine, je crois, il surgit une douleur vive dans la fosse iliaque gauche, exaspérée un peu avant et au moment des règles, qui dut encore mettre une entrave dans la vie active de Mme Brandt-Haag et, disons-le, avec laquelle cette malade devait rompre de suite.

Aussi survint-il une impossibilité absolue de la marche et de la station debout. Je dus intervenir à nouveau et instituer un autre traitement, correct et suivi, qui consista en applications répétées, à diverses époques, de sangsues, usage de glace sur le ventre, injections émollientes, bains généraux à l'amidon avec quatre litres de son et une demi-livre de tilleul; puis en onctions mercurielles belladonées, puis en application de vésicatoires, pour terminer, au bout d'un temps très long que mirent les accidents à se dissiper, par les douches.

M. Brandt Haag avait fait visiter sa femme, durant le traitement, par un médecin des environs de Mulhouse, et ce confrère avait cru pouvoir diagnostiquer une tumeur survenue dans l'endroit douloureux, au-dessus du cul-de-sac postérieur gauche. Comme sa femme allait assez bien et se croyait capable de supporter le voyage de Paris, M. Brandt-Haag me l'amena. Elle séjourna quelques jours seulement à Paris. Je pus alors constater, heureusement pour la malade, qu'il n'y avait absolument aucune tumeur et que ce confrère avait commis une erreur de diagnostic. Je pus, presque avec certitude, m'assurer, d'après le récit et les correspondances indiquant tous les phénomènes morbides éprouvés par la malade, et par l'exploration la plus minutieuse, qu'il y avait eu inflammation du ligament large et des annexes à gauche, avec phlébite et lymphangite probables, et que tous ces désordres avaient complètement cédé au traitement que j'avais institué.

La malade repartit, toutes ses craintes ayant été dissipées, mais avec ordre intimé de garder le repos absolu, de poursuivre le traitement technique jusqu'à disparition complète de toute douleur à l'approche des règles, et réduction de celles-ci à proportions normales.

Tout cela dura encore assez longtemps et, en dernier lieu, c'était l'état de faiblesse persistante qui inquiétait le plus les époux Brandt-Haag. Ce seul et dernier motif les empêchait de me donner l'autorisation de publier cette très remarquable observation.

Enfin, en avril 1884, madame pouvant depuis assez longtemps vaquer à ses affaires, débarrassée qu'elle était complètement de cette terrible complication survenue un mois et demi après l'opération et par suite de fatigues excessives pour sa position, M. Brandt-Haag voulut bien et gracieusement m'octroyer cette autorisation, parce qu'il ne lui restait plus aucune arrière-pensée sur la situation de sa femme et le retour à une belle santé (1).

(1) « Monsieur le docteur Abeille, rue Roquépine, Paris.

» J'autorise M. le docteur Abeille à publier dans les journaux de médecine l'observation relative à l'opération de rétroflexion utérine accompagnée d'endométrite subaiguë pour laquelle il a dû la soigner d'abord pendant deux mois avant de l'opérer. L'opération a eu lieu le 27 juin 1880. Le 30 août suivant, la guérison et le redressement de l'utérus étaient complets. Mais, soit par suite de fatigues, soit par suite d'évolution morbide spontanée, il surgit bientôt une dou-

Observation LVIII. — *Rétroversion avec métrite chronique du col. — Opération. — Guérison.*

Mme Hutte, 3, rue Hérauld, à Meudon, âgée de vingt-trois ans, brune, constitution moyenne, à prédominance bilio-nerveuse, n'a jamais été malade dans son enfance ni à l'âge de la puberté quand est survenue l'instauration. J'ai eu plusieurs fois l'occasion de lui donner des soins, ainsi qu'à sa mère, pour des choses légères.

Elle a été mariée, à dix-neuf ans, à un entrepreneur de menuiserie, M. Hutte, à Meudon, qui a succombé en octobre 1883 à un mal de Bright chronique, et auquel j'ai été appelé à donner des soins dans le dernier mois de sa maladie.

Mme Hutte a eu un enfant il y a trois ans ; l'accouchement se fit normalement et à terme. La parturiente se leva le sixième jour pour vaquer à ses occupations de ménage, qui nécessitaient beaucoup de fatigue et qui l'obligeaient, par surcroît, à la tenue des livres d'une maison très occupée par les entreprises du mari. Très peu de temps après, Mme Hutte, excessivement fatiguée par tant de travail, commença à souffrir et les souffrances allèrent en augmentant ; mais elle tenait bon, la nécessité de conduire son ménage et de tenir au courant les écritures l'y obligeant. A ces douleurs ressenties dans le bas-ventre vint se joindre une pesanteur insupportable au rectum et dans le vagin. Le retour des règles, qui eut lieu

leur vive dans la fosse iliaque gauche exaspérée par l'apparition des règles et ne permettant plus à ma femme ni marche ni station debout. Un nouveau traitement institué par le docteur Abeille parvint graduellement et à la longue à triompher de cette nouvelle complication, qui paraissait siéger dans le ligament large à gauche. Un médecin d'une localité voisine prétendait à l'existence d'une tumeur, ce qui nous fit faire le voyage de Paris pour faire examiner encore directement ma femme par M. Abeille, qui ne put reconnaître aucune tumeur et constata la persistance du redressement de l'utérus et conclut à l'existence de soudure par exsudats d'une partie du ligament large avec le péritoine péri-utérin. Bref, en poursuivant le traitement dirigé par le docteur Abeille, la guérison radicale de cette nouvelle complication et des accidents nerveux auxquels elle donnait lieu était faite au milieu de 1883, et maintenant ma femme est tout à fait rétablie.

» E. Brandt-Haag.

» Mulhouse, le 11 avril 1884. »

six semaines après les couches, fut d'une abondance telle, de dix jours de durée, que ce fut une vraie métrorragie : ce qui l'obligea forcément au repos pendant tout ce temps et quelques jours après. Évidemment le travail de régression utérine post-puerpérale avait été incomplet. Dès qu'elle se sentit soulagée, elle se remit au travail, bravant toutes les douleurs, qu'un confrère de Meudon parvenait à calmer un peu par des injections émollientes et des cataplasmes laudanisés sur le bas-ventre la nuit. A ces douleurs était venue s'ajouter une constipation opiniâtre, qu'il fallait combattre fréquemment par des laxatifs. Quelques mois plus tard, le mari tomba malade de l'affection dont il devait mourir. Mme Hutte eut alors à suffire à son ménage, à surveiller l'atelier, qui occupait beaucoup d'ouvriers, à soigner son mari et à tenir tous les comptes, toutes les écritures. C'était excessif. Elle se soignait bien un peu d'après les conseils de son médecin; mais ces soins ne pouvaient pas compenser l'extension croissante des phénomènes morbides. Plus tard, après la mort du mari, elle est venue me consulter avec sa mère. J'ai de suite reconnu une rétroversion avec signes positifs de métrite chronique. Les règles constituaient toujours des ménorragies de sept à huit jours de durée, précédées de douleurs sacro-lombaires et hypogastriques qui duraient de deux à trois jours. Les divers traitements que je lui fis subir amenèrent de l'amélioration; mais la malade, devenue anémique, très affaiblie, était sujette maintenant à des névralgies variées à forme hystéritique, et son moral restait d'autant plus affecté qu'elle se trouvait seule avec sa mère, son père et un jeune enfant.

Aussi, sur les instances de sa mère, se résolut-elle à se faire opérer dès que la liquidation de ses affaires serait achevée, liquidation qui lui causait, outre les ennuis, encore un surcroît de fatigue.

En sorte que cette dame, bien portante jusqu'à ses couches, a été, depuis ce moment, forcée de se lever au sixième jour pour vaquer à ses affaires, a éprouvé les premiers accidents qui ont successivement empiré; puis la maladie de son mari, qui a duré sept mois, sa mort et les conséquences de cette mort sont venues s'ajouter à toutes les causes existantes pour l'empêcher d'arriver à une guérison.

Ce n'est que trois mois après la mort de son mari et après un mois et demi du traitement prescrit par moi, que, décidée par les instances de ses parents, elle s'est décidée à subir l'opération, que je lui ai pratiquée au domicile de ses parents, à Meudon, pour qu'elle pût être minutieusement soignée par eux à la suite de cette opération.

Opération, le 24 janvier 1884, d'abord de la rétroversion, ensuite cautérisations avec mes cathéters à curseur, chauffés au rouge-cerise et au rouge sombre, du conduit cervical et de la cavité du globe; puis, comme toujours, glace sur le ventre quatre jours et injections et pansements ensuite.

Les suites de cette opération ont été on ne peut plus simples, sans accident d'aucune sorte (1).

J'ai revu depuis cette dame au moins trois fois par an, la dernière en août 1885, et j'ai pu m'assurer de la persistance de sa guérison complète.

OBSERVATION LIX. — *Antéversion oblique gauche dans la station debout, directe dans le décubitus dorsal, compliquée d'ovaralgie gauche et de vaginisme. — Opération après deux mois et demi de traitement des complications. — Guérison.*

Mme Clément Lévy, femme d'un gros commerçant, 24, rue André del Sarte, est brune, d'une excellente constitution, à prédominance nerveuse. Elle s'est toujours bien portée. Il n'y a chez elle ni chez ses ascendants de vice constitutionnel, de cachexie ou de dyscrasie héréditaire. Mme Clément Lévy a actuellement vingt-quatre à vingt-

(1) « J'autorise M. le docteur Abeille à publier dans les journaux de médecine l'observation relative à l'opération qu'il m'a pratiquée pour une rétroversion rebelle et compliquée de métrite chronique du col, qui m'avait réduite à l'impuissance de la marche, du travail et même des occupations du ménage. Je me trouve complètement guérie, mais je ne vous remercierai jamais assez pour m'avoir si bien guérie.

» Recevez, Monsieur, mes bien sincères remerciements.

» L. Ve HUTTE.

» 14 juin 1884. »

cinq ans; elle a eu d'abord deux couches normales, à terme, puis un avortement il y a quatre mois.

A la deuxième couche, elle s'est levée le cinquième jour et s'est mise à la tête de son magasin, exposée au froid et fatiguant énormément. Trois ou quatre mois après cette deuxième couche, j'avais été appelé à donner des soins à cette dame, à Levallois-Perret, et j'avais pu constater déjà l'existence d'une antéversion, avec ovarite gauche, et d'une vulvo-vaginite concomitante.

C'est à cette époque que remontent ses souffrances, la constipation, des troubles nerveux variés et intenses. Tout le monde lui disait que, si elle avait une troisième grossesse, elle serait guérie de tous ses maux.

Cette troisième grossesse arriva et, quoique Mme Clément Lévy prît alors toutes les précautions pour la conduire à bonne fin, elle avorta du troisième au quatrième mois, et alors, avec les suites de l'avortement, sa vie devint un vrai supplice. Il n'est pas douteux que cet avortement n'ait été la conséquence de l'antéversion compliquée d'inflammation de l'ovaire gauche.

A partir de ce moment survint un dépérissement graduel, des névralgies iléo-pubiennes, sacro-lombaires, lombo-abdominales, de la dyspepsie, des névralgies céphaliques et thoraciques, en un mot, des signes non douteux d'hystéricisme, auxquels par surcroît vint s'ajouter un vaginisme, le plus torturant de tous ses maux. C'est à ce moment qu'après plusieurs autres médecins, je fus appelé à lui donner des soins.

Je dus traiter d'abord pendant deux mois et demi l'ovarite gauche et le vaginisme, après quoi je l'opérai de l'antéversion le 12 mai de l'année 1883. La guérison radicale de l'antéversion et de tous les accidents subjectifs avait lieu le 18 juillet.

J'ai revu quatre fois cette malade depuis, la dernière fois en 1884 (juillet). La cure ne s'est pas démentie (1).

(1) « J'autorise M. le docteur Abeille à publier l'observation relative à l'opération d'antéversion qu'il a pratiquée à ma femme, et dont elle reste bien guérie.

» Clément LÉVY.

» Paris, le 17 août 1883. »

Observation LX. — *Antéversion ancienne et rebelle, compliquée d'endométrite chronique. — Opération. — Guérison.*

Mme Montégut, rue Saint-Lazare, 87, vingt-quatre ans, méridionale, brune et vigoureusement constituée, a eu un enfant il y a deux ans et demi. Levée le sixième jour; hémorragie post-puerpérale, puis douleurs constantes plus ou moins vives dans le bassin, avec pesanteur au siège, augmentée par le genre de travail auquel se livrait cette femme (cuisinière).

Traitement pendant deux années à Toulouse, par les émollients, les bains, les injections tièdes et les pessaires à diverses formes, qu'on remplaçait assez souvent à cause de la gêne, de l'endolorissement qu'ils produisaient, et qu'elle a gardés néanmoins pendant dix-huit mois.

Traitée également depuis son arrivée à Paris; on a continué à poser un pessaire cylindrique en caoutchouc, fait des cautérisations sur le museau de tanche, tout cela en pure perte pendant deux mois, au bout desquels elle a supprimé le pessaire, qui la faisait beaucoup souffrir, et a cessé tout traitement, à l'exception des injections. Cette malade s'est amaigrie considérablement, a perdu ses forces, et ses douleurs ont toujours continué. Ses règles, assez régulières quant aux époques, constituent des ménorragies de sept à huit jours de durée, précédées d'exacerbation des douleurs hypogastriques et du sentiment de pesanteur à la vulve, avec envies fréquentes d'uriner. Dans l'intervalle des règles, leucorrhée excessive. Devenue profondément anémique, la malade était sujette à des névralgies diverses, à forme hystérique.

Le travail était devenu complètement impossible, obligée qu'elle était de garder souvent le repos au lit. Tel est le commémoratif rédigé, quand elle est venue me consulter, ayant connaissance de plusieurs malades opérées et guéries, et bien décidée à subir elle-même l'opération.

Après examen direct au toucher, dans des positions variées, et au spéculum, constatation d'une antéversion prononcée et d'endométrite chronique.

Traitement d'abord de l'endométrite chronique pendant un mois et demi; puis, après amélioration très grande de celle-ci et reprise des forces, opération, le 4 février 1883, de l'antéversion, et cautérisation du col et de la cavité du globe. Le 10 mai, guérison complète de l'antéversion et de l'endométrite chronique. Depuis ce moment, cette femme a toujours exercé sa profession; elle a récupéré ses forces et son embonpoint primitif.

Je l'ai revue souvent, la dernière fois en janvier 1885. La guérison persiste complète, radicale, et cette femme, dans la plénitude de ses forces, n'a jamais cessé de travailler très activement (1).

Observation LXI. — *Rétroversion avec élongation du col. — Col conique. — Opération. Résection du col. — Guérison de la rétroversion et de l'élongation du col conique.*

Mme A..., 147, rue Saint-Martin, brune, bien constituée, excessivement nerveuse, mariée depuis deux ans seulement. Je connais depuis quinze ans cette personne, et je l'ai soignée depuis ce temps chez sa mère, que je soignais aussi.

J'ai dû la soigner trois fois encore depuis son mariage. Elle est dysménorrhéique depuis que je la connais. Elle éprouve des douleurs violentes dans les reins et le bas-ventre avant et pendant les époques menstruelles; elle est souvent obligée de rester tout le temps couchée, et alors elle éprouve des crises hystériques accentuées, et répétées souvent durant la période, ce qui a nécessité l'appel à mes soins dans nombre de ces cas. En dehors de la menstruation, elle reste sujette à des névragies céphaliques, thoraciques, cardiaques, sacro-lombaires, etc., etc. Elle est habituellement très constipée, obligée de recourir quotidiennement aux lavements pour obtenir une évacuation et de prendre fréquemment de l'huile de ricin, qu'elle prend volontiers. Les règles sont toujours très abon-

(1) « J'autorise M. le docteur Abeille à publier l'observation relative à l'opération de l'antéversion de l'utérus qu'il m'a pratiquée le 4 février 1884, et dont je suis complètement guérie.

« Jenny Montégut.

» Paris, 7 octobre 1885. »

dantes, d'une durée de sept à huit jours. Elle a eu, à ma souvenance, trois ou quatre métrorragies de longue durée, pour lesquelles j'ai été obligé d'intervenir.

Deux fois, dans ces circonstances, j'ai pu constater un commencement d'ovarite gauche, que j'ai combattue chaque fois par un traitement approprié d'un mois à un mois et demi de durée.

Devenue naturellement très irritable à la suite de tous ces accidents, et d'autant plus qu'elle était anémiée, Mme A... est sujette à de fréquentes palpitations, sans que l'organe central de la circulation présente le moindre signe d'altération de texture. Elle conserve, outre tous les accidents sus-énumérés, une ovaralgie gauche, qui n'est pas la moindre de ses tortures.

Elle a, depuis son mariage, de la dyspaneurie (rapports sexuels douloureux).

C'est encore un mal inconnu qui est venu s'ajouter à tous les autres, et qui, comme la goutte d'eau qui fait déborder le vase, l'oblige finalement à recourir à l'*ultimaratio*, à se faire explorer et à réclamer les moyens les plus énergiques et les plus sûrs pour être guérie, s'il est possible. Le 15 avril 1883, je suis appelé à l'explorer. Je constate immédiatement, après examen varié, une rétroversion avec élongation du col, qui arrive à deux centimètres de la vulve dans la position horizontale, conique, avec atrésie du méat et persistance d'ovaralgie gauche.

L'inutilité de tous les traitements subis jusque-là, les désagréments inhérents à la nouvelle position qu'elle s'est créée en se mariant, la perpétuité de ses souffrances, qui lui ont procuré une existence réellement malheureuse, lui font accepter immédiatement l'opération que je lui propose et qui offre beaucoup de chances de réussite, sans l'exposer à des dangers sérieux.

Le 17 avril 1883, opération de la rétroversion, puis résection de deux centimètres et demi de la portion sous-vaginale du col. Avec mon sécateur (fig. 17, pl. II), j'opère la résection en pratiquant d'abord la section de toute la moitié latérale gauche, et ensuite de toute la moitié latérale droite restée attenante à la portion gauche sectionnée. Avec le cautère-marteau, j'égalise ensuite parfaitement la surface de section.

Linge huilé appliqué sur le museau de tanche, qui devra rester quatre heures, glace sur le bas-ventre dans un boyau préparé, qui devra être renouvelé continuellement nuit et jour, pendant cinq jours, potion calmante que la malade devra prendre par cuillerées toutes les heures, parce qu'elle est très nerveuse et surexcitée par le fait de l'opération.

Le soir à huit heures, thermomètre à 38°,8; pouls à 100. Le lendemain matin, le thermomètre reste à 38°,6, et le pouls à 92. Presque pas de sommeil la nuit, qui a été très agitée. Sulfate de quinine, 30 centigrammes le matin et le soir, continuation de la potion calmante. A huit heures du soir, thermomètre à 38°,4; pouls à 86,88. Injection, trois fois par jour, avec de l'eau de son additionnée de 15 grammes de chlorure d'oxyde de sodium par litre, qu'on devra continuer pendant quinze jours.

Le 19, au matin, thermomètre à 38 degrés; pouls à 80. Même dose de sulfate de quinine, continuation de la potion calmante. A huit heures du soir, thermomètre à 37°,5 ; pouls à 80.

Le 20, au matin, sommeil, la nuit, interrompu par moments par des soubresauts et des rêvasseries pénibles. Thermomètre à 37°,8 ; pouls à 76-78. Encore 30 centigrammes de sulfate de quinine et continuation de la potion calmante. A huit heures du soir, apyrexie complète. Thermomètre à 37°,2 ; pouls à 72.

A partir de ce moment, il ne surgit plus aucun accident.

A la chute des escarres, au seizième jour de l'opération, je commence les pansements, que je poursuis tous les jours en les faisant suivre du cathétérisme du conduit cervical, avec une grosse bougie molle, remplacée tous les trois jours par une bougie de calibre plus fort, et injections détersives comme d'usage, deux fois par jour.

Le 15 juillet, la guérison est complète, l'utérus est redressé. Le museau de tanche n'a plus que deux centimètres et demi au-dessous de la paroi vaginale. Le méat reste bien conformé, admettant une bougie du calibre 27 à la filière Charrière.

La malade est débarrassée de son ovaralgie gauche et de toutes les névralgies qui la torturaient.

Sa dernière menstruation s'est opérée sans douleur, avec une durée de quatre jours, avec peu d'abondance, à tel point que la malade déclare n'avoir jamais eu une telle menstruation depuis l'instauration. Il lui reste une préoccupation, celle d'avoir un enfant, ce qu'elle désire ardemment, malgré son âge un peu avancé.

Les quatre premiers mois qui ont suivi l'opération, les règles venaient modérément, sans être précédées de douleurs saillantes. La malade éprouvait, au début de ces quatre mois, de l'endolorissement par les secousses de voiture et pas en marchant. Elle se plaignait surtout de souffrir encore dans les rapports conjugaux, qui devaient avoir lieu avec précaution. Elle était obligée de faire des courses et de fatiguer, ce qu'elle évitait autant que possible.

D'après nouveaux renseignements, pris ces jours derniers chez Mme A..., il resterait aujourd'hui une menstruation de huit à dix jours de durée, pendant lesquels la malade est obligée de garder le lit à cause des douleurs qui la précèdent et l'accompagnent; elle est redevenue nerveuse, avec crises hystériques encore assez fréquentes. L'utérus remonté et redressé est en position normale. Le résultat de cette opération, bon sous le rapport du redressement de l'utérus, est aujourd'hui un échec complet, relativement aux accidents que nous avions cru pouvoir faire disparaître à sa suite, et la malade n'a bénéficié sous ce rapport que pendant trois à quatre mois, pour retomber ensuite dans le *statu quo ante*. C'est un échec sans dissimulation. Cet échec prouve la véracité du jugement porté par M. Charcot, à savoir que les opérations chirurgicales sont impuissantes pour faire disparaître les accidents et crises hystériques.

Observation LXII. — *Antéflexion, élongation hypertrophique du col, conique à forme du gland d'un pénis. — Opération de l'antéflexion et résection du col.*

Mme An..., 20, rue du Temple, âgée de vingt-sept ans, brune, bien constituée, n'a jamais eu de maladie, mais elle a toujours été sujette depuis l'instauration, à certaines douleurs dans le bassin précédant l'apparition des règles, qui la rendaient un peu nerveuse, irritable, mais auxquelles elle n'attachait pas d'importance à cause de sa vigoureuse constitution et des travaux qu'elle exécutait à la campagne.

Mariée à vingt ans, par conséquent depuis sept ans, le mariage n'a apporté aucun soulagement à ces accidents. Elle est restée dysménorrhéique, et durant son séjour à Paris, c'est-à-dire depuis trois ans, les accidents ont pris plus d'acuité, durent plus longtemps, et elle est souvent obligée de garder trois à quatre jours de repos à l'apparition des règles : elle n'a jamais eu de grossesse. Soignée par plusieurs médecins, sa position, au lieu de s'améliorer, est devenue de plus en plus mauvaise. Elle a maigri sensiblement, et elle qui était si vigoureuse autrefois, peut avec grande peine suffire aux soins de son ménage. Amie de Mme D..., dont j'ai relaté l'observation, et qui a été complètement guérie après l'opération, elle vient, sur ses conseils, le 1er mai 1881, se soumettre à mes soins, décidée à se faire opérer s'il le faut.

Les divers examens au doigt dans les positions variées, et l'examen au spéculum révèlent une antéflexion sans déviation notable du corps de l'utérus et une élongation hypertrophique du col, qui est un col conique à forme d'un gland de pénis (fig. 34).

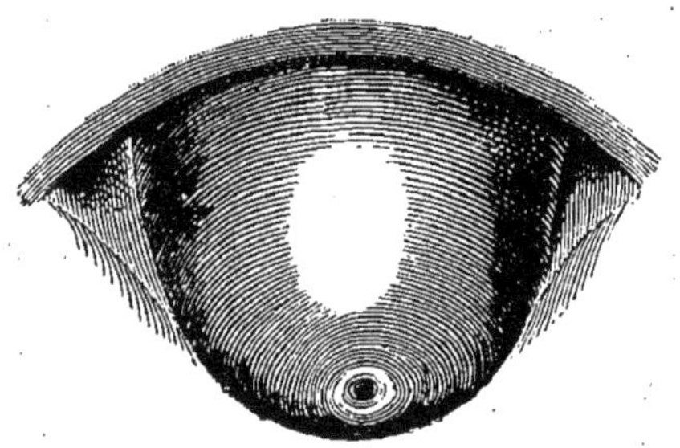

FIG. 34. — Col conique.

L'opération réclamée par Mme An... est pratiquée le 10. Le cathétérisme exercé avec une bougie molle du n° 9 à la filière Charrière, pénètre avec facilité, franchit aisément l'ouverture cervicale interne pour pénétrer dans la cavité du globe. Elle donne un diamètre longitudinal de 8 centimètres, dont 5 centimètres pour la partie sous-vaginale du col : elle porte l'empreinte de l'angulation que le col fait à sa jonction avec le globe.

D'après toutes ces données, j'opère d'abord la résection du col à 2 centimètres 1/2 avec mes sécateurs, fig. 18, pl. II, en deux temps, le premier sectionnant la partie droite et le second la partie gauche à la jonction de la section de droite ; avec le cautère à marteau j'égalise les surfaces.

Puis j'opère l'antéflexion, opération devenue bien plus facile maintenant que la partie sous-vaginale du col ne mesure que 2 centimètres 1/2.

Quatre jours et quatre nuits glace à renouveler sur le ventre. Linge huilé sur le museau de tanche, qui devra être enlevé au bout de quatre heures.

Aucun accident ne se produit après cette double opération. Réaction peu vive, car la thermométrie axillaire n'a donné que 38°,4 le soir de l'opération, et est descendue graduellement les trois jours suivants à 38 et 37°,5. Injections de lavage jusqu'à la chute des escarres, puis après la chute de celles-ci, au dix-septième jour, pansements et cathétérismes quotidiens comme d'usage. Le 30 juillet, guérison complète. La première menstruation, après la guérison, a été abondante, de cinq jours de durée, sans être précédée ni accompagnée de douleurs. La seconde arrive à époque fixe, exécutée comme la première, mais beaucoup moins abondante, avec une durée de quatre jours.

L'orifice externe admet maintenant facilement une bougie du calibre 28 de la filière. C'est une guérison radicale.

Pendant cinq mois ensuite j'ai revu la malade. La guérison se maintenait.

Depuis, dans ces derniers temps, j'ai voulu avoir de ses nouvelles, mais Mme An... est retournée en province sans que j'aie pu découvrir l'endroit où elle s'est retirée.

Observation LXIII. — *Rétroflexion avec abaissement et élongation du col. — Opération et résection du col. — Guérison.*

Mme M. C... est une jeune israélite, qui a été mariée à dix-huit ans et qui en a vingt-deux aujourd'hui. Elle est blonde, d'une constitution au-dessous de la moyenne, frêle, délicate, à prédominance nerveuse. Elle a pourtant eu un enfant après quinze ou seize mois de mariage, qu'elle n'a pu nourrir. Les suites de couches ne furent notées par aucun accident saillant, si ce n'est une grande faiblesse, qui a toujours persisté à un plus ou moins haut degré jusqu'à présent. Au retour de couches, le sang a été très abondant et d'une durée de huit à dix jours, ce qui a augmenté la faiblesse. A partir de ce moment, ont surgi des douleurs sacro-lombaires et sus-pubiennes qui n'ont jamais cessé. La constipation, habituelle chez cette dame, est devenue telle qu'il s'écoule sept à huit jours sans garde-robes. La marche est difficile, non seulement à cause de la faiblesse des extrémités inférieures, mais aussi d'un sentiment de pesanteur à la vulve et au rectum qui est agaçante plutôt que douloureuse.

Les époques sont restées régulières pour les dates, sauf deux à trois jours d'avance, mais elles sont toujours précédées d'une augmentation des douleurs sacro-lombaires et sus-pubiennes, et ont pris le caractère ménorragique avec six à huit jours de durée. Entre les époques, et surtout les trois ou quatre jours après, il y a une abondante leucorrhée.

La malade a beaucoup maigri, paraît-il; elle a perdu l'appétit et digère mal. Son moral est très affecté; elle est devenue plus nerveuse, plus impressionnable et souffre souvent de diverses névralgies, notamment de névralgies céphaliques et thoraciques unilatérales gauches, le plus souvent. Elle a quelquefois de vraies crises hystériformes. Traitements variés et suivis, comme on s'en doute bien, pendant un temps très long, sans modifications notables.

La tante de Mme M. C..., connaissant depuis quelque temps Mme Monin, 26, rue Pasquier (obs. XL), par moi opérée et parfaitement guérie, voulut que sa nièce fût soumise à mon examen et suivît exactement ce que je prescrirais. Elle me l'amena donc en février 1884.

Le résultat de la consultation, après examen rigoureux en tous sens, est que Mme M. C... est atteinte de rétroflexion avec élongation du col, de catarrhe utérin avec vulvo-vaginite concomitante.

Un traitement approprié, autant pour guérir la vulvo-vaginite que pour relever les forces et reconstituer l'organisme, est prescrit et suivi avec quelques variantes pendant deux mois. Après avoir bien expliqué la situation de la malade, exposé tous les motifs qui me font attermoyer, malgré la réclamation de la tante pour opérer sa nièce et la voir guérie, comme l'a été Mme Monin, bien que sa nièce ait une peur effroyable de l'opération, il est décidé qu'on attendra la guérison complète de la vulvo-vaginite.

Le 15 mars 1884, cette affection étant complètement guérie et la malade ayant récupéré des forces par suite des digestions fortement améliorées, je l'opère à son domicile, rue Commines, avec l'assistance du docteur Perrier. Après avoir opéré la rétroflexion, avec mes cathéters à curseurs fixés à six centimètres, le diamètre longitudinal du col et du globe étant de neuf centimètres, je cautérise le conduit cervical et une grande partie de la cavité du globe, les fers étant chauffés au rouge-cerise et au rouge brun.

Glace sur le ventre pendant quatre jours pleins, puis injections avec l'eau de son additionnée de chlorure d'oxyde de sodium jusqu'à chute des escarres.

Le 15, au soir, thermomètre à 38°,50, température prise par M. Perrier; pouls à 99. Surexcitation nerveuse. Potion calmante.

16 au matin, thermomètre, 38 degrés; pouls, 90-94. Sulfate de quinine, 25 centigrammes, matin et soir. Le soir, thermomètre, 38°,2; pouls, 94. Purgation pour le lendemain.

17 au soir, beaucoup d'évacuation. Thermomètre, 38 degrés; pouls, 86. Continuation du sulfate de quinine les 18 et 19.

20, apyréxie complète.

Un seul incident s'est produit le 25. Les règles ont apparu et la malade, croyant à une hémorragie, me dérange inutilement la nuit. Ces règles durent huit jours pleins et sont abondantes, puis commencent les pansements quotidiens comme d'usage.

Le 11 avril, la cicatrisation des plaies étant très avancée, et le col sous-vaginal ayant plus de 5 centimètres à la mensuration, se trouvant à deux centimètres et demi de la vulve, ce qui cause de la gêne à la malade avec un sentiment incommode qui lui fait croire que l'opération n'a pas réussi, avec mon sécateur (fig. 18, pl. II) je retranche par deux sections, la première portant sur toute la moitié gauche, la seconde sur toute la partie droite du col et se réunissant à la première, deux centimètres et demi du col sous-vaginal; ensuite, avec le cautère-marteau au rouge-cerise, j'égalise les surfaces. Après cette dernière opération, j'exécute la dilatation du méat et du conduit cervical, tous les jours et tous les deux jours, avec des bougies de plus en plus gros calibre, pour finir avec le nº 29 de la filiaire Charrière.

Le 15 juin, guérison complète de la rétroflexion avec abaissement de l'utérus et réduction du col sous-vaginal dont le museau de tanche est bien reconstitué, à deux centimètres et quart-deux centimètres et demi.

Avec cette résection, la malade se sent maintenant débarrassée de la gêne et de la sensation incommode qu'elle ressentait.

Cinq mois après, j'ai revu cette dame en compagnie de sa tante, qui me l'amenait pour savoir si un certain écoulement leucorrhéique ne dépendait pas des suites de l'opération. Je pus la rassurer, en lui montrant à travers le spéculum le col et son ouverture, complètement indemne d'écoulement leucorrhéique, ne laissant sourdre qu'un peu d'albumen normal, tandis que le vagin, un peu rouge, était le siège de la sécrétion des fleurs blanches aperçues.

C'était une nouvelle apparition de la vaginite d'autrefois. Les toniques et les ferrugineux à l'intérieur, les injections locales, d'abord avec l'infusion de fleurs de sureau, puis avec la même infusion coupée avec moitié vin, puis les injections purement vineuses ont triomphé de ce retour de vaginite.

Observation LXIV. — *Occlusion du vagin, dans son tiers antérieur, par des adhérences cicatricielles de onze ans de date; utérus enfermé en arrière de la cicatrice. — Rétablissement de la cavité vaginale par l'hystérotomie vaginale ignée et la dilatation.*

Mme X... est âgée de quarante-cinq ans; elle est obèse, et cette obésité est arrivée depuis 1871. Elle était auparavant relativement maigre. Elle a eu quatre enfants, tous vivants aujourd'hui; le dernier a vingt ans. Ces quatre couches ont été normales. Il y a onze ans, étant enceinte de quatre mois, elle avorta brusquement dans la nuit, à la suite d'une violente émotion.

A trois ou quatre mois de distance, Mme X... était atteinte d'une oblitération du vagin. Les rapports avec son mari devinrent impossibles, et c'est ce qui fit découvrir cet état anormal que le médecin ordinaire constata.

Alors Huguier fut appelé en consultation. Il proposa d'opérer la malade; mais, le médecin ordinaire ayant fait observer au mari et à la malade que cette opération n'aboutirait à rien, puisque d'habitude l'occlusion se reproduit plus ou moins intégralement et qu'elle exposerait à quelques dangers, l'opération fut repoussée.

La menstruation s'exécuta toujours, et à peu près régulièrement, jusqu'en 1869. Seulement, tous les trois mois environ, il y avait ménorragie, avec écoulement de sang rouge-vermeil, sans douleur notable, et l'écoulement de sang durait de dix à quinze jours. Mais, en 1869, durant la menstruation, le sang avait changé d'aspect; il était noir, couleur de suie, poisseux, et d'une telle fétidité, qu'on était obligé d'ouvrir les fenêtres pour désinfecter l'appartement.

La malade rapporte que cet accident a été la conséquence de la profonde perturbation morale qu'elle éprouva à la suite de la mort de son mari. L'époque arrivait, du reste, régulièrement.

Cette époque ne fut pas constituée par une hémorragie à proprement parler, mais le sang coula toujours en petite quantité pendant deux mois. Au bout de ces deux mois, sans désemparer, survint une perte abondante du même sang noir et fétide, perte qui dura trois semaines, avec des douleurs assez violentes. A ce moment, la malade était encore d'une maigreur relative.

A ce moment aussi, en 1869, Nélaton fut consulté. Nélaton constata l'oblitération vaginale ; il ne put parvenir à introduire un spéculum, et il déclara qu'il n'y avait rien à faire pour détruire cette oblitération. Ici nous avons la preuve certaine, qu'en 1869, l'oblitération vaginale existait, et que Nélaton la déclarait non opérable.

Dès lors, Mme X... eut des envies fréquentes d'uriner dans le jour, envies qui n'existaient pas dans la nuit avec le repos au lit. En effet, durant la nuit, la malade n'a jamais qu'une ou, exceptionnellement, deux mictions très abondantes, preuve que, dans la position horizontale, le réservoir urinaire peut s'emplir sans irritation du col; tandis que dans la position debout ou assise, dans la marche, les mictions se répètent au moins toutes les heures, et souvent plus. A partir de ce moment, la menstruation a été de nouveau régulière, sans troubles notables.

Mais, dans les hivers 1874, 75 et 76, il y a eu des ménorragies de deux ou trois mois de durée, précédées de douleurs violentes, comme pour accoucher, qui disparaissaient avec l'écoulement du sang. Ces douleurs étaient accompagnées de fièvre pendant quatre jours; la ménorragie durait près d'un mois et quelquefois deux, moins forte dans les derniers quinze jours, le sang ne laissant pas d'intervalle entre une époque et l'autre, notamment durant l'hiver de 1875-76. Il n'en a jamais été de même l'été. Ces circonstances ont obligé Mme X... à recourir à nouveau aux lumières de la science.

C'est à Boulogne-sur-Seine, où la malade habitait une villa, que des soins assidus lui ont été donnés dans l'hiver de 1875, par un confrère de la localité. C'est parce qu'elle ne pouvait supporter la marche, à cause des envies continuelles d'uriner, que Mme X... s'était décidée à habiter sa villa.

Elle revint à Paris en juillet dernier pour se confier à mes soins.

Exploration directe avec le doigt, puis avec le spéculum.

L'épaisseur des tissus prépubiens et des aines, le développement extraordinaire des grandes lèvres et la disparition des petites ou leur forte dépression donnent à l'ouverture vulvaire une forme infundibulaire, en entonnoir, à sa jonction avec la partie antérieure du vagin.

L'indicateur, qui explore, est arrêté à 3 centimètres ou 3 centimètres 1/2 en arrière des grandes lèvres, et trouve aussitôt, en haut, sous l'arcade pubienne, la vessie, faisant saillie à sa jonction avec le col, et formant cystocèle. Le doigt est arrêté dans le vagin par une cloison diaphragmatique, dure, résistante comme le tissu inodulaire. A son retrait il est souillé par un mucus glaireux, épais, d'un jaune blanchâtre. L'indicateur de la main droite, introduit dans le rectum pendant que celui de la main gauche est réintroduit dans l'ouverture vaginale, sent, à travers le rectum, la présence de celui-ci, dont il est séparé par la cloison intestinale; mais, en poussant plus loin, il ne sent plus rien que la continuité du rectum.

Un petit spéculum de Fergusson est engagé ensuite dans l'ouverture vaginale avec une grande facilité, à cause de la disparition de l'anneau vulvaire; mais il s'arrête après avoir dépassé l'ouverture vulvaire de 3 à 4 centimètres. On ne distingue, d'abord à l'œil nu, qu'un tissu rouge appartenant aux parois vaginales supérieure et latérales; puis, en tendant forcément les parois, en même temps qu'on abaisse l'extrémité de l'instrument, on voit un tissu cicatriciel moins rouge, d'apparence dure, au centre duquel se trouve un pertuis capable d'admettre la tête d'une petite épingle, aux côtés et en arrière duquel se trouvent deux petites fissures presque imperceptibles. Ce pertuis donnait passage au sang durant les époques, et il est probable que les fissures se sont produites par l'accumulation du sang en arrière de la cicatrice, lorsqu'il y a eu, à diverses reprises, des écoulements de sang noir et fétide.

Alors commencent les explorations avec de fines bougies, d'abord avec la plus fine bougie en baleine, à extrémité olivaire. Cette bougie, introduite dans le pertuis central, pénètre en arrière, sans aucune résistance, jusqu'à une profondeur de 11 centimètres. La même bougie ne peut pénétrer dans les deux fissures. A cette bougie, je fais succéder une bougie molle d'un calibre double, qui enfile facilement le pertuis central, va pénétrer à la même profondeur, et qui trouve, quand je la pousse plus en avant, une résistance qui cause de la douleur à la malade. Laissant alors cette bougie en place et retirant le spéculum, j'introduis l'indicateur gauche dans le rectum, pendant que la main droite maintient la bougie en place. Cet indicateur perçoit et suit à travers le rectum cette bougie, que je puis faire mouvoir latéralement, en arrière et en bas. Il n'y a donc pas ou que peu d'adhérences du côté du rectum.

Après avoir acquis ces notions, j'exerce, avec l'algalie en argent, le cathétérisme vésical, pendant que l'indicateur gauche reste engagé jusque dans l'infundibulum vaginal. L'indicateur sent, à travers les parois vésico-vaginales, jusqu'au niveau de l'infundibulum, mais pas plus loin, la sonde introduite dans la vessie.

Une fois la vessie vidée par le cathétérisme, et pour avoir la certitude qu'il n'y a aucune trouée de la vessie, qui pourrait communiquer avec le vagin, en arrière de la cloison, j'injecte deux seringues d'eau tiède pour distendre le réservoir urinaire. Ce réservoir retient tout le liquide; puis, en l'évacuant par le cathétérisme, je puis m'assurer que toute la quantité injectée a été, après un repos de dix minutes, bien exactement rendue.

Après ces explorations et ces manœuvres variées, je reste convaincu qu'en arrière du diaphragme cicatriciel, il existe une cavité libre d'adhérences, au moins sur certains points, que cette cavité n'a aucune communication directe avec la vessie, et, suivant toute probabilité, aucune avec le rectum, puisque, pendant les pertes de sang, la malade n'a jamais perçu de traces de ce liquide dans les garde-robes, pas plus qu'elle n'a vu de matières fécaloïdes mêlées au sang excrété. Toutes ces circonstances me donnent quelque espoir de pouvoir guérir Mme X..., qui le désire ardemment, pour être délivrée des maux auxquels elle est sujette tous les hivers. Il ne s'agit plus que de combiner les divers moyens à employer pour détruire cette cloison cicatricielle, et une fois détruite, de trouver ceux propres à empêcher le retour d'une nouvelle cicatrice adhérente ou du rétrécissement qui, dans tous les cas d'opérations de ce genre menées à bonne fin, a toujours reparu au bout d'un temps peu long, entre un et deux mois après la cessation des pansements.

Dilatation par divers procédés combinée avec l'hystérotomie vaginale ignée pour obtenir la guérison.

1° Pendant quatre jours, je dilate avec des bougies, graduellement plus fortes, le pertuis central, dans l'espoir de réunir les deux fissures à ce pertuis, pour ne faire qu'une ouverture, mais sans pouvoir y parvenir.

2° Pendant quatre autres jours, je fais la dilatation avec des tiges de laminaria, l'éponge préparée; ce second genre de dilatation cause beaucoup de douleur et suscite la fièvre. La malade déclare qu'elle ne veut plus s'y soumettre. Au reste, l'agrandissement temporaire obtenu par cette dilatation disparaît aussitôt qu'on la cesse.

3° Après quatre jours de repos nécessité par les souffrances éprouvées par Mme X..., je me résous à recourir à la dilatation par le dilatateur de Dolbeau, dans la lithotripsie périnéale. Ce procédé, employé deux jours de suite et beaucoup mieux supporté que les autres mis en usage, donne l'ouverture que fournit le calibre de cet instrument, et cette fois l'agrandissement persiste. Je puis passer à travers, et avec une certaine facilité, l'indicateur qui, poussé un peu loin, perçoit le museau de tanche largement ouvert, offrant sur la face interne de la lèvre postérieure une intumescence qui semble se poursuivre dans l'intérieur sous forme de fibroïde, et dont la lèvre antérieure me paraît mollasse. Cette lèvre postérieure me semble fixée en arrière, à gauche, par des adhérences aux parois vaginales.

4° Avec le dilatateur du docteur Ménière, qui peut entraîner, par l'écartement des lames et en faisant céder les tissus cicatriciels, une ouverture très considérable, j'opère ensuite, pendant trois jours, en dilatant lentement, progressivement. La malade éprouve des douleurs assez vives, mais moins vives qu'avec l'éponge préparée et la laminaria, et surtout sans fièvre. Il s'est écoulé un peu de sang chaque fois. Immédiatement après la dernière séance, l'indicateur peut aller parcourir l'arrière-cavité partout, et découvrir alors qu'en bas et à gauche, le col adhère avec les parties voisines, et qu'en haut et en avant, du même côté, il y a adhérence avec les parois vaginales, tandis qu'à droite et sur les points correspondants le col reste libre de toute adhérence.

Je peux introduire immédiatement un spéculum de Fergusson, qui franchit le diaphragme cicatriciel dilaté. Il faut faire divers mouvements pour découvrir le col à l'œil nu. Le museau de tanche se présente avec une coloration d'un rouge vif, ayant une apparence tomenteuse dans ses tissus. En même temps, je constate les adhérences cicatricielles qui maintiennent encore toute la partie gauche du col soudée aux parties voisines.

Pendant trois jours consécutifs, je détache ou dissèque avec l'ongle de l'indicateur les brides qui maintiennent cette partie adhérente. Celles de la partie postérieure ont pu être assez facilement divisées, en contournant jusqu'au milieu de la partie latérale gauche. A cet endroit elles ont acquis une consistance lardacée; malgré mes efforts, elles ne cèdent qu'au point de me permettre de dégager la commissure gauche du museau de tanche, et la partie correspondante de la lèvre antérieure, au-dessus, en haut et en avant, à gauche. Je ne poursuis pas au delà la dissection avec l'ongle, parce que la malade souffre trop pendant les tentatives que je fais.

Trois jours de repos, pendant lesquels je pratique à travers le spéculum, deux fois par jour, des injections à l'eau de son, avec addition de chlorure d'oxyde de sodium. Nous en sommes au dix-neuvième jour du commencement de mes tentatives, qui remontent au 1er août 1876.

Le 20, j'emploie encore avec prudence, sans l'engager trop avant, pour ne pas léser le col, le dilatateur du docteur Ménière, et dans l'intention unique d'agir circulairement sur le tissu cicatriciel qui formait diaphragme.

Après cette dernière dilatation, je fais chauffer, au rouge-cerise, divers hystérotomes mousses, tranchants d'un côté ou de l'autre, un hystérotome lancéolaire et des hystérotomes à curseur. Le spéculum profondément engagé, de façon cependant à ne pas franchir le diaphragme cicatriciel élargi, mais à le pousser devant lui pour laisser voir les points qui forment tension, je trouve à gauche, et à droite surtout, puis en avant et en haut du museau de tanche, une bande tendue. Je fais, avec les hystérotomes mousses adaptés, une section sur ces points, plus profonde à droite et moins à gauche, de façon à ne pas léser les parois vaginales sur lesquelles reposent ces replis cicatriciels; puis, un peu à droite et en avant, presque à la partie moyenne de la lèvre antérieure du museau de tanche resté en arrière, je divise avec la pointe de l'hystérotome lancéolaire, ce même repli cicatriciel qui semble une corde tendue. Enfin, avec un cathéter à curseur, d'avance mesuré, je cautérise largement tout le pourtour de cet ancien diaphragme cicatriciel disparu au point de laisser passer le spéculum facilement. Dans la partie correspondante au rectum, il y a une laxité telle, ou plutôt la paroi vaginale a tellement repris sa souplesse, qu'il n'y a rien à faire.

Le spéculum est alors poussé plus avant, et contourné de façon à recevoir en grande partie le museau de tanche. Avec un hystérotome-truelle, je cautérise la face interne de la lèvre postérieure, qui est tuméfiée avec aspect framboisé, en poussant la pointe en avant, dans le conduit cervical bien réduit en longueur, de façon que la base appuie fortement sur l'intumescence framboisée. Un linge huilé est introduit, puis le spéculum est retiré. La malade conservera ce linge deux heures.

Pendant trente et un jours, pour éviter qu'il ne se produise à nouveau un rétrécissement, j'introduis un spéculum tous les jours; je fais, à travers l'instrument, une injection comme pour les pansements à la suite des opérations de déviations utérines, puis j'introduis, jusque sur le col utérin, un tampon très volumineux de charpie, enduit de cérat. Ce tampon est serré à sa partie centrale par une ficelle qui doit pendre en dehors de la vulve, et qui doit permettre à la malade de le retirer à volonté. Des compresses, imbibées de la même solution qui a servi à l'injection, sont placées ensuite pour mieux tamponner. Après ces pansements, je retire le spéculum.

Pendant trois jours, après enlèvement des compresses et tampons, avant d'introduire le spéculum, je dissèque encore, avec l'ongle de l'indicateur, les adhérences qui existent autour du museau de tanche que je dégage en grande partie. La moitié de sa face antérieure, celle de gauche, jusqu'à la commissure, reste irrévocablement soudée avec le tissu cicatriciel, détruit partout ailleurs, et que je ne veux pas attaquer là avec des instruments tranchants, parce que le col est fortement incliné à gauche, comme l'avait observé Huguier dans sa consultation, onze ans auparavant, et que je pourrais exposer la malade à des accidents graves.

Le 19 septembre, tous les pansements sont terminés. La cavité vaginale reste dilatée de façon à pouvoir introduire facilement un spéculum de moyenne grosseur, et le col se présente avec son ouverture dirigée à gauche. Pendant vingt jours, la malade introduit ensuite, deux fois par jour, une énorme canule en caoutchouc, arrondie au sommet, du calibre du spéculum qui m'a servi. Elle fait en même temps une injection à l'eau de son tous les jours.

Aujourd'hui, 30 novembre, quatre mois après l'opération, la cavité vaginale reste aussi largement ouverte et aussi perméable que quand j'ai cessé les pansements, sans la moindre plaie; tout est lisse et uni. Il est certain maintenant qu'il ne se produira plus de rétrécissement. Le seul inconvénient qui reste à la malade et qui disparaîtra en grande partie, ce sont les envies fréquentes d'uriner, résultant de la soudure de la vessie au globe utérin, par un repli vaginal, à gauche probablement, soudure qui fait que la masse intestinale, dans la station debout, vient peser sur cet organe en le comprimant d'autant mieux, qu'il y a, au-dessous, une résistance solide, constituée par des adhérences de onze ans de date. Il ne s'est pas produit de rétrécissement aujourd'hui, après dix ans de mon opération.

On voit, après avoir suivi et apprécié tous les détails du manuel opératoire, qu'il nous a fallu combiner, en les modifiant, les procédés de dilatation, et, mettant à profit l'hystérotomie vaginale ignée, user de beaucoup de temps et encore de plus de patience pour triompher de toutes les difficultés dans ce cas d'occlusion vaginale de onze ans de date.

Grâce à ces modifications et à l'heureuse intervention de l'hystérotomie ignée, nous avons pu parer aux accidents inflammatoires consécutifs; de même qu'avec les précautions prises, pendant plus d'un mois, dans les pansements, nous avons pu atteindre ce résultat définitif et rare : la persistance du rétablissement du conduit vaginal qui conserve toute sa perméabilité.

Quand on voit que Nélaton a refusé carrément dans ce cas-ci toute tentative d'opération, à cause des dangers auxquels elle expose et à cause d'un insuccès à peu près certain, par suite de la reproduction à très bref délai du rétrécissement et de la soudure consécutive du diaphragme cicatriciel, on comprend combien est heureux et encourageant le fait que nous venons de rappeler avec de si grands détails.

Le hasard nous avait déjà fait se mettre entre nos mains deux malades vues par Nélaton, qui avait refusé toute intervention active : l'une bouchère, rue Lepic ; l'autre cuisinière, passage Tivoli, chez qui toutes nos tentatives restèrent infructueuses et entraînèrent, chez la bouchère de la rue Lepic, des accidents tellement graves, que nous avions bien résolu de ne plus nous aventurer dans pareilles tentatives.

Nous devons, avant de terminer, citer encore quelques-unes de nos opérations d'antéversion qui, comme l'immense majorité des autres, ont été couronnées d'un plein succès. Voici sommairement quelques-uns de ces cas avant de citer le dernier avec les plus grands détails :

Observation LXV. — *Antéversion ancienne. — Opération. Guérison.*

Mme Ar..., 20, rue Lauriston, vingt-cinq ans, bonne constitution, une couche à terme il y a onze ans, un avortement il y a quatre ans. Depuis lors, troubles locaux et généraux, dysménorrhée, leucorrhée dans l'intervalle des règles, fréquentes mictions. Opération le 23 juillet 1883 ; guérison radicale.

Observation LXVI. — *Antéversion ancienne. — Opération. Guérison.*

Mme Perard, 79, rue Turbigo, trente ans, bonne constitution, dysménorrhéique depuis bon nombre d'années, n'a jamais eu d'enfant. Troubles nerveux généraux, crises hystériques. Atteinte depuis un an de dyspepsie s'aggravant après quelques moments d'amélioration; soignée en vain depuis six mois par notre confrère, M. le docteur Loiseau, puis subissant un traitement imprimé par le professeur Potain appelé en consultation par le premier médecin. Le résultat de ce dernier traitement a été l'aggravation de la dyspepsie, et une progression dans l'affaiblissement et de toutes les névropathies. Opération le 1er septembre 1877. Chez cette malade, comme chez la précédente, traitement général quinze jours avant, continué ensuite pendant un mois et demi. Guérison radicale le 1er novembre.

Nous avons revu cette dame au moins trois fois par an depuis cette époque, et la guérison se maintient telle qu'après l'opération, c'est-à-dire bien persistante (1).

Observation LXVII. — *Antéflexion ancienne, vaginisme.*

Mme X..., 10, avenue de Villiers, mariée depuis six ans, nullipare, vingt-six ans, brune, prédominance nerveuse, grande et bien constituée, a toujours eu, depuis l'instauration, des accidents douloureux un peu avant et pendant une partie de la durée des règles, tels que douleurs sacro-lombaires, sus-pubiennes, accompagnées assez souvent de crises nerveuses. Quelquefois les règles avaient le caractère ménorragique; c'était à la suite de grande fatigue. Constipation, dyspepsie, névralgies frontales ou pariétales, constituaient

(1) « J'autorise M. Abeille à publier mon observation sur l'opération qu'il m'a pratiquée.

» Picard.

» Paris, le 15 décembre 1877. »

l'état de situation à peu près ordinaire pour la malade ; puis il était venu s'y joindre, depuis sept à huit mois, une récidive de vaginisme que la malade avait eu quelques années auparavant et dont on l'avait débarrassée avec beaucoup de peine.

Traitement du vaginisme pendant un mois par moi, et antérieurement par un autre confrère presque pendant un mois aussi. Quand le vaginisme est à peu près guéri, j'opère le 18 mai 1883 l'antéflexion, et cela avec d'autant plus d'assurance que je sais par pratique que le vaginisme est combattu par le fer rouge avec un tel succès que les femmes qui, étant inutilement traitées par d'autres méthodes, ont à peu près toujours guéri par la cautérisation au fer rouge du museau de tanche et des parois vaginales formant culs-de-sac.

Après l'opération, soins et pansements, comme dans toutes ces opérations pendant deux mois, au bout desquels la malade se déclare complètement guérie du vaginisme, tandis que je peux moi-même constater avec le redressement de l'utérus la cessation de tous les phénomènes nerveux et pathologiques subjectifs à cette flexion, qui était peut-être congénitale.

J'ai dit que j'avais eu l'occasion plusieurs fois de m'assurer que les cautérisations au fer rouge du col de l'utérus et des cautérisations légères de la voûte et des piliers du vagin m'avaient très bien réussi pour faire disparaître le vaginisme, torture des malades.

Chez une dame B... de la rue Neuve-des-Petits-Champs, mariée depuis quatre ans à un marchand drapier, à l'âge de vingt et un ans, j'avais été appelé plusieurs fois pour calmer des crises de vaginisme intolérables, et une fois entre autres pendant la nuit. Cette dame était nullipare. Chaque fois, j'avais fait de mon mieux pour calmer les accidents, sans pouvoir y parvenir. Ces accidents se calmaient d'eux-mêmes, quelquefois par suite d'une exhalation muqueuse. Cette dame, chez qui les mêmes accidents se renouvelaient très fréquemment, me déclarait qu'ils cessaient aussitôt qu'elle *mouillait bien*, c'est son expression. J'employai pour combattre ce vaginisme invétéré et rebelle tous les moyens préconisés par la science, jusque et y compris la pommade avec 15 grammes de tanin, 45 de glycérine et 15 d'amidon, dont la malade se garnissait le vagin tous les jours, après injections de lavage avec l'infusion de sureau chaude coupée avec moitié vin. Ce traitement longtemps continué avait produit un peu de diminution dans l'intensité des crises, sans arrêter leur explosion. Fatiguée, harassée, à la fin, après dix-huit mois de traitement inutile, la malade réclame impérieusement quelque moyen plus actif, dût-elle même courir quelque danger. Je pratiquai la cautérisation du col au fer rouge, et celle beaucoup plus légère de la voûte et des piliers du vagin. Elle se trouva immédiatement et pour toujours guérie de son vaginisme à la suite de cette petite opération.

Observation LXVIII. — *Antéversion ancienne, cystalgie, ovaralgie gauche, névralgies diverses.*

Il s'agit d'une femme de quarante à quarante et un ans, Mme X..., 20, rue Troyon, à Sèvres. Cette dame a énormement travaillé depuis une vingtaine d'années, étant à la tête d'une maison de commerce et de déménagements et ne faisant pas attention aux petites misères et à des souffrances qu'elle n'a pas songé à soigner d'abord. Elle a eu une fille il y a dix-huit ans, et forte et courageuse, elle s'est levée au sixième jour pour se tenir à la tête de ses affaires. Depuis trois à quatre ans qu'elle souffre plus, elle a été sujette à des crises de colique hépatique ; elle en a eu au moins une dizaine durant ce laps de temps, et c'est à ces crises qu'elle a alors rapporté toutes ses souffrances et les diverses névralgies dont elle a été atteinte.

En mars 1883, elle me consulte pour une crise de colique hépatique et revient quinze jours après, sa crise étant bien terminée. Alors elle raconte qu'elle souffre constamment dans le bas-ventre, les reins et la fosse iliaque gauche, qu'elle a des névralgies fronto-pariétales, des crises de névralgies générales hystériformes avec contractures des membres qui la réveillent bien souvent la nuit et la privent de sommeil, tandis que le jour elle les supporte mieux quand elles surgissent, occupée qu'elle est de ses affaires ; mais depuis trois à quatre mois tous ces phénomènes morbides ont pris une intensité telle qu'elle ne peut plus absolument travailler, qu'elle garde le lit les trois quarts du temps, laissant à sa fille et à son mari la direction des affaires pour lesquelles elle a un dégoût absolu, ne pouvant les suivre activement.

Voici ce que me révèlent l'examen et les diverses explorations directes : L'utérus est antéversé, le globe au pubis, le museau de tanche appliqué sur le rectum et à peu près au niveau du globe, mais sans flexion ni courbure, érosion sur les deux lèvres.

Les culs-de-sac sont indemnes de toute chaleur anormale, n'éprouvant aucun endolorissement à la pression. Le cul-de-sac postéro-latéral droit qui n'offre aucune sensibilité au toucher, devient le siège d'un retentissement douloureux quand l'indicateur gauche, le refoulant en haut et la main droite appuyant dans la fosse iliaque gauche, je presse sur l'indicateur de haut en bas et d'avant en arrière, et cependant il n'y a aucune intumescence, aucune chaleur anormale, mais la malade dit qu'elle souffre souvent par crises irrégulières sur ce point ; il y a donc ovaralgies. Mme X... éprouve également des crises du côté de la vessie ; quand ces crises la tiennent, elle est obligée d'uriner fréquemment et avec souffrance. J'exerce le cathétérisme pour vider la vessie. Il n'y a aucune sensation douloureuse dans cette petite opération. Je fais alors une petite injection d'eau tiède pour explorer facilement le réservoir urinaire et découvrir la présence de quelque calcul : le résultat est négatif. Il y a donc cystalgie irrégulièrement intermittente.

Jugeant, non sans quelque raison, que l'antéversion pourrait bien être la cause, sinon de tous, mais de la plupart des phénomènes morbides, je propose l'opération, qui est de suite acceptée, et je la pratique le 7 avril 1883 au domicile de la malade.

Tout se passe bien les quinze premiers jours de l'opération, mais alors survient une crise de colique hépatique avec teinte ictérique. Traitement actif de cet accident qui ne laisse plus de trace au bout d'une dizaine de jours. Je soumets alors la malade à un régime rigoureux et approprié, et au traitement préventif qui devra être rigoureusement suivi.

Au trentième jour de l'opération, survient une violente douleur dans la fosse iliaque gauche s'étendant jusqu'au haut de la cuisse au-dessous du ligament ; l'exploration directe ne révèle rien d'anormal, c'est un réveil aigu de l'ovaralgie. Application d'un vésicatoire sur la fosse iliaque gauche. Ce vésicatoire est resté dix heures en place, mais l'absorption cantharidienne a produit son effet sur les reins et sur la vessie et a réveillé la cystalgie avec violence. Les urines sont devenues albumineuses; cet accident combattu aussitôt n'a pas tardé à céder, l'albuminurie a complètement disparu le cinquième jour; mais la cystalgie persiste, soutenue, tenace, et torture la malade. L'ovaralgie a été enlevée.

Au cinquantième jour de l'opération l'utérus était complètement redressé et tous les phénomènes morbides que je considérais comme sous la dépendance de l'antéversion s'étaient éclipsés comme par enchantement; mais la cystalgie persistait plus tenace que jamais, sans que les urines offrissent la moindre trace d'albuminurie, ni autres troubles, sans qu'elles offrissent la moindre odeur ammoniacale. Elles étaient au contraire claires, limpides, sans aucun dépôt ni muqueux, ni sédimenteux d'aucune sorte.

Bref je restais en face de cette cystalgie exaspérée, tout le reste allant bien. Je dus donc combattre cette dernière par des injections vésicales de lavage, par des injections au nitrate d'argent tous les quatre ou cinq jours, le repos absolu, les narcotiques et les grands bains calmants.

Le 10 juillet, je voyais Mme X... pour la dernière fois dans mon cabinet, elle avait pu faire le voyage de Sèvres sans souffrance, la cystalgie était à peu près vaincue.

Cependant elle avait dû consulter quelque temps après son médecin ordinaire. Celui-ci lui déclara d'emblée que l'opération de l'antéversion avait appelé sur la vessie le principe, la cause de toutes ses souffrances antérieures. Scientifiquement c'était une métastase, suivant lui; c'est ce que m'a appris hier, 25 octobre 1885, Mme X.. que j'ai été revoir pour bien constater sa position actuelle. Je laisse à ce savant confrère toute l'ingéniosité de son explication, mais ce qu'il y a de plus positif, c'est ce que je viens de constater.

Mme X... reste radicalement guérie de son antéversion; elle est définitivement et depuis longtemps débarrassée de sa cystalgie, de son ovaralgie et de tous les troubles nerveux si variés qu'elle éprouvait autrefois avant l'opération. Elle a eu encore une crise de colique hépatique, il y a deux ans environ. Elle a été faire une station à Vichy et depuis elle n'a plus rien ressenti de ce côté. Je l'ai trouvée à la tête de sa maison de commerce, qu'elle fait marcher avec toute la vigueur qu'elle avait autrefois avant de devenir malade.

Observation LXIX. — *Antéflexion un peu oblique gauche. — Pelvimétrite à dix-huit mois de date. — Opération. — Métrorragie et endométrite quinze jours après l'opération par imprudence dans les manœuvres d'injections. — Guérison.*

Mme B..., boulangère, faubourg Saint-Martin, grande et forte femme de trente-deux à trente-trois ans, d'une admirable constitution, mariée il y a treize ans à un boulanger de Montrouge, était atteinte d'imperforation de la vulve, et, depuis un an de mariage, les rapports sexuels étaient restés nuls, lorsque le mari nous confia tous les détails de sa situation avec sa femme ; je procédai à l'examen de celle-ci, et, au lieu d'une ouverture vulvaire, je trouvai une cloison un peu en entonnoir avec une petite ouverture centrale de la grandeur d'une petite tête d'épingle, une dépression en cul de poule causée par la répétition d'efforts faits par le mari pour arriver à la copulation. Je l'opérai, en juin 1865, avec l'assistance du docteur Dalpiaz, ancien interne des hôpitaux. Mme B... devint enceinte peu de temps après cette opération, et comme dans ce jeune ménage on craignait beaucoup pour l'accouchement, je fus supplié d'assister moi-même la parturiente. Cet accouchement se termina naturellement. Les époux B... vendirent leur établissement pour en acheter un plus considérable au faubourg Saint-Denis, et je les perdis complètement de vue, lorsqu'en 1877 je fus appelé pour examiner cette dame, qui souffrait depuis longtemps d'une maladie de matrice. Je sus alors qu'elle avait eu quatre autres enfants, le dernier depuis dix-huit mois. Il y eut à la suite de cette dernière couche des accidents puerpéraux graves, mais mal définis, à la tête desquels figure une métrorragie post-puerpérale.

M. Siredey vit la malade en consultation avec le médecin ordinaire : il diagnostiqua une pelvimétrite. Quelque temps après, j'étais appelé moi-même en consultation avec le même médecin traitant, et je crus constater une hématocèle rétro-utérine, par suite de la présence d'une tuméfaction semi-fluctuante derrière le cul-de-sac postérieur et des pertes de sang continues comme une métrorragie en permanence. D'accord avec le médecin de la malade, le traitement fut institué en conséquence.

Trois mois après la guérison de l'hématocèle rétro-utérine, Mme B... fut atteinte de pleuro-pneumonie.

C'est quelque temps après la guérison de cette dernière affection que je suis appelé en dernier lieu pour examiner l'état de l'utérus dont continuait à souffrir la malade.

Elle a toujours une douleur dans la fosse iliaque gauche avec pesanteur au siège, augmentant au moment des règles. La menstruation est régulière mais abondante, de six à huit jours de durée. Elle est amaigrie, très faible, et se trouve dans l'impossibilité de se tenir debout ou assise à son comptoir pour servir ses clients. Fatiguée de tous les traitements qui ont été prescrits jusque-là sans obtenir de bons résultats, elle réclame une intervention active pour récupérer enfin sa santé.

Après double examen, au toucher dans diverses positions, debout, dans le décubitus dorsal et latéral, et au spéculum après le toucher rectal, je peux diagnostiquer avec précision une rétroflexion oblique gauche avec abaissement, le col recourbé à droite et en avant, la commissure droite déchirée, tiraillée par le cul-de-sac postérieur droit auquel elle adhère. L'utérus peut être déplacé et refoulé en grande partie dans sa situation normale. Je ne trouve aucune bride solide qui retienne le globe en déviation, excepté l'adhérence de la commissure droite avec le cul-de-sac.

La partie postérieure gauche du col et du globe est le siège d'un engorgement. Cette partie paraît en saillie, elle est dure au toucher. Le cathétérisme, exécuté péniblement avec une bougie molle, donne 10 centimètres de diamètre longitudinal; la bougie conserve l'empreinte de la courbure.

L'ouverture du museau de tanche est grande, peut laisser pénétrer l'indicateur; les deux lèvres présentent une érosion sur leur surface et dans toute leur étendue.

Je propose l'opération, qui est immédiatement acceptée sans hésitation. Opération le 20 novembre 1877, avec l'assistance du docteur Thorens.

Opération de la rétroflexion dans un premier temps.

Dans un second temps, j'attaque l'engorgement avec induration. Plusieurs cathéters à curseur de grosseurs variées sont d'abord introduits dans le conduit cervico-utérin successivement au rouge sombre et au rouge-cerise. Après cela, avec les hystérotomes cutellaires, lancéolaires, à truelle, en langue de carpe, triangulaire à trois tranchants, en spatule, je laboure toute la partie interne du col et du globe engorgée pour détruire cet engorgement; enfin, je cautérise au fer rouge la déchirure de la commissure droite pour que, après la chute des escarres, les lèvres de cette plaie puissent se réunir par bourgeonnement, ce qui est un effet sûr, et que le museau de tanche soit reconstitué avec sa forme normale. La malade, replacée dans son lit, est, comme d'habitude, soumise aux soins consécutifs : glace sur le ventre, injections avec l'eau de son additionnée de chlorure d'oxyde de sodium, etc.

M. Thorens, qui voit la malade deux fois par jour, n'a constaté, comme maximum thermométrique, que 38°,6 le soir de l'opération, et pour le pouls 86; puis graduellement la thermométrie s'est abaissée à 38 degrés, à 37°,7.

Au seizième jour de l'opération, frisson prolongé à la suite d'une abondante métrorragie et de douleurs violentes dans le bas-ventre et les reins. Je suis appelé à onze heures du soir : la température axillaire est à 39°,5, le pouls à 120. Il y a des envies de vomir et l'hémorragie continue abondante. Je recherche la cause de ces accidents violents survenus si brusquement depuis vingt-quatre heures, et voici ce que je découvre :

Malgré les recommandations faites par moi à la malade et à son mari au sujet des injections, recommandations qui consistaient à laisser pénétrer la canule à peine au delà de l'ouverture vulvaire, de boucher l'ouverture antérieure de cette canule en caoutchouc durci d'une grosseur démesurée, pour que le liquide n'arrivât que par les ouvertures latérales, et enfin de n'ouvrir le robinet de l'irrigateur qu'au quart, pour que l'injection se fît par lavage; la malade et la garde avaient négligé toutes ces précautions, et le liquide lancé avec toute la force de l'irrigateur à travers une canule dont l'ouverture antérieure n'était pas bouchée, avait pénétré avec force par le museau de tanche largement ouvert et débarrassé de ses escarres dans la cavité utérine et suscité une métrite aiguë avec hémorragie.

Il fallait combattre la métrite pour amoindrir l'hémorragie ou la faire cesser, par suite de sa résolution.

Je prescris des onctions mercurielles belladonées sur le ventre et glace par-dessus, 50 centigrammes de sulfate de quinine et injections hypodermiques de morphine.

Le deuxième jour des accidents, la fièvre ayant diminué ainsi que les douleurs, il est fait une injection hypodermique d'ergotine en même temps que le traitement est continué.

Le troisième jour, à dix heures du soir, je suis appelé à cause du redoublement de l'hémorragie. Je me munis d'hystérotomes.

A la lumière artificielle, avec les cathéters à curseur, les hystérotomes à truelle et en spatule, les cautères olivaires et semi-olivaires chauffés au rouge brun, je cautérise, dans le conduit cervical et la cavité utérine, les surfaces dénudées et enflammées. Cette fois, l'hémorragie est définitivement arrêtée. On continue encore les applications de glace sur le bas-ventre et le sulfate de quinine.

Trois jours après, tous les accidents ont disparu et la thermométrie axillaire donne 37°,3.

Au vingt-huitième jour de l'opération, je commence les pansements et les continue jusqu'à guérison complète, qui a lieu le 10 février 1878.

L'utérus est complètement redressé. La malade a repris des forces et peut commencer à vaquer à ses affaires. Cependant ce n'est que fin avril, après un séjour d'un mois à la campagne, que le relèvement de la constitution est complet et que Mme B... peut avec toute sécurité reprendre le courant habituel de son existence.

Les règles sont maintenant régulières, de trois à quatre jours de durée, sans être précédées des douleurs ressenties autrefois par la malade.

OBSERVATION LXX. — *Rétroflexion ancienne, abaissement de l'utérus. — Opération. — Guérison.*

Mme Moyert, boulangère, 28, avenue d'Antin, trente-trois à trente-quatre ans, petite, brune, bien constituée, a eu quatre enfants.

Elle a eu son premier enfant à seize ans, le deuxième à vingt ans ; cet accouchement s'est terminé par une application de forceps. Son troisième accouchement a eu lieu à vingt-trois ans, cet accouchement terminé, dit-elle, au crochet ; enfin elle a eu son quatrième enfant à vingt-cinq ans. Au premier accouchement, elle s'est levée au bout de trois jours ; au deuxième, après douze jours ; au troisième, après quinze jours, et au quatrième, le troisième jour. Elle a été soignée par nombre de médecins, a subi toutes sortes de traitements, y compris l'emploi des pessaires et de nombreuses cautérisations. Elle m'est adressée par le docteur Perrier, qui la soignait en dernier lieu et qui a compris tout de suite l'inutilité de tous les traitements employés.

Cette dame souffre depuis très longtemps et est arrivée graduellement dans la position où elle se trouve : douleurs sacro-lombaires, iléo-pubiennes, dyspepsie, constipation, diverses névralgies frontales, thoraciques, etc. ; règles abondantes de six à sept jours de durée, précédées d'exaspération des douleurs sacro-lombaires et iléo-pubiennes qui sont constantes.

Elle est profondément amaigrie par suite de ses souffrances et des fatigues qu'elle est obligée de subir par sa profession. Aujourd'hui elle est dans l'impossibilité absolue de vaquer à ses affaires et de marcher ou de se tenir longtemps debout. Elle demande énergiquement à être opérée, M. Perrier l'ayant édifiée sur l'opération et ses suites.

Opération le 9 juillet 1882, avec l'assistance du docteur Perrier ; guérison définitive le 25 septembre, sans qu'il soit survenu le moindre accident. Mme Moyert peut reprendre sans gêne ses travaux habituels et pourvoir à tous les soins de son ménage, ce qui constitue une somme d'autant plus considérable de fatigue, que son mari, atteint de rhumatisme articulaire récidivé plusieurs fois, exige des soins assidus et pénibles.

J'ai revu une dizaine de fois Mme Moyert depuis l'opération, la dernière fois en janvier 1883; la cure radicale se maintient (1).

OBSERVATION LXXI. — *Antéflexion, suite d'une couche avant terme à six mois, le fœtus mort avant. — Syphilis antérieure. — Opération. — Guérison.*

Mme X..., rue Miromesnil, vingt-trois ans, grande, blonde, lymphatique, a eu la syphilis à l'âge de vingt et un ans (syphilis constitutionnelle), pour laquelle je l'ai soignée pendant six mois; perdue de vue ensuite, devenue enceinte à vingt-deux ans, a accouché prématurément, dit-elle, à six mois, s'est fait soigner par un spécialiste, qui a reconnu encore des traces de la syphilis, pendant huit mois environ. Constatation aux examens variés, d'une antéflexion qui cause beaucoup de gêne, des douleurs, l'impossibilité de marcher activement et de se livrer au travail de sa profession. Absence complète de tout signe de la syphilis ancienne. Opération le 9 novembre 1877. Guérison fin janvier 1878.

OBSERVATION LXXII. — *Antéflexion, abaissement considérable de l'utérus, diagnostic porté par un jeune médecin, devenu très en vue depuis, et qui m'avait demandé à assister à une opération. — Guérison de la flexion; l'abaissement diminué, mais non guéri.*

Mme D... est une propriétaire du Cantal, brune, taille moyenne, bien constituée, mariée depuis sept ans, nullipare. Douleurs sourdes depuis très longtemps aux reins avec pesanteur au siège exagérées un jour ou deux avant les règles. Règles, irrégulières mais toujours

(1) « J'autorise M. le docteur Abeille à publier dans les journaux de médecine l'observation relative à l'opération d'une rétroflexion ancienne qu'il a pratiquée à ma femme et dont elle se trouve bien guérie.

» MOYERT.

» Paris, le 15 septembre 1883. »

abondantes, ménorragiques, jusqu'à huit et dix jours de durée, fatigues faciles, impuissance d'une marche continue et de travaux un peu forts, est venue exprès à Paris pour se faire opérer.

Opération le 9 avril 1881 avec l'assistance du docteur Perrier et du jeune confrère qui m'avait demandé d'assister à une opération.

Deux jours avant le départ des époux D..., examen ultime qui donne les résultats suivants : antéflexion complètement guérie ; abaissement utérin réduit de moitié rien que par le fait de la disparition de l'antéflexion. Le globe utérin un peu plus volumineux qu'à l'état normal, étant, d'après mon appréciation et le résultat du cathétérisme vingt-cinq jours après l'opération, le siège d'une néoplasie postérieure. J'avais proposé à la malade de procéder à la destruction de cette néoplasie, mais elle avait refusé parce qu'elle se trouvait bien et qu'elle ne voulait pas subir cette seconde opération. Donc l'abaissement subsiste encore en partie sans avoir à en apprécier les causes. La malade part très satisfaite, débarrassée de sa douleur et la menstruation étant réduite maintenant à des proportions normales de quatre jours, avec perte de sang très modérée.

Observation LXXIII. — *Antéversion. — Opération. Guérison.*

Mme X... de Rueil, femme d'un sous-directeur d'un atelier d'industrie, nièce d'un médecin de moi connu, a trente à trente-deux ans, elle est bien constituée, son etmpérament est un peu lymphatique nerveux. Elle est mère de trois enfants, qui sont tous bien portants. C'est à la suite de sa dernière couche que sont survenus les accidents qui lui font réclamer l'opération parce qu'elle connaît deux dames par moi opérées et guéries. — Levée le sixième jour dans sa dernière couche pour veiller scrupuleusement aux soins de ses enfants et être à la tête de son ménage. Opération le 3 mars 1881, guérison fin avril; revue le 16 juillet suivant et le 15 juin 1882, la guérison radicale de l'antéversion est de nouveau bien constatée.

Observation LXXIV. — *Antéversion, endométrite chronique. — Opération après traitement de l'endométrite. — Guérison.*

Mme X....., 106, rue de Provence, a vingt-neuf ans, elle est blonde, lymphatique, bien constituée du reste. Elle a eu deux enfants, accouchements naturels, à terme; au deuxième accouchement, il y a quatre ans, elle s'est levée le quatrième jour, a eu plusieurs métrorragies, et depuis elle éprouve une gêne continuelle dans le bas-ventre et au siège, avec constipation très grande; elle est obligée de rester quelquefois huit à dix jours au lit. En dernier lieu, elle a éprouvé une grande difficulté, puis une impossibilité absolue de travailler; et avec cela il y a une abondante leucorrhée. Elle a été traitée longtemps. Cautérisations fréquentes au nitrate d'argent, injections de toutes sortes, pessaires, etc., etc., résultats absolument nuls.

Le globe utérin, renversé sur le pubis, présente le col en arrière plaqué sur le rectum. L'utérus est mobilisable, sans adhérences; le museau de tanche est rouge framboisé, par suite d'une dénudation épithéliale (érosion), largement ouvert. Il laisse écouler en abondance du muco-pus, traitement de l'endométrite pendant cinquante jours, puis opération de l'antéversion, le 15 août 1882. Après l'opération de l'antéversion, cautérisation de la muqueuse cervico-utérine au moyen des cathéters à curseur au rouge sombre, puis au rouge-cerise, et enfin des lèvres du museau de tanche avec le cautère-marteau au rouge sombre. Guérison complète le 25 octobre. La malade est soumise aux préparations de fer, aux amers et à l'huile de foie de morue. Revue pendant sept mois tous les quinze jours ou tous les mois, j'ai pu constater la persistance de la guérison de l'antéversion, la cessation complète de la leucorrhée et le relèvement des forces et de la constitution si fortement ébranlées.

En relatant l'observation de la dernière opération que je viens de pratiquer, observation si remarquable sous trois chefs : l'ancienneté, la complication de col conique (malformation congénitale), l'inutilité de tous les traitements employés depuis si longtemps, notamment de celui auquel la malade a été soumise à La Haye, qui était si bien conçu et appliqué, sinon dans toutes ses parties, au moins dans les principales, — il est de la dernière rigueur que je donne tous les détails avec précision, écrits qu'ils ont été sous la dictée des époux Coupérus.

Cela mettra en évidente lumière que mon opération, venant après tous les traitements si longtemps suivis, a triomphé de toutes les difficultés, rétabli l'utérus en situation normale, détruit l'atrésie cervicale et reconstitué en harmonie les fonctions physiologiques.

Il est permis d'espérer, après cette opération, que la malade, stérile jusque-là, pourra peut-être, comme nous en avons vu quelques cas dans les observations publiées, devenir mère à son tour, ce qui est l'idéal de toute jeune femme.

Observation LXXV. — *Antéversion avec flexion du col, atrésie du méat (col conique). — Opération de l'antéversion, et après elle de l'atrésie du méat. — Guérison complète.*

Mme Coupérus, vingt-sept ans, châtain clair, un peu lymphatique, à prédominance nerveuse, créole d'origine, est née à Java (Chéribon), de parents français, en deuxième génération.

L'instauration a eu lieu entre dix-sept et dix-huit ans. Avant l'instauration, pendant un an environ, la jeune fille a eu, en Brabant, où elle était en pension, des fièvres intermittentes et des céphalalgies violentes qui l'obligeaient à se coucher.

L'instauration a eu lieu à la pension, a donné lieu à un écoulement de sang de trois à quatre jours; à la seconde apparition des règles, le sang a coulé pendant cinq semaines, avec des intervalles de cessation d'un jour, pour recommencer et durer plusieurs jours, et ainsi de suite, jusqu'à l'arrivée à Java, où elle retournait, sans que la perte fût abondante; mais à la fin le sang était presque décoloré et mélangé de beaucoup de glaires, ou mucus utérin.

A partir de ce moment, menstruation bien régulière, et cependant la jeune fille se trouvait de plus en plus faible, maigrissait, quoique étant partie de la Hollande grasse, fraîche et d'une santé florissante en apparence.

Après la première et la seconde année à Java, sont survenus des accidents de poitrine, toux sèche et fréquente, avec continuation de l'amaigrissement, teinte un peu verdâtre de la face.

Ayant perdu ses parents à l'âge de neuf ans, et étant en pension dans un pays étranger, la malade avait été la plupart du temps triste et mélancolique, se sentant délaissée. Elle éprouvait des palpitations fréquentes, qu'elle a continué à éprouver à Java. Elle était probablement chlorotique !

Avant l'instauration, il y a eu quelques crachements de sang (mêlé à des mucosités). La jeune fille avait toujours toussé et d'une toux sèche.

Au bout de deux changements de climat, pour aller chez son tuteur, au midi de Java (climat très chaud et très sain), la santé a commencé à se rétablir et la toux a grandement diminué. Un an et demi après, départ avec le tuteur pour Soekaloemi, climat assez froid relativement à l'île de Java, et c'est là que la santé s'est complètement rétablie et que la toux a presque totalement disparu.

Mariée à vingt-trois ans, étant assez bien portante; après le premier mois de mariage, règles peu abondantes, quelques gouttes de sang seulement; le deuxième mois, suspension des règles; vers le troisième mois, chute sur le siège pendant deux jours de suite; le soir de la seconde chute, douleur dans les reins, le bas-ventre et les jambes; les règles apparaissent deux jours après l'explosion des douleurs, qui étaient intermittentes. L'écoulement du sang a été abondant, avec caillots mêlés de glaires ; cet écoulement a eu une durée de dix à douze jours, toujours abondant. La servante aurait vu un ovule dans le sang, au milieu du vase, et le docteur Weisf, qui a soigné la malade, a conclu à un avortement.

Depuis, la malade a continué à avoir des douleurs au bas-ventre, aux reins et aux cuisses. Le docteur qui la soignait alors a prescrit un repos absolu, pendant un mois au lit, jusqu'au retour des règles; puis a ordonné des bains de siège tièdes avec du sous-carbonate de soude tous les matins pendant dix minutes, et ce traitement dura un ou deux mois. Depuis, la malade a toujours continué à souffrir. Voici en quoi :

Douleurs sacro-lombaires et iléo-crurales, s'irradiant au bas-ventre, ces douleurs continuelles augmentant avant l'époque mensruelle et durant l'époque, où la malade avait la sensation d'un gonflement du ventre comme s'il était tendu. Deux à trois jours de durée des règles sans exagération pour le sang perdu. La marche était un peu difficile à cause d'une lourdeur ressentie dans le bas-ventre.

Durant une année, à la suite de ce prétendu avortement, la malade s'est sentie graduellement affaiblie, et les promenades prescrites par son docteur suscitaient de suite une fatigue prononcée.

Le 4 juin 1883, c'est-à-dire dix-huit mois après l'avortement supposé, la malade part pour l'Europe, sur le conseil du docteur Cornelissen, qui l'avait soignée un an sans obtenir d'amélioration. Après avoir reconnu l'antéversion, avec gonflement du col et catarrhe utérin, il l'a décidée à partir pour se faire soigner en Europe.

Mme Coupérus arrive seule à La Haye et reste chez ses beaux-parents, où elle reçoit les soins d'un docteur très distingué, lequel reconnaît une antéversion avec atrésie du méat cervical et col tuméfié, dur, ou autrement dit col conique, avec catarrhe utérin et anémie prononcée.

Le commencement de son traitement a consisté dans l'introduction de boulettes d'ouate, imbibées de glycérine, qu'il introduisait le matin au moyen d'un spéculum, et que la malade retirait le soir; après quoi elle prenait des bains de siège chauds avec des sels des eaux de Kreutznach. Pendant le bain, elle introduisait dans le vagin un spéculum en caoutchouc noir, ou plutôt une grosse canule perforée en arrosoir, avec un grand trou au milieu, qu'on retirait après le bain.

Le docteur, au bout d'une quinzaine de jours de ce traitement, a commencé la dilatation de l'atrésie avec la sonde de Simpson ou redresseur, et a substitué à cette sonde une tige de laminaria, que la malade gardait pendant quatre à cinq heures, ce qui la faisait beaucoup souffrir tout le temps de la présence de la tige, et n'était calmée que quand le docteur la retirait le soir; cependant, quelquefois les douleurs continuaient jusqu'au lendemain. Immédiatement après, il injectait par une petite sonde dix gouttes de solution de nitrate d'argent, qu'il faisait pénétrer goutte à goutte, puis il essuyait avec de l'ouate, après quoi il introduisait le pessaire de Hoodge, pour redresser l'utérus antéversé et l'y laissait jusqu'au jour où il revenait faire l'opération. Cette opération avait lieu deux fois par semaine, le mercredi et le samedi.

Du moment qu'on a commencé à poser le pessaire, on a cessé l'emploi des boulettes d'ouate imbibées de glycérine, et on n'a plus introduit dans le vagin la canule pendant les bains de siège chauds, qui furent toujours continués, excepté le soir de l'opération.

Ce traitement ainsi décrit a eu une durée de six à sept mois, et les trois dernières semaines, au lieu de la tige de laminaria, le docteur a cherché à redresser l'utérus avec une tige d'ivoire, introduite dans la cavité, et alors il faisait exécuter une bascule à l'utérus pour le ramener à sa direction normale, plaçait une grande boulette d'ouate dans le cul-de-sac, pour maintenir l'utérus en place et retirait la tige quatre à cinq heures après, la malade étant restée couchée pendant ce temps.

Pendant quatorze jours la malade n'ayant ressenti aucune douleur, ces manœuvres furent continuées durant un mois environ, et, l'utérus étant assez bien redreesé, le docteur la déclara guérie. Elle repartait aux Indes le 2 avril 1884. A son arrivée à Java, la malade fut examinée par le docteur qui l'avait envoyée en Europe. Sur la demande du mari, le docteur, l'ayant explorée et bien examinée, a déclaré que l'utérus était encore un tout petit peu antéversé, mais que cependant on pouvait le considérer comme étant à l'état normal ; et comme la malade devait avoir ses règles dans quelques jours, il retira le pessaire, qu'elle avait gardé jusque-là, pour voir comment les règles se passeraient sans l'emploi du pessaire. Celles-ci étant survenues et passées sans douleurs notables, le docteur laissa la malade encore huit jours sans pessaire ; et après un dernier examen il déclara qu'elle pourrait dorénavant s'en passer. En général, il n'aimait pas, pour les climats tropicaux, l'emploi des pessaires qui amène chez la plupart des femmes une inflammation et beaucoup d'autres inconvénients. Un mois après, la malade ressentait ses anciennes douleurs. Étant partie avec son mari pour Madiaen, et les maux continuant toujours à se faire sentir, quoique moins forts qu'avant son départ pour l'Europe, elle y consultait un docteur d'origine allemande, et le priait de remettre son pessaire de Hodge. Après avoir examiné la malade et avoir reconnu une antéversion avec gonflement du col, il a posé à la malade, non le pessaire de Hodge, mais un autre en caoutchouc durci (couronne percée d'un grand trou au centre).

Mme Coupérus n'ayant pu supporter ce pessaire, que le docteur a dû retirer au bout de trois jours, celui-ci lui a remis le pessaire de Hodge. — Puis ses soins ont consisté à faire avec une lancette des mouchetures sur le museau de tanche, qui donnaient lieu à un écoulement de sang d'environ une cuillerée à café qui soulageait la malade pour un ou deux jours. Ces mouchetures furent exécutées six fois en un mois et demi à deux mois.

M. Coupérus, contrôleur dans les possessions hollandaises de l'île de Java, ayant obtenu un congé pour cause de santé, part pour l'Europe avec sa femme. Six jours après leur arrivée à Marseille, en passant par Paris pour aller à La Haye, le 4 juillet dernier, ils sont venus me consulter sur le conseil de leur cousine, Mme Bédier, que j'ai opérée en janvier 1878, et dont la guérison se maintient toujours (Obs. XXVII).

Après les constatations rigoureuses qui me font diagnostiquer une antéversion avec flexion et atrésie du méat (col conique), je déclare à M. et Mme Coupérus que, partant à la campagne pour un mois, je ne pourrai opérer qu'à mon retour. Ils vont alors à La Haye, où habitent les parents du mari.

Le 19 août ils reviennent. J'explore à nouveau et après constatation de l'antéversion avec atrésie du méat, j'exerce le cathétérisme avec une très fine bougie en baleine, qui donne 6 centimètres 1/2 de diamètre longitudinal. Pour me faire une idée de l'atrésie du méat sur un col conique et dur, je recommence le cathétérisme avec la plus forte bougie molle qui puisse pénétrer. Le n° 11 de la filière Charrière pénètre avec grande difficulté, détermine des douleurs et suscite pendant deux jours un petit écoulement de sang que la malade voudrait considérer comme ses règles. Mais j'y crois si peu, que je l'opère le surlendemain.

Donc je me trouve en face : 1° d'une antéversion ancienne que la malade cherchait toujours à réduire au moyen d'un pessaire de Hodge, qui la soulageait à condition de le porter constamment, ce qu'elle a fait jusqu'à ce que je l'aie retiré moi-même pour l'exploration première; 2° d'un col conique avec atrésie du méat.

Opération, 21 août 1885.

1° J'opère l'antéversion avec flexion du col, avec l'assistance du docteur Perrier (fig. 35).

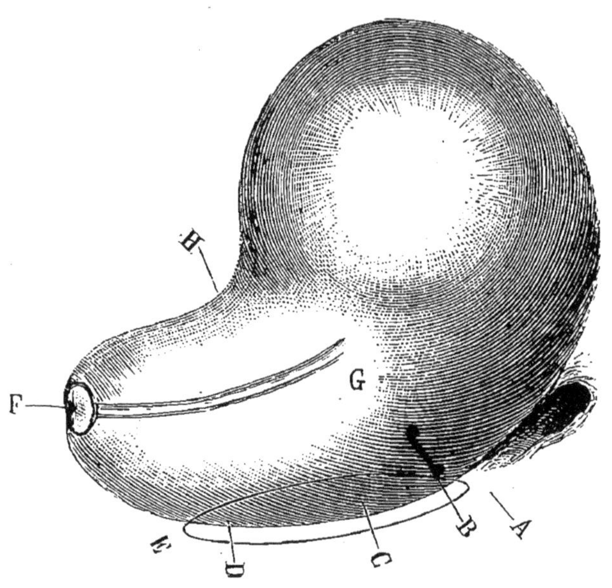

Fig. 35. — Utérus antéversé avec col conique. — A, première incision transverse. — B, deuxième incision transverse à cinq millimètres de la précédente. — C, D, les deux incisions transverses inférieures. — De B à E, les deux incisions elliptiques avec l'incision verticale au milieu, d'arrière en avant, et abrasion des tissus. — F, E, col conique avec méat. — De F à G, conduit cervical. — H, angulation produite par la flexion du col.

Quand la malade est bien disposée sur le fauteuil à opérations que j'ai fait transporter à son domicile, 22, rue Roquépine, j'introduis le spéculum de manière à refouler en haut et en arrière le globe utérin et le ligament utéro-vésical, dans la position de l'utérus à l'état normal. La déviation étant complètement réduite, on distingue alors parfaitement l'union du col avec le globe. Après un dernier refoulement du globe, en haut et en arrière pour bien tendre le cul-de-sac antérieur sur le globe, je fais avec l'hystérotome (fig. 1) une première incision transverse portant à 2 centimètres 1/2 au-dessus de l'union du col avec le globe, qui sectionne, à la profondeur de 6 à 7 millimètres, le cul-de-sac antérieur et va aboutir à la couche musculaire moyenne de l'utérus, partant un peu à droite de la ligne médiane pour aller se terminer à gauche dans l'étendue d'un centi-

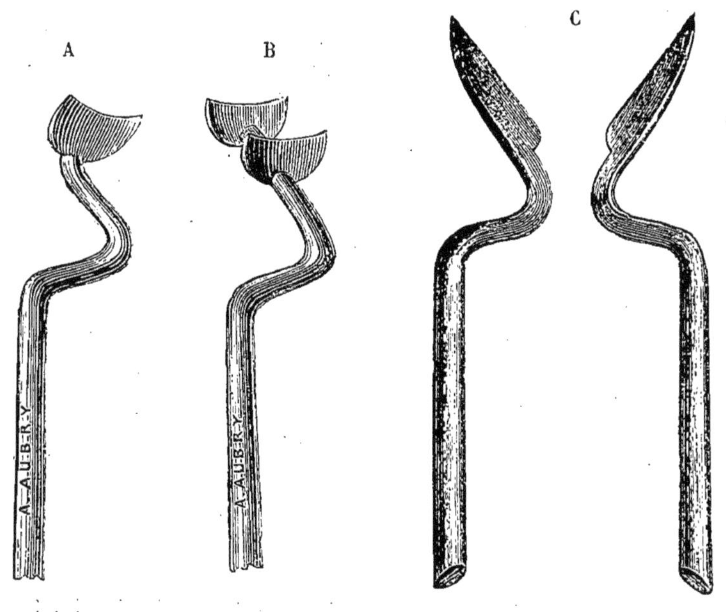

FIG. 1 (PL. II). FIG. 2 (PL. II). FIG. 3 (PL. II).

A, hystérotome à lame transverse. — B, hystérotome à double lame transverse.
C, hystérotomes en col de cygne.

mètre ; avec le même hystérotome, je fais une seconde incision transverse à 5 millimètres au-dessous de la précédente, ayant la même profondeur et la même étendue, mais celle-ci commençant un peu à gauche de la partie médiane pour s'étendre et se terminer à droite.

Sur chaque angle externe de ces deux incisions, avec les hystéromes en col de cygne (fig. 3) j'exécute deux petites incisions : l'une

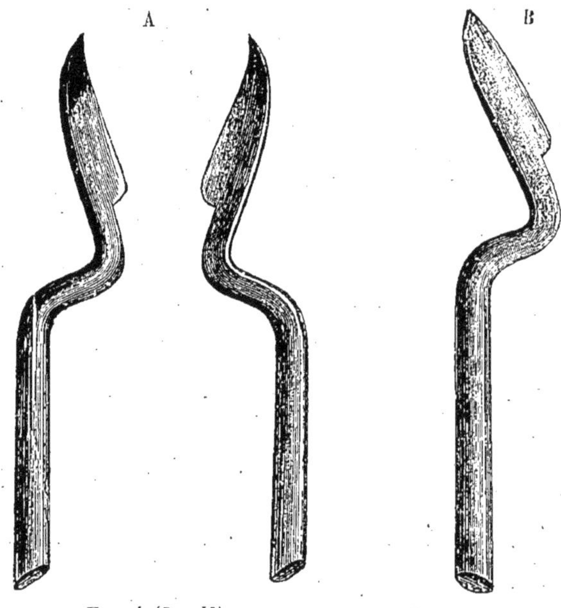

FIG. 4 (PL. II). FIG. 5 (PL. II).

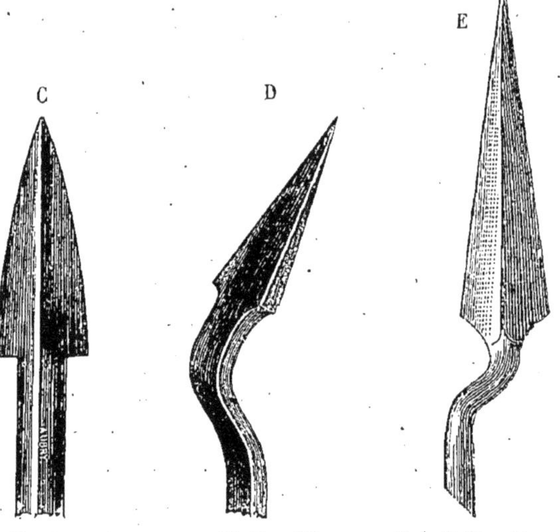

FIG. 15 (PL. II). FIG. 16 (PL. II). FIG. 6 (PL. I).

A, hystérotomes en quart de lune. — B, hystérotome à tranchant légèremen convexe. — C, langue de carpe. — D, hystérome en truelle. — E, hystérotome lancéolaire avec arête sur la face postérieure. — Ces quatre hystérotomes de 6 centimètres 1/2 à 7 centimètres de longueur de lame.

se dirigeant obliquement en arrière et en dehors, l'autre en avant et en dehors, plus profondes sur le globe utérin, plus superficielles sur les culs-de-sac latéraux; ensuite avec l'hystérotome à double lame (fig. 2), j'exécute à 2 centimètres 1/2 en avant des incisions transverses supérieures, deux incisions transverses, dont la dernière se trouve à un centimètre environ de la lèvre antérieure du col.

Avec les hystérotomes (fig. 4), deux incisions en ellipse sont pratiquées qui, partant des incisions transverses supérieures, viennent, en se rejoignant à leurs extrémités antérieures, aboutir à 2 ou 3 millimètres en avant de la transverse inférieure, croisant à angle droit la moyenne.

Avec l'hystérotome (fig. 5), une incision longitudinale profonde est pratiquée entre les deux elliptiques, puis avec l'hystérotome truelle (fig. 16, pl. II), j'abrase les tissus compris entre les deux elliptiques.

Là se termine l'opération de l'antéversion avec flexion du col, les instruments ayant toujours été chauffés au rouge sombre, chose de rigueur.

Par suite des incisions transverses supérieures et des incisions obliques, latérales externes, antérieures et postérieures, la voûte vaginale remontée et fixée à deux centimètres au-dessus de la jonction du col et du globe sera désormais fixe dans cette nouvelle situation, tandis que la section de partie de la couche musculaire moyenne de l'utérus, prolongement du faisceau postérieur de cette même couche, empêchera, par rétraction cicatricielle, l'utérus de se porter en avant pour être antéversé. Les diverses incisions pratiquées sur la face antérieure du col ont pour but : les transverses, de redresser le col sur le globe par suite de rétraction cicatricielle ; les elliptiques, la longitudinale et l'abrasion des tissus amèneront sans contredit un retrait du col dans le sens latéral sur la partie longitudinale ; donc le col sera ramené à sa rectitude sur le globe en même temps que rétréci dans sa partie longitudinale antérieure, les fibres circulaires ne pourront plus concourir à son inflexion.

J'ai voulu, pour la dernière fois, et dans cette dernière opération récemment pratiquée, donner tous les détails explicatifs des incisions nombreuses pratiquées et du but qu'elles doivent atteindre pour le redressement de l'antéversion avec flexion du col. Les lecteurs pourront ainsi, pièces en vue, se rendre un compte très exact du mécanisme de l'opération et des résultats qu'elle donne.

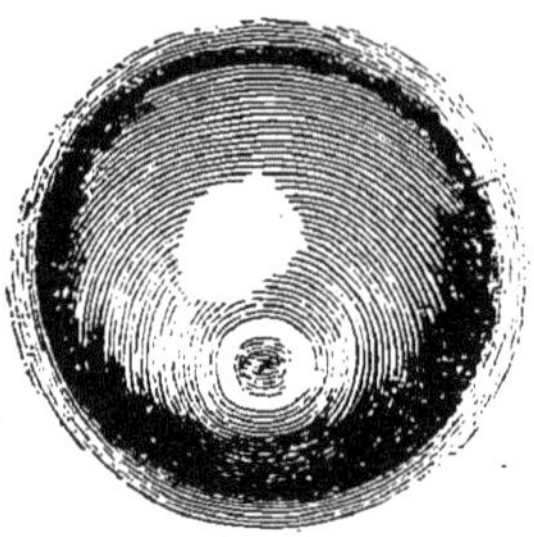

Fig. 36. — Col conique à mon premier examen.

2° *Opération de l'atrésie du col conique.* — Le col, directement engagé dans le champ du spéculum et le museau de tanche avec sa forme arrondie se présentant bien en face, avec la même bougie molle, n° 11 de la filière, qui a servi au précédent cathétérisme, j'exerce de nouveau le cathétérisme; la bougie pénètre avec peine et non sans occasionner quelque douleur ; elle donne encore comme diamètre longitudinal 6 centimètres 3/4 à 7 centimètres. Mon plus fin cathéter à curseur, introduit à froid, est fixé à 4 centimètres; trois autres cathéters, de plus en plus fort calibre, sont fixés au même degré qu'ils ne dépasseront pas, vu que leur extrémité pénétrante aura franchi largement l'ouverture cervicale interne (fig. 1 et 2, pl. I). Le premier, chauffé au rouge sombre, est introduit, la boule s'engageant dans le méat pour produire une première escarrification dans le conduit. Les trois autres, chauffés au rouge-cerise, sont introduits de même, la boule pénétrant dans le méat pour que l'escarrification puisse se faire plus profondément sur les parties déjà comburées par le premier. L'orifice externe est déjà très largement escarrifié par l'action des boules des cathéters.

Avec l'hystéromètre spatule (fig. 15) chauffé au rouge-cerise, je divise, en l'enfonçant jusqu'à sa base, les commissures et les parois latérales du conduit. Avec l'hystérotome lancéolaire (fig. 6, pl. I), je répète le même débridement en l'accentuant davantage sur les côtés. En sorte que, du méat à l'orifice interne, le conduit cervical est débridé latéralement, surtout sur les commissures, où se trouve l'induration des tissus sur le col conique.

Pour terminer, le plus gros cathéter à curseur, conique à son extrémité pénétrante, chauffé au rouge-cerise, est encore introduit et dépasse, par son extrémité, l'orifice interne. De cette façon, le canal cervical a été d'abord escarrifié circulairement, puis débridé latéralement surtout sur les commissures, puis escarrifié une

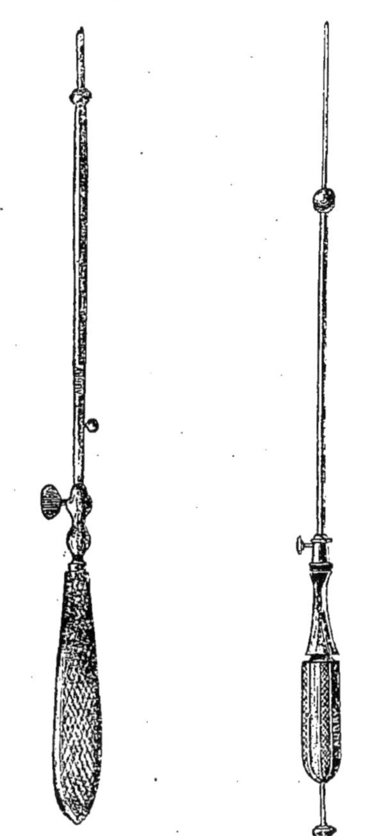

FIG. 1 et 2 (PL. I). — Cathéters à curseur.

deuxième fois circulairement avec le plus fort cathéter. Désormais je n'aurai qu'à faire la dilatation quotidienne *jusqu'à cicatrisation* complète pour avoir un canal large et libre.

Les quatre premiers jours, j'ai pris la température axillaire matin et soir. Elle a été de 38°,3 le soir de l'opération, 38 degrés le lendemain matin, 38 degrés le soir.

Les deux jours suivants, la température est tombée à 37 degrés, sans plus bouger. Le pouls n'a jamais dépassé 86 et est revenu invariablement à 72.

Aucun accident à noter, si ce n'est de la cystalgie survenue dans les vingt-six heures de l'opération, cystalgie avec envies fréquentes d'uriner, au moins toutes les heures et demie. C'est un accident que j'ai souvent observé en opérant les antéversions, mais c'est un accident qui se dissipe spontanément dans l'espace d'une huitaine de jours. On pourrait donner plusieurs explications problématiques sur ce petit accident morbide ; je me contente de le constater à la suite de l'incision transverse supérieure pratiquée au-dessus de la jonction du col et du globe, par conséquent à la base du ligament utéro-vaginal fortement refoulé.

Au quinzième jour, les escarres étaient déjà en grande partie détachées. La malade reste toujours couchée, étendue sur le dos. Le 13 septembre, les pansements étant faits depuis six jours quotidiennement, et le cathétérisme utérin étant exécuté après chaque pansement, les règles surviennent, précédées, comme dans toutes les autres époques antérieures, par des douleurs de reins, de l'endolorissement avec gonflement des seins, quelques névralgies frontales ou fronto-pariétales. Elles durent deux jours et la perte de sang est excessivement minime comme autrefois.

Voici, encore une fois pour toutes, en quoi consistent mes pansements quotidiens après la chute des escarres avec la mixture, ci :

Alcoolature de myrrhe	30
Alcoolature de quinquina	30
Alcoolature de lavande	20
Alcoolature de benjoin	10

Mêlez S. A.

30 gouttes de cette mixture sont projetées dans un quart de litre d'eau de son. Avec des linges imbibés portés par de longues pinces à travers le spéculum, j'opère le lavage du col et des culs-de-sac.

30 gouttes de la même mixture sont mêlées à une cuillerée à café d'huile d'olives. Avec ce mélange bien fait, je porte sur toutes les surfaces bourgeonnantes un tampon d'ouate imbibée et à plusieurs reprises, puis j'introduis au fond du vagin un linge huilé que la

malade conserve quatre heures. Elle fait elle-même tous les soirs, ou deux fois par jour, une injection avec de l'eau de son (un quart de litre), dans laquelle on a projeté 30 gouttes de la mixture.

Mme Coupérus est sujette, depuis nombre d'années, à une entéralgie, conséquence d'une entérite peu ou pas combattue. Elle a des alternatives de constipation et de diarrhée; son ventre est souvent ballonné avec douleurs sourdes péri-ombilicales, qu'elle rapportait à la déviation utérine. Je la soumets immédiatement à un régime rigoureux, au sous-nitrate de bismuth (2 grammes par jour, deux jours, deux jours sans prendre et ainsi de suite), à l'huile de ricin, une cuillerée à café, une tasse de thé léger immédiatement après, pour manger dix minutes après, les deux jours où elle ne prend pas de bismuth; une cuillerée d'élixir de tisy à la diastase et à la pancréatine après le déjeuner et le dîner, enfin à des embrocations camphrées et opiacées deux fois par jour, et une ceinture de flanelle par-dessus.

Les pansements et le cathétérisme utérin sont repris et quotidiennement répétés. Le 17 octobre, la cicatrisation de toutes les plaies résultant des incisions est terminée. L'utérus est redressé, et le conduit cervical qui ne permettait qu'avec douleur l'entrée de la bougie n° 11 de la filière, admet aujourd'hui une bougie du n° 29, qui peut pénétrer sans douleur jusqu'à 3 centimètres et demi, c'est-à-dire en franchissant l'ouverture supérieure du canal cervical, et une bougie du n° 30 qui cause des douleurs dans le bas-ventre et dans les cuisses quand je la pousse à 3 centimètres et demi, mais qui ne cause absolument aucune douleur quand je m'arrête à trois centimètres. L'atrésie du méat et de la partie du conduit cervical est donc absolument vaincue. M. Coupérus, qui m'assiste dans toutes ces manœuvres en homme fort intelligent, sait introduire maintenant un spéculum et exercer le cathétérisme comme moi. Je lui prescris de l'exercer encore pendant un ou deux mois, excepté pendant les règles; il devra également cesser s'il survenait un retard.

Depuis huit jours, Mme Coupérus se promène dans Paris sans ressentir aucun des inconvénients qu'elle éprouvait avant. Elle n'a ressenti ni douleurs de reins, ni gonflement douloureux des seins, signes précurseurs de l'apparition des règles, en sorte qu'elle croit que ses règles sont en retard. Mais le 14, dans la nuit, le sang apparaît pour couler quatre jours pleins avec assez grande abondance.

Cette jeune femme et le mari sont émerveillés de voir les règles survenir sans aucune douleur, aucune des névralgies d'autrefois, et surtout de cette abondance de sang qui ne dépasse pas la limite des règles ordinaires chez les femmes bien portantes, mais qui, pour la malade, constitue la première belle menstruation depuis sa nubilité.

L'entéralgie elle-même, sous l'influence du traitement bien exécuté, disparaît graduellement. Il y a maintenant absence complète de ballonnement du ventre, et les selles se régularisent tellement bien que l'intestin est débarrassé tous les jours. Elle promet de suivre régime et traitement pendant trois mois.

En qualité de créole et surtout créole de Java, Mme Coupérus, quoique vive et alerte, a une prédominance lymphatique. Je lui prescris pour quelque temps la teinture de mars tartarisée, à prendre, six gouttes matin et soir, au premier verre d'eau et de vin, en mangeant.

Le 19, les époux Coupérus partent pour La Haye, où ils vont séjourner au moins encore dix-huit mois avant de retourner à Java.

M. Coupérus, qui est contrôleur à Java, c'est-à-dire deuxième sous-directeur de province, a obtenu un congé de deux ans, à passer en Europe, pour rétablir sa santé (1).

(1) « J'autorise M. le docteur Abeille à publier dans les journaux de médecine l'observation de l'opération qu'il a pratiquée à ma femme, le 21 août 1885.

» COUPÉRUS.

» 18 octobre 1885. »

CHAPITRE V

LA CAUTÉRISATION AU FER ROUGE DANS LES CAS DE TUBERCULES UTÉRINS

Le globe et le col de l'utérus peuvent être atteints de tubercules. Sur le col peuvent naître en plus ou moins grande quantité des granulations tuberculeuses auxquelles peuvent succéder des altérations tenaces et à chronicité désespérante pour les malades et même pour le médecin qui doit les soigner.

Les granulations tuberculeuses semi-transparentes, plus ou moins développées dans la muqueuse du corps et dans le tissu sous-muqueux, deviennent plus tard jaunes et opaques à leur centre; elles se réunissent sous forme de plaques caséeuses.

D'abord superficielles, les lésions gagnent de plus en plus de profondeur; il en résulte des plaques plus ou moins étendues et ayant une épaisseur assez considérable. Ces lésions sont accompagnées d'une métrite catarrhale avec production d'un pus épais et granuleux qui s'élimine par le col. Quelle est la meilleure manière de combattre ces granulations tuberculeuses, à quelque moment que ce soit de leur évolution? Elles sont rarement seules ou localisées à l'utérus, quoique cela puisse arriver comme dans les tubercules du testicule.

Plus généralement elles coïncident, sont précédées ou suivies de tuberculose pulmonaire, par conséquent un traitement général bien approprié devient absolument nécessaire. Nous

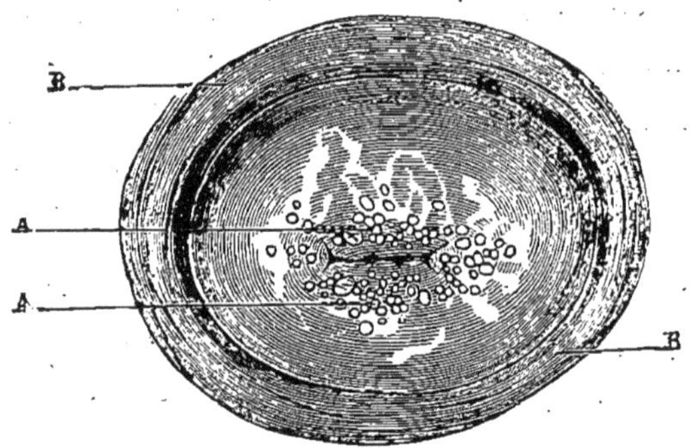

Fig. 37. — Tubercules du col utérin. — AA, petits points grisâtres et jaunes placés autour de l'orifice du col et constitués par des granulations tuberculeuses, celles qui sont jaunâtres sont caséifiées en partie; BB, bourrelets de la muqueuse vaginale, grandeur naturelle.

n'avons pas à nous en occuper, tant la chose est banale, d'autant plus que c'est par là que généralement la médecine procède.

Traitement local.

Celui-ci est d'une rigoureuse importance dans le cas qui nous occupe, que l'affection soit accompagnée ou suivie d'une tuberculose plus ou moins généralisée et surtout de tuberculose pulmonaire. Ce qui s'est fait jusqu'ici, sous ce rapport, se résume en cautérisations au nitrate d'argent, ou avec des acides dilués, en badigeonnages avec la teinture d'iode, en injections diverses, et c'est à peu près tout pour le traitement local actif.

Nous ne contredisons pas, au contraire, à toutes ces manœuvres, ces applications locales; par elles on combat le catarrhe si tenace, si invétéré, qui siège sur la muqueuse à la suite des granulations tuberculeuses; on cautérise, on cherche à détruire ces mêmes granulations, qu'elles soient ou non passées à l'état caséeux; on cherche à substituer à une inflammation spécifique une inflammation franche qui permette une cicatrisation consécutive, une réparation des tissus altérés; on cherche enfin à détruire ces ulcérations qui lassent la patience des malades et font le désespoir du médecin.

Tout cela est fort bien quand il s'agit d'agir sur la muqueuse utérine, qu'on atteint assez facilement; il n'en est pas de même pour le tissu sous-muqueux qu'on n'atteint pas.

On prône aujourd'hui les pointes de feu appliquées sur la poitrine aux parties correspondantes aux lésions tuberculeuses chez les phthisiques. Dans ces cas, cette médication ne peut être considérée que comme un révulsif plus énergique que tous les autres et débilitant moins les malades que les autres, tout en laissant la faculté d'y recourir plusieurs fois. Mais là se bornent tous les avantages des pointes de feu qui s'attaquent à l'inflammation périphérique aux tubercules, et non aux tubercules mêmes.

Tout autre est l'application du feu pour combattre les tubercules de l'utérus. Son action est ici bien supérieure à l'action de tous les caustiques, de la teinture d'iode, etc. Il agit non seulement sur la muqueuse, mais aussi, et à coup sûr, sur les tissus sous-muqueux; il détruit les tubercules, qu'il peut atteindre, ainsi que les plaques caséeuses auxquelles donnent lieu les granulations jaunâtres et opaques; il transforme l'état de la muqueuse et du tissu sous-muqueux altérés. En un mot, le fer rouge atteint directement et les produits morbides, et les organes qui en sont le siège et leur fournissent les éléments de production et de progression.

C'est donc un moyen supérieur à tous les autres et qui a l'avantage, à l'encontre de tous les caustiques, de limiter son action aux seuls tissus que l'on veut atteindre; mais il faut que son application soit méthodique et par conséquent point sujette à égarement.

Quelques médecins font usage, et depuis assez longtemps, du cautère olivaire ou du cautère cylindrique à petite forme pour les cautérisations de partie de la cavité cervicale, et du cautère à manteau pour les cautérisations du museau de tanche. C'est bien, mais ce n'est pas là tout le parti qu'on peut tirer de l'application du fer rouge, qui, limitée ainsi, ne peut s'adresser qu'à certaines parties d'un utérus en voie de tuberculisation. — Nous croyons être arrivé à rendre un grand service à la science sous ce rapport par l'instrumentation que nous avons créée, qui permet d'aller atteindre les parties malades dans toute l'étendue du conduit cervical et de la cavité du globe. Avec nos cathéters à curseur, avec nos hystérotomes en spatule, en truelle et lancéolaire bien manœuvrés, on est sûr de cautériser plus ou moins profondément à volonté les surfaces que l'on veut atteindre, et sans dépasser les limites qu'on se propose d'atteindre.

La galvanocaustie peut-elle rendre ici quelques services? le thermocautère Pauquelin peut-il être employé? Non, absolument non.

Il ne reste donc en présence que les caustiques et le fer rouge.

Bons pour les parties que l'œil voit, et sur lesquelles on peut agir avec assurance, les caustiques deviennent subitement dangereux quand il s'agit de les porter sur des points inaccessibles à la vue, et cela pour des motifs qu'il est inutile d'énumérer encore.

A travers une foule de cas où nous avons employé le fer

rouge pour combattre localement les granulations tuberculeuses de l'utérus, nous nous rappelons encore celui relatif à la femme d'un notaire du département de l'Eure, auprès de laquelle nous étions appelé, il y a sept ans, par le dernier de nos confrères appelé à lui donner des soins depuis quelque temps. Il s'agissait d'une immense leucorrhée constituée par un liquide muco-purulent résultant d'un catarrhe chronique de la muqueuse utérine avec ulcérations, plaques caséeuses bien apparentes sur le museau de tanche et le méat largement ouvert. Ce catarrhe s'étendait, bien entendu, à toute la muqueuse du col et du globe ; suivant probabilité, le tissu sous-muqueux était aussi le siège de l'inflammation spécifique et peut-être aussi d'une infiltration de granulations tuberculeuses.

Cette dame, épuisée par cet état qui durait depuis fort longtemps, et qui avait fait appeler successivement plusieurs médecins pour lui donner des soins, était également atteinte de tuberculose pulmonaire au 1er et au 2e degré ; elle en était à la cachexie tuberculeuse.

Quoique le cas fût peu encourageant, nous ne balançâmes pas, sur les instances du mari et de la malade, à procéder à l'application du fer rouge. Ce furent d'abord les lèvres et le méat qui furent cautérisés avec des fers au rouge légèrement cerise, puis la cavité cervicale et celle du globe avec nos cathéters à curseur mesurés d'avance et atteignant par mouvement de rotation toute la surface de la cavité utérine après celle du col. Ces cathéters de diverses grosseurs furent successivement employés d'abord au rouge sombre, puis au rouge-cerise ; la dernière cautérisation fut exécutée dans le conduit cervical jusqu'à l'ouverture interne par un fin cautère olivaire. La malade supporta parfaitement ces cautérisations sans se plaindre. Un traitement général institué depuis longtemps et souvent modifié dut être suivi comme par le passé.

Le résultat final fut que la malade se trouva débarrassée de son immense écoulement leucorrhéique et de toutes ses ulcérations et plaques caséeuses; que le catarrhe chronique prit fin et permit à cette pauvre dame de récupérer un peu de forces, de faire quelques sorties, ce qui ne lui était pas arrivé depuis des mois.

La tuberculose pulmonaire poursuivit son inflexible évolution, et quinze à dix-huit mois après entraînait la mort.

I. — Amputation ou résection du col de l'utérus.

Comparaison des procédés et méthodes pour montrer la différence des résultats.

L'amputation ou la résection du col de l'utérus se pratiquent fréquemment soit pour des tumeurs dont il est le siège, soit pour remédier à un allongement hypertrophique ou non de cette partie de l'utérus, soit pour supprimer la partie qui est atteinte de dégénérescence cancéreuse.

Trois moyens ou procédés s'offrent au chirurgien pour opérer : l'instrument tranchant à froid, la galvanocaustie et la résection ignée, qui comprend le thermocautère Pauquelin au platine et celle exécutée par nos hystérotomes ou par le fer rouge.

Quelques exemples vont suffire pour établir la prééminence de l'un d'eux sur les autres quant à la facilité d'exécution et à la supériorité du résultat. 1° M. Gallard exécute l'amputation du col de l'utérus dans un cas d'allongement hypertrophique, suite de métrite chronique, sur une femme âgée de vingt-huit ans, le 22 octobre 1883, par l'anse galvanique. Après la section de la portion saillante du col, il reste une surface conique dont le sommet présente un petit prolongement d'aspect végétant. Il est obligé d'enlever ce prolongement avec le couteau galvanique, seconde opération, en changeant la forme de l'instrument, et après avoir eu recours dans la première à des tâtonnements et à une perte de temps pour fixer l'anse galvanique, qui fuyait. 2° Chez une femme de quarante ans, malade depuis six mois, ayant des règles irrégulières, une perte continuelle d'un liquide roussâtre, fétide, et des métrorragies de deux ou trois jours de durée, l'auteur reconnaît au toucher une tumeur au col, volumineuse, bourgeonnante, qu'il caractérise d'épithélioma en champignon, caractère qui est confirmé par l'examen au spéculum. Il essaye d'enlever cette tumeur avec l'anse galvanique et ne parvient qu'à en enlever la moitié, quoique les culs-de-sac soient libres tout à l'entour. Il recommence avec le spéculum de Gensrig mis en place, et enlève l'autre moitié. Après cette section, il reste au milieu du col un bourgeon saillant qu'il faut emporter avec le couteau galvanique. Plus tard, la surface de section est creusée à la partie médiane et un peu anfractueuse (23 novembre 1883) (*Gazette des hôpitaux*, 7 février 1884).

Ce ne sont pas là les seuls faits appartenant à M. Gallard. Nous en avons lu d'autres semblables, mais que nous ne pouvons préciser comme les deux que nous venons de citer. Ce qui est arrivé à M. Gallard est également arrivé à beaucoup de ceux qui, dans les amputations ou résections du col de l'utérus, ont eu recours à l'anse galvanique. Nous n'avons ni le droit, ni le désir, de jeter un blâme sur ce procédé, nous n'avons voulu que faire ressortir ses inconvénients, en face des procédés dont il nous reste à parler.

Au reste, dans nos généralités, au sujet du parallèle entre

la galvanocaustie, le thermocautère Pauquelin et le fer rouge, d'après notre méthode, nous nous sommes suffisamment expliqué.

L'amputation ou résection du col de l'utérus par l'instrument tranchant à froid, ne peut être malheureusement exécutée que si le col peut être attiré hors de la vulve. Le bistouri ou le couteau ne peuvent aller sectionner à travers le spéculum dans le champ duquel se trouve engagé le col. Dans le premier cas, la section est faite avec correction. Avec les pansements antiseptiques, les suites de cette opération ne seraient nullement à craindre, mais elle expose aux hémorragies. C'est pourquoi on préfère principalement recourir à la galvanocaustie ou au thermocautère en platine de Pauquelin.

La chaîne de l'écraseur linéaire, excellente pour agir sur un polype pédiculé quoique l'application offre de nombreuses difficultés, convient bien moins dans l'amputation du col, car, si elle préserve de l'hémorragie, elle cause des douleurs atroces, et surtout l'irrémédiable inconvénient de laisser, après la section, une surface à cône renversé ou en entonnoir, la chaîne, par sa progression, attirant toujours en avant et à elle les tissus qu'elle divise. En tout cas, l'écrasement linéaire ne peut s'exécuter que sur un col abaissé à la vulve.

Quant au thermocautère Pauquelin, qui offrirait tant d'avantages pour cette amputation ou résection, il a des inconvénients qui empêcheront beaucoup d'opérateurs de s'en servir. Outre que le manuel opératoire est long et très douloureux pour les malades qu'il faut endormir, il laisse à sa suite une section défectueuse ou en biseau. Mais cela serait encore peu de chose si d'autres circonstances ne forçaient pas à s'arrêter en chemin parfois, et si l'on n'était pas exposé à comburer les parties voisines. Laissons la parole à M. Eustache, chirurgien de l'hôpital Sainte-Eugénie de Lille (1) :

« Dans une amputation du col de l'utérus, M. Eustache, n'ayant pas à sa disposition l'anse galvano-caustique et voulant éviter toute hémorragie, donne la préférence au thermo-cautère. Il se sert d'un spéculum en bois pour que le calorique accumulé n'aille pas atteindre les organes voisins.

» Le couteau, porté au rouge sombre, produit une rainure transversale au point voulu ; mais, au bout de quelques instants, le couteau brunit et produit une fumée intense qui cache tout. Il continue néanmoins à appuyer sur le couteau, en recommandant à l'aide de souffler avec force pour amener le cautère au rouge. Au bout de trois à quatre minutes, la malade éprouve de grandes douleurs. Le spéculum en bois est tellement chauffé qu'on a de la peine à le tenir; le vagin est presque comburé ; on jette alors de l'eau froide et on suspend l'opération pendant cinq minutes. A la reprise les mêmes phénomènes se présentent et on est obligé de suspendre encore cinq minutes; ces suspensions ou temps d'arrêt de cinq minutes ont lieu six fois durant la séance opératoire. La malade souffrit atrocement. La section opérée fut détestable quant au résultat immédiat. Elle était oblique de haut en bas et d'arrière en avant. La surface de section était déchiquetée, mamelonnée, tout à fait irrégulière. »

Ce procédé, d'après M. Eustache, est plus préjudiciable qu'avantageux et il le repousse carrément.

En effet, opération très longue (45 minutes de durée), échauffement très considérable des parties, malgré l'emploi d'un spéculum en bois et pouvant exposer à un danger très sérieux de périmétrite, de péritonite, de cystite; douleurs atroces

(1) *Bulletin général de thérapeutique*, 15 juin 1880, p. 487 et suivantes.

imposées à la malade et enfin mauvaise surface de section, en voilà beaucoup trop pour recourir en pareil cas à ce procédé. Cet ingénieux appareil qui rend tant et de si grands services en mille autres circonstances, devient ici absolument inapplicable.

Un des points les plus défectueux est la gêne absolue, totale, apportée à la vue des parties par l'épaisse fumée qui se produit dans l'intérieur du spéculum et qui se produit avec d'autant plus d'intensité que l'opération avance davantage, ce qui empêche l'opérateur d'agir avec sécurité sur une partie si voisine, en contact et en continuité avec le péritoine par les culs-de-sac.

Aussi M. Eustache s'est résolu, à la suite de ce mécompte, de recourir désormais à l'anse galvanocaustique, surtout avec les instruments perfectionnés de M. Chéron ou de M. Leblond, instruments qui produisent la section par pression et par brûlure. On vient de voir plus haut les effets de l'anse galvanique. Nous n'ajouterons rien.

Amputation ou résection du col par le fer rouge.

Il est parfaitement clair et démontré à première vue que l'incision, la coupure, faite par le fer chauffé au rouge-cerise ou au rouge sombre, qui a lieu par action instantanée, ne cause presque aucune souffrance sur le col de l'utérus, qu'en causât-elle un peu, on la calme tout de suite, par l'application de compresses d'eau froide; qu'elle ne donne lieu à aucune perte de sang même bien minime; qu'elle ne suscite aucun dégagement de fumée qui puisse interrompre le cours de l'opération, qu'elle ne chauffe pas les parois du spéculum et par conséquent les parties en contact avec elles, et que si, par hasard, cette calorification avait lieu, on pourrait l'éteindre instantanément par des compresses d'eau froide; enfin, qu'elle laisse après elle une surface de section nette et régulière, surface qui, protégée par l'escarre qui succède à la section, préserve de tous les accidents septicémiques ou pyémiques, étant ainsi le meilleur des antiseptiques post-opératoires.

Mais il fallait imaginer un instrument qui permît l'exécution de cette opération en un seul ou au plus en deux temps, par une pression instantanée et sectionnant rapidement, instantanément. Nous sommes parvenu à la conception et à la confection de cet instrument à trois types, suivant les cas où il doit être employé. Nous avons donné à cet instrument le nom de sécateur, parce qu'il tranche, supprime, d'un seul coup ou en deux temps, la partie du col qu'on veut enlever, comme le sécateur tranche, en un ou deux temps, la branche d'un arbre. Cette idée est si simple, qu'elle aura peut-être bien du mal à faire son chemin et que les opérateurs tenteront encore bien souvent l'usage de l'anse galvanique avec tous ses inconvénients, avant d'arriver à s'en servir.

On trouvera ci-contre les trois figures représentant ces sécateurs de trois formes différentes.

Nous avons opéré depuis une douzaine d'années quinze amputations ou résections du col de l'utérus. Dans deux cas de fibromes interstitiels, nous avons amputé la lèvre antérieure du col formant un volume considérable en saillie, en avant de la lèvre antérieure (obs. XXVIII, p. 178 et suiv.; et XXX, p. 200 et suiv.), il n'y a pas eu moins de 3 centimètres d'amputés sur chaque. Dans douze cas nous avons sectionné la totalité du col dans l'étendue de 2 centimètres 1/2 à 3 centimètres, élongation hypertrophique ou non.

Dans tous ces cas, la surface de section restait unie et, pour la rendre plus parfaite, nous appliquions ensuite un cautère-marteau au rouge sombre sur cette surface de section.

Les résultats ont été irréprochables.

Nous nous servons aussi des sécateurs pour enlever tout ou partie d'un col cancéreux, sans préjuger des bénéfices de survie, mais pour soustraire en partie les malades aux horri-

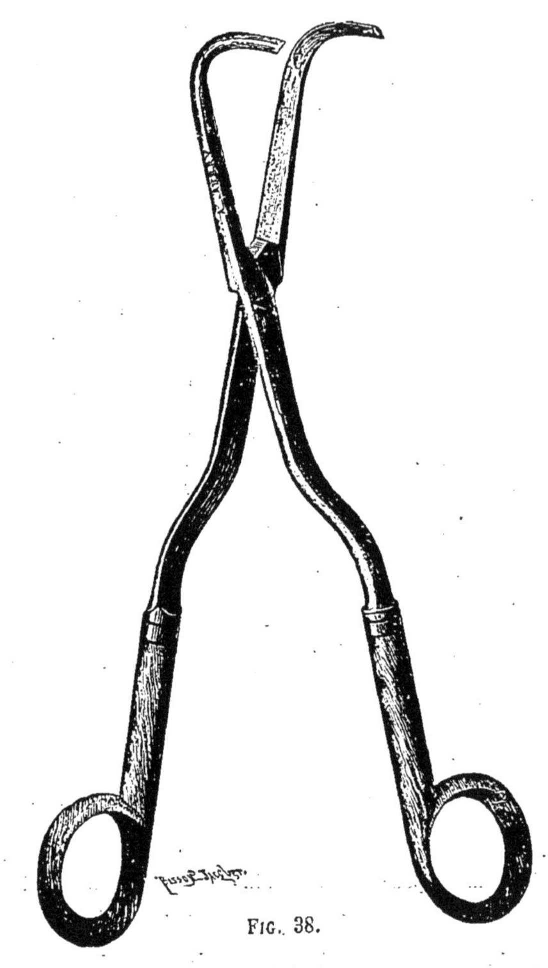

Fig. 38.

bles douleurs qui les torturent nuit et jour, pour mettre un terme au moins temporaire aux hémorragies, et aussi pour empêcher la résorption des liquides septiques. Nous avons pratiqué nombre de fois cette opération, qui sous ces rapports nous a toujours donné de bons résultats. La dernière, que nous avons pratiquée 111, route de Versailles, il y a deux mois, sur une dame de quarante-huit ans, retirée du commerce, nous a donné aujourd'hui ce triple résultat : diminu-

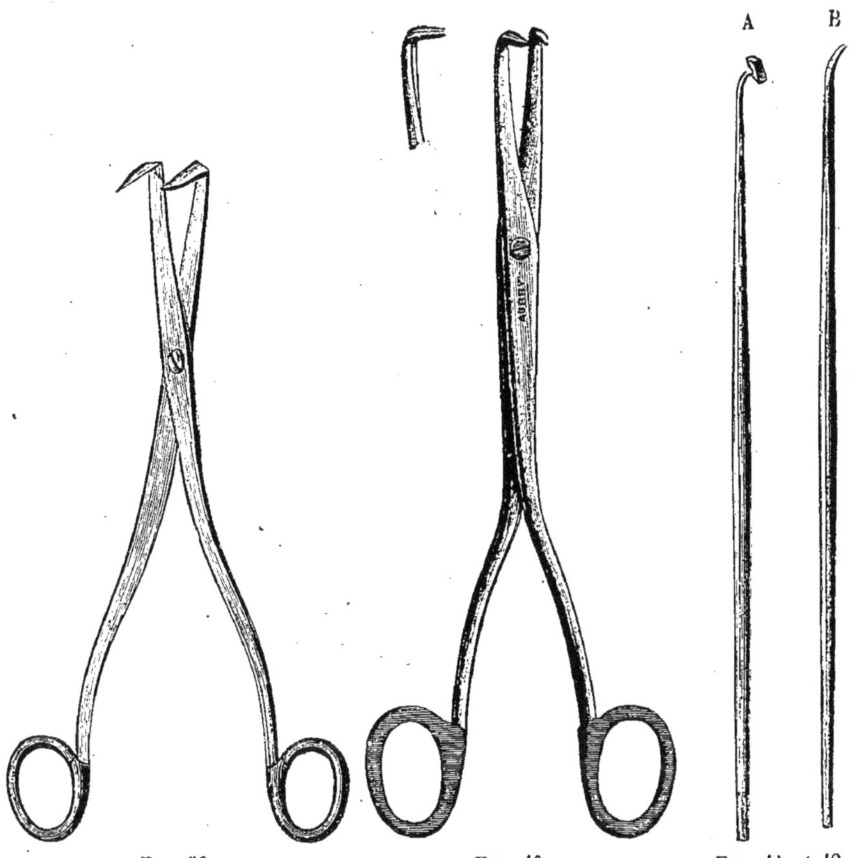

Fig. 39. Fig. 40. Fig. 41 et 42.
A et B, instruments pour cautériser l'intérieur des narines et les sinus dans la punaisie rebelle.

tion des douleurs, suppression des hémorragies et antisepsie, qui persiste encore aujourd'hui.

Cet ensemble d'avantages obtenus a permis à la malade de reprendre quelques forces et de retarder la cachexie, qui arrivera plus tard.

II. — Causes d'abstention ou d'ajournement de l'opération

Les opérations pratiquées au fer rouge ne sont pas dangereuses; nous n'avons jamais eu de mort à leur suite. Elles offrent l'avantage immense de faire de l'asepsie et de soustraire les malades à la pyémie. Cependant, malgré tous ces avantages, il importe de signaler les circonstances ou les conditions qui commandent l'abstention, tant dans l'intérêt des malades que pour l'exécution de l'opération et les résultats qu'on poursuit et qu'on est en droit d'attendre.

Pour préciser les conditions d'abstention, il faut que nous fassions une courte mais absolument nécessaire digression; il faut que nous rappelions avec précision les divers rôles que joue l'inflammation sur l'utérus soit dans sa totalité, soit sur ses différentes parties constituantes et sur les annexes : métrite, ovarite et salpingite, voilà les trois chefs.

Métrite.

1° Endométrite superficielle ou limitée à la muqueuse, à la musculeuse, où elle s'arrête aux couches les plus internes dans ses formes les plus légères; 2° endométrite profonde, dans laquelle l'inflammation atteint plus profondément les couches de la musculeuse; 3° paramétrite, où les couches externes de l'utérus sont le siège d'une inflammation; 4° salpingite ou inflammation qui affecte les franges du pavillon; 5° métrite parenchymateuse, où l'inflammation atteint l'utérus dans ses couches internes et externes, dans le tissu conjonctif et où la muqueuse utéro-placentaire participe à cette inflammation; 6° la périmétrite ou pelvimétrite, où la couche péritonéale de revêtement et son feuillet de dédoublement dans le petit bassin participent à l'inflammation; comme dans la péricardite ou myo-péricardite, l'inflammation s'étend à la membrane d'enveloppe du cœur et à la plèvre correspondante.

Dans tous les cas d'inflammation de l'une des parties de l'utérus, de toute une surface de l'organe, ou de l'organe lui-même en totalité, il faut toujours se rappeler que cet organe est pourvu de lymphatiques sur sa muqueuse, dans son tissu propre et à sa face externe. C'est un réseau qui, comme le réseau sanguin artériel, se distribue dans tout l'utérus comme, du reste, sur tous les organes du corps à quelques différences près.

Or, dans la métrite, l'ovarite et la salpingite, la lymphangite et ses complications, phlegmons pelviens et péritonites, peut se développer. La phlébite est moins fréquente que la lymphangite, qui, déjà bien entrevue et signalée, a ses preuves faites dans l'étude histologique qui la démontre.

Sous le péritoine existent deux réseaux lymphatiques : l'un, superficiel, situé directement sous le péritoine, l'autre, profond, dans la couche cellulaire sous-péritonéale. Des ganglions pelviens et pelvi-utérins existent dans toutes ces régions, surtout dans ces dernières.

Quoique, l'inflammation atteignant l'une des parties de l'utérus, il soit logique d'admettre qu'elle atteindra aussi les lymphatiques, le fait n'est cependant pas absolu.

L'inflammation des lymphatiques est donc, à des exceptions près, participante de l'inflammation utérine. Elle se développe avec elle, subit les mêmes recrudescences, est liée enfin à son évolution.

Aussi le rôle de l'inflammation des lymphatiques et des

ganglions occupe-t-il une large place dans la pathogénie, et par suite, dans la thérapeutique à établir.

C'est surtout dans la périmétrite, la pelvi-péritonite, que l'inflammation a un rôle prépondérant dans les accidents péri-utérins, tels que phlegmon du ligament large, phlegmon érip-utérin et phlegmon péritonéal.

La lymphite utérine, l'adéno-lymphite péri-utérine, subissent, comme la métrite, par suite de la manifestation d'une maladie générale constitutionnelle, d'excitation locale immodérée, de violence ou de fatigues corporelles, une excitation à divers degrés, pouvant aller jusqu'à l'abcédation des tissus voisins des vaisseaux et des ganglions lymphatiques.

Plusieurs de mes observations en sont des exemples frappants.

L'observation de Mme Brand-Haag (obs. LVII) est, entre toutes, celle qui démontre la justesse de toutes ces appréciations : métrite, avant l'opération, qu'il a fallu combattre jusqu'à extinction complète avant d'opérer; pelvi-métrite ou pelvi-péritonite ensuite, après trois mois de guérison, après l'opération, survenue par suite de fatigues excessives, et à la suite d'une maladie générale constitutionnelle; phlegmon du ligament large gauche probable, puisque, à un moment donné, un confrère a cru reconnaître une tumeur et que cette tumeur avait disparu quand nous avons examiné la malade après; longueur excessive du traitement pour arriver finalement à une solution heureuse : tels sont les phénomènes morbides et toutes les circonstances qui ont signalé l'existence de l'inflammation des lymphatiques et des ganglions lymphatiques, qui a abouti à l'abcès.

Eh bien, quand une malade se présente pour subir l'opération d'anté- ou rétro-version, d'anté- ou rétro-flexion avec ou sans abaissement de l'utérus, de résection du col hypertrophique, de débridement du col conique avec atrésie, ou même de toute autre opération moins sérieuse du côté de l'utérus, la première condition pour obtempérer à ses désirs, c'est que l'utérus et ses annexes soient exempts de toute inflammation aiguë ou subaiguë, de tout acccident consécutif ou inhérent à cette inflammation tels que ceux que nous venons d'énumérer.

C'est une condition *sine qua non*, c'est le seul moyen de ne pas s'exposer à des mécomptes et de se garer de suites qu'un esprit prévenu pourrait ensuite imputer à l'opération même.

Quand un malade se présente avec l'un ou plusieurs des phénomènes morbide sus-énumérés et compliquant la déviation, il faut, avant d'entreprendre l'opération, traiter ces complications jusqu'à leur disparition complète, quel que soit le temps que doive durer le traitement. Nous avons toujours agi ainsi, comme on peut s'en convaincre dans nombre de nos observations, et cette sage pratique nous a permis, dans ces cas mêmes, d'obtenir un succès complet pour l'opération fondamentale et ses résultats.

De même, il faut, d'une manière absolue, s'abstenir d'opérer pendant ou à l'approche des règles, pour ne pas s'exposer à susciter quelque accident et pour n'avoir pas de mécompte dans le cas, peu probable, où il y aurait une grossesse en sous-ordre.

Il nous est arrivé une fois à nous-même d'être ainsi pris pour avoir opéré peu avant les règles. Cependant, dans ce cas-là, le gravidisme a suivi son cours, l'accouchement a eu lieu normalement et à terme, et d'autant plus facilement que l'utérus avait été redressé par l'opération. Nous avons assisté en personne la parturiente qui cra gnait pour son accouchement.

Le meilleur moment pour pratiquer l'opération est le troisième ou quatrième jour après les règles, et, en touscas, il faut s'abstenir quatre à cinq jours avant leur explosion.

CHAPITRE VI

GRAVIDISME, PARTURITION APRÈS LES OPÉRATIONS DE DÉVIATIONS UTÉRINES

C'est un sujet que nous devons traiter avec d'autant plus d'à propos que des faits, aujourd'hui relativement nombreux, viennent donner une solution complète sur cette question, qui devait naturellement susciter de sérieuses préoccupations dans l'esprit des lecteurs et des praticiens.

A quoi bon le dissimuler? après avoir acquis conviction et preuves, à la suite de nombreuses opérations, que celles-ci sont inoffensives, n'exposent à aucun danger sérieux, un point noir était là qui nous préoccupait vivement, sans trêve ni merci, au sujet du rétablissement intégral des fonctions physiologiques de l'utérus, c'est-à-dire de savoir, en cas de grossesse ultérieure, comment s'exécuteraient le gravidisme et la parturition.

Il fallait, pour élucider ce problème, plus de patience, plus d'activité dans les recherches, plus de correspondances à échanger que dans la perpétration des opérations, qui nous ont pourtant coûté tant de veilles et de soins avant d'être arrivé à la pleine conviction de leur innocuité sous tous rapports et de leurs résultats immédiats.

Aujourd'hui le problème est pleinement, et nous osons dire, mathématiquement résolu par les faits. On va en juger de suite, car, parmi ces faits, il y en a deux où nous n'aurions jamais cru à une grossesse ultérieure, eu égard aux mutilations subies par l'utérus, et cependant, chez ces deux malades, la grossesse a parcouru ses phases sans aucun accident; l'accouchement fait par des sages-femmes a été tout simplement normal, comme chez la femme la mieux constituée et dont les couches se font naturellement, sans intervention aucune. Voilà du positif et de l'irréfutable. Les autres faits sont tout aussi positifs et tout aussi irréfutables.

Nous avons jusqu'à ce jour opéré trois cent soixante-six cas de déviations ou flexions utérines anciennes, rebelles, dont un assez bon nombre avec complications très sérieuses, comme on peut s'en convaincre par quelques-unes des observations que nous venons de publier.

Parmi ces trois cent soixante-six opérées, nous avons pu, à force de recherches assidues et patientes, en trouver ensuite vingt-cinq devenues enceintes. En eussions-nous découvert un plus grand nombre, cela n'eût rien changé à la solution du problème. Vingt-cinq cas bien observés, et surtout observés sur divers points de la France, ne peuvent jamais constituer, en cette matière, ce qu'on appelle une série heureuse. Comparés à vingt-cinq cas de grossesse et d'accouchements sur des femmes primipares ou multipares ordinaires, les proportions ne seraient pas plus heureuses pour ces dernières.

Maintenant, si l'on tient compte que chez plusieurs de ces vingt-cinq opérées, il y a eu deux, trois et quatre grossesses consécutives, et par conséquent autant d'accouchements, cela donne à peu près un chiffre rond de quarante-trois accouchements qui sont là pour justifier pleinement notre jugement, à savoir que nos opérations de déviations ou flexions utérines n'entravent absolument en rien les fonctions physiologiques dévolues à l'organe de la gestation, et qu'au contraire, dans certains cas, elles font disparaître les obstacles qui s'opposent à l'exécution de ces fonctions. Nous maintenons d'une façon absolue ces prémisses tirées des faits sans aucun commentaire, ce qui constitue la science exacte au plus haut degré.

Quand nous aurons dit que sur dix-huit malades opérées par nous de fibromes interstitiels de l'utérus à travers les voies naturelles, deux par l'intrument tranchant, seize par l'hystérotomie ignée, malades que nous n'avons jamais perdues de vue jusqu'à ce jour, et dont les trois quarts étaient et sont encore en âge de concevoir; quand nous aurons dit qu'aucune d'elles n'est devenue grosse ultérieurement, on pourra se faire de suite une juste idée de la différence des résultats sous ce rapport, entre celles qui ont été opérées de déviations utérines et ces dernières; — pas besoin de phraséologie pour l'explication de ces différences, n'est-ce pas?

Répartition de nos vingt-cinq opérées devenues enceintes à la suite d'opérations de déviations utérines.

Ces vingt-cinq cas se répartissent ainsi : sept cas de nullipares, depuis deux ans jusqu'à neuf ans de mariage, qui sont :

1° Mme de T..., sujet de notre première observation dans le *Traitement des maladies chroniques de l'utérus* (2e édition, 1877), deux enfants venus à terme et accouchements naturels.

2° Mme Ni..., de Reims, trois grossesses, deux accouchements naturels à terme.

Dans le premier, enfant mort durant l'accouchement; dans le troisième, accouchement au forceps, à terme. Cette troisième grossesse survenue après les renseignements donnés sur les deux autres et qu'on va lire.

Au mois d'avril 1877, nous apprenions indirectement qu'une dame de Reims, que nous avions opérée d'une rétroversion en 1873, venait d'accoucher. Nous avons alors écrit pour avoir des détails précis, et voici la lettre qui nous a été adressée par le mari de cette malade :

« Reims, le 29 mai 1877.

» MONSIEUR,

» Je suis heureux de l'occasion que vous me donnez de vous exprimer ma gratitude pour les soins que vous avez donnés à ma femme, ce que depuis longtemps j'aurais fait si vous n'aviez laissé sans réponse une lettre que je vous ai adressée, votre silence m'ayant fait craindre d'être importun.

» C'est avec plaisir, Monsieur, que je m'empresse de vous donner les renseignements que vous me demandez. Pour ce, je suivrai, s'il vous plaît, l'ordre de vos questions :

» 1° Notre mariage date du 18 novembre 1867.

» 2° Il n'y avait jamais eu de grossesse avant l'opération que vous avez faite, et ma femme souffrait énormément aux époques.

» 3° La grossesse commença en novembre 1874. L'accouchement eut lieu le 17 août 1875, après quarante-deux heures de douleurs excessives. L'enfant, un énorme garçon (il pesait environ douze livres), mourut vers la dixième heure à partir du commencement des douleurs, le cordon ombilical ayant été entraîné dehors par les eaux le 15 août, à huit heures du matin. Ne connaissant pas les expressions à employer, je ne sais si je parviens à me faire comprendre; bref, l'enfant fut expulsé environ trente-deux heures après sa mort.

» 4° Ma femme est accouchée le 27 février dernier d'une grosse fillette, qu'elle nourrit et qui se porte à ravir. L'enfant étant presque aussi grosse que le garçon, l'accouchement fut encore très pénible, mais ne dura que du 26 février à neuf heures du soir au 27, à onze heures du matin. Elle était presque totalement congestionnée, et ce n'est qu'après seize minutes d'insufflation, et à l'aide de projections d'eau froide et autres moyens usités, qu'elle jeta son premier cri. Mais, aussitôt revenue à elle, elle a été ce qu'elle est encore, une enfant admirable (pardonnez-moi le mot), qui se porte on ne peut mieux. Je ne puis donc, Monsieur, que vous répéter que je vous prie d'agréer l'expression de ma gratitude, car c'est à vous que ma femme doit non seulement le bonheur tant attendu qui nous est échu depuis trois mois, mais encore son complet rétablissement.

» Veuillez agréer, Monsieur, l'expression de mes sentiments respectueux.

» F. N., rue du Jard, 36.

» *P. S.* — Vous avez opéré ma femme le 11 ou le 12 mai 1873, et elle est devenue enceinte en novembre 1874. »

3° Mme V..., six ans de mariage, nullipare, opérée en 1874. Grossesse quatre mois après, suivie d'avortement au quatrième mois, par suite de chute sur le trottoir; nouvelle grossesse en 1876, arrivée à terme, accouchement naturel (obs. XLIV, *Traitement des maladies chroniques de l'utérus*, 2e édit.); deux ans après, troisième grossesse arrivée à terme, erminée par un accouchement naturel.

4° Mme X..., cinq ans de mariage, opération de col conique avec atrésie. Opération le 17 janvier 1875, enceinte dans le courant de septembre suivant (obs. LXI, *Traitement des maladies chroniques de l'utérus*, 2e édit., 1877).

5° Mme de M..., cinq ans de mariage. Deux grossesses, deux couches naturelles à terme (obs. XLI du livre).

La deuxième couche deux ans après la première.

En décembre dernier, j'apprenais indirectement que Mme de M... était accouchée. Je demandai immédiatement des renseignements au mari, qui me répondit par la lettre suivante :

« Paris, le 26 décembre 1877.

» Monsieur,

» Madame et moi attendions notre retour à Paris, pour vous faire part de l'accouchement auquel vous voulez bien vous intéresser.

» J'étais absent le jour de l'arrivée de votre lettre, sans quoi vous eussiez eu déjà la réponse aux diverses questions que vous m'adressez.

» 1° L'accouchement a eu lieu à terme ;

» 2° Il a eu lieu naturellement, s'est bien effectué ; l'enfant s'est bien présenté ;

» 3° Les petites douleurs ont commencé dans la nuit du 5 au 6 courant ; à quatre heures du soir ont surgi les grandes douleurs et à six heures tout était terminé ;

» 4° L'enfant, qui est un garçon, est venu au monde bien conformé ; jusqu'à ce jour il paraît avoir bonne envie de vivre ; il semble d'une bonne constitution ;

» 5° Quant aux suites de couches, tout a bien marché pendant les premiers jours ; seulement la mère ayant voulu nourrir son enfant, n'a pu continuer par suite d'atroces douleurs nerveuses aux seins, d'engorgement du sein gauche et menace d'abcès.

» Vu l'état nerveux à l'excès que vous lui connaissez, on lui a conseillé de ne pas s'obstiner à nourrir, dans l'intérêt du nouveau-né.

» Actuellement Madame, par suite de ce commencement d'allaitement, est restée un peu souffrante, obligée de garder la chambre pour traiter son sein gauche, faire passer le lait et détourner quelques accès de fièvre résultant sans doute du trouble porté en elle par le mouvement du lait qu'elle avait en assez grande abondance.

» J'ai lu avec intérêt la brochure qui accompagnait votre lettre et dont je vous remercie.

» Madame se joint à moi pour vous envoyer l'expression de nos meilleurs sentiments de respect et de gratitude.

» J. de M. »

6° Mme X..., fermière aux environs de Cassel, sept ans de mariage. Trois grossesses et accouchements naturels à terme, dont le premier fait par le docteur Windrix, de Cassel, qui nous a donné les renseignements. Les deux autres par des matrones. Quatrième grossesse en évolution de gravidisme aujourd'hui (obs. LV du livre).

7° Mme Rousseau, deux ans et demi de mariage. Une grossesse arrivée à terme et accouchement naturel (obs. XXXV du livre).

Dans ces sept observations, il y a seize grossesses, quatorze accouchements naturels et un avortement par accident, plus une grossesse en évolution au 6e mois.

Voici maintenant les cas d'infécondité depuis trois à onze ans chez des femmes ayant eu des enfants, et qui, après l'opération, sont devenues enceintes et ont accouché naturellement à terme. Nous commençons par ceux où des mutilations si considérables, subies par l'utérus dans l'opération, ne nous laissaient aucun espoir de voir la conception probable à la suite.

1° Ce cas est d'autant plus surprenant, que, lors de notre opération, nous dûmes consciencieusement, avant de la pratiquer, prévenir la femme et le mari qu'il pourrait bien se faire qu'il n'y eût plus de grossesse ultérieure, et qu'en tout cas c'était à désirer, tant l'utérus devait supporter de mutilations; mais l'opération devenant de plus en plus urgente, les intéressés ne crurent pas devoir s'arrêter devant ces restrictions (obs. LXXXVII, p. 319, *Traitement des maladies chroniques de l'utérus*, dont ci-après la figure).

Or, après deux ans et quelques mois, Mme Vigié a mis au monde, à la suite d'un travail de parturition régulier et peu long, et après une grossesse arrivée à terme sans accident, une petite fille bien portante.

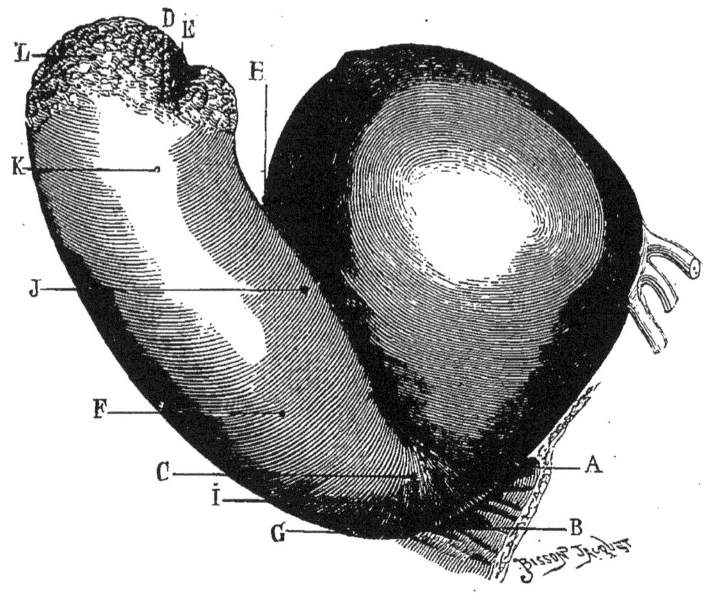

FIG. 43. — Prolapsus de l'utérus et rétroversion oblique gauche avec invagination. Élongation hypertrophique du col. Saillie hypertrophique de la lèvre postérieure. Flexion du col en avant, en haut sur le globe, le museau de tanche dépassant en haut le niveau du globe; 12 centimètres 1/2 à la mensuration par le cathétérisme du conduit cervico-utérin.

Nous avons appris, indirectement, l'accouchement de Mme Vigié; nous nous sommes empressé de demander des renseignements précis, et voici, sans que nous y changions un iota, à cause de son parfum et de son cachet typique, la lettre que nous adressait le mari, contremaître dans une fonderie.

« Paris, le 25 décembre 1877.

» MONSIEUR,

» J'ai un peu tardé à vous apprendre une nouvelle qui vous intéresse au plus haut point; je vous dirai donc que, d'après l'opération que vous avez eu l'honneur de pratiquer sur mon épouse, et d'après ce que vous m'aviez assuré que mon épouse n'enfanterait plus.

» Eh bien ! le contraire est arrivé, mon épouse est accouchée le 12 septembre 1877, d'une petite fille charmante.

» Voici, Monsieur, les renseignements les plus précis que je puisse vous donner.

» Mon épouse a ressenti les symptômes de sa grossesse vers le mois de décembre 1876; mon épouse n'a jamais souffert de quoi que ce soit pendant sa grossesse et ne s'est jamais mieux portée que pendant ce temps; l'accouchement a eu lieu sans aucun accident.

» L'enfant est bien venue à terme; l'accouchement a eu lieu le 12 septembre 1877, comme je vous l'ai dit plus haut.

» Ma femme a été opérée le 20 septembre 1875.

» J'autorise M. le docteur Abeille à publier cette lettre dans les journaux de médecine.

» Recevez, Monsieur le docteur, les salutations les plus empressées de votre très humble serviteur.

» A. VIGIÉ.

» *P. S.*— Monsieur, si toutefois vous désiriez voir mon épouse et mon enfant, veuillez me faire savoir par courrier l'heure et le jour où je pourrais me présenter chez vous. »

2° Mme C..., élongation hypertrophique du col et de partie du globe, avec antéflexion tellement exagérée que l'utérus a la forme d'un colimaçon. Opération le 15 août 1875 (obs. LXXXXII, *Traitement des maladies chron. de l'utérus*, 2e édit., 1877).

Mme C... a été vue six mois après l'opération par Barthe et moi, à propos d'une pleurésie diaphragmatique violente, survenue après six semaines de l'expulsion de l'hydatide mère, rendue par la fistule broncho-pulmonaire d'un kyste hépatique qui s'était fait jour à travers le poumon depuis une année, et donnant lieu à l'expulsion de nombreuses hydatides et à des hémoptysies fréquentes. Cette hydatide mère avait été par mes soins bien conservée pour servir de pièce à conviction.

Après avoir examiné et constaté la réalité de cette hydatide mère, Barthe s'assura de la persistance du redressement de l'utérus.

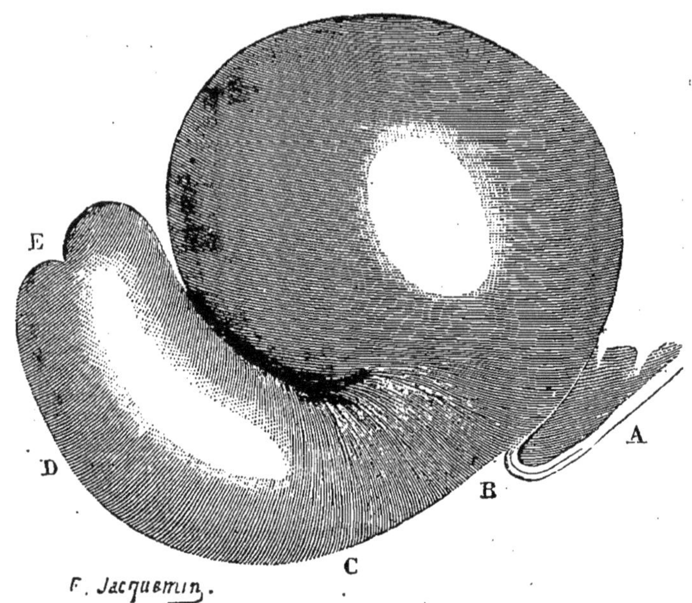

Fig. 44. — A, invagination ou repli du vagin au-dessous du ligament utéro-vésical. — B, jonction du col avec le globe. — C, D, E, flexion du col sur le globe avec hypertrophie fibroïde de toute la partie antérieure du col et d'une portion de celle du globe. — A et B, deux incisions transverses supérieures. — C, incision transverse moyenne. — D, incision transverse inférieure. — De B à D, les deux incisions elliptiques. — Entre D et E, résection du col.

C'est seize à dix-huit mois après cette consultation que Mme C... est devenue grosse. Les époux C... avaient alors changé de profession : de bouchers ils étaient devenus boulangers aux Ternes, au coin de la rue des Acacias et de l'avenue de la Grande-Armée. C'est là que l'accouchement a eu lieu, en présence d'un médecin de la localité, qui n'a fait qu'assister passivement à l'acte de parturition se faisant à terme et naturellement. Les époux C... ont eu le malheur de perdre cet enfant à l'âge de quatre ans, par suite du croup.

Ils avaient eu, onze ans avant, un seul enfant, mort en très bas âge.

3° Mme Leg..., abaissement de la matrice et rétroversion oblique gauche, le col à l'anneau vulvaire, infléchi en col de cornue, les deux lèvres du museau de tanche épaissies avec engorgement de la face antérieure du col allongé. Opération avec résection du col, le 20 mars 1874, guérison (obs. LXXI du *Traitement des maladies chroniques de l'utérus*, 2e édition, 1877).

Mme Leg..., fermière à Vierzon, avait dix ans de mariage au moment de l'opération. Elle avait eu quatre enfants : le dernier, trois ans avant l'opération. Devenue diabétique, ou du moins le diabète sucré ayant été constaté par moi deux ans après l'opération (février 1876), je la traitai pour cette maladie, par correspondance, pendant trois à quatre mois environ, puis je restai sans nouvelles, lorsque, le 8 janvier 1881, je recevais de Mme Leg... la lettre suivante que je donne textuellement :

« Paray, le 7 janvier 1881.

» MONSIEUR,

» Je vous écris ces quelques mots pour vous demander une consultation.

» Depuis que j'ai été vous voir, je suis bien guérie, je ne souffre plus. Depuis j'ai eu un petit garçon et je suis restée paralysée, surtout du côté gauche.

» Je ne peux presque pas marcher. A la suite, j'ai eu un phlegmon le 20 novembre 1878, il y a donc deux ans. Ça me désole beaucoup. L'été c'est encore pire. Le dessous des pieds me fait grand mal; je me les frotte avec *de l'eau d'anum*. C'est depuis que j'ai été vous voir. Je suis aussi beaucoup altérée. Je bois huit litres d'eau mélangée avec du vin. Tout cela c'est depuis que j'ai été vous voir.

» Monsieur, rappelez-vous de m'avoir opérée, il y a cinq ans, rue d'Argout, n° 5.

» J'ai changé de ferme, voilà mon adresse : Leg..., fermier à Paray, commune de Ling, canton de Valan (Indre).

» Veuillez me croire, Monsieur, votre très humble et très dévouée,

» Femme LEG... »

Ainsi voilà une malade bien guérie de son affection chronique de l'utérus, par suite de l'opération pratiquée en mars 1874, après trois ans d'infécondité, qui devient diabétique, ou du moins chez qui je constate le diabète sucré deux ans après l'opération, et que je soigne par correspondance pendant quatre mois. Cette malade devient enceinte et accouche en 1878, c'est-à-dire à peu près quatre ans et demi après l'opération. Il n'est pas douteux qu'elle soit restée diabétique à un plus ou moins haut degré, puisqu'elle buvait 8 litres de liquide par jour et qu'après couche elle a un phlegmon à coup sûr diabétique, et qu'elle reste paralysée depuis ce temps, surtout à gauche. Cette malade a succombé, sans doute, car je n'en ai plus eu de nouvelles.

4° Accouchement naturel et à terme de Mme Delalande-Sacristain, opérée d'une antéversion, le 26 mai 1876, et devenue enceinte dix mois après l'opération. — Tous les lecteurs du *Courrier médical* se rappellent que dans notre réponse aux critiques du professeur Pajot, nous avions offert à l'honorable professeur l'accouchement d'une jeune dame devenue enceinte après une opération d'antéversion. Cette dame était alors au cinquième mois d'une grossesse qui suivait son évolution régulière. C'était un moyen irrécusable de s'assurer de l'influence et des conséquences que pareille opération peut avoir et sur la grossesse et sur l'acte de parturition. Quant à nous, édifié déjà par des cas semblables assez nombreux aujourd'hui, il ne nous restait aucune crainte. La constatation avait été faite.

Cet accouchement refusé par le professeur, nous l'avons fait nous-même le 5 novembre dernier (1877), et il peut être intéressant pour le lecteur de savoir comment les choses se sont passées. Mme Delalande, qui habite sa propriété, 87, avenue du Roi-de-Rome, n'a eu comme troubles fonctionnels dans les premiers quatre mois de la gestation que des vomissements plus ou moins fréquents, sans fatigue notable et sans perte d'appétit. Le reste du temps, ces vomissements ayant disparu et n'étant elle-même sujette à aucune douleur ni gêne de fonctions, elle est arrivée régulièrement à terme avec une santé florissante et elle a pu toujours marcher avec une certaine agilité.

Dans la journée du 5, vers les dix heures du matin, Mme Delalande commença à ressentir quelques petites douleurs dans les reins, douleurs tellement espacées et si peu vives qu'elle put aller et venir, se promener dans son jardin, surveiller ses affaires et dissimuler ses souffrances à sa belle-mère et à son mari. Les choses allèrent ainsi jusqu'à six heures du soir ; à cette heure, il y eut des douleurs hypogastriques bien tranchées, mais assez espacées et assez peu aiguës pour que la parturiente ne s'arrêtât pas.

La sage-femme choisie pour l'assister durant le travail, en attendant qu'on m'appelle, n'était pas encore arrivée. Les douleurs allèrent ainsi en se succédant à grands intervalles et sans fatigue notable. On envoya faire préparer un bain ; Mme Delalande s'y plongea de sept heures à huit heures moins un quart, sans avoir songé jusqu'alors à envoyer chercher la sage-femme qui demeure à Passy et sans m'appeler.

Après trois quarts d'heure de bain, les douleurs prirent une acuité insolite et redoublèrent à courts intervalles. La sage-femme fut mandée aussitôt. Mme Delalande comprit que le travail se faisait activement. En sortant du bain, elle sentit une grande quantité d'eau s'écouler, c'était la poche des eaux qui s'était rompue. A partir de ce moment, les douleurs, devenues de plus en plus rapprochées, obligèrent la parturiente à se mettre au lit. On expédia une voiture pour me chercher. J'étais auprès d'elle à huit heures dix minutes et trouvais la sage-femme qui m'assurait que le travail marchait bien. La dilatation du col s'étant faite, la tête avait franchi le détroit supérieur et descendait dans l'excavation pelvienne, l'occiput engagé sous l'arcade pubienne. A huit heures trente-cinq minutes je recevais l'enfant, petite fille bien conformée et pleine de vigueur ; je n'avais eu qu'à attendre ; l'accouchement s'était fait naturellement et rapidement.

Un quart d'heure après, je cherchai à extraire le placenta parce qu'il s'écoulait pas mal de sang par la vulve. Il résistait. Je pus constater qu'il était adhérent dans la paroi postérieure latérale gauche. Je le décollai après avoir introduit la main dans l'utérus et je pus me convaincre, chemin faisant, qu'il était partiellement enchatonné dans le bas-fond utérin qui se contractait sur cette portion enchatonnée.

Il me fut aisé de vaincre les contractions du fond de l'organe et de dégager la partie du placenta serrée. Le délivre put enfin être entraîné en entier avec l'intégralité de ses membranes.

Ces dernières circonstances d'adhérences placentaires et d'enchatonnement se rencontrent dans beaucoup de cas d'accouchement. Il n'y a donc aucune relation de cause à effet entre l'opération d'antéversion subie par la malade en mars 1874 et ces petits accidents.

Ce qu'il y a de plus clair et de mieux démontré, c'est que l'extensibilité et la contractilité de l'utérus ne sont en rien influencées par ces incisions multiples et profondes à diverses formes et directions que nous pratiquons sur l'organe au moyen de nos hystérotomes chauffés au rouge-cerise. Ces opérations, qui préservent de toute hémorragie et de tous les accidents septicémiques, n'entravent donc en rien les fonctions physiologiques de l'utérus. Quoi de plus beau et de plus clair !

Mme Delalande est cette jeune femme dont l'observation, sous le n° LVI, est rapportée page 150 et suivantes de notre livre sur le *Traitement des maladies chroniques de l'utérus* (2e édition, chez Adrien Delahaye, libraire).

Les suites de couches ont été excellentes. La mère a nourri son enfant et se porte parfaitement. Depuis elle a eu un deuxième enfant dont l'accouchement s'est fait naturellement et à terme.

5° Mme X..., mariée à dix-sept ans, ayant eu un enfant à dix-huit ans ; depuis, antéflexion et pas d'enfant. Opérée en avril 1874, devenue enceinte ultérieurement, accouchée naturellement et à terme (obs. III, *Traitement des maladies chroniques de l'utérus*).

6° Mme D..., ayant eu un enfant. Rétroflexion avec engorgement du col de huit à dix ans de date. Absence de grossesse depuis onze ans. Opérée en octobre 1871, devenue enceinte en octobre 1875, évolution normale de la grossesse et accouchement naturel (obs. VI, *Traitement des maladies chroniques de l'utérus*).

7° Mme W... a eu deux enfants. Rétroversion de trois ans de date. Inféconde depuis ce temps. Opération en mai 1868, deux grossesses ultérieures avec accouchement naturel et à terme (obs. IX, *Traitement des maladies chron. de l'utérus*, 1877).

8° Mme C..., rétroversion avec flexion après deux avortements. Jamais de grossesse à terme. Opération. Grossesse ultérieure. Accouchement à terme et naturel (obs. X, *Traitement des maladies chroniques de l'utérus*).

9° Mme M..., antéversion ancienne avec engorgement du col et du globe dans la partie antérieure. A eu un enfant il y a sept ans. Opération. Grossesse ultérieure. Accouchement à terme et naturel (obs. XII, *Trait. des maladies chron. de l'utérus*).

10° Mme Sch... n'a eu qu'une grossesse terminée par un avortement à trois mois. Rétroversion ancienne avec engorgement du col, opération en 1870. Deux grossesses ultérieures. Accouchement à terme et naturel chaque fois (obs. XII, *Traitement des maladies chroniques de l'utérus*).

11° Mme Bl... a eu un enfant. Antéversion, trois ans sans grossesse, opération en août 1874. Grossesse ultérieure, accouchement normal et à terme (obs. XVII, *Traitement des maladies chroniques de l'utérus*).

12° Mme J... a eu un enfant à vingt ans. Rétroversion. Opération en 1871. Grossesse ultérieure et accouchement normal à terme (obs. XIX, *Trait. des maladies chron. de l'utérus*).

13° Mme Bert... a eu deux enfants, accouchée par moi chaque fois, le dernier accouchement terminé au forceps. Rétroversion. Opération au milieu de deux époques menstruelles en décembre 1873. Fécondation ignorée avant l'opération. Accouchement normal et à terme fait par moi.

14° Mme Henry Hert, ayant eu deux enfants. Avortement après la troisième grossesse. A la suite de l'avortement, métrite chronique et antéversion consécutive, traitée pendant neuf mois par un célèbre chirurgien. Trois ans d'infécondité, opération de l'antéversion ; grossesse ultérieure.

Avortement à trois mois, suite d'une chute dans l'escalier, deuxième grossesse un an après l'avortement. Le gravidisme poursuit son évolution. Troisième grossesse ensuite arrivée à terme comme la deuxième. J'ai moi-même assisté Mme Henry Hert dans ces deux couches terminées naturellement (obs. XXVIII, *Trait. des maladies chron. de l'utérus*).

« Paris, le 21 février 1879.

» Ma femme avait été inutilement soignée d'une antéversion par un célèbre chirurgien, pendant neuf mois, qui avait fini par déclarer qu'elle devait se résigner à ne plus avoir d'enfant. M. le docteur Abeille a opéré ma femme le 15 août 1874. En 1876 elle devint enceinte et avorta au quatrième mois par suite d'une chute dans l'escalier. Redevenue enceinte en 1878. M. Abeille a bien voulu, sur ma prière, accoucher ma femme pour laquelle je craignais beaucoup. L'accouchement a eu lieu naturellement et à terme.

» Henri HERT, 3, rue Halévy. »

15° Mme G. C..., belle-sœur de Mme Delalande-Sacristain, 87, avenue du Roi-de-Rome. Rétroversion de cinq à six mois de date, déchirure de la commissure gauche, phlegmasie catarrhale chronique du conduit cervical (obs. XLVIII, *Traitement des maladies chroniques de l'utérus*, 1877, 2e édit.). Opérée le 10 avril 1876. Cinq ans d'infécondité avant l'opération, ayant eu un enfant il y a cinq ans. Devenue enceinte dans les colonies, où elle était partie avec son mari, lieutenant-colonel ; avortement à quatre mois. Deux grossesses ensuite, menées à bonne fin. Accouchement naturel et à terme à chacune. Les deux enfants vivent.

16° Mme Cent, rue Rochechouart, opérée le 23 décembre 1876, ayant eu deux enfants auparavant ; inféconde depuis trois ans, devenue enceinte le 1er janvier 1878, accouchement naturel à l'aide d'une sage-femme. Deux ans après, nouvelle grossesse arrivée également à terme ; accouchement terminé naturellement aussi. Mme Cent avait été opérée d'une rétroflexion avec abaissement de l'utérus (obs. XLII du livre).

17° Mme Cathelat, 28, rue Dupin. Antéversion. Ayant eu deux enfants auparavant et un avortement à trois mois dans l'intervalle des deux accouchements à terme ; est restée aménorrhéique pendant dix-huit mois après sa dernière couche. Traitement d'abord pendant plus d'un mois. Opération le 18 septembre 1877. Guérison radicale le 15 décembre. Devenue enceinte plus tard ; accouchement naturel, à terme, d'un garçon qui a six ans aujourd'hui (obs. LIV du livre).

« Paris, 25 septembre 1885.

» J'autorise M. le docteur Abeille à publier l'observation relative à l'opération d'antéversion ancienne avec complication qu'il a pratiquée à ma femme et dont elle est complètement guérie. Au reste, ma femme est devenue enceinte après et a accouché naturellement et à terme d'un garçon qui a maintenant six ans.

» CATHELAT. »

18° Mme Monin, 26, rue Pasquier (obs. XL du livre). Rétroflexion avec abaissement de l'utérus de dix-huit mois de date, dont les accidents sont tels que la malade réclame l'opération immédiate. Opération le 16 février 1880 ; guérison radicale le 15 avril.

Mme Monin avait eu un enfant deux ans avant l'opération ; restée inféconde depuis, elle est devenue enceinte en 1883. Accouchement naturel à terme avec l'assistance d'une sage-femme. Deuxième grossesse dans les premiers jours de 1885 ; accouchement naturel et à terme par la même sage-femme.

Nous avons eu connaissance indirecte de quelques autres opérées devenues enceintes ; mais nous n'avons pu avoir ni renseignements précis ni dates exactes pour pouvoir les consigner ici avec certitude ; telles sont, en particulier, une dame du Pérou, opérée en 1878, et dont une de ses amies nous a annoncé l'accouchement sans pouvoir nous donner de détails, et une dame Espagnole dans le même cas. Un fait assez remarquable dans les déductions à tirer de toutes ces observations, c'est que 7 opérées nullipares ont eu 16 grossesses, tandis que 18 multipares opérées n'en ont eu que 28. A quoi attribuer cette différence ? Nous croyons avoir trouvé une partie du secret. En interrogeant trois de ces sujets les mieux constituées entre toutes, et cependant n'ayant eu qu'un enfant après l'opération, elles nous ont toutes les trois répondu de la même façon : « Nous avons bien assez d'enfants comme ça ! » C'est étincelant de franchise.

Ne reste-t-il pas maintenant démontré d'une façon claire et précise par les faits que nos opérations de déviations utérines n'apportent aucun obstacle au rétablissement des fonctions physiologiques dévoyées ou partiellement annihilées par suite d'infirmités congénitales ou acquises ?

Et, si cela reste bien prouvé et démontré, n'avons-nous pas le droit de nous féliciter d'avoir consacré tant d'années, tant de travail incessant, ardu, quelquefois excessivement aride, pour arriver à ces démonstrations irréfutables tirées d'un nombre considérable de faits sous le rapport des opérations, et d'un nombre relativement grand de femmes accouchées après ces opérations et dont nous venons de donner le détail ?

Notre vieillesse nous sera légère, nous pourrons nous éteindre avec cette grande consolation que nous aurons bien rempli notre très longue carrière par ce travail fortifiant qui aguerrit l'homme contre toutes les vicissitudes et le console toujours des déboires et des mécomptes auxquels nul mortel n'échappe.

FIN

BOURLOTON. — Imprimeries réunies, A, rue Mignon, 2, Paris.

BOIVIN (Mme) et DUGÈS. **Anatomie pathologique de l'utérus et de ses annexes.** Paris, 1866, 1 atlas in-f° de 41 pl. coloriées, *représentant les principales altérations morbides des organes génitaux de la femme* avec explication. 45 fr.

CHAUVEL. **Précis d'opérations de chirurgie,** par J. CHAUVEL, professeur de médecine opératoire à l'Ecole du Val-de-Grâce. *Deuxième édition.* Paris. 1883, 1 vol. in-18 jésus de 792 pages avec 303 figures, dessinées par le Dr E. CHARVOT 7 fr.

CHRÉTIEN (H). **Nouveaux éléments de médecine opératoire,** par H. CHRÉTIEN, professeur à la Faculté de médecine de Nancy. Paris, 1881, 1 vol. in-18 jésus de 528 pages avec 184 figures.. 6 fr.

CHURCHILL (Fleetwood) et LEBLOND (A.). **Traité pratique des maladies des femmes,** hors de l'état de grossesse, pendant la grossesse et après l'accouchement. *Troisième édition.* Paris, 1881, 1 vol. gr. in-8. XVI-1150 pages, avec 365 figures. 18 fr.

DECAYE. **Précis de thérapeutique chirurgicale.** Paris, 1882, 1 vol. in-18 jésus de 572 pages.. 6 fr.

DENUCÉ (P.). **Traité clinique de l'inversion utérine,** par P. DENUCÉ, doyen et professeur de clinique chirurgicale à la Faculté de médecine de Bordeaux. Paris, 1883, 1 vol. in-8 de 645 pages avec 103 figures........................ 12 fr.

DEROUBAIX. **Traité des fistules uro-génitales de la femme.** 1870, 1 vol in-8 de XIX-823 pages, avec figures.. 12 fr.

Encyclopédie internationale de chirurgie, publiée sous la direction du docteur John ASHHURST et illustrée de figures intercalées dans le texte. Ouvrage précédé d'une introduction par L. GOSSELIN, professeur de clinique chirurgicale à la Faculté de médecine de Paris, chirurgien de l'hôpital de la Charité, membre de l'Académie des sciences et de l'Académie de médecine. Paris, 1883-1884, 6 vol. gr. in-8 de chacun 800 pages à 2 col., avec environ 2500 figures.

En vente : Tomes I à V. Prix de chaque volume.................. 17 fr. 50

Sous presse : Tome VI et dernier.

ENGELMANN. **La pratique des accouchements chez les peuples primitifs,** étude d'ethnographie et d'obstétrique, par G. ENGELMANN (de Saint-Louis). — Edition française, par le docteur Paul RODET, médecin de la préfecture de police, et avec une préface par le docteur Alph. CHARPENTIER. Paris, 1886, in-8 de 380 pages avec 83 figures.. 7 fr.

EUSTACHE. **Manuel pratique des maladies des femmes :** médecine et chirurgie, par le docteur G. EUSTACHE, professeur de clinique chirurgicale à la faculté de médecine de Lille. Paris, 1881, 1 vol. in-18 jésus de 748 pages............. 8 fr.

GILLETTE. **Chirurgie journalière des hôpitaux de Paris,** répertoire de thérapeutique chirurgicale, par le docteur P. GILLETTE, chirurgien des hôpitaux de Paris. 1877, 1 vol. in-8 de 772 pages, avec 662 figures, cartonné....... 12 fr.

GOSSELIN (L.). **Clinique chirurgicale de l'hôpital de la Charité,** par L. GOSSELIN, membre de l'Institut (Académie des sciences), professeur de clinique chirurgicale à la Faculté de médecine, chirurgien de la Charité. *Troisième édition.* Paris, 1878, 3 vol. in-8, avec figures.. 36 fr.

HUGUIER. **De l'hystérométrie** et du cathétérisme utérin, de leurs applications au diagnostic et au traitement des maladies de l'utérus et de ses annexes, et de leur emploi en obstétrique. Paris, 1865, 1 vol. in-8 de 400 pages, avec 4 pl....... 6 fr.

— **Mémoire sur les allongements hypertrophiques du col de l'utérus** dans les affections désignées sous le nom de *descente,* de *précipitation* de cet organe, et sur leur traitement par la résection ou l'amputation de la totalité du col. Paris, 1860, in-4, 231 pages, avec 13 pl.. 15 fr.

JOBERT (de Lamballe). **Traité des fistules vésico-utérines, vésico-utéro-vaginales et recto-vaginales.** Paris, 1852, 1 volume in-8, avec 10 fig. 7 fr. 50

LEBEC. **Précis de médecine opératoire,** par le docteur LEBEC, ancien prosecteur des hôpitaux. Paris, 1885, 1 vol in-18 jésus, avec figures.................. 6 fr.

SIMPSON. **Clinique obstétricale et gynécologique,** par sir James Y SIMPSON, professeur d'accouchements à l'Université d'Edimbourg, 1874, 1 vol. gr. in-8 de 820 pages, avec figures.. 12 fr.

VOISIN (Aug.). **De l'hématocèle rétro-utérine** et des épanchements sanguins non enkystés de la cavité péritonéale du petit bassin. 1860, 1 vol. in-8, de 368 pages, avec 1 pl.. 4 fr. 50

BOURLOTON. — Imprimeries réunies, A, rue Mignon, 2, Paris.

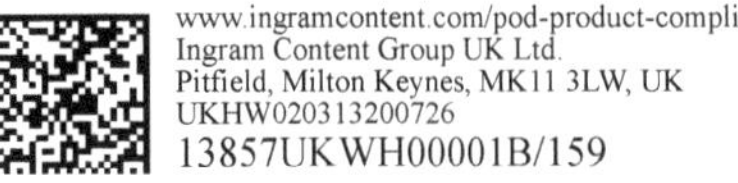

www.ingramcontent.com/pod-product-compliance
Ingram Content Group UK Ltd.
Pitfield, Milton Keynes, MK11 3LW, UK
UKHW020313200726
13857UKWH00001B/159